专科护士规范化培训系列丛书

主编◎席祖洋　李茶香　熊丽娇

临床护理路径实用手册

LINCHUANG HULI LUJING SHIYONG SHOUCE

長江出版傳媒
湖北科学技术出版社

图书在版编目（CIP）数据

临床护理路径实用手册 / 席祖洋，李茶香，熊丽娇
主编．-- 武汉 ：湖北科学技术出版社，2025.2（2025.4 重印）
ISBN 978-7-5706-3895-6

Ⅰ．R47-62

中国国家版本馆 CIP 数据核字第 2025DQ2823 号

责任编辑：常　宁
责任校对：李梦芹　　　　封面设计：张子容

出版发行：湖北科学技术出版社
地　　址：武汉市雄楚大街 268 号（湖北出版文化城 B 座 13—14 层）
电　　话：027-87679468　　　　邮　　编：430070

印　　刷：湖北云景数字印刷有限公司　　　　邮　　编：430205

787 毫米 ×1092 毫米　1/16　　34 印张　828 千字
2025 年 2 月第 1 版　　2025 年 4 月第 2 次印刷
定　　价：180.00 元

《临床护理路径实用手册》

编 委 会

主　编　席祖洋　李茶香　熊丽娇

副主编　覃春年　李友琼　颜冬梅　吴胜梅　倪　霞　熊艳平　覃静霞
　　　　王晓霞　孙　晋　蔡慧敏

编　者　（以姓氏拼音为序）

白桦林　陈文娟　崔克雄　丁倩倩　杜　真　范新娟　方红莲
郭　慧　韩海英　胡　红　胡海玲　胡海燕　黎海玲　李江英
李晶晶　李明武　李珊珊　李婷婷　李晓颖　李雪丹　李玉兰
刘　俊　刘　琼　刘会琴　刘静兰　刘晓轶　罗　群　罗金凤
马　莉　彭　峡　彭倩倩　秦向红　施又丹　宿巧妮　孙晓芳
覃江松　谭　倩　田梦伶　田书梅　涂　建　王　丽　王丽恒
王晓丹　夏　婷　向　娟　向红艳　谢婷婷　徐青青　杨　雪
杨金凤　姚　瑶　姚邦燕　詹鸿静　张　青　张海霞　张华芹
张晓乐　赵云云　郑　微　周　容　周春娇

前言

PREFACE

临床护理路径是患者在住院期间的护理模式，针对特定病种，以时间为纵轴，以评估与紧急处理、综合评估及准确执行医嘱、健康教育及巡视、效果评价等护理工作内容为横轴，制成一个日程计划表。临床护理路径使护理工作不再是盲目地、机械性地执行医嘱或等医生指示后才为患者实施治疗护理，而是有计划、有预见性地进行护理工作；患者亦了解自己的护理计划目标，主动参与护理过程，增强自我保护意识及能力，取得最佳护理效果。护患双方相互配合，形成主动护理与主动参与相结合的护理工作模式。

本书编委会成员从 2018 年开始编制各种疾病的临床护理路径，及时、准确地掌握或预见病情变化，为患者提供专业的、有针对性的护理措施，提高护理人员应急处置能力，护理质量内涵建设取得较好成效。

本书共分为 3 篇，共 261 个临床护理路径单，内容涵盖了内科、外科、妇科、儿科、五官科、急危重症科、中医科等的常见疾病、专科护理操作及特殊检查的临床护理路径，以实用性、指导性为原则，内容全面，重点突出，对进一步提高护理质量、保证患者安全、推进临床护理路径的全面开展将起到积极作用。本书不仅适用于临床护理工作人员，同时可以为临床上护生的学习提供指导。

由于书中涉及的内容广泛、编写时间仓促、编者的学识和能力所限，若有不足之处，诚请各位专家和同行批评指正。

编　者

2024 年 5 月

目　录

CONTENTS

第一篇

常见疾病临床护理路径

第一章 呼吸系统常见疾病临床护理路径

第一节　慢性阻塞性肺疾病临床护理路径

时间	护理工作
入院时	评估与紧急处理
	□ 卧床休息，测量生命体征，给予氧气吸入，必要时给予心电监护，保持呼吸道通畅
	□ 首次评估患者症状体征（意识、瞳孔、呼吸、营养、认知等）、辅助检查结果并记录
	立即告知医生进行综合评估
	□ 完善相关辅助检查，积极配合治疗
	□ 评估患者一般情况、既往史、家族史、用药史、心理－社会状况
	准确执行医嘱
	□ 完善心电图检查、急查动脉血气分析及静脉血，必要时予心电监护及呼吸机辅助通气
	□ 遵医嘱予心电监护及呼吸机辅助通气
入院第一天	评估与处理
	□ 密切观察患者意识、呼吸等及有无呼吸困难、胸闷等情况，如有异常，及时告知医生并记录
	□ 6h 内完成相关护理评估（ADL、跌倒、坠床、压力性损伤、烫伤、深静脉血栓、管路、疼痛、营养、镇静、走失等）
	准确执行医嘱
	□ 遵医嘱正确用药，完善相关检查
	□ 遵医嘱监测动脉血气分析、血常规等结果，纠正代谢性紊乱
	健康教育
	□ 环境介绍：病区环境、病室规范、呼叫器的使用、人员介绍（主管医生、病区主任、护士长、责任护士）
	□ 饮食：进食清淡、易消化的食物，戒烟酒
	□ 药物：告知口服药、静脉药、雾化药、外用药等的名称、剂量、作用、用法、不良反应及注意事项等，监测使用茶碱类药物有无心律失常，严格控制滴数≤ 40 滴 /min，监测使用激素类药物有无血糖升高、消化道出血

续表

时间	护理工作
入院第一天	□ 阳性体征：关注患者排痰及呼吸情况，指导家属关注患者意识、呼吸等情况，如出现胸闷、气喘、意识障碍等不适，及时告知医务人员
	□ 康复：发作期卧床休息，避免剧烈活动，抬高床头 20° ～ 30°，避免劳累、睡眠不足
	□ 心理：急性期给予心理与生活护理，预防并发症，落实高危风险预防措施
	□ 特殊检查前指导：取得患者配合，完善 CT、肺功能、心脏彩超等相关辅助检查
	□ 安全风险防范指导：预防跌倒、坠床、压疮、肺部感染、深静脉血栓、管道滑脱、自伤及伤人，告知电源及微波炉的正确使用、防火防盗等；避免任何不良刺激，如用力排便、用力咳嗽等易诱发肺气肿、肺大疱破裂形成气胸
	按分级护理原则巡视，评估措施落实效果，并做好记录
	□ 按分级护理原则巡视，观察患者意识、生命体征、阳性体征
入院第二天至出院前一天	评估与处理
	□ 观察患者意识、呼吸及血氧饱和度，动态监测动脉血气分析，持续氧疗，如有异常情况，及时协助医生对症处理
	准确执行医嘱
	□ 遵医嘱用药，观察疗效及药物反应，监测使用激素类药物有无血糖升高、消化道出血及其他不良反应
	健康教育
	□ 指导患者适量运动
	□ 康复锻炼：告知患者有效咳嗽及排痰方法，给予缩唇呼吸、腹式呼吸等呼吸功能锻炼指导
	□ 饮食：进食清淡食物，避免辛辣刺激性食物；避免过饥过饱、暴饮暴食；戒烟酒，少饮浓茶、咖啡等刺激性饮料
	□ 安全风险防范：预防跌倒、坠床、深静脉血栓、管道滑脱等；外出时，患者随身携带写有姓名、所患疾病、住址、家人联系方式的信息卡；不可从事攀高、游泳、驾驶等在发作时危及自身和他人生命安全的工作
	□ 用药指导：告知药名、作用、用法、常见不良反应
	□ 管路指导：告知各种管路的观察及保护、拔管前后注意事项等
	□ 其他：告知疾病恢复期注意事项
	□ 告知患者及家属如出现任何不适，及时告知医务人员
	按分级护理原则巡视，评估措施落实效果，并做好记录
	□ 密切观察意识、生命体征、氧合状态及并发症是否发生
出院当天	□ 复核住院费用，发放出院须知，讲解并签字，发放出院小结及出院带药
	□ 告知复诊、随诊、康复训练、饮食、服药等注意事项，完成出院准备度调查
	□ 特殊用药指导（遵医嘱坚持长期、规律用药；指导吸入剂的使用方法及注意事项，药物使用结束前提前备药）
	□ 完成满意度调查，送患者出病区

续表

时间	护理工作
出院后延伸	□ 出院 2 周内电话回访
	□ 血栓高危患者出院 2 周、1 个月、3 个月电话回访
	□ 留置鼻饲管、导尿管的患者及皮肤压力性损伤患者，定期居家护理
	□ 指导患者家庭氧疗、无创呼吸机的正确使用方法，定期复查

第二节　支气管哮喘临床护理路径

时间	护理工作
入院时	评估与紧急处理
	□ 首次评估患者症状体征（意识、瞳孔，有无失眠及端坐呼吸，皮肤有无发绀，体温、呼吸、脉搏、血压及血氧饱和度，有无哮鸣音，是否呼吸音延长，是否有辅助呼吸肌收缩及三凹征的出现，肌力、言语、营养、认知、疼痛等）、辅助检查结果并记录风险评估，制订护理计划
	□ 对重度哮喘患者给予心电监护，建立静脉通路，氧气吸入，必要时协助医生行无创 / 有创机械通气，急查动脉血气分析，留置导尿管，遵医嘱给予支气管舒张剂（雾化吸入）
	立即告知医生进行综合评估
	□ 完善相关辅助检查，积极配合治疗
	□ 评估患者一般情况、既往史、家族史、用药史、血压异常病史、心理 – 社会状况
	准确执行医嘱
	□ 遵医嘱完善心电图检查、急查血
	□ 正确执行医嘱，协助完成各项辅助检查
入院第一天至出院前一天	评估与处理
	□ 监测患者生命体征、意识、瞳孔、血氧饱和度、动脉血气分析，有无哮鸣音，是否呼吸音延长，是否有辅助呼吸肌收缩及三凹征的出现，如有异常，及时告知医生并记录
	□ 6h 内完成相关护理评估（ADL、跌倒、坠床、压力性损伤、烫伤、深静脉血栓、管路、疼痛、营养、镇静、走失等）
	准确执行医嘱
	□ 遵医嘱正确用药、氧疗、雾化吸入治疗、心电监护及完善相关检查
	健康教育
	□ 环境介绍：病区环境、病室规范、呼叫器的使用、人员介绍（主管医生、病区主任、护士长、责任护士）

续表

时间	护理工作
入院第一天至出院前一天	□ 饮食：进食温热、清淡、富含营养和维生素的食物，忌食肥腻、辛辣、刺激性、产气食物，禁食与患者发病有关的食物，如鱼、虾、蟹等
	□ 药物：茶碱类药物有无心律失常，严格控制滴数≤ 40 滴 /min；激素类药物有无血糖升高、消化道出血；指导雾化吸入法；指导相关气雾剂使用方法，注意用后漱口，防止真菌感染
	□ 阳性体征：观察患者意识，瞳孔，呼吸频率、深度、节律，是否有辅助呼吸肌收缩、三凹征的出现及哮鸣音变化，注意观察有无发作先兆。特别是夜间，要加强巡视病房，如患者有鼻咽痒、打喷嚏、流涕、眼痒等黏膜过敏症状或胸前压迫感，应立即通知医生，以便采取预防措施
	□ 康复：保持呼吸道通畅，给予翻身、拍背，使患者有效咳嗽，促进痰液排出；指导患者行呼吸功能锻炼及肢体功能锻炼
	□ 心理：发作时派专人守护和安慰患者，使其消除紧张情绪，保持良好心态，避免情绪激动
	□ 特殊检查治疗前指导：告知目的、配合事项及注意事项（肺功能、支气管镜、胸部 X 线等）
	□ 安全风险防范指导：预防跌倒、坠床、压疮、深静脉血栓、管道滑脱等；讲解哮喘相关知识，避免各种诱因，如吸入烟雾、粉尘等刺激性气体，接触有关的过敏原，受凉及上呼吸道感染；告知电源及微波炉的正确使用、防火防盗等
	按分级护理原则巡视，评估措施落实效果，并做好记录
	□ 按分级护理原则巡视，观察患者意识、瞳孔、肌力、GCS 评分、生命体征、阳性体征
出院当天	□ 复核住院费用，发放出院须知，讲解并签字，发放出院小结及出院带药
	□ 告知复诊、随诊、康复训练、饮食、血压监测、血糖监测等注意事项，完成出院准备度调查
	□ 特殊用药指导：气雾剂的正确使用方法及注意事项
	□ 完成满意度调查，送患者出病区
出院后延伸	□ 出院 2 周内电话回访
	□ 血栓高危患者出院 2 周、1 个月、3 个月电话回访
	□ 在哮喘患者微信群定期推送哮喘相关健康知识，随时答疑解惑
	□ 留置鼻饲管、导尿管的患者及皮肤压力性损伤患者，定期居家护理
	□ 哮喘患者由专人管理，定期通知复查

第三节　支气管扩张临床护理路径

时间	护理工作
入院时	评估与紧急处理
	□ 首次评估患者症状体征（意识、瞳孔、肌力、GCS 评分、言语、吞咽、营养、认知、疼痛等）、辅助检查结果并记录

续表

时间	护理工作
入院时	□ 对大咯血（一次超过 300mL 或 24h 500mL）患者立即给予心电监护、氧气吸入，建立静脉通路，监测生命体征、血氧饱和度并记录，取半卧位，头偏向一侧，轻拍患者背部，清除口腔、咽喉、鼻部的血液或血凝块，保持呼吸道通畅，备好吸引器，必要时予以吸痰，做好气管插管准备
	立即告知医生进行综合评估
	□ 完善相关辅助检查，积极配合治疗
	□ 评估患者一般情况、既往史、家族史、用药史、血压异常病史、心理 - 社会状况
	准确执行医嘱
	□ 遵医嘱完善心电图检查、急查血
	□ 正确执行医嘱，协助完成各项检查
入院第一天至出院前一天	评估与处理
	□ 观察患者生命体征、血氧饱和度、意识、瞳孔、痰液量及性质、咯血量及性质，如有异常，及时告知医生并记录
	□ 6h 内完成相关护理评估（ADL、跌倒、坠床、压力性损伤、烫伤、深静脉血栓、管路、疼痛、营养、镇静、走失等）
	准确执行医嘱
	□ 遵医嘱正确用药，控制血压、体温在正常范围，完善相关检查
	健康教育
	□ 环境介绍：病区环境、病室规范、呼叫器的使用、人员介绍（主管医生、病区主任、护士长、责任护士）
	□ 饮食：大咯血患者暂禁食，小量咯血患者可进温凉、清淡的流质食物，禁食肥腻、辛辣、刺激性食物，多食含纤维素高的食物，保持大便通畅，避免排便困难引起腹压增大而再度引起咯血
	□ 药物：告知口服药、静脉药、雾化药、外用药等的名称、剂量、作用、用法、不良反应及注意事项等，高血压患者规律服药，切忌血压忽高忽低，遵医嘱服用降糖药物、降脂药物
	□ 阳性体征：指导家属关注患者意识，血氧饱和度，呼吸频率、深度、节律，咯血性质、量，出现任何不适，及时告知医务人员
	□ 康复：指导患者有效咳嗽、咳血，促进痰液排出，保持呼吸道通畅
	□ 心理：保持良好心态，避免情绪激动
	□ 特殊检查治疗前指导：告知目的、配合事项及注意事项（CTA、气管镜检查、支气管动脉栓塞术等）
	□ 安全风险防范指导：预防跌倒、坠床、压疮、肺部感染、深静脉血栓、管道滑脱、自伤及伤人；避免任何不良刺激，如用力排便、情绪激动等易诱发大咯血的因素；告知电源及微波炉的正确使用、防火防盗等
	按分级护理原则巡视，评估措施落实效果，并做好记录
	□ 按分级护理原则巡视，观察患者意识、瞳孔、肌力、GCS 评分、生命体征、阳性体征

续表

时间	护理工作
入院第一天至出院前一天	□ 行支气管动脉栓塞术患者，术后术侧下肢制动 24h，术后病情允许时 24h 饮水量 2500mL，每小时观察术侧足背动脉搏动情况至少 6 次，术侧动脉加压 8 ～ 10h，从下向上按摩制动的下肢；观察穿刺处有无血肿、术后小便及术侧下肢肌力情况，告知患者及家属如有任何不适，及时告知医务人员
出院当天	□ 复核住院费用，发放出院须知，讲解并签字，发放出院小结及出院带药
	□ 告知复诊、随诊、康复训练、饮食、血压监测、血糖监测等注意事项，完成出院准备度调查
	□ 用药指导：出院带药的正确使用方法及注意事项
	□ 完成满意度调查，送患者出病区
出院后延伸	□ 出院 2 周内电话回访
	□ 血栓高危患者出院 2 周、1 个月、3 个月电话回访
	□ 在支气管扩张患者微信群定期推送支气管扩张相关健康知识，随时答疑解惑
	□ 留置鼻饲管、导尿管的患者及皮肤压力性损伤患者，定期居家护理

第四节　肺部感染临床护理路径

时间	护理工作
入院时	评估及紧急处理
	□ 首次评估患者症状体征（意识、瞳孔、肌力、GCS 评分、言语、吞咽、营养、认知、疼痛等）、辅助检查结果并记录
	□ 对重症肺炎患者给予心电监护，建立静脉通路，氧气吸入，必要时协助医生行无创 / 有创机械通气，急查动脉血气分析，留置导尿管
	立即告知医生进行病情综合评估
	□ 完善相关辅助检查，积极配合治疗
	□ 评估患者一般情况、既往史、家族史、用药史、血压异常病史、心理 – 社会状况
	准确执行医嘱
	□ 遵医嘱完善心电图检查、急查血，正确留取痰培养标本，对发热患者留取双臂血培养标本
	□ 正确执行医嘱，协助完成各项检查

续表

时间	护理工作
入院第一天至出院前一天	评估及处理
	□ 观察患者生命体征、血氧饱和度、意识、瞳孔、痰液量及性质，如有异常，及时告知医生并记录
	□ 6h 内完成相关护理评估（ADL、跌倒、坠床、压力性损伤、烫伤、深静脉血栓、管路、疼痛、营养、镇静、走失等）
入院第一天至出院前一天	准确执行医嘱
	□ 遵医嘱正确用药，雾化吸入治疗，控制体温在正常范围，完善相关检查
	健康教育
	□ 环境介绍：病区环境、病室规范、呼叫器的使用、人员介绍（主管医生、病区主任、护士长、责任护士）
	□ 饮食：给予高蛋白、高维生素、足够热量的食物，无特殊情况下每天饮水 1500mL 以上
	□ 药物：告知口服药、静脉药、雾化药、外用药等的名称、剂量、作用、用法、不良反应及注意事项等，高血压患者规律服药，切忌血压忽高忽低，遵医嘱服用降糖药物、降脂药物
	□ 阳性体征：指导家属关注患者意识，体温，血氧饱和度，呼吸频率、深度、节律，痰液性质及量，出现任何不适，及时告知医务人员
	□ 康复：指导患者有效咳嗽，促进痰液排出，保持呼吸道通畅，病情允许时行肢体功能锻炼及呼吸功能锻炼
	□ 特殊检查治疗前指导：告知目的、配合事项及注意事项（CT、X 线、肺功能、气管镜检查等）
	□ 安全风险防范指导：预防跌倒、坠床、压疮、深静脉血栓、管道滑脱、自伤及伤人，告知电源及微波炉的正确使用、防火防盗等
	按分级护理原则巡视，评估措施落实效果，并做好记录
	□ 按分级护理原则巡视，观察患者意识、瞳孔、肌力、GCS 评分、生命体征、阳性体征
出院当天	□ 复核住院费用，发放出院须知，讲解并签字，发放出院小结及出院带药
	□ 告知复诊、随诊、康复训练、饮食、血压监测、血糖监测等注意事项，完成出院准备度调查
	□ 用药指导：出院带药的正确使用方法及注意事项
	□ 完成满意度调查，送患者出病区
出院后延伸	□ 出院 2 周内电话回访
	□ 血栓高危患者出院 2 周、1 个月、3 个月电话回访
	□ 在肺部感染患者微信群定期推送肺部感染相关健康知识，随时答疑解惑
	□ 留置鼻饲管、导尿管的患者及皮肤压力性损伤患者，定期居家护理
	□ 肺部感染患者专人管理，定期通知复查

第五节　肺血栓栓塞临床护理路径

时间	护理工作
入院时	评估及紧急处理
	□ 首次评估患者症状体征（意识、瞳孔、肌力、GCS 评分、双下肢有无肿胀、言语、吞咽、营养、认知、疼痛等）、辅助检查结果并记录
	□ 对呼吸衰竭患者给予心电监护，建立静脉通路，氧气吸入，必要时协助医生行无创 / 有创机械通气，急查动脉血气分析，留置导尿管等
	立即告知医生进行病情综合评估
	□ 完善相关辅助检查，积极配合治疗
	□ 评估患者一般情况、既往史、家族史、用药史、血压异常病史、心理 – 社会状况
	准确执行医嘱
	□ 遵医嘱完善心电图检查、急查血
	□ 正确执行医嘱，做好溶栓术前准备，协助完成各项检查
入院第一天至出院前一天	评估及处理
	□ 观察患者生命体征、血氧饱和度、意识、瞳孔、双下肢有无肿胀、痰液量及性质，如有异常，及时告知医生并记录
	□ 6h 内完成相关护理评估（ADL、跌倒、坠床、压力性损伤、烫伤、深静脉血栓、管路、疼痛、营养、镇静、走失等）
	准确执行医嘱
	□ 遵医嘱正确用药，完善相关检查
	健康教育
	□ 环境介绍：病区环境、病室规范、呼叫器的使用、人员介绍（主管医生、病区主任、护士长、责任护士）
	□ 饮食：给予高蛋白、高维生素、足够热量的食物
	□ 药物：告知口服药、静脉药、雾化药、外用药等的名称、剂量、作用、用法、不良反应及注意事项等，高血压患者规律服药，切忌血压忽高忽低，遵医嘱服用降糖药物、降脂药物
	□ 阳性体征：指导家属关注患者意识，体温，血氧饱和度，双下肢有无肿胀，口腔及全身皮肤有无出血倾向，呼吸频率、深度、节律，痰液性质及量，出现任何不适，及时告知医务人员
	□ 康复：急性期绝对卧床休息，指导患者有效咳嗽，促进痰液排出，保持呼吸道通畅
	□ 特殊检查治疗前指导：告知目的、配合事项及注意事项（CTA、X 线、气管镜检查等）
	□ 安全风险防范指导：预防跌倒、坠床、压疮、深静脉血栓、管道滑脱、自伤及伤人，告知电源及微波炉的正确使用、防火防盗等
	按分级护理原则巡视，评估措施落实效果，并做好记录
	□ 按分级护理原则巡视，观察患者意识、瞳孔、肌力、GCS 评分、生命体征、阳性体征

续表

时间	护理工作
出院当天	□ 复核住院费用，发放出院须知，讲解并签字，发放出院小结及出院带药
	□ 告知复诊、随诊、康复训练、饮食、血压监测、血糖监测等注意事项，完成出院准备度调查
出院当天	□ 用药指导：出院带药的正确使用方法及注意事项
	□ 完成满意度调查，送患者出病区
出院后延伸	□ 出院 2 周内电话回访
	□ 血栓高危患者出院 2 周、1 个月、3 个月电话回访
	□ 在肺栓塞患者微信群定期推送肺栓塞相关健康知识，随时答疑解惑
	□ 留置鼻饲管、导尿管的患者及皮肤压力性损伤患者，定期居家护理
	□ 肺栓塞患者专人管理，定期通知复查

第六节　胸腔积液临床护理路径

时间	护理工作
入院时	评估与紧急处理
	□ 卧床休息，测量生命体征；予以氧气吸入
	□ 首次评估患者症状体征、辅助检查结果并记录
	立即告知医生进行病情综合评估
	□ 完善相关辅助检查，积极配合治疗
	□ 评估患者一般情况、既往史、家族史、用药史、心理－社会状况
	准确执行医嘱
	□ 遵医嘱用药；完成心电图检查、急查血
入院第一天	评估与处理
	□ 密切观察患者呼吸、血氧饱和度及有无胸闷、气喘情况
	□ 6h 内完成相关护理评估（ADL、跌倒、坠床、压力性损伤、深静脉血栓、疼痛、管道、营养、吞咽、镇静等）
	准确执行医嘱
	□ 遵医嘱正确用药，完善相关检查，做好胸腔闭式引流术前准备
	□ 关注患者肝肾功能、血常规、尿常规；完善胸部 X 线、B 超、CT 等相关辅助检查
	健康教育

续表

时间	护理工作
入院第一天	□ 环境介绍：病区环境、病室规范、呼叫器的使用、人员介绍（主管医生、病区主任、护士长、责任护士）
	□ 饮食：进食清淡、易消化的食物，少量多餐，戒烟酒
	□ 药物：遵医嘱坚持规律用药，观察用药后的不良反应
	□ 阳性体征：指导患者家属关注患者呼吸与胸痛情况，出现任何不适，及时告知医护人员
	□ 康复：半卧位，抬高床头，予床上主动运动、被动运动、踝泵运动的训练指导
	□ 心理：保持良好心态，避免劳累、睡眠不足、饥饿、饮酒、便秘等诱发因素，注意劳逸结合
	□ 特殊检查治疗指导：告知目的、配合事项及注意事项（胸部 CT、胸穿等）
	□ 安全风险防范指导：管道妥善固定，保持密封状态，保证管道通畅，告知电源及微波炉的正确使用、防火防盗等
	按分级护理原则巡视，评估措施落实效果，并做好记录
	□ 按分级护理原则巡视，观察患者胸闷、气短、呼吸困难、乏力、低热等症状及生命体征情况
入院第二天至出院前一天	评估与处理
	□ 观察患者胸闷、气短、呼吸困难、乏力、低热等症状及生命体征情况
	□ 行胸腔闭式引流术前准备
	准确执行医嘱
	□ 遵医嘱行引流管护理：管道妥善固定，保持密封状态，保证管道通畅，观察患者胸腔积液颜色、性状及量（首次引流积液量≤600mL，之后每日不超过 1000mL），敷料有无渗液渗血，班班交接，做好记录
	健康教育
	□ 疼痛护理：避免管道过度牵拉导致疼痛，遵医嘱给予相应的疼痛治疗，咳嗽时按压伤口，鼓励咳嗽，避免因疼痛导致不能有效咳嗽，保持气道分泌物排出通畅
	□ 康复锻炼：病情恢复期下床活动，执行渐进下床，指导患者有效咳嗽、扩胸训练，防止胸膜粘连，进行吹气球训练，促进肺复张
	□ 饮食：指导进食高蛋白、高维生素食物，多食新鲜蔬果，排便勿用力
	□ 安全风险防范：预防跌倒、坠床、深静脉血栓、管道滑脱等
	□ 用药指导：告知药名、作用、用法、常见不良反应
	□ 管路指导：指导患者取半卧位，引流袋低于患者胸部，引流袋最低位距胸腔出口 60cm，保持引流通畅，每 30 ～ 60min 挤压引流管 1 次，防逆流，拔管前夹管 24 ～ 48h，复查 X 线、B 超，观察有无胸闷、气短、呼吸困难等现象，遵医嘱拔管，穿刺点用碘伏消毒后无菌敷料覆盖，48h 禁止淋浴，并观察穿刺点有无渗血渗液
	□ 告知患者及家属如出现任何不适，及时告知医务人员
	按分级护理原则巡视，评估措施落实效果，并做好记录
	□ 按分级护理原则巡视，观察生命体征、阳性体征及血氧饱和度，监测有无并发症的发生，如感染、出血、皮下气肿、气胸、气体栓塞、窦性心动过速等

续表

时间	护理工作
出院当天	□ 复核住院费用，发放出院须知，讲解并签字，发放出院小结及出院带药
	□ 告知复诊、随诊、康复训练、饮食、服药等注意事项，完成出院准备度调查
	□ 特殊用药指导：遵医嘱规律用药，定期复查肝肾功能及血常规、尿常规
	□ 完成满意度调查，送患者出病区
出院后延伸	□ 出院 2 周内电话回访
	□ 留置胸腔闭式引流管的患者，定期居家护理
	□ 进行疾病恢复期及居家日常的健康宣教，避免诱因，戒烟酒，定期通知复查

第七节　急性呼吸窘迫综合征临床护理路径

时间	护理工作
入院时	评估与紧急处理
	□ 绝对卧床休息，立即给予心电监护、氧气吸入，监测生命体征、血氧饱和度并记录，保持呼吸道通畅，必要时给予气管插管，对排尿困难或失禁者留置导尿管
	□ 首次评估患者症状体征（意识、瞳孔、肌力、言语、吞咽、营养、认知、疼痛等）、辅助检查结果并记录
	立即告知医生进行病情综合评估
	□ 完善相关辅助检查，积极配合治疗
	□ 评估患者一般情况、既往史、家族史、用药史、心理－社会状况
	准确执行医嘱
	□ 遵医嘱完善心电图检查、急查血
	□ 遵医嘱使用药物，对躁动不安者予保护性约束等对症处理
入院第一天	评估与处理
	□ 观察患者意识、瞳孔、呼吸及血氧饱和度情况，选择合适的氧疗方式（高流量氧疗、无创机械通气、有创机械通气）
	□ 6h 内完成相关护理评估（ADL、跌倒、坠床、压力性损伤、深静脉血栓、疼痛、管道、营养、吞咽、镇静等）
	准确执行医嘱
	□ 立即建立静脉通路
	□ 遵医嘱选择合适的氧疗方式（高流量氧疗、无创机械通气、有创机械通气）；观察气管插管深度，固定牢固；留置胃管、导尿管

续表

时间	护理工作
入院第一天	健康教育
	□ 环境介绍：病区环境、病室规范、呼叫器的使用、人员介绍（主管医生、病区主任、护士长、责任护士）
	□ 饮食：进食清淡、易消化的食物，少量多餐，戒烟酒
	□ 药物：遵医嘱用药，观察疗效及不良反应
	□ 阳性体征：指导家属关注患者呼吸、意识，出现任何不适，及时告知医务人员
	□ 康复：避免诱发因素，注意劳逸结合，清淡饮食，少量多餐，戒烟酒，避免劳累、睡眠不足、饥饿、饮酒、便秘、情绪激动等
	□ 心理：保持良好心态，避免情绪激动
	□ 特殊检查治疗指导：告知目的、配合事项及注意事项（气管插管、胸部 X 线、CT 等）
	□ 安全风险防范指导：预防跌倒、坠床、压疮、肺部感染、深静脉血栓、管道滑脱、自伤及伤人，告知电源及微波炉的正确使用、防火防盗等
	按分级护理原则巡视，评估措施落实效果，并做好记录
	□ 按分级护理原则巡视，观察患者意识、生命体征、阳性体征、呼吸及血氧饱和度情况
入院第二天至出院前一天	评估与处理
	□ 观察患者意识、瞳孔、呼吸及血氧饱和度情况，动态监测动脉血气分析，关注患者肝肾功能、血常规、尿常规，纠正代谢性紊乱
	□ 发作时协助医生对症处理
	准确执行医嘱
	□ 遵医嘱用药
	健康教育
	□ 根据病情协助患者翻身、拍背，指导有效咳嗽及咳痰方法，定时行呼吸功能锻炼，保持呼吸道通畅，按需吸痰，观察痰液颜色、性状及量
	□ 康复锻炼：病情恢复期下床活动，执行渐进下床
	□ 饮食：进食清淡食物，避免辛辣刺激性食物；避免过饥过饱、暴饮暴食；戒烟酒，少饮浓茶、咖啡等刺激性饮料
	□ 安全风险防范：对危重患者做好气管插管护理，床头抬高 30°，观察呼吸机运行情况，落实 VAP 预防措施及基础护理；加强管路护理（胃管、导尿管、中心静脉导管等），班班交接；关注动脉血气分析、水电解质平衡、酸碱平衡、营养状况及 24h 液体出入量
	□ 用药指导：告知药名、作用、用法、常见不良反应
	□ 管路指导：告知各种管路的观察及保护、拔管前后注意事项，插管患者必要时行保护性约束，预防意外脱管
	□ 其他：告知疾病恢复期注意事项
	□ 告知患者及家属如出现任何不适，及时告知医务人员
	按分级护理原则巡视，评估措施落实效果，并做好记录
	□ 按分级护理原则巡视，观察患者意识、生命体征、阳性体征及动态监测动脉血气分析

续表

时间	护理工作
出院当天	□ 复核住院费用，发放出院须知，讲解并签字，发放出院小结及出院带药
	□ 告知复诊、随诊、康复训练、饮食、服药等注意事项，完成出院准备度调查
	□ 特殊用药指导：遵医嘱坚持长期、规律用药，切忌突然停药、减药、漏服及自行换药，尤其应防止在服药控制发作后不久自行停药；定期复查肝肾功能及血常规、尿常规；观察有无皮疹、胃肠道反应
	□ 完成满意度调查，送患者出病区
出院后延伸	□ 出院 2 周内电话回访
	□ 血栓高危患者出院 2 周、1 个月、3 个月电话回访
	□ 留置鼻饲管、导尿管的患者及皮肤压力性损伤患者定期居家护理
	□ 指导患者氧疗、雾化吸入、无创呼吸机正确使用，做好用药及疾病相关知识健康宣教；在恢复期指导呼吸功能锻炼及肺康复训练，促进肺复张

第八节　呼吸衰竭临床护理路径

时间	护理工作
入院时	评估与处理
	□ 卧床休息，立即给予心电监护、氧气吸入，监测生命体征、血氧饱和度并记录，保持呼吸道通畅，必要时给予气管插管；对排尿困难或失禁者留置导尿管
	□ 首次评估患者症状体征（意识、瞳孔、呼吸、吞咽、营养、认知、疼痛等）、辅助检查结果并记录
	告知医生进行病情综合评估
	□ 完善相关辅助检查，积极配合治疗
	□ 评估患者一般情况、既往史、家族史、用药史、血压异常病史、心理 – 社会状况
	准确执行医嘱
	□ 遵医嘱完善心电图检查、急查静脉血及动脉血气分析
	□ 遵医嘱选择合适氧疗，必要时给予机械通气，遵医嘱给予治疗用药
入院第二天至出院前一天	评估与处理
	□ 观察患者生命体征、血氧饱和度、意识、瞳孔，如有异常，及时告知医生并记录
	□ 6h 内完成相关护理评估（ADL、跌倒、坠床、压力性损伤、烫伤、深静脉血栓、管路、疼痛、营养、镇静、走失等）

续表

时间	护理工作
入院第二天至出院前一天	准确执行医嘱
	□ 遵医嘱用药、氧疗、心电监护及完善相关检查
	□ 遵医嘱监测动脉血气分析，根据结果评估氧疗效果，调整氧疗方式
	健康教育
	□ 环境介绍：病区环境、病室规范、呼叫器的使用、人员介绍（主管医生、病区主任、护士长、责任护士）
	□ 饮食：根据营养及吞咽功能筛查结果，给予相应的饮食及吞咽康复训练指导，戒烟酒
	□ 药物：监测使用茶碱类药物有无心律失常，严格控制滴数≤ 40 滴 /min；监测使用激素类药物有无血糖升高、消化道出血；指导雾化吸入法；指导相关雾化剂使用方法，注意用后漱口，防止真菌感染
	□ 阳性体征：观察患者呼吸频率、深度、节律，夜间加强巡视病房，如有异常，立即通知医生
	□ 康复：保持呼吸道通畅，给予翻身、拍背，有效咳嗽，促进痰液排出
	□ 心理：保持良好心态，避免情绪激动
	□ 特殊检查治疗前指导：告知目的、配合事项及注意事项（CT、胸部 X 线、气管插管等）
	□ 安全风险防范指导：预防跌倒、坠床、压疮、深静脉血栓、管道滑脱、自伤及伤人，告知电源及微波炉的正确使用、防火防盗等，避免任何不良刺激
	按分级护理原则巡视，评估措施落实效果，并做好记录
	□ 按分级护理原则巡视，观察患者意识、生命体征、阳性体征及动态监测动脉血气分析
出院当天	□ 复核住院费用，发放出院须知，讲解并签字，发放出院小结及出院带药
	□ 告知复诊、随诊、康复训练、饮食、血压监测、血糖监测等注意事项，完成出院准备度调查，指导患者使用吸入装置
	□ 特殊药物指导：观察用药疗效、不良反应
	□ 指导呼吸功能锻炼及肺康复训练
	□ 自备制氧机、雾化器并指导吸入剂、家庭氧疗、家用呼吸机使用方法
	□ 指导患者及家属扫码加入呼吸内科健康教育群，定期进行疾病相关健康宣教
	□ 完成满意度调查，送患者出病区
出院后延伸	□ 出院 2 周内电话回访
	□ 血栓高危患者出院 2 周、1 个月、3 个月电话回访
	□ 在患者微信群定期推送相关健康知识，随时答疑解惑
	□ 留置鼻饲管、导尿管的患者及皮肤压力性损伤患者，定期居家护理，定期通知复查

第九节　肋骨骨折合并气胸临床护理路径

时间	护理工作
入院时	评估与紧急处理
	□ 半卧位，氧气吸入，必要时给予心电监护，保持呼吸道通畅，必要时给予气管插管
	□ 测量生命体征、血氧饱和度并记录
入院时	□ 对于有大量胸腔积液且循环不稳定者，应协助医生采取急救措施。遵医嘱建立静脉通路，补充容量，立即进行交叉配血试验，协助医生行胸腔闭式引流术
	□ 对于严重肋骨骨折（胸壁软化范围大、出现反常呼吸且危及生命的连枷胸）患者，应协助医生采取急救措施
	□ 对于闭合式气胸，一侧肺组织大面积压缩者，立即协助医生行胸腔闭式引流术；对于开放性气胸且胸壁伤口者，立即用凡士林纱条封闭伤口；对于张力性气胸合并呼吸功能、循环功能障碍者，立即协助医生进行胸腔穿刺，迅速排气减压
	立即告知医生进行病情综合评估
	□ 完善相关辅助检查，积极配合治疗
	□ 评估患者一般情况、既往史、家族史、用药史、心理 – 社会状况
	准确执行医嘱
	□ 遵医嘱完善心电图检查、急查血
入院第一天	评估与处理
	□ 观察呼吸、血压、脉搏、意识及引流液颜色、性质、量，观察胸部活动情况，观察有无呼吸困难或反常呼吸，如发现异常，及时通知医生并协助处理
	□ 6h 内完成相关护理评估（自理能力、跌倒、坠床、压力性损伤、深静脉血栓、管路、疼痛、营养等）
	准确执行医嘱
	□ 正确执行医嘱，协助完成各项检查
	□ 遵医嘱给予胸带固定，根据疼痛评估使用镇痛药
	健康教育
	□ 环境介绍：病区环境、病室规范、呼叫器的使用、人员介绍（主管医生、病区主任、护士长、责任护士）
	□ 饮食：急诊手术患者禁食水；择期手术患者进食清淡且富含营养的食物，多食水果、蔬菜，保持大便通畅，忌辛辣刺激、生冷、油腻食物
	□ 用药指导：告知口服药、静脉药、雾化药、外用药等的名称、剂量、作用、用法、不良反应及注意事项等
	□ 阳性体征：关注患者呼吸状态，如出现任何不适，及时告知医务人员
	□ 康复：指导患者练习缩唇呼吸、腹式呼吸、叩背排痰法，有效咳嗽，使用呼吸训练器，进行吹气球锻炼
	□ 心理：保持良好心态，保证充足睡眠

续表

时间	护理工作
入院第一天	□ 特殊检查治疗指导：告知目的、配合事项及注意事项
	□ 安全风险防范指导：出血、跌倒、坠床、压力性损伤、肺部感染、深静脉血栓、管道滑脱、自伤及伤人，告知正确使用电源及微波炉、防火防盗等
	按分级护理原则巡视，评估措施落实效果，并做好记录
	□ 按分级护理原则巡视病房，观察患者生命体征、意识、胸腹部活动及引流液颜色、性质、量；观察患者有无皮下气肿及气肿的范围，有无呼吸困难或反常呼吸
手术前一天	评估与处理
	□ 查看患者相关血液检查结果（如血糖、肝肾功能）、心电图结果，如有异常，及时告知医生并记录
	准确执行医嘱
	□ 遵医嘱备血、备好术中用药
	健康教育
	□ 术前禁食 6h、禁饮 2h，不禁药，备好患服
	□ 训练床上大小便及床上主动运动、被动运动，每天 3 次
	□ 术前保持良好睡眠
	□ 备齐术后用物（大 / 小便器、中单、约束带、吸管）
	按分级护理原则巡视，评估措施落实效果，并做好记录
	□ 观察患者生命体征、意识、胸腹部活动及引流液颜色、性质、量情况；观察患者有无皮下气肿及气肿范围，有无呼吸困难或反常呼吸
手术当天	术前
	□ 确认患者是否禁食 6h、禁饮 2h，是否在生理期，摘除活动性义齿及饰品
	□ 测量生命体征并记录，如有异常，告知医生
	□ 查看术中带药是否完善，完善手术患者转运交接单，查看手术部位标识
	□ 与手术室工作人员做好患者、病历、药物交接，填写手术患者转运交接单并转至手术室
	术后
	评估与紧急处理
	□ 根据患者麻醉状态选择合适氧疗方式；给予心电监护，测量生命体征、血氧饱和度，评估意识并记录
	□ 监测生命体征，观察意识、瞳孔、肢体活动情况
	□ 全身麻醉清醒后床头抬高 30° ～ 45°
	□ 查看动脉血气分析、电解质情况，如有异常，告知医生并记录
	□ 保持引流管通畅，观察引流液颜色、性质及量，每 2h 挤压引流管 1 次
	□ 完成其他基础护理评估
	准确执行医嘱
	□ 对于连枷胸致反常呼吸者，棉垫加压包扎或牵引固定

续表

时间	护理工作
手术当天	健康教育
	□ 告知心电监护仪、管路功能及注意事项
	□ 床头抬高 30° ～ 45°
	□ 根据病情行术后饮食、体位、康复锻炼指导，告知患者及家属如出现任何不适，及时告知医务人员
	按分级护理原则巡视，评估措施落实效果，并做好记录
	□ 观察患者生命体征、意识及引流液颜色、性质、量；观察患者有无皮下气肿及气肿范围，有无呼吸困难或反常呼吸
术后第一天至出院前一天	评估与处理
	□ 观察患者有无胸闷、呼吸困难，听诊双肺呼吸音，呼吸频率、血氧饱和度是否在正常范围
	□ 保持引流管通畅，挤压引流管，观察引流液颜色、性质及量
	准确执行医嘱
	□ 疼痛评估≥ 4 分，遵医嘱进行处理，避免使用抑制呼吸的镇痛类药物（吗啡、地西泮等）
	健康教育
	□ 避免术后出现肺不张、肺部感染：每日进行胸部物理治疗、胸背部体疗，有效咳嗽、咳痰
	□ 康复锻炼：术后指导患者活动，生命体征平稳、骨折已临床愈合者可逐渐练习床边站立、床边活动、室内步行，并系好肋骨固定带
	□ 饮食：对于术后 6 ～ 8h 仍气管插管者，给予肠外营养或肠内营养，拔除气管插管后 4h 给予流质饮食，逐渐过渡至普食，进食高蛋白，易消化食物
	□ 安全风险防范：出血、跌倒、坠床、压力性损伤、肺部感染、深静脉血栓、管道滑脱、自伤及伤人等
	□ 用药指导：告知药物名称、作用、用法、常见不良反应
	□ 管路指导：告知各种管路观察及保护、拔管前后注意事项等
	□ 告知患者如出现任何不适，及时告知医务人员
	按分级护理原则巡视，评估措施落实效果，并做好记录
	□ 按分级护理原则巡视病房，观察患者生命体征、意识、胸腹部活动及引流液颜色、性质、量情况；观察患者有无皮下气肿及气肿范围，有无呼吸困难或反常呼吸
出院当天	□ 复核住院费用，发放出院须知，讲解并签字，发放出院小结及出院带药
	□ 告知复诊、随诊、康复训练、饮食、血压监测、血糖监测等注意事项，完成出院准备度调查
	□ 特殊用药指导：遵医嘱服药，不可随意停药
	□ 完成满意度调查，送患者出病区
出院后延伸	□ 出院 2 周内电话回访
	□ 血栓高危患者出院 2 周、1 个月、3 个月电话回访

第十节　肺部疾病手术治疗临床护理路径

时间	护理工作
入院时	评估与紧急处理
	□ 测量生命体征并记录
入院时	□ 观察患者有无胸闷、胸痛、咳嗽、咯血、声音嘶哑、颈静脉怒张等，支气管胸膜瘘者取患侧卧位
	立即告知医生进行病情综合评估
	□ 完善相关辅助检查，积极配合治疗
	□ 评估患者一般情况、既往史、家族史、用药史、心理－社会状况
	准确执行医嘱
	□ 正确执行医嘱，协助完成各项检查
入院第一天	评估与处理
	□ 6h 内完成相关护理评估（自理能力、跌倒、坠床、压力性损伤、烫伤、深静脉血栓、疼痛、营养等）
	准确执行医嘱
	□ 正确执行医嘱，协助完成各项检查
	健康教育
	□ 环境介绍：病区环境、病室规范、呼叫器的使用、人员介绍（主管医生、病区主任、护士长、责任护士）
	□ 饮食：进食高蛋白、高热量、高维生素食物
	□ 药物：告知口服药、静脉药、雾化药、外用药等的名称、剂量、作用、用法、不良反应及注意事项等
	□ 阳性体征：观察患者有无胸闷、胸痛、咳嗽、咯血、声音嘶哑等不适
	□ 康复：指导患者练习缩唇呼吸、腹式呼吸、叩背排痰法，有效咳嗽，使用呼吸训练器，进行吹气球锻炼
	□ 特殊检查治疗指导：告知目的、配合事项及注意事项
	□ 心理：保持良好心态，避免情绪激动
	□ 安全风险防范指导：预防跌倒、坠床、压力性损伤、深静脉血栓、自伤及伤人，告知正确使用电源及微波炉、防火防盗等
	按分级护理原则重点巡视，评估措施落实效果，并做好记录
	□ 按分级护理原则巡视病房，观察患者意识、生命体征、阳性体征
手术前一天	评估与处理
	□ 评估有无阳性体征，查看患者相关血液检查结果（如血糖、肝肾功能）、心电图结果，如有异常，及时告知医生并记录
	准确执行医嘱

续表

时间	护理工作
手术前一天	□ 遵医嘱备血、备好术中用药
	健康教育
	□ 术前禁食 6h、禁饮 2h，不禁药，备好患服
	□ 术前保持良好睡眠
	□ 备齐术后用物（大 / 小便器、中单、约束带、吸管）
	按分级护理原则巡视，评估措施落实效果，并做好记录
	□ 按分级护理原则巡视病房，观察患者意识、生命体征、阳性体征
手术当天	术前
	□ 确认患者是否禁食 6h、禁饮 2h，是否在生理期，摘除活动性义齿及饰品
	□ 测量生命体征并记录，如有异常，告知医生
	□ 查看术中带药是否完善，完善手术患者转运交接单，查看手术部位标识
	□ 与手术室工作人员做好患者、病历、药物交接，填写手术患者转运交接单并转至手术室
	术后
	评估与紧急处理
	□ 根据患者麻醉状态选择合适氧疗方式；给予心电监护，测量生命体征、血氧饱和度，评估意识并记录
	□ 监测生命体征，观察意识、瞳孔、肢体活动情况
	□ 全身麻醉清醒后床头抬高 30° ～ 45°
	□ 查看动脉血气分析、电解质情况，如有异常，告知医生并记录
	□ 保持引流管通畅，观察引流液颜色、性质及量，每 2h 挤压引流管 1 次
	□ 完成其他基础护理评估
	准确执行医嘱
	□ 对全肺切除患者夹闭胸管，每 2h 开放 1 次，每次放液量不超过 100mL
	健康教育
	□ 告知心电监护仪、管路功能及注意事项
	□ 床头抬高 30° ～ 45°；肺段切除、楔形切除者避免术侧卧位；全肺切除者取半卧位或 1/4 健侧卧位；支气管胸膜瘘者取患侧卧位
	□ 全肺切除术后 24h 补液量控制在 2000mL 内，20 ～ 30 滴 /min 为宜
	□ 观察引流液颜色、性质及量，每 2h 挤压引流管 1 次
	□ 指导患者进行有效咳嗽咳痰及术侧肢体功能锻炼，告知患者如出现任何不适，及时告知医务人员
手术当天	按分级护理原则巡视，评估措施落实效果，并做好记录
	□ 按分级护理原则巡视病房，观察患者生命体征、呼吸状态、引流液

续表

时间	护理工作
手术第二天至出院前一天	评估与处理
	□ 观察患者切口敷料有无渗血渗液
	□ 保持引流管通畅，挤压引流管，观察引流液颜色、性质及量
	准确执行医嘱
	□ 疼痛评估，遵医嘱使用镇痛药
	健康教育
	□ 避免术后出现肺不张、肺部感染，每日进行胸部物理治疗、胸背部体疗，有效咳嗽咳痰
	□ 康复锻炼：术后指导患者活动，生命体征平稳者可练习床边站立、床边活动、室内步行
	□ 饮食：对于术后 6 ～ 8h 气管插管者给予肠外营养或肠内营养，拔除气管插管后 4h 给予流质饮食，逐渐过渡至高蛋白、易消化普食
	□ 安全风险防范：出血、跌倒、坠床、压力性损伤、肺部感染、深静脉血栓、管道滑脱、自伤及伤人等
	□ 用药指导：告知药物名称、作用、用法，常见不良反应
	□ 管路指导：告知管路观察及保护、拔管前后注意事项等
	□ 告知患者如出现任何不适，及时告知医务人员
	按分级护理原则巡视，评估措施落实效果，并做好记录
	□ 按分级护理原则巡视病房，观察患者生命体征、意识及引流液颜色、性质、量；观察切口敷料，有无皮下气肿及气肿范围
出院当天	□ 复核住院费用，发放出院须知，讲解并签字，发放出院小结及出院带药
	□ 告知复诊、随诊、康复训练、饮食、血压监测、血糖监测等注意事项，完成出院准备度调查
	□ 特殊用药指导：遵医嘱服药，不可随意停药
	□ 完成满意度调查，送患者出病区
出院后延伸	□ 出院 2 周内电话回访
	□ 血栓高危患者出院 2 周、1 个月、3 个月电话回访

第二章 循环系统常见疾病临床护理路径

第一节　高血压临床护理路径

时间	护理工作
入院时	评估与紧急处理
	□ 测量生命体征，进行心电图检查及 24h 心电监护，建立静脉通路
	□ 首次评估患者症状体征，完成相关护理评估（意识、瞳孔、肌力、疼痛等）并记录
	□ 高血压急症处理三原则：及时降压、控制抽搐及防止并发症
	立即告知医生进行病情综合评估
	□ 高血压患者发生病情变化或出现并发症，应积极配合抢救治疗
	□ 评估患者健康史（一般情况、既往史、家族史、药物滥用史）、心理－社会状况、现病史
	准确执行医嘱
	□ 协助完成各项检查（心电监护、急查血、常规血液检查、尿蛋白定量、尿 / 血醛固酮、皮质醇、儿茶酚胺、肾素及肾上腺 CT 等）
	□ 遵医嘱按时监测血压，实时记录，如血压高，及时告知医生对症处理
入院第一天	评估与处理
	□ 6h 内完成相关护理评估（ADL、跌倒、坠床、压力性损伤、烫伤、深静脉血栓、管路、疼痛、营养、走失等）
	□ 关注生命体征、心电图波形及头晕、头痛等阳性体征，防止或减少心脑血管及肾脏的并发症发生，如有异常，及时告知医生并处理
	准确执行医嘱
	□ 遵医嘱用药，指导患者及家属用药方法、注意事项，不可自行停药、改药、增减药量
	□ 去除诱因，一般服用短效降压药，如卡托普利 12.5 ～ 25.0mg 或酒石酸美托洛尔 25mg 口服，1h 后可重复给药，门诊观察，直至降至 180/110mmHg 以下。在 24 ～ 48h 内将血压降至 160/100mmHg 以下或正常
	□ 高血压急诊降压以硝普钠为首选，第一步在数分钟至 2h 内将血压降低＜ 25% 左右；第二步视个体情况而定，在 2 ～ 6h 降至 160/100mmHg 左右，注意监测血压情况，根据血压情况调节用药剂量。待血压平稳后可改为口服降压药

续表

时间	护理工作
入院第一天	健康教育
	□ 环境介绍：病区环境、病室规范、呼叫器的使用、人员介绍（主管医生、病区主任、护士长、责任护士）
	□ 饮食：指导患者低盐、低脂、低胆固醇饮食，每日摄入盐量不超过6g，适当补充蛋白质，肥胖者控制体重，忌烟酒、浓茶、咖啡，保持大便通畅，勿用力，必要时辅助排便，卧床患者训练床上大小便
	□ 药物：按时按量、规律服药，注意用药后不良反应等
	□ 阳性体征：控制危险因素（高血糖、高血脂、吸烟、酗酒、便秘等），指导家属关注患者意识、肢体活动、言语，出现任何不适，及时告知医务人员，高血压急症或亚急症患者遵医嘱绝对卧床休息，舒适体位
	□ 康复：血压控制后，可鼓励患者早期下床活动，做好安全教育，防跌倒
	□ 心理与休息：保持情绪稳定，避免刺激，规律作息，保持环境安静舒适
	□ 特殊检查治疗指导：告知目的、配合事项及注意事项（CTA、MRA、动态血压监测等）
	□ 安全风险防范指导：避免任何不良刺激如用力排便、反复呕吐等，预防跌倒、坠床、压疮、深静脉血栓、管道滑脱、自伤及伤人，告知电源及微波炉的正确使用、防火防盗等
	□ 告知患者及家属如出现任何不适，及时告知医务人员
	按分级护理原则进行巡视，评估措施落实效果，并做好记录
	□ 关注生命体征、用药反应及头晕、头痛等阳性体征的变化，按时按量给药
入院第二天至出院前一天	评估与处理
	□ 注意血压的变化，在护理记录单上实时记录，如血压高，及时告知医生对症处理
	准确执行医嘱
	□ 嘱患者遵医嘱用药，指导用药方法、注意事项，不可自行停药、改药、增减药量
	健康教育
	□ 康复锻炼：配合康复治疗，落实患者良肢位摆放，鼓励可下床活动患者早期下床活动，做好安全教育
	□ 饮食：指导患者低盐、低脂、低胆固醇饮食，每日摄入盐量不超过6g，适当补充蛋白质，肥胖者控制体重，忌烟酒、浓茶、咖啡
	□ 用药指导：告知药物名称、作用、用法、常见不良反应
	□ 告知患者及家属如出现任何不适，及时告知医务人员
	按分级护理原则进行巡视，评估措施落实效果，并做好记录
	□ 关注体温、心率、心律、血压、用药不良反应及阳性体征
出院当天	□ 复核住院费用，发放出院须知，讲解并签字，发放出院小结及出院带药
	□ 告知复诊、随诊、康复训练、饮食、血压监测等注意事项，完成出院准备度调查
	□ 根据出院准备度结果及出院小结，有针对性地给予患者出院指导
	□ 完成满意度调查，指导患者及家属扫码加入心脏康复患者健康教育群，送患者出病区

续表

时间	护理工作
出院后延伸	□ 告知患者 2 周内科室会做出院回访
	□ 血栓高危患者出院 2 周、1 个月、3 个月电话回访
	□ 在微信群定期推送心脏病相关健康知识，随时答疑解惑

第二节　心律失常临床护理路径

时间	护理工作
入院时	评估与紧急处理
	□ 测量生命体征，进行心电图检查及 24h 心电监护，建立静脉通路
	□ 首次观察患者，完成相关护理评估（意识、节律控制、疼痛、血栓等）并记录
	□ 注意有无恶性心律失常倾向，必要时床旁备除颤仪，如异常，及时告知医生并处理
	立即告知医生进行病情综合评估
	□ 完善相关辅助检查，积极配合治疗
	□ 评估患者健康史（一般情况、既往史、家族史、药物滥用史）、心理 – 社会状况、现病史
	准确执行医嘱
	□ 协助完成各项检查（常规 / 动态心电图、急查血等）
入院第一天	评估与处理
	□ 6h 内完成相关护理评估（ADL、跌倒、坠床、压力性损伤、烫伤、深静脉血栓、管路、疼痛、营养、走失等）
	□ 对易发生恶性心律失常的患者，应备好抢救药物、除颤仪、临时起搏器等，必要时转至 CCU
	准确执行医嘱
	□ 遵医嘱用药，指导患者及家属用药方法、注意事项，不可自行停药、改药、增减药量
	健康教育
	□ 环境介绍：病区环境、病室规范、呼叫器的使用、人员介绍（主管医生、病区主任、护士长、责任护士）
	□ 饮食：指导患者低盐、低脂、高维生素、富含营养、易消化饮食，宜少量多餐，避免刺激性食物，保持大小便通畅，排便困难者给予辅助排便
	□ 药物：告知口服药、静脉药、皮下用药等的名称、剂量、作用、用法、不良反应及注意事项等
	□ 阳性体征：控制危险因素（高血压、高血糖、高血脂、吸烟、酗酒、便秘等），遵医嘱卧床休息，生命体征平稳者行床上主动运动、被动运动，每天 3 次

续表

时间	护理工作
入院第一天	□ 康复：可下床活动患者在医护人员指导下室内活动，做好安全教育，指导 / 协助卧床患者床上主动运动、被动运动，遵医嘱行踝泵运动
	□ 心理：保持良好心态，缓解焦虑情绪，避免情绪激动
	□ 特殊检查治疗指导：告知目的、配合事项及注意事项（CTA、DSA、MRA 等）
	□ 安全风险防范指导：避免任何不良刺激如用力排便等，预防跌倒、坠床、压疮、深静脉血栓、管道滑脱、自伤及伤人告知电源及微波炉的正确使用、防火防盗等
	□ 告知患者及家属如出现任何不适，及时告知医务人员
	按分级护理原则进行巡视，评估措施落实效果，并做好记录
	□ 关注体温、心率、心律、血压、用药不良反应及阳性体征
入院第二天至出院前一天	评估与处理
	□ 注意心电图的变化，责任护士每班回看 1 次患者心电图
	□ 注意有无心衰、动脉栓塞、恶性心律失常和晕厥征象，注意电解质变化，如异常，及时告知医生并处理
	□ 观察用药疗效及不良反应，严格控制输液速度
	准确执行医嘱
	□ 遵医嘱用药，指导患者及家属用药方法、注意事项，不可自行停药、改药、增减药量
	健康教育
	□ 康复锻炼：配合康复治疗，落实患者良肢位摆放，指导并督促卧床患者进行床上主动运动、被动运动
	□ 可下床活动患者在医护人员指导下室内活动，做好安全教育
	□ 饮食：指导患者优质蛋白、富含纤维素、维生素丰富、低盐、低脂、低胆固醇饮食，宜少量多餐，限制饮酒、浓茶、咖啡的摄入
	□ 用药指导：告知药物名称、作用、用法、常见不良反应
	□ 告知患者及家属如出现任何不适，及时告知医务人员
	按分级护理原则进行巡视，评估措施落实效果，并做好记录
	□ 关注体温、心率、心律、血压、用药不良反应及阳性体征
出院当天	□ 复核住院费用，发放出院须知，讲解并签字，发放出院小结及出院带药
	□ 告知复诊、随诊、康复训练、饮食、血压监测等注意事项，完成出院准备度调查
	□ 根据出院准备度结果及出院小结，有针对性地给予患者出院指导
	□ 完成满意度调查，指导患者及家属扫码加入心脏康复患者健康教育群，送患者出病区
出院后延伸	□ 告知患者 2 周内科室会做出院回访
	□ 血栓高危患者出院 2 周、1 个月、3 个月电话回访
	□ 在微信群定期推送心脏病相关健康知识，随时答疑解惑

第三节　心力衰竭临床护理路径

时间	护理工作
入院时	评估与紧急处理
	□ 测量生命体征，进行心电图检查及 24h 心电监护，建立静脉通路
	□ 首次观察患者症状体征，完成相关护理评估（意识、活动耐力、护理困难、疼痛等）并记录
	□ 测量患者血氧饱和度，遵医嘱摆体位、给氧。急性期取半卧位或端坐位，两腿下垂
	立即告知医生进行病情综合评估
	□ 完善相关辅助检查，积极配合治疗
	□ 评估患者健康史（一般情况、既往史、家族史、药物滥用史）、心理 - 社会状况、现病史
	准确执行医嘱
	□ 协助完成各项检查（心电图、急查血、心脏生物标志物检查、超声心动图等）
	□ 遵医嘱给予利尿剂、平喘药物、抗感染药物，对呼吸困难者给予氧气吸入
入院第一天	评估与处理
	□ 6h 内完成相关护理评估（ADL、跌倒、坠床、压力性损伤、烫伤、深静脉血栓、管路、疼痛、营养、走失等）
	□ 关注生命体征、BNP、心电图波形及呼吸困难等阳性体征，如异常，及时告知医生并处理
	□ 严密观察药物疗效及不良反应，应用利尿剂时准确记录液体出入量，观察有无水电解质紊乱
	准确执行医嘱
	□ 遵医嘱用药，指导患者及家属用药方法、注意事项，不可自行停药、改药、增减药量
	健康教育
	□ 环境介绍：病区环境、病室规范、呼叫器的使用、人员介绍（主管医生、病区主任、护士长、责任护士）
	□ 饮食：急性期可遵医嘱暂禁食，限盐限水；常规指导患者低盐、低脂、软烂饮食，如稠粥、面条、馄饨、蒸鸡蛋等
	□ 药物：告知口服药、静脉药、雾化药、皮下用药等的名称、剂量、作用、用法、不良反应及注意事项等
	□ 阳性体征：控制危险因素（高血压、高血糖、高血脂、吸烟、酗酒、便秘等），急性期严格卧床休息，生命体征平稳者行床上主动运动、被动运动，每天 3 次，保持大小便通畅，排便困难者给予辅助排便、留置导尿管
	□ 康复：指导 / 协助患者床上主动运动、被动运动，遵医嘱行踝泵运动，遵医嘱绝对卧床休息，舒适体位，急性期取半卧位或端坐位
	□ 心理：保持良好心态，避免情绪激动
	□ 特殊检查治疗指导：告知目的、配合事项及注意事项（彩超、CT、MRA 等）

续表

时间	护理工作
入院第一天	□ 安全风险防范指导：避免任何不良刺激如用力排便、反复呕吐、剧烈咳嗽等，预防跌倒、坠床、压疮、深静脉血栓、管道滑脱、自伤及伤人，告知电源及微波炉的正确使用、防火防盗等
	□ 告知患者及家属如出现任何不适，及时告知医务人员
	按分级护理原则进行巡视，评估措施落实效果，并做好记录
	□ 关注体温、心率、心律、血压、尿量、BNP、输液通路情况用药不良反应及阳性体征
入院第二天至出院前一天	评估与处理
	□ 严密观察药物疗效及不良反应，应用利尿剂时准确记录液体出入量，观察有无水电解质紊乱
	□ 注意心电图及电解质的变化，责任护士每班回看 1 次患者心电图
	准确执行医嘱
	□ 嘱患者遵医嘱用药，指导用药方法、注意事项，不可自行停药、改药、增减药量
	健康教育
	□ 康复锻炼：配合康复治疗，落实患者良肢位摆放，指导并督促卧床患者进行床上主动运动、被动运动
	□ 长期卧床、出汗较多患者应预防压疮，勤翻身，勤换洗
	□ 鼓励可下床活动患者早期下床活动，做好安全教育
	□ 饮食：指导患者优质蛋白、富含纤维素、维生素丰富、低盐、低脂、低胆固醇饮食，宜少量多餐
	□ 用药指导：告知药物名称、作用、用法、常见不良反应
	□ 告知患者及家属如出现任何不适，及时告知医务人员
	按分级护理原则进行巡视，评估措施落实效果，并做好记录
	□ 严密观察药物疗效及不良反应，应用利尿剂时准确记录液体出入量，观察有无水电解质紊乱
	□ 关注体温、心率、心律、血压、用药不良反应及阳性体征
出院当天	出院指导
	□ 复核住院费用，发放出院须知，讲解并签字，发放出院小结及出院带药
	□ 告知复诊、随诊、康复训练、饮食、血压监测、BMI 监测等注意事项，完成出院准备度调查
	□ 特殊用药指导（告知患者口服双抗药及降血脂药的用药时间，定时复查凝血功能、肝功能，观察有无消化道出血、皮下出血、牙龈出血）
	□ 根据出院准备度结果及出院小结，有针对性地给予患者出院指导
	□ 完成满意度调查，指导患者及家属扫码加入心脏康复患者健康教育群，送患者出病区
出院后延伸	□ 告知患者 1 周内科室会做出院回访
	□ 血栓高危患者出院 2 周、1 个月、3 个月电话回访
	□ 在微信群定期推送心脏病相关健康知识，随时答疑解惑

第四节 冠心病临床护理路径

时间	护理工作
入院时	评估与紧急处理
	□ 测量生命体征，进行心电图检查及 24h 心电监护，建立静脉通路
	□ 首次观察患者，完成相关护理评估（意识、瞳孔、肌力、皮肤、疼痛等）并记录
	立即告知医生进行病情综合评估
	□ 完善相关辅助检查，积极配合治疗
	□ 评估患者健康史（一般情况、既往史、家族史、药物滥用史）、心理－社会状况
	准确执行医嘱
	□ 协助完成各项检查（心电图、急查血等），维持电解质平衡
	□ 遵医嘱予以抗凝药物、降脂药物，必要时口服氯吡格雷 300mg、替格瑞洛 180mg、拜阿司匹林 300mg
入院第一天	评估与处理
	□ 6h 内完成相关护理评估（ADL、跌倒、坠床、压力性损伤、烫伤、深静脉血栓、管路、疼痛、营养、走失等）
	□ 关注生命体征、心电图波形及胸痛等阳性体征，如异常，及时告知医生并处理
	准确执行医嘱
	□ 遵医嘱用药，指导患者及家属用药方法、注意事项，不可自行停药、改药、增减药量
	健康教育
	□ 环境介绍：病区环境、病室规范、呼叫器的使用、人员介绍（主管医生、病区主任、护士长、责任护士）
	□ 药物：告知口服药、静脉药、雾化药、皮下用药等的名称、剂量、作用、用法、不良反应及注意事项等
	□ 康复：遵医嘱绝对卧床休息，舒适体位，指导 / 协助患者床上行主动运动、被动运动，遵医嘱行踝泵运动
	□ 饮食：指导患者优质高蛋白、富含纤维素、维生素丰富、低盐、低脂、低胆固醇饮食，宜少量多餐
	□ 阳性体征：控制危险因素（高血压、高血糖、高血脂、吸烟、酗酒、便秘等），急性期严格卧床休息，生命体征平稳者行床上主动运动、被动运动，每天 3 次
	□ 心理：保持良好心态，避免情绪激动，勿紧张焦虑
	□ 特殊检查治疗指导：告知目的、配合事项及注意事项（CTA、DSA、MRA 等）
	□ 安全风险防范指导：避免任何不良刺激如用力排便、反复呕吐等，预防跌倒、坠床、压疮、深静脉血栓、管道滑脱、自伤及伤人，告知电源及微波炉的正确使用、防火防盗等
	□ 告知患者及家属如出现任何不适，及时告知医务人员

续表

时间	护理工作
入院第一天	按分级护理原则进行巡视，评估措施落实效果，并做好记录
	□ 关注体温、心率、心律、血压、输液通路情况、用药不良反应及阳性体征
手术前一天	评估与处理
	□ 评估患者术前有无足量服用抗凝药物（阿司匹林 300mg、氯吡格雷 300mg），查看患者相关血液检查结果（生化免疫、肝肾功能、凝血功能）、大小便情况、心脏彩超结果等，如有异常，及时告知医生并记录
	□ 评估患者双侧桡动脉及足背动脉搏动情况，做好标记
	准确执行医嘱
	□ 遵医嘱指导患者口服氯吡格雷、替格瑞洛、拜阿司匹林以预防血栓
	健康教育
	□ 指导患者穿开襟、宽松衣物，避免衣物胸前区有金属亮片，夜间保持良好睡眠
	□ 体位：遵医嘱绝对卧床休息，舒适体位，训练床上大小便
	□ 备齐术后用物（大 / 小便器、中单、吸管等）
	按分级护理原则进行巡视，评估措施落实效果，并做好记录
	□ 根据分级护理原则巡视病房，测量生命体征，进行术前健康指导
手术当天	术前
	□ 确认患者是否完善术前检查：血液检查、彩超、胸部 X 线检查等
	□ 术前少量进食，排空大小便，排尿困难者予以留置导尿管
	□ 介入手术经股动脉穿刺者清洁腹股沟区皮肤，经桡动脉穿刺者行 Allen 试验以评估桡动脉和尺动脉侧支循环
	□ 建立静脉通路，必要时导尿
	术后
	评估与处理
	□ 立即给予心电监护，测量生命体征，遵医嘱吸氧，完善护理评估量表（ADL、跌倒、坠床、压力性损伤、深静脉血栓、管路、疼痛等）
	健康教育
	□ 穿刺侧肢体制动：静脉穿刺者 4 ～ 6h；动脉穿刺者 6 ～ 8h
	□ 遵医嘱指导患者多饮水，鼓励患者及早排尿，如未排尿，及时告知值班医生
	桡动脉穿刺
	□ 指导患者术肢行手指操锻炼
	□ 指导患者术后绝对卧床休息，生命体征平稳者行床上主动运动、被动运动，每天 3 次
	□ 立即给予心电监护、氧气吸入，测量生命体征，观察穿刺点有无渗血并监测皮温、疼痛情况，每 1 ～ 2h 一次，连续 6 次并记录，如异常，及时告知值班医生
	股动脉穿刺

续表

时间	护理工作
手术当天	□ 指导患者术后绝对卧床休息 24h，术肢伸直制动 6 ～ 8h，避免屈髋，用盐袋加压包扎（动脉穿刺者压迫 6h，静脉穿刺者压迫 4h），遵医嘱行踝泵运动，生命体征平稳者行床上主动运动、被动运动，每天 3 次
	□ 立即给予心电监护、氧气吸入，测量生命体征，观察穿刺点有无渗血并监测足背动脉搏动、皮温、疼痛情况，每 1 ～ 2h 一次，连续 6 次并记录，如异常，及时告知值班医生
	按分级护理原则进行巡视，评估措施落实效果，并做好记录
	□ 桡动脉绷带拆除后观察穿刺点状况，如有异常，告知医生并记录
	□ 观察生命体征、尿量、术肢皮色和皮温、穿刺点敷料有无渗血，如有异常，告知医生并记录
术后第一天至出院前一天	评估与处理
	□ 经股动脉穿刺者 24h 后拆除绷带，经桡动脉穿刺者腕部包扎 6h 后拆除绷带，观察穿刺点及穿刺侧肢体末梢循环情况，如有异常，告知医生并记录
	□ 注意心电图及电解质的变化，责任护士每班回看 1 次患者心电图
	准确执行医嘱
	□ 嘱患者遵医嘱用药，指导用药方法、注意事项，不可自行停药、改药、增减药量
	健康教育
	□ 康复锻炼：配合康复治疗，落实患者良肢位摆放，指导并督促卧床患者进行床上主动运动、被动运动
	□ 鼓励可下床活动患者早期下床活动，做好安全教育
	□ 饮食：指导患者优质蛋白、富含纤维素、维生素丰富、低盐、低脂、低胆固醇饮食，宜少量多餐
	□ 用药指导：告知药物名称、作用、用法、常见不良反应
	□ 其他：告知疾病恢复期的注意事项
	□ 告知患者及家属如出现任何不适，及时告知医务人员
	按分级护理原则进行巡视，评估措施落实效果，并做好记录
	□ 关注体温、心率、心律、血压、用药不良反应及阳性体征
出院当天	□ 复核住院费用，发放出院须知，讲解并签字，发放出院小结及出院带药
	□ 告知复诊、随诊、康复训练、饮食、血压监测等注意事项，完成出院准备度调查
	□ 特殊用药指导（告知患者口服双抗药及降血脂药的用药时间，定时复查凝血功能、肝功能，观察有无消化道出血、皮下出血、牙龈出血）
	□ 根据出院准备度结果及出院小结，有针对性地给予患者出院指导
	□ 完成满意度调查，指导患者及家属扫码加入心脏康复患者健康教育群，送患者出病区
出院后延伸	□ 告知患者 2 周内科室会做出院回访
	□ 血栓高危患者出院 2 周、1 个月、3 个月电话回访
	□ 在微信群定期推送心脏病相关健康知识，随时答疑解惑

第五节　先天性心脏病临床护理路径

时间	护理工作
入院时	评估与紧急处理
	□ 测量生命体征及血氧饱和度
	□ 观察患者有无缺氧、呼吸困难、咳嗽、咳痰、咯血、心悸、头晕、乏力等
	□ 合并心力衰竭和中重度肺动脉高压者应卧床休息
	□ 心功能不全者卧床休息，限制活动量
	立即告知医生进行病情综合评估
	□ 完善相关辅助检查，积极配合治疗
	□ 评估患者一般情况、既往史、家族史、用药史、心理 – 社会状况
	准确执行医嘱
	□ 遵医嘱给予心电监护、氧气吸入
入院第一天	评估与处理
	□ 评估患者心功能
	□ 6h 内完成相关护理评估（自理能力、跌倒、坠床、压力性损伤、深静脉血栓、疼痛、营养、走失等）
	准确执行医嘱
	□ 正确执行医嘱，协助完成各项检查
	健康教育
	□ 环境介绍：病区环境、病室规范、呼叫器的使用、人员介绍（主管医生、病区主任、护士长、责任护士）
	□ 饮食：根据营养筛查结果，给予相关饮食指导；量出为入，控制钠盐摄入（2g/d）；戒烟酒
	□ 药物：告知口服药、静脉药、雾化药、外用药等的名称、剂量、作用、用法、不良反应及注意事项；使用洋地黄类、β 受体阻滞剂类药物时监测心率，如心率小于 60 次 /min，暂停服药，报告管床医生
	□ 阳性体征：关注患者活动后有无胸闷、气促症状
	□ 康复：根据心功能指导患者活动（一级，体力活动不受限制；二级，体力活动轻度受限；三级，体力活动明显受限；四级，不能从事任何体力活动）
	□ 心理：保持良好心态，避免情绪激动
	□ 特殊检查治疗指导：告知目的、配合事项及注意事项
	□ 安全风险防范指导：预防跌倒、坠床、压力性损伤、肺部感染、深静脉血栓、管道滑脱；告知电源及微波炉的正确使用、防火防盗等；避免任何不良刺激（如用力排便、长时间洗热水澡），注意保暖，避免感冒
	按分级护理原则巡视，评估措施落实效果，并做好记录
	□ 按分级护理原则巡视病房，观察患者意识、生命体征、阳性体征

续表

时间	护理工作
手术前一天	评估与处理
	□ 评估有无阳性体征及有无口服抗血小板药物、抗凝药物，拟介入手术患者有无服用二甲双胍等药物，查看患者相关血液检查结果（如血糖、肝肾功能）、心电图结果，如有异常，及时告知医生并记录
	准确执行医嘱
	□ 遵医嘱备血、备好术中用药
	健康教育
	□ 术前禁食 6h、禁饮 2h，不禁药，备好患服
	□ 训练床上大小便、腹式呼吸、咳嗽咳痰，进行床上主动运动、被动运动，每天 3 次
	□ 术前保持良好睡眠
	□ 备齐术后用物（大 / 小便器、中单、约束带、吸管）
	按分级护理原则巡视，评估措施落实效果，并做好记录
	□ 按分级护理原则巡视病房，观察患者意识、生命体征、阳性体征
手术当天	术前
	□ 确认患者禁食 6h、禁饮 2h，是否在生理期，摘除活动性义齿及饰品
	□ 测量生命体征并记录，如有异常，告知医生
	□ 查看术中带药是否齐全，完善手术患者转运交接单
	□ 与手术室工作人员做好患者、病历、药物交接，填写手术患者转运交接单并转至手术室
	术后
	评估与紧急处理
	□ 根据患者麻醉状态选择合适氧疗方式；给予心电监护，测量生命体征、血氧饱和度，评估意识并记录
	□ 监测生命体征，观察意识、瞳孔、肢体活动情况
	□ 全身麻醉清醒后床头抬高 30° ～ 45°
	□ 维持血清钾＞ 4.0mmol/L
	□ 查看患者动脉血气分析、电解质、血糖情况，如有异常，告知医生并记录
	□ 保持引流管通畅，观察引流液颜色、性质及量，每 2h 挤压引流管 1 次，如引流量大于 200mL/h，连续 3h，报告医生，做好二次开胸止血准备
	准确执行医嘱
	□ 遵医嘱给予血管活性药物泵入
	□ 对合并重度肺动脉高压患者，遵医嘱使用镇静药，减少刺激，以免诱发肺动脉高压危象
	□ 心率不达目标值者，报告值班医生，术中留置临时起搏器的遵医嘱应用临时起搏器，无临时起搏器的，遵医嘱泵入提升心率药物
	健康教育

续表

时间	护理工作
手术当天	□ 告知心电监护仪管理、管路功能及注意事项
	□ 如有胸骨正中切口，指导患者穿胸带固定
	□ 指导患者进行咳嗽、咳痰及呼吸功能锻炼，早期避免剧烈咳嗽
	□ 服用洋地黄类药物、β 受体阻滞剂类药物时监测心率，如心率小于 60 次 /min，暂停服药，报告管床医生
	□ 术后 24h，生命体征平稳，可逐渐练习床边站立、床边活动、室内步行
	□ 术后高蛋白、高热量、高维生素、易消化饮食，从半流食逐渐过渡至普食
	□ 告知患者如出现任何不适，及时告知医务人员
术后第一天至出院前一天	评估与处理
	□ 观察患者有无胸闷、呼吸困难，听诊双肺呼吸音，呼吸频率、血氧饱和度是否在正常范围，彩超、胸部 X 线提示有无胸腔积液、积气
	□ 观察患者心律及心电图波形变化，观察临时起搏器起搏频率、感知信号
	□ 观察引流液颜色、性质及量
	□ 观察 CVC 置入长度，监测中心静脉压
	□ 观察切口敷料有无渗血渗液
	准确执行医嘱
	□ 遵医嘱持续泵入血管活性药物，大剂量泵入血管活性药物时双泵置换
	□ 遵医嘱按时服用强心药物、利尿药物
	□ 根据 CVP 值、心功能，遵医嘱扩充容量
	健康教育
	□ 避免术后出现肺不张、肺部感染，进行胸部物理治疗、胸背部体疗，有效咳嗽咳痰
	□ 康复锻炼：术后 24h 指导患者活动，生命体征平稳者可逐渐练习床边站立、床边活动和室内步行
	□ 饮食：对于术后 6 ～ 8h 仍气管插管者，遵医嘱给予肠外营养或肠内营养，拔除气管插管后 4h 给予流质饮食，逐渐过渡至普食，进食高蛋白、易消化食物
	□ 安全风险防范：出血、跌倒、坠床、压力性损伤、肺部感染、深静脉血栓、管道滑脱
	□ 用药指导：告知药物名称、作用、用法、常见不良反应
	□ 指导患者学会监测心率、尿量及观察药物不良反应
	□ 管路指导：告知各种管路的观察及保护、拔管前后的注意事项等
	□ 告知患者如出现任何不适，及时告知医务人员
	按分级护理原则巡视，评估措施落实效果，并做好记录
术后第一天至出院前一天	□ 按分级护理原则巡视病房，观察生命体征，监测心率、心律、血氧饱和度、CVP、尿量，观察意识、瞳孔、肢体活动情况，有异常或者动态变化时告知医生并记录

续表

时间	护理工作
出院当天	□ 复核住院费用，发放出院须知，讲解并签字，发放出院小结及出院带药
	□ 告知复诊、随诊、康复训练、饮食、血压监测、血糖监测等注意事项，完成出院准备度调查
	□ 特殊用药指导（服用洋地黄类药物、β 受体阻滞剂类药物时监测心率，如心率小于 60 次 /min，暂停服药）
	□ 活动：半年内避免剧烈活动，运动以不感到疲劳为宜
	□ 术后 3 个月内睡眠时尽量平卧，术后 3 个月或半年复查 1 次
	□ 完成满意度调查，送患者出病区
出院后延伸	□ 出院 2 周内电话回访
	□ 血栓中高危患者出院 2 周、1 个月、3 个月电话回访

第六节　心脏瓣膜病临床护理路径

时间	护理工作
入院时	评估与紧急处理
	□ 测量生命体征
	□ 心功能不全者限制活动量，卧床休息
	立即告知医生进行病情综合评估
	□ 完善相关辅助检查，积极配合治疗
	□ 评估患者健康史（一般情况、既往史、家族史、用药史）、心理 – 社会状况
	准确执行医嘱
	□ 遵医嘱给予心电监护及氧气吸入
入院第一天	评估与处理
	□ 6h 内完成相关护理评估（自理能力、跌倒、坠床、压力性损伤、深静脉血栓、疼痛、营养等）
	准确执行医嘱
	□ 正确执行医嘱，协助完成各项检查
	健康教育
	□ 环境介绍：病区环境、病室规范、呼叫器的使用、人员介绍（主管医生、病区主任、护士长、责任护士）
	□ 饮食：根据营养筛查结果，给予相关饮食指导。量出为入，控制钠盐摄入（2g/d）

续表

时间	护理工作
入院第一天	□ 药物：告知口服药、静脉药、雾化药、外用药等的名称、剂量、作用、用法、不良反应及注意事项；服用洋地黄类药物、β 受体阻滞剂类药物时监测心率，如心率小于 60 次 /min，暂停服药，报告管床医生
	□ 阳性体征：关注患者活动后胸闷、气促症状
	□ 康复：根据心功能指导患者活动（一级，体力活动不受限制；二级，体力活动轻度受限；三级，体力活动明显受限；四级，不能从事任何体力活动）
	□ 心理：保持良好心态，避免情绪激动
	□ 特殊检查治疗指导：告知目的、配合事项及注意事项
	□ 安全风险防范指导：预防跌倒、坠床、压力性损伤、肺部感染、深静脉血栓；避免任何不良刺激（如用力排便、长时间洗热水澡），注意保暖、避免感冒；告知电源及微波炉的正确使用、防火防盗等
	按分级护理原则巡视，评估措施落实效果，并做好记录
	□ 按分级护理原则巡视病房，观察患者意识、生命体征、阳性体征
手术前一天	评估与处理
	□ 评估有无阳性体征及有无口服抗血小板药物、抗凝药物，拟介入手术患者有无服用二甲双胍等药物，查看患者相关血液检查结果（如血糖、肝肾功能）、心电图结果，如有异常，及时告知医生并记录
	准确执行医嘱
	□ 遵医嘱备血、备好术中用药
	健康教育
	□ 术前禁食 6h、禁饮 2h，不禁药，备好患服
	□ 训练床上大小便、腹式呼吸、咳嗽咳痰，进行床上主动运动、被动运动，每天 3 次
	□ 保持良好睡眠
	□ 备齐术后用物（大 / 小便器、中单、约束带、吸管）
	按分级护理原则巡视，评估措施落实效果，并做好记录
	□ 按分级护理原则巡视病房，观察患者意识、生命体征、阳性体征
手术当天	术前
	□ 确认患者是否禁食 6h、禁饮 2h，是否在生理期，摘除活动性义齿及饰品
	□ 测量生命体征并记录，如有异常，告知医生
	□ 查看术中带药是否齐全，完善手术患者转运交接单
	□ 与手术室工作人员做好患者、病历、药物交接，填写手术患者转运交接单并转至手术室
	术后
	评估与紧急处理
	□ 根据患者麻醉状态选择合适的氧疗方式；给予心电监护，测量生命体征、血氧饱和度，评估意识并记录

续表

时间	护理工作
手术当天	□ 监测生命体征，观察意识、瞳孔、肢体活动情况
	□ 全身麻醉清醒后床头抬高 30° ～ 45°
	□ 维持血清钾＞ 4.0 ～ 4.5mmol/L
	□ 查看动脉血气分析、电解质、血糖情况，如有异常，告知医生并记录
	□ 保持引流管通畅，观察引流液颜色、性质及量，每 2h 挤压引流管 1 次；如引流量大于 200mL/h，连续 3h，报告值班医生，做好二次开胸止血准备
	准确执行医嘱
	□ 遵医嘱给予血管活性药物泵入
	□ 心率不达目标值者，报告值班医生，术中留置临时起搏器的，遵医嘱应用临时起搏器，无临时起搏器的，遵医嘱给予提升心率药物泵入
	健康教育
	□ 告知心电监护仪、临时起搏器、微量泵、管路的功能及注意事项
	□ 如有胸骨正中切口，指导患者穿胸带固定
	□ 指导患者进行咳嗽咳痰及呼吸功能锻炼，早期避免剧烈咳嗽
	□ 服用洋地黄类药物、β 受体阻滞剂类药物时监测心率，如心率小于 60 次 /min，暂停服药，报告管床医生
	□ 术后 24h，生命体征平稳，可逐渐练习床边站立、床边活动、室内步行
	□ 术后高蛋白、高热量、高维生素、易消化饮食，从半流食逐渐过渡至普食
	□ 告知患者如出现任何不适，及时告知医务人员
术后第一天至出院前一天	评估与处理
	□ 观察患者有无胸闷、呼吸困难，听诊双肺呼吸音，呼吸频率、血氧饱和度是否在正常范围，彩超、胸部 X 线提示有无胸腔积液、积气
	□ 观察患者心律及心电图波形变化，观察临时起搏器起搏频率、感知信号
	□ 观察引流液颜色、性质及量
	□ 观察 CVC 置入长度，监测 CVP
	□ 观察切口敷料有无渗血渗液
	准确执行医嘱
	□ 遵医嘱持续泵入血管活性药物，大剂量泵入血管活性药物时双泵置换
	□ 遵医嘱按时服用强心药物、利尿药物、抗凝药物（抗凝药物每日下午 5 时服用，指导患者观察有无皮下出血、牙龈出血等征象）
	□ 根据 CVP 值、心功能，遵医嘱扩充容量
	健康教育
	□ 避免术后出现肺不张、肺部感染，进行胸部物理治疗、胸背部体疗、有效咳嗽、咳痰
	□ 康复锻炼：术后 24h 指导患者活动，生命体征平稳者可逐渐练习床边站立、床边活动和室内步行

续表

时间	护理工作
术后第一天至出院前一天	□ 饮食：对于术后 6 ～ 8h 仍气管插管者，遵医嘱给予肠外营养或肠内营养，拔除气管插管后 4h 给予流质饮食，逐渐过渡至普食，进食高蛋白、易消化食物
	□ 安全风险防范：出血、跌倒、坠床、压力性损伤、肺部感染、深静脉血栓、管道滑脱
	□ 用药指导：告知药物名称、作用、用法、常见不良反应
	□ 指导患者监测心率、尿量及观察药物不良反应
	□ 管路指导：告知各种管路观察及保护、拔管前后注意事项
	□ 遵医嘱按时服用华法林，观察有无牙龈出血、皮下出血、黑便等征象
	□ 告知患者如出现任何不适，及时告知医务人员
	按分级护理原则重点巡视，评估措施落实效果，并做好记录
	□ 按分级护理原则巡视病房，观察生命体征，监测心率、心律、血氧饱和度、CVP、尿量，观察意识、瞳孔、肢体活动情况，有异常或者动态变化时告知医生并记录
出院当天	□ 复核住院费用，发放出院须知，讲解并签字，发放出院小结及出院带药
	□ 告知复诊、随诊、康复训练、饮食、血压监测、血糖监测等注意事项，完成出院准备度调查
	□ 禁烟，忌酒、咖啡；少吃或不吃富含维生素 K 的食物
	□ 遵医嘱按时服药，不可随意停药
	□ 活动：半年内避免剧烈活动，避免重体力劳动，运动以不感到疲劳为宜
	□ 术后半年内每个月复查 1 次，监测 PT、APTT 值，随时调整华法林剂量
	□ 机械瓣膜置换者终身抗凝，生物瓣膜置换者抗凝 3 ～ 6 个月
	□ 完成满意度调查，送患者出病区
出院后延伸	□ 出院 2 周内电话回访
	□ 血栓中高危患者出院 2 周、1 个月、3 个月电话回访
	□ 在微信群定期推送相关健康知识，随时答疑解惑

第七节　主动脉夹层临床护理路径

时间	护理工作
入院时	评估与紧急处理
	□ 绝对卧床休息，避免咳嗽、打喷嚏等增加腹压动作；立即给予心电监护、氧气吸入，测量生命体征、血氧饱和度并记录（首次测量四肢血压，选择血压最高的上肢进行动态监测）
	□ 首次评估患者症状体征（意识、瞳孔、肌力、四肢皮温、双侧桡动脉及足背动脉搏动、疼痛等）并做好记录

续表

时间	护理工作
入院时	立即告知医生进行病情综合评估
	□ 完善相关辅助检查，积极配合治疗
	□ 评估患者一般情况、既往史、家族史、用药史、心理－社会状况
	准确执行医嘱
	□ 遵医嘱平稳调控血压，收缩压≤ 120mmHg，心率≤ 80 次 /min，疼痛≤ 3 分。对于呕吐、躁动患者，遵医嘱给予止吐、镇痛镇静等对症处理。完善心电图检查、急查血、动脉血气分析
入院第一天	评估与处理
	□ 6h 内完成相关护理评估（自理能力、跌倒、坠床、压力性损伤、深静脉血栓、疼痛、镇静、吞咽、营养等）
	准确执行医嘱
	□ 遵医嘱正确用药，控制血压、心律、疼痛在目标范围，完善相关检查
	健康教育
	□ 环境介绍：病区环境、病室规范、呼叫器的使用、人员介绍（主管医生、病区主任、护士长、责任护士）
	□ 饮食：清淡、易消化、高蛋白饮食，拟行急诊手术者禁食水
	□ 药物：告知口服药、静脉药、雾化药、外用药等的名称、剂量、作用、用法、不良反应及注意事项；服用洋地黄类药物、β 受体阻滞剂类药物时监测心率，如心率小于 60 次 /min，暂停用药，报告管床医生
	□ 阳性体征：指导家属观察患者疼痛、肢体活动、皮温情况
	□ 康复：床上做踝泵运动，绝对卧床休息，保持安静，减少外界刺激，训练床上大小便
	□ 心理：保持良好心态，避免情绪激动
	□ 特殊检查治疗指导：告知目的、配合事项及注意事项
	□ 安全风险防范指导：预防跌倒、坠床、压力性损伤、肺部感染、深静脉血栓、管道滑脱、自伤及伤人；告知电源及微波炉的正确使用、防火防盗等；避免任何不良刺激（如用力排便、长时间洗热水澡），注意保暖、避免感冒
	按分级护理原则巡视，评估措施落实效果，并做好记录
	□ 按分级护理原则巡视病房，观察患者意识、生命体征、阳性体征、足背动脉搏动
手术前一天	评估与处理
	□ 查看患者相关血液检查结果（如血糖、肝肾功能）、心电图结果，如有异常，及时告知医生并记录
	准确执行医嘱
	□ 遵医嘱备血、备好术中用药
	健康教育
	□ 术前禁食 6h、禁饮 2h，不禁药，备好患服
	□ 训练床上大小便

续表

时间	护理工作
手术前一天	□ 术前保持良好睡眠
	□ 备齐术后用物（大 / 小便器、中单、约束带、吸管）
	按分级护理原则重点巡视，评估措施落实效果，并做好记录
	□ 按分级护理原则巡视病房，观察患者意识、生命体征、阳性体征、足背动脉搏动
手术当天	术前
	□ 确认患者禁食 6h、禁饮 2h，摘除活动性义齿及饰品
	□ 测量生命体征并记录，如有异常，告知医生
	□ 查看术中带药是否齐全，完善手术患者转运交接单
	□ 与手术室工作人员做好患者、病历、药物交接，填写手术患者转运交接单并转至手术室
	术后
	评估与紧急处理
	□ 根据患者麻醉状态选择合适的氧疗方式；给予心电监护，测量生命体征、血氧饱和度，评估意识并记录
	□ 监测生命体征，观察意识、瞳孔、肢体活动情况
	□ 全身麻醉清醒后床头抬高 30° ～ 45°
	□ 维持血清钾＞ 4.0mmol/L
	□ 查看动脉血气分析、电解质、血糖情况，如有异常告知医生并记录
	□ 保持引流管通畅，观察引流液颜色、性质及量，每 2h 挤压引流管 1 次，如引流量大于 200mL/h，连续 3h，报告值班医生，做好二次开胸止血准备
	准确执行医嘱
	□ 遵医嘱给予血管活性药物泵入
	健康教育
	□ 告知心电监护仪、临时起搏器、管路的功能及注意事项
	□ 如有胸骨正中切口，指导患者穿胸带固定
	□ 指导患者进行咳嗽咳痰及呼吸功能锻炼，早期避免剧烈咳嗽
	□ 服用洋地黄类药物、β 受体阻滞剂类药物时监测心率，如心率小于 60 次 /min，暂停服药，报告管床医生
	□ 术后 24h，生命体征平稳，可逐渐练习床边站立、床边活动、室内步行
	□ 术后高蛋白、高热量、高维生素、易消化饮食，从半流食逐渐过渡至普食
	□ 告知患者如出现任何不适，及时告知医务人员
术后第一天至出院前一天	评估与处理
	□ 观察患者有无胸闷、呼吸困难，听诊双肺呼吸音，观察呼吸频率、血氧饱和度，彩超、胸部 X 线提示有无胸腔积液、积气
	□ 观察患者心律及心电图波形变化，观察临时起搏器起搏频率、感知信号

续表

时间	护理工作
术后第一天至出院前一天	□ 观察引流液颜色、性质及量
	□ 观察 CVC 置入长度，监测 CVP
	□ 观察切口敷料有无渗血渗液
	准确执行医嘱
	□ 遵医嘱持续泵入血管活性药物，大剂量泵入血管活性药物时双泵置换
	□ 遵医嘱按时服用强心药物、利尿药物、抗凝药物（抗凝药物每日下午 5 时服用，指导患者观察有无皮下出血、牙龈出血等征象）
	□ 根据 CVP 值、心功能，遵医嘱扩充容量
	健康教育
	□ 避免术后出现肺不张、肺部感染，进行胸部物理治疗、胸背部体疗，有效咳嗽咳痰
	□ 康复锻炼：术后 24h 指导患者活动，生命体征平稳者可逐渐练习床边站立、床边活动和室内步行
	□ 饮食：对于术后 6 ～ 8h 仍气管插管者，遵医嘱给予肠外营养或肠内营养，拔除气管插管后 4h 给予流质饮食，逐渐过渡至普食，进食高蛋白、易消化食物
	□ 安全风险防范：出血、跌倒、坠床、压力性损伤、肺部感染、深静脉血栓、管道滑脱、自伤及伤人
	□ 用药指导：告知药物名称、作用、用法、常见不良反应
	□ 指导患者监测心率、尿量及观察药物不良反应
	□ 管路指导：告知各种管路观察及保护、拔管前后注意事项等
	□ 遵医嘱按时服用华法林，观察有无牙龈出血、皮下出血、黑便等征象
	□ 告知患者如出现任何不适，及时告知医务人员
	按分级护理原则重点巡视，评估措施落实效果，并做好记录
	□ 按分级护理原则巡视病房，观察生命体征，监测心率、心律、血氧饱和度、CVP、尿量，观察意识、瞳孔、肢体活动情况，有异常或者动态变化时告知医生并记录
出院当天	□ 复核住院费用，发放出院须知，讲解并签字，发放出院小结及出院带药
	□ 告知复诊、随诊、康复训练、饮食、血压监测、血糖监测等注意事项，完成出院准备度调查
	□ 禁烟，忌酒、忌咖啡；少吃或不吃富含维生素 K 的食物
	□ 遵医嘱按时服药，不可随意停药
	□ 活动：半年内避免剧烈活动，避免重体力劳动，运动以不感到疲劳为宜
	□ 术后半年内每个月复查 1 次，监测 PT、APTT 值，随时调整华法林剂量
	□ 机械瓣膜置换者终身抗凝，生物瓣膜置换者抗凝 3 ～ 6 个月
	□ 完成满意度调查，送患者出病区
出院后延伸	□ 出院 2 周内电话回访
	□ 血栓中高危患者出院 2 周、1 个月、3 个月电话回访

第八节　主动脉壁间血肿临床护理路径

时间	护理工作
入院时	评估与紧急处理
	□ 绝对卧床休息，立即给予心电监护、氧气吸入（必要时高流量面罩吸氧），测量生命体征、血氧饱和度并记录
	□ 首次评估患者症状体征（意识、言语、营养、认知、疼痛、尿量等）、辅助检查结果并记录
	立即告知医生进行综合评估
	□ 完善相关辅助检查，积极配合治疗
	□ 评估患者一般情况、既往史、家族史、药物史、血压异常病史、心理－社会状况
	准确执行医嘱
	□ 遵医嘱完善心电图检查、胸腹主动脉 CTA、急查血
	□ 遵医嘱平稳调控血压及心率，血压控制的目标为收缩压 100 ～ 120mmHg（首选盐酸乌拉地尔静脉泵入）；心率控制的目标为 60 ～ 80 次 /min（艾司洛尔静脉泵入）
	□ 遵医嘱根据患者疼痛评分及体重，选用阿片类药物（哌替啶或吗啡）镇静镇痛
入院第一天	评估与处理
	□ 绝对卧床休息，进行床上主动运动、被动运动，每天 3 次，观察下肢血运、足背动脉搏动
	□ 6h 内完成相关护理评估（ADL、跌倒、坠床、压力性损伤、深静脉血栓、管路、疼痛、营养等）
	准确执行医嘱
	□ 遵医嘱正确用药，控制心率、血压，完善相关检查
	健康教育
	□ 环境介绍：病区环境、病室规范、呼叫器的使用、人员介绍（主管医生、病区主任、护士长、责任护士）
	□ 饮食：根据医嘱及营养筛查结果给予相应的饮食指导，戒烟戒酒
	□ 药物：了解患者既往史及基础用药；告知口服药、静脉药、雾化药、外用药等的名称、剂量、作用、用法、不良反应及注意事项等
	□ 阳性体征：指导家属关注患者意识、肢体活动、言语，突发胸背部撕裂样疼痛或出现任何不适，及时告知医务人员
	□ 康复：绝对卧床休息，保持安静，减少外界刺激，无禁忌者抬高床头 20° ～ 30°，训练床上大小便，对长期卧床患者给予双下肢踝泵运动训练指导
	□ 心理：保持良好心态，避免情绪激动
	□ 特殊检查治疗前指导：告知目的、配合事项及注意事项（CTA、DSA、MRA 等）
	□ 安全风险防范指导：预防跌倒、坠床、压疮、肺部感染、深静脉血栓、管道滑脱、自伤及伤人；告知电源及微波炉的正确使用、防火防盗等；避免任何不良刺激如用力排便、用力咳嗽、情绪过分激动等，易诱发腹内压升高

续表

时间	护理工作
入院第一天	按分级护理原则巡视，评估措施落实效果，并做好记录
	□ 按分级护理原则巡视病房，观察患者意识、瞳孔、肌力、生命体征、尿量、阳性体征
手术前一天	评估与处理
	□ 评估有无阳性体征，有无口服抗血小板药物、抗凝药物，拟介入手术患者有无服用二甲双胍等药物，查看患者相关血液检查结果（如血糖、肝肾功能）、心电图结果，如有异常，及时告知医生并记录
	准确执行医嘱
	□ 遵医嘱采取控制心率和血压、缓解疼痛的措施，观察药物疗效及不良反应
	□ 遵医嘱备血、皮试、清洁术区皮肤
	健康教育
	□ 术前禁食 6h、禁水 2h，不禁药，备好患服
	□ 绝对卧床休息，训练床上大小便，进行床上主动运动、被动运动，每天 3 次；指导经股动脉穿刺者行踝泵运动训练，经桡动脉、肱动脉穿刺者行手指操训练
	□ 术前保持良好睡眠
	□ 备齐术后用物（大 / 小便器、中单、约束带、吸管等）
	按分级护理原则重点巡视，评估措施落实效果，并做好记录
	□ 按分级护理原则巡视病房，观察患者意识、瞳孔、肌力、生命体征、尿量、阳性体征
手术当天	术前
	□ 确认患者是否空腹，是否在生理期，摘除各种活动性物品及义齿
	□ 查看术中带药是否齐全，完善手术患者转运交接单，查看手术部位备皮与标识
	□ 介入手术经股动脉穿刺者清洁腹股沟区皮肤，经肱动脉穿刺者行 Allen 试验以评估桡动脉、尺动脉侧支循环
	□ 建立静脉通路，导尿
	术后
	评估与紧急处理
	□ 立即给予心电监护、氧气吸入，测量生命体征、血氧饱和度，意识、瞳孔、肌力、尿量并记录
	□ 注重血压管理，遵医嘱控制血压在适当范围
	□ 绝对卧床休息，介入患者穿刺侧肢体平伸制动 12 ～ 24h；进行床上主动运动、被动运动，每天 3 次
	□ 介入术后观察穿刺点有无渗血及皮下血肿，观察经股动脉穿刺者穿刺侧足背动脉搏动，经肱动脉穿刺者穿刺侧手部末梢循环、皮肤颜色、皮温、上肢有无肿胀、疼痛
	□ 妥善固定引流管，观察引流液量及性质
	□ 查看患者电解质、凝血功能、血糖情况，如有异常，告知医生并记录
	□ 完成其他基础护理评估
	准确执行医嘱

续表

时间	护理工作
手术当天	□ 介入支架植入术后给予低分子量肝素皮下注射，口服拜阿司匹林
	健康教育
	□ 告知心电监护仪、管路的功能及注意事项
	□ 根据病情行术后饮食、体位、康复锻炼指导，告知可能出现的情况及应对方式
	□ 告知患者及家属如出现任何不适，及时告知医务人员
	按分级护理原则重点巡视，评估措施落实效果，并做好记录
	□ 按分级护理原则巡视病房，观察患者生命体征、血氧饱和度、意识、瞳孔、肌力、尿量、疼痛、手术切口敷料有无渗血，如有异常，告知医生并记录
术后第一天至出院前一天	评估与处理
	□ 介入手术患者遵医嘱拆除穿刺点压迫装置，观察穿刺点情况及穿刺侧肢体末梢循环，如有异常，告知医生并记录
	□ 观察引流管是否通畅、密闭，引流液的性质、量
	准确执行医嘱
	□ 介入术后遵医嘱口服控制心率、控制血压、降血脂的药物
	□ 对于介入术后遵医嘱皮下注射或口服抗凝药物的患者，观察药物使用后是否有消化道出血、皮下出血、牙龈出血、伤口渗血等
	健康教育
	□ 注意气候变化；规律服药；保持情绪稳定；遵医嘱控制心率、血压在适当水平，切忌忽高忽低；如有异常，及时告知医护人员
	□ 康复锻炼：抬高下肢 20° ～ 30°，指导患者做踝泵运动，病情允许时指导患者首次下床及首次进食，长期卧床患者行下肢深静脉血栓、压疮的观察及护理，预防肺部感染，行翻身、拍背指导
	□ 对于皮下注射低分子量肝素的患者，指导其轮换注射部位，禁止热敷注射部位，避开硬结，无须按压
	□ 饮食：给予低盐、低脂、高纤维素饮食，每日饮水量达 2000mL，保持大便通畅
	□ 安全风险防范：预防跌倒、坠床、压疮、肺部感染、深静脉血栓、管道滑脱、自伤及伤人等
	□ 用药指导：告知药物名称、作用、用法、常见不良反应
	□ 管路指导：告知各种管路的观察及保护、拔管前后的注意事项等
	□ 其他：告知疾病恢复期的注意事项
	□ 告知患者及家属如出现任何不适，及时告知医务人员
	按分级护理原则巡视，评估措施落实效果，并做好记录
	□ 按分级护理原则巡视，观察生命体征、意识、四肢肌力、尿量，有异常或者动态变化时告知医生并记录
出院当天	□ 复核住院费用，发放出院须知，讲解并签字，发放出院小结及出院带药
	□ 告知复诊、随诊、康复训练、饮食、心率监测、血压监测、血糖监测、血脂监测等注意事项，完成出院准备度调查

续表

时间	护理工作
出院当天	□ 特殊用药指导（告知介入支架置入患者口服双抗药的时间，定时复查凝血功能，观察有无消化道出血、皮下出血、牙龈出血等）
	□ 完成满意度调查，送患者出病区
出院后延伸	□ 出院 2 周内电话回访
	□ 血栓高危患者出院 2 周、1 个月、3 个月电话回访
	□ 在微信群定期推送相关健康知识，随时答疑解惑
	□ 介入术后患者专人管理，定期通知复查

第九节　腹主动脉瘤临床护理路径

时间	护理工作
入院时	评估与紧急处理
	□ 绝对卧床休息，立即给予心电监护、氧气吸入（必要时高流量面罩吸氧），测量生命体征、血氧饱和度并记录
	□ 首次评估患者症状体征（意识、言语、营养、认知、疼痛、尿量等）、辅助检查结果并记录
	立即告知医生进行综合评估
	□ 完善相关辅助检查，积极配合治疗
	□ 评估患者一般情况、既往史、家族史、用药史、血压异常病史、心理 - 社会状况
	准确执行医嘱
	□ 遵医嘱完善心电图检查、腹主动脉 CTA、急查血
	□ 遵医嘱平稳调控血压及心率，血压控制的目标为收缩压 100 ～ 120mmHg（首选盐酸乌拉地尔静脉泵入）；心率控制的目标为 60 ～ 80 次 /min（艾司洛尔静脉泵入）
	□ 遵医嘱根据患者疼痛评分及呕吐、躁动情况，给予镇痛、止吐等对症处理
入院第一天	评估与处理
	□ 绝对卧床休息，进行床上主动运动、被动运动，每天 3 次，观察下肢血运、足背动脉搏动
	□ 6h 内完成相关护理评估（ADL、跌倒、坠床、压力性损伤、深静脉血栓、管路、疼痛、营养等）
	准确执行医嘱
	□ 遵医嘱正确用药，控制心率、血压，完善相关检查
	健康教育

续表

时间	护理工作
入院第一天	□ 环境介绍：病区环境、病室规范、呼叫器的使用、人员介绍（主管医生、病区主任、护士长、责任护士）
	□ 饮食：根据医嘱及营养筛查结果给予相应的饮食指导，戒烟戒酒
	□ 药物：了解患者既往史及基础用药；告知口服药、静脉药、雾化药、外用药等的名称、剂量、作用、用法、不良反应及注意事项等
	□ 阳性体征：指导家属关注患者意识、腰腹疼痛、腹胀、呕吐，如出现任何不适，及时告知医务人员
	□ 康复：绝对卧床休息，保持安静，减少外界刺激，无禁忌者抬高床头 20° ～ 30°，训练床上大小便，对长期卧床患者给予双下肢踝泵运动训练指导
	□ 心理：保持良好心态，避免情绪激动
	□ 特殊检查治疗前指导：告知目的、配合事项及注意事项（CTA、DSA、MRA 等）
	□ 安全风险防范指导：预防跌倒、坠床、压疮、肺部感染、深静脉血栓、管道滑脱、自伤及伤人；告知电源及微波炉的正确使用、防火防盗等；避免任何不良刺激如用力排便、用力咳嗽、情绪过分激动等，易诱发腹内压升高
	按分级护理原则巡视，评估措施落实效果，并做好记录
	□ 按分级护理原则巡视病房，观察患者意识、瞳孔、肌力、生命体征、尿量、阳性体征
手术前一天	评估与处理
	□ 评估有无阳性体征，有无口服抗血小板药物、抗凝药物，拟介入手术患者有无服用二甲双胍等药物，查看患者相关血液检查结果（如血糖、肝肾功能）、心电图结果，如有异常，及时告知医生并记录
	准确执行医嘱
	□ 遵医嘱采取控制心率和血压、缓解疼痛的措施，观察药物疗效及不良反应
	□ 遵医嘱备血、皮试、备好术中用药
	健康教育
	□ 术前禁食 6h、禁水 2h，不禁药，备好患服
	□ 绝对卧床休息，训练床上大小便，进行床上主动运动、被动运动，每天 3 次；指导经股动脉穿刺者行踝泵运动训练，经桡动脉穿刺者行手指操训练
	□ 术前保持良好睡眠
	□ 备齐术后用物（大 / 小便器、中单、约束带、吸管等）
	按分级护理原则巡视，评估措施落实效果，并做好记录
	□ 按分级护理原则巡视病房，观察患者意识、瞳孔、肌力、生命体征、尿量、阳性体征
手术当天	术前
	□ 确认患者是否空腹，是否在生理期，摘除患者各种活动性物品及义齿
	□ 查看术中带药是否齐全，完善手术患者转运交接单，查看手术部位备皮与标识
	□ 介入手术经股动脉穿刺者清洁腹股沟区皮肤，经肱动脉穿刺者行 Allen 试验以评估桡动脉、尺动脉侧支循环

续表

时间	护理工作
手术当天	□ 建立静脉通路，导尿
	术后
	评估与紧急处理
	□ 立即给予心电监护、氧气吸入，测量生命体征、血氧饱和度，意识、瞳孔、肌力、尿量并记录
	□ 注重血压管理，遵医嘱控制血压在适当范围
	□ 绝对卧床休息，介入患者穿刺侧肢体平伸制动 12 ～ 24h；进行床上主动运动、被动运动，每天 3 次
	□ 介入术后观察穿刺点有无渗血及皮下血肿，观察经股动脉穿刺者穿刺侧足背动脉搏动，经肱动脉穿刺者穿刺侧手部末梢循环、皮肤颜色、皮温、上肢有无肿胀疼痛
	□ 妥善固定引流管，观察引流液量及性质
	□ 查看患者电解质、凝血功能、血糖情况，如有异常，告知医生并记录
	□ 完成其他基础护理评估
	准确执行医嘱
	□ 介入支架植入术后给予低分子量肝素皮下注射，口服拜阿司匹林
	健康教育
	□ 告知心电监护仪、管路功能及注意事项
	□ 根据病情行术后饮食、体位、康复锻炼指导，告知可能出现的情况及应对方式
	□ 告知患者及家属如出现任何不适，及时告知医务人员
	按分级护理原则巡视，评估措施落实效果，并做好记录
	□ 按分级护理原则巡视病房，观察患者生命体征、血氧饱和度、意识、瞳孔、肌力、尿量、疼痛、手术切口敷料有无渗血，如有异常，告知医生并记录
术后第一天至出院前一天	评估与处理
	□ 介入手术患者遵医嘱拆除穿刺点压迫装置，观察穿刺点情况及穿刺侧肢体末梢循环，如有异常，告知医生并记录
	□ 观察患者引流管是否通畅、密闭，引流液的性质、量
	准确执行医嘱
	□ 介入手术后遵医嘱口服控制心率和血压、降血脂的药物
	□ 介入支架置入患者遵医嘱口服双抗药，观察药物使用后是否有消化道出血、皮下出血、牙龈出血、伤口渗血等
	健康教育
	□ 注意气候变化；规律服药；保持情绪稳定；遵医嘱控制心率、血压在适当水平，切忌忽高忽低；如有异常，及时告知医护人员
	□ 康复锻炼：抬高下肢 20° ～ 30°，指导患者做踝泵运动，病情允许时指导患者首次下床及首次进食，长期卧床患者行下肢深静脉血栓、压疮的观察及护理，预防肺部感染，行翻身、拍背指导

续表

时间	护理工作
术后第一天至出院前一天	□ 对于皮下注射低分子量肝素的患者，指导其轮换注射部位，禁止热敷注射部位，避开硬结，无须按压
	□ 饮食：给予低盐、低脂、高纤维素饮食，每日饮水量达 2000mL，保持大便通畅
	□ 安全风险防范：预防跌倒、坠床、压疮、肺部感染、深静脉血栓、管道滑脱、自伤及伤人等
	□ 用药指导：告知药物名称、作用、用法、常见不良反应
	□ 管路指导：告知各种管路的观察及保护、拔管前后的注意事项等
	□ 其他：告知疾病恢复期的注意事项
	□ 告知患者及家属如出现任何不适，及时告知医务人员
	按分级护理原则巡视，评估措施落实效果，并做好记录
	□ 按分级护理原则巡视，观察生命体征、意识、四肢肌力、尿量，有异常或者动态变化时告知医生并记录
出院当天	□ 复核住院费用，发放出院须知，讲解并签字，发放出院小结及出院带药
	□ 告知复诊、随诊、康复训练、饮食、心率监测、血压监测、血糖监测、血脂监测等注意事项，完成出院准备度调查
	□ 特殊用药指导（告知介入支架置入患者口服双抗药的时间，定时复查凝血功能，观察有无消化道出血、皮下出血、牙龈出血等）
	□ 完成满意度调查，送患者出病区
出院后延伸	□ 出院 2 周内电话回访
	□ 血栓高危患者出院 2 周、1 个月、3 个月电话回访
	□ 在微信群定期推送相关健康知识，随时答疑解惑
	□ 介入术后患者专人管理，定期通知复查

第十节　下肢深静脉血栓临床护理路径

时间	护理工作
入院时	评估与紧急处理
	□ 绝对卧床休息，测量生命体征、血氧饱和度，观察患者意识、呼吸，有无胸闷、胸痛，根据病情给予心电监护及氧气吸入（必要时高流量面罩吸氧）
	□ 监测患肢腿围（第一次双侧同时测量）、皮温、足背动脉搏动
	立即告知医生进行综合评估
	□ 完善相关辅助检查，积极配合治疗

续表

时间	护理工作
入院时	□ 评估患者一般情况、既往史、家族史、药物史、血压异常病史、心理－社会状况
	准确执行医嘱
	□ 遵医嘱完善心电图检查、下肢彩超、肺动脉 CTA、急查血
入院第一天	评估与处理
	□ 绝对卧床休息，进行床上主动运动、被动运动，每天 3 次，观察下肢血运、足背动脉搏动
	□ 6h 内完成相关护理评估（ADL、跌倒、坠床、压力性损伤、深静脉血栓、管路、疼痛、营养等）
	准确执行医嘱
	□ 遵医嘱正确用药，完善相关检查
	健康教育
	□ 环境介绍：病区环境、病室规范、呼叫器的使用、人员介绍（主管医生、病区主任、护士长、责任护士）
	□ 饮食：根据医嘱及营养筛查结果给予相应的饮食指导，戒烟戒酒
	□ 药物：了解患者既往史及基础用药；告知口服药、静脉药、雾化药、外用药等的名称、剂量、作用、用法、不良反应及注意事项等
	□ 阳性体征：指导家属关注患者双下肢肿胀、疼痛程度，有无胸闷、胸痛，如出现任何不适，及时告知医务人员
	□ 康复：绝对卧床休息，可抬高下肢 20° ～ 30°，训练床上大小便，给予长期卧床患者双下肢踝泵运动训练指导
	□ 心理：保持良好心态，避免情绪激动
	□ 特殊检查治疗前指导：告知目的、配合事项及注意事项（CTA、DSA、彩超等）
	□ 安全风险防范指导：预防跌倒、坠床、压疮、肺部感染、深静脉血栓、管道滑脱、自伤及伤人；告知电源及微波炉的正确使用、防火防盗等；避免任何不良刺激如用力排便、用力咳嗽、情绪过分激动等，易诱发腹内压升高
	按分级护理原则巡视，评估措施落实效果，并做好记录
	□ 按分级护理原则巡视病房，观察患者生命体征、血氧饱和度、阳性体征
手术前一天	评估与处理
	□ 评估有无阳性体征及有无口服抗血小板药物、抗凝药物，拟介入手术患者有无服用二甲双胍等药物，查看患者相关血液检查结果（如血糖、肝肾功能）、心电图结果，如有异常，及时告知医生并记录
	准确执行医嘱
	□ 遵医嘱备血、皮试、备好术中用药
	健康教育
	□ 术前无须禁食水，备好患服
	□ 绝对卧床休息，训练床上大小便，进行床上主动运动、被动运动，每天 3 次；指导经股动脉穿刺者行踝泵运动训练

续表

时间	护理工作
手术前一天	□ 术前保持良好睡眠
	□ 备齐术后用物（大 / 小便器、中单、约束带、吸管等）
	按分级护理原则巡视，评估措施落实效果，并做好记录
	□ 按分级护理原则巡视病房，观察患者生命体征、血氧饱和度、阳性体征
手术当天	术前
	□ 确认患者是否在生理期，摘除患者各种活动性物品及义齿
	□ 查看术中带药是否齐全，完善手术患者转运交接单，查看手术部位备皮与标识
	□ 介入手术经股动脉穿刺者清洁腹股沟区皮肤
	□ 建立静脉通路，导尿
	术后
	评估与紧急处理
	□ 立即给予心电监护、氧气吸入，测量生命体征、血氧饱和度，观察尿液颜色、量并记录
	□ 绝对卧床休息，介入患者穿刺侧肢体平伸制动 12 ～ 24h；进行床上主动运动、被动运动，每天 3 次
	□ 介入术后观察穿刺点有无渗血及皮下血肿，经股动脉穿刺者观察穿刺侧足背动脉搏动，定时监测患侧腿围
	□ 妥善固定引流管，观察引流液量及性质
	□ 查看患者电解质、凝血功能、血糖情况，如有异常，告知医生并记录
	□ 完成其他基础护理评估
	准确执行医嘱
	□ 介入术后遵医嘱给予低分子量肝素皮下注射，口服拜阿司匹林
	健康教育
	□ 告知心电监护仪、管路功能及注意事项
	□ 根据病情行术后饮食、体位、康复锻炼指导，告知可能出现的情况及应对方式
	□ 告知患者及家属如出现任何不适，及时告知医务人员
	按分级护理原则巡视，评估措施落实效果，并做好记录
	□ 按分级护理原则巡视病房，观察患者生命体征、血氧饱和度、阳性体征
术后第一天至出院前一天	评估与处理
	□ 介入手术患者遵医嘱拆除穿刺点压迫装置，观察穿刺点情况及穿刺侧肢体末梢循环，如有异常，告知医生并记录
	□ 观察引流管是否通畅、密闭，引流液的性质、量
	准确执行医嘱
	□ 介入手术患者遵医嘱口服抗凝药，观察药物使用后是否有消化道出血、皮下出血、牙龈出血、伤口渗血等

续表

时间	护理工作
术后第一天至出院前一天	健康教育
	□ 注意气候变化；规律服药；保持情绪稳定；如有异常，及时告知医护人员
	□ 康复锻炼：抬高下肢 20°～30°，指导患者做踝泵运动，病情允许时指导患者首次下床及首次进食，长期卧床患者行下肢深静脉血栓、压疮的观察及护理，预防肺部感染，行翻身、拍背指导
	□ 对于皮下注射低分子量肝素的患者，指导其轮换注射部位，禁止热敷注射部位，避开硬结，无须按压
	□ 饮食：给予低盐、低脂、高纤维素饮食，每日饮水量达 2000mL，保持大便通畅
	□ 安全风险防范：预防跌倒、坠床、压疮、肺部感染、深静脉血栓、管道滑脱等
	□ 用药指导：告知药物名称、作用、用法、常见不良反应
	□ 管路指导：告知各种管路的观察及保护、拔管前后的注意事项等
	□ 其他：告知疾病恢复期的注意事项
	□ 告知患者及家属如出现任何不适，及时告知医务人员
	按分级护理原则巡视，评估措施落实效果，并做好记录
	□ 按分级护理原则巡视病房，观察患者生命体征、血氧饱和度、阳性体征
出院当天	□ 复核住院费用，发放出院须知，讲解并签字，发放出院小结及出院带药
	□ 告知复诊、随诊、康复训练、饮食、心率监测、血压监测、血糖监测、血脂监测等注意事项，完成出院准备度调查
	□ 特殊用药指导（告知介入术后口服抗凝药的患者定时复查凝血功能，观察有无消化道出血、皮下出血、牙龈出血等）
	□ 完成满意度调查，送患者出病区
出院后延伸	□ 出院 2 周内电话回访
	□ 血栓高危患者出院 2 周、1 个月、3 个月电话回访
	□ 在微信群定期推送相关健康知识，随时答疑解惑
	□ 介入术后患者专人管理，定期通知复查

第十一节　髂静脉压迫综合征临床护理路径

时间	护理工作
入院时	评估与紧急处理
	□ 测量生命体征、血氧饱和度并记录

续表

时间	护理工作
入院时	□ 行入院护理评估
	立即告知医生进行综合评估
	□ 完善相关辅助检查，积极配合治疗
	□ 评估患者一般情况、既往史、家族史、药物史、血压异常病史、心理 – 社会状况
	准确执行医嘱
	□ 遵医嘱完善心电图、彩超等检查
入院第一天	评估与处理
	□ 6h 内完成相关护理评估（ADL、跌倒、坠床、压力性损伤、深静脉血栓、管路、疼痛、营养等）
	准确执行医嘱
	□ 遵医嘱正确用药，完善相关检查
	健康教育
	□ 环境介绍：病区环境、病室规范、呼叫器的使用、人员介绍（主管医生、病区主任、护士长、责任护士）
	□ 饮食：根据医嘱及营养筛查结果给予相应的饮食指导，戒烟戒酒
	□ 药物：了解患者既往史及基础用药；告知口服药、静脉药、雾化药、外用药等的名称、剂量、作用、用法、不良反应及注意事项等
	□ 阳性体征：指导家属关注患者下肢肢体活动，如出现任何不适，及时告知医务人员
	□ 康复：卧床休息，抬高下肢 20° ～ 30°，给予患者双下肢踝泵运动训练指导
	□ 心理：保持良好心态，避免情绪激动
	□ 特殊检查治疗前指导：告知目的、配合事项及注意事项（CTA、DSA、彩超等）
	□ 安全风险防范指导：预防跌倒、坠床、压疮、深静脉血栓、管道滑脱、自伤及伤人，告知电源及微波炉的正确使用、防火防盗等
	按分级护理原则巡视，评估措施落实效果，并做好记录
	□ 按分级护理原则巡视病房，观察患者生命体征、阳性体征
手术前一天	评估与处理
	□ 评估有无阳性体征及有无口服抗血小板药物、抗凝药物，拟介入手术患者有无服用二甲双胍等药物，查看患者相关血液检查结果（如血糖、肝肾功能）、心电图结果，如有异常，及时告知医生并记录
	准确执行医嘱
	□ 遵医嘱备血、皮试、备好术中用药
	健康教育
	□ 术前无须禁食水，备好患服
	□ 训练床上大小便，进行床上主动运动、被动运动，每天 3 次；指导经股动脉穿刺者行踝泵运动训练

续表

时间	护理工作
手术前一天	□ 术前保持良好睡眠
	□ 备齐术后用物（大/小便器、中单、约束带、吸管等）
	按分级护理原则巡视，评估措施落实效果，并做好记录
	□ 按分级护理原则巡视病房，观察患者生命体征、阳性体征
手术当天	术前
	□ 确认患者是否在生理期，摘除患者各种活动性物品及义齿
	□ 查看术中带药是否齐全，完善手术患者转运交接单，查看手术部位备皮与标识
	□ 介入手术经股动脉穿刺者清洁腹股沟区皮肤
	□ 建立静脉通路，导尿
	术后
	评估与紧急处理
	□ 立即给予心电监护、氧气吸入，测量生命体征、血氧饱和度，观察尿液颜色、量并记录
	□ 绝对卧床休息，介入患者穿刺侧肢体平伸制动 12 ～ 24h；进行床上主动运动、被动运动，每天 3 次
	□ 介入术后观察穿刺点有无渗血及皮下血肿，观察经股动脉穿刺者穿刺侧足背动脉搏动，定时监测患侧腿围
	□ 妥善固定引流管，观察引流液量及性质
	□ 查看患者电解质、凝血功能、血糖情况，如有异常，告知医生并记录
	□ 完成其他基础护理评估
	准确执行医嘱
	□ 介入术后遵医嘱给予低分子量肝素皮下注射，口服拜阿司匹林
	健康教育
	□ 告知心电监护仪、管路功能及注意事项
	□ 根据病情行术后饮食、体位、康复锻炼指导，告知可能出现的情况及应对方式
	□ 告知患者及家属如出现任何不适，及时告知医务人员
	按分级护理原则巡视，评估措施落实效果，并做好记录
	□ 按分级护理原则巡视病房，观察患者生命体征、阳性体征
术后第一天至出院前一天	评估与处理
	□ 介入手术患者遵医嘱拆除穿刺点压迫装置，观察穿刺点情况及穿刺侧肢体末梢循环，如有异常，告知医生并记录
	□ 观察引流管是否通畅、密闭，引流液的性质、量
	准确执行医嘱
	□ 介入手术患者遵医嘱口服抗凝药，观察药物使用后是否有消化道出血、皮下出血、牙龈出血、伤口渗血等

续表

时间	护理工作
术后第一天至出院前一天	健康教育
	□ 注意气候变化；规律服药；保持情绪稳定；如有异常，及时告知医务人员
	□ 康复锻炼：抬高下肢 20° ～ 30°，指导患者做踝泵运动，病情允许时指导患者首次下床及首次进食，长期卧床患者行下肢深静脉血栓、压疮的观察及护理，预防肺部感染，行翻身、拍背指导
	□ 对于皮下注射低分子量肝素的患者，指导其轮换注射部位，禁止热敷注射部位，避开硬结，无须按压
	□ 饮食：给予低盐、低脂、高纤维素饮食，每日饮水量达 2000mL，保持大便通畅
	□ 安全风险防范：预防跌倒、坠床、压疮、肺部感染、深静脉血栓、管道滑脱、自伤及伤人等
	□ 用药指导：告知药物名称、作用、用法、常见不良反应
	□ 管路指导：告知各种管路的观察及保护、拔管前后的注意事项等
	□ 其他：告知疾病恢复期的注意事项
	□ 告知患者及家属如出现任何不适，及时告知医务人员
	按分级护理原则巡视，评估措施落实效果，并做好记录
	□ 按分级护理原则巡视病房，观察患者生命体征、阳性体征
出院当天	□ 复核住院费用，发放出院须知，讲解并签字，发放出院小结及出院带药
	□ 告知复诊、随诊、康复训练、饮食、心率监测、血压监测、血糖监测、血脂监测等注意事项，完成出院准备度调查
	□ 特殊用药指导（告知介入术后口服抗凝药的患者定时复查凝血功能，观察有无消化道出血、皮下出血、牙龈出血等）
	□ 完成满意度调查，送患者出病区
出院后延伸	□ 出院 2 周内电话回访
	□ 血栓高危患者出院 2 周、1 个月、3 个月电话回访
	□ 在微信群定期推送相关健康知识，随时答疑解惑
	□ 介入术后患者专人管理，定期通知复查

第十二节　下肢动脉硬化闭塞症临床护理路径

时间	护理工作
入院时	评估与紧急处理
	□ 测量生命体征、血氧饱和度，评估下肢疼痛程度，根据病情给予心电监护及氧气吸入

续表

时间	护理工作
入院时	□ 行入院护理评估
	立即告知医生进行综合评估
	□ 完善相关辅助检查，积极配合治疗
	□ 评估患者一般情况、既往史、家族史、药物史、血压异常病史、心理－社会状况
	准确执行医嘱
	□ 遵医嘱完善心电图检查、下肢彩超、下肢动脉 CTA、ABI
入院第一天	评估与处理
	□ 卧床休息，进行床上主动运动、被动运动，每天 3 次，观察下肢血运、足背动脉搏动
	□ 6h 内完成相关护理评估（ADL、跌倒、坠床、压力性损伤、深静脉血栓、管路、疼痛、营养等）
	准确执行医嘱
	□ 遵医嘱正确用药，完善相关检查
	健康教育
	□ 环境介绍：病区环境、病室规范、呼叫器的使用、人员介绍（主管医生、病区主任、护士长、责任护士）
	□ 饮食：根据医嘱及营养筛查结果给予相应的饮食指导，戒烟戒酒
	□ 药物：了解患者既往史及基础用药；告知口服药、静脉药、雾化药、外用药等的名称、剂量、作用、用法、不良反应及注意事项等
	□ 阳性体征：指导家属关注患肢皮温，注意保暖，忌用开水烫洗，忌用热水袋、暖宝宝热敷，如出现任何不适，及时告知医务人员
	□ 康复：卧床休息，平放患肢，训练床上大小便，给予长期卧床患者双下肢踝泵运动训练指导
	□ 心理：保持良好心态，避免情绪激动
	□ 特殊检查治疗前指导：告知目的、配合事项及注意事项（CTA、DSA、彩超等）
	□ 安全风险防范指导：预防跌倒、坠床、压疮、肺部感染、深静脉血栓、管道滑脱、自伤及伤人，告知电源及微波炉的正确使用、防火防盗等
	按分级护理原则巡视，评估措施落实效果，并做好记录
	□ 按分级护理原则巡视病房，观察患者生命体征、血氧饱和度、阳性体征
手术前一天	评估与处理
	□ 评估有无阳性体征及有无口服抗血小板药物、抗凝药物，拟介入手术患者有无服用二甲双胍等药物，查看患者相关血液检查结果（如血糖、肝肾功能）、心电图结果，如有异常，及时告知医生并记录
	准确执行医嘱
	□ 遵医嘱备血、皮试、备好术中用药
	健康教育
	□ 术前无须禁食水，备好患服

续表

时间	护理工作
手术前一天	□ 卧床休息，训练床上大小便，进行床上主动运动、被动运动，每天 3 次；指导经股动脉穿刺者行踝泵运动训练
	□ 术前保持良好睡眠
	□ 备齐术后用物（大 / 小便器、中单、约束带、吸管等）
	按分级护理原则巡视，评估措施落实效果，并做好记录
	□ 按分级护理原则巡视病房，观察患者生命体征、血氧饱和度、阳性体征
手术当天	术前
	□ 确认患者是否在生理期，摘除患者各种活动性物品及义齿
	□ 查看术中带药是否齐全，完善手术患者转运交接单，查看手术部位备皮与标识
	□ 介入手术经股动脉穿刺者清洁腹股沟区皮肤
	□ 建立静脉通路，导尿
	术后
	评估与紧急处理
	□ 立即给予心电监护、氧气吸入，测量生命体征、血氧饱和度，观察尿液颜色、量并记录
	□ 卧床休息，介入患者穿刺侧肢体平伸制动 12 ～ 24h；进行床上主动运动、被动运动，每天 3 次
	□ 介入术后观察穿刺点有无渗血及皮下血肿，观察经股动脉穿刺者穿刺侧足背动脉搏动
	□ 妥善固定引流管，观察引流液量及性质
	□ 查看患者电解质、凝血功能、血糖情况，如有异常，告知医生并记录
	□ 完成其他基础护理评估
	准确执行医嘱
	□ 介入术后遵医嘱给予低分子量肝素皮下注射，口服拜阿司匹林
	健康教育
	□ 告知心电监护仪、管路功能及注意事项
	□ 根据病情行术后饮食、体位、康复锻炼指导，告知可能出现的情况及应对方式
	□ 告知患者及家属如出现任何不适，及时告知医务人员
	按分级护理原则巡视，评估措施落实效果，并做好记录
	□ 按分级护理原则巡视病房，观察患者生命体征、血氧饱和度、阳性体征
术后第一天至出院前一天	评估与处理
	□ 介入手术患者遵医嘱拆除穿刺点压迫装置，观察穿刺点情况及穿刺侧肢体末梢循环，如有异常，告知医生并记录
	□ 观察引流管是否通畅、密闭，引流液的性质、量
	准确执行医嘱
	□ 介入手术患者遵医嘱口服抗凝药，观察药物使用后是否有消化道出血、皮下出血、牙龈出血、伤口渗血等

续表

时间	护理工作
术后第一天至出院前一天	健康教育
	□ 注意气候变化；规律服药；保持情绪稳定；如有异常，及时告知医护人员
	□ 康复锻炼：抬高下肢 20° ～ 30°，指导患者做踝泵运动，病情允许时指导患者首次下床及首次进食，长期卧床患者行下肢深静脉血栓、压疮的观察及护理，预防肺部感染，行翻身、拍背指导
	□ 对于皮下注射低分子量肝素的患者，指导其轮换注射部位，禁止热敷注射部位、避开硬结，无须按压
	□ 饮食：给予低盐、低脂、高纤维素饮食，每日饮水量达 2000mL，保持大便通畅
	□ 安全风险防范：预防跌倒、坠床、压疮、肺部感染、深静脉血栓、管道滑脱、自伤及伤人等
	□ 用药指导：告知药物名称、作用、用法、常见不良反应
	□ 管路指导：告知各种管路的观察及保护、拔管前后的注意事项等
	□ 其他：告知疾病恢复期的注意事项
	□ 告知患者及家属如出现任何不适，及时告知医务人员
	按分级护理原则巡视，评估措施落实效果，并做好记录
	□ 按分级护理原则巡视病房，观察患者生命体征、血氧饱和度、阳性体征
出院当天	□ 复核住院费用，发放出院须知，讲解并签字，发放出院小结及出院带药
	□ 告知复诊、随诊、康复训练、饮食、心率监测、血压监测、血糖监测、血脂监测等注意事项，完成出院准备度调查
	□ 特殊用药指导（告知介入术后口服抗凝药的患者定时复查凝血功能，观察有无消化道出血、皮下出血、牙龈出血等）
	□ 完成满意度调查，送患者出病区
出院后延伸	□ 出院 2 周内电话回访
	□ 血栓高危患者出院 2 周、1 个月、3 个月电话回访
	□ 在微信群定期推送相关健康知识，随时答疑解惑
	□ 介入术后患者专人管理，定期通知复查

第十三节　单纯性下肢静脉曲张临床护理路径

时间	护理工作
入院时	评估与紧急处理
	□ 测量生命体征，进行入院护理评估

续表

时间	护理工作
入院时	立即告知医生进行综合评估
	□ 完善相关辅助检查，积极配合治疗
	□ 评估患者一般情况、既往史、家族史、药物史、血压异常病史、心理－社会状况
	准确执行医嘱
	□ 遵医嘱完善心电图、彩超等检查
入院第一天	评估与处理
	□ 6h 内完成相关护理评估（ADL、跌倒、坠床、压力性损伤、深静脉血栓、管路、疼痛、营养等）
	准确执行医嘱
	□ 遵医嘱正确用药，完善相关检查
	健康教育
	□ 环境介绍：病区环境、病室规范、呼叫器的使用、人员介绍（主管医生、病区主任、护士长、责任护士）
	□ 饮食：根据医嘱及营养筛查结果给予相应的饮食指导，戒烟戒酒
	□ 药物：了解患者既往史及基础用药；告知口服药、静脉药、雾化药、外用药等的名称、剂量、作用、用法、不良反应及注意事项等
	□ 阳性体征：指导家属关注患者有无下肢沉重、酸胀，如出现任何不适，及时告知医务人员
	□ 康复：卧床休息时，可抬高下肢 20° ～ 30°，给予患者双下肢踝泵运动训练指导
	□ 心理：保持良好心态，避免情绪激动
	□ 特殊检查治疗前指导：告知目的、配合事项及注意事项（DSA、彩超等）
	□ 安全风险防范指导：预防跌倒、坠床、压疮、肺部感染、深静脉血栓、管道滑脱、自伤及伤人，告知电源及微波炉的正确使用、防火防盗等
	按分级护理原则巡视，评估措施落实效果，并做好记录
	□ 按分级护理原则巡视病房，观察患者生命体征、阳性体征
手术前一天	评估与处理
	□ 评估有无阳性体征及有无口服抗血小板药物、抗凝药物，拟静脉造影患者有无服用二甲双胍等药物，查看患者相关血液检查结果（如血糖、肝肾功能）、心电图结果，如有异常，及时告知医生并记录
	准确执行医嘱
	□ 遵医嘱备血、皮试、备好术中用药
	健康教育
	□ 全身麻醉手术患者术前禁食 6h、禁水 2h，不禁药；局部麻醉手术患者无须禁食水
	□ 卧床休息，指导患者行床上主动运动，每天 3 次
	□ 术前保持良好睡眠
	□ 备齐术后用物（大 / 小便器、中单、吸管等）

续表

时间	护理工作
手术前一天	按分级护理原则巡视，评估措施落实效果，并做好记录
	□ 按分级护理原则巡视病房，观察患者生命体征、血氧饱和度、阳性体征
手术当天	术前
	□ 确认患者是否在生理期，摘除患者各种活动性物品及义齿
	□ 查看术中带药是否齐全，完善手术患者转运交接单，查看手术部位备皮与标识
	□ 清洁腹股沟区皮肤
	□ 建立静脉通路
	术后
	评估与紧急处理
	□ 立即给予心电监护、氧气吸入，测量生命体征、血氧饱和度并记录
	□ 观察手术部位出血情况、麻醉术后副作用并对症处理
	□ 按麻醉方式采取相应体位，患肢抬高 15°，下肢恢复知觉后可行踝泵运动，预防深静脉血栓
	□ 完成其他基础护理评估
	准确执行医嘱
	□ 术后遵医嘱给予药物治疗
	健康教育
	□ 告知心电监护仪、管路功能及注意事项
	□ 根据病情行术后饮食、体位、康复锻炼指导，告知可能出现的情况及应对方式
	□ 告知患者及家属如出现任何不适，及时告知医务人员
	按分级护理原则巡视，评估措施落实效果，并做好记录
	□ 按分级护理原则巡视病房，观察患者生命体征、血氧饱和度、阳性体征
术后第一天至出院前一天	评估与处理
	□ 观察切口渗血和皮下出血情况、肢体血运情况
	准确执行医嘱
	□ 手术患者遵医嘱口服抗凝药，观察药物使用后是否有消化道出血、皮下出血、牙龈出血、伤口渗血等
	健康教育
	□ 注意气候变化；规律服药；保持情绪稳定；如有异常，及时告知医务人员
	□ 康复锻炼：卧床休息时抬高下肢 20° ～ 30°，指导患者做踝泵运动，术后 12 ～ 24h 指导患者下床活动，每日步行 6000 ～ 8000 步；避免久坐久站，坐时双脚勿交叉过久，指导患者穿着弹力袜
	□ 对于皮下注射低分子量肝素的患者，指导其轮换注射部位，禁止热敷注射部位，避开硬结，无须按压
	□ 饮食：根据营养筛查结果给予相关的饮食指导

续表

时间	护理工作
术后第一天至出院前一天	□ 安全风险防范：预防跌倒、坠床、压疮、肺部感染、深静脉血栓、管道滑脱、自伤及伤人等
	□ 用药指导：告知药物名称、作用、用法、常见不良反应
	□ 其他：告知疾病恢复期的注意事项
	□ 告知患者及家属如出现任何不适，及时告知医务人员
	按分级护理原则巡视，评估措施落实效果，并做好记录
	□ 按分级护理原则巡视病房，观察患者生命体征、血氧饱和度、阳性体征
出院当天	□ 复核住院费用，发放出院须知，讲解并签字，发放出院小结及出院带药
	□ 告知复诊、随诊、康复训练、饮食、心率监测、血压监测、血糖监测、血脂监测等注意事项，完成出院准备度调查
	□ 特殊用药指导（告知术后口服抗凝药的患者定时复查凝血功能，观察有无消化道出血、皮下出血、牙龈出血等）
	□ 完成满意度调查，送患者出病区
出院后延伸	□ 出院 2 周内电话回访
	□ 血栓高危患者出院 2 周、1 个月、3 个月电话回访
	□ 在微信群定期推送相关健康知识，随时答疑解惑
	□ 介入术后患者专人管理，定期通知复查

第三章 消化系统常见疾病临床护理路径

第一节　食管疾病临床护理路径

时间	护理工作
入院时	评估与处理
	□ 测量生命体征、血氧饱和度
	□ 首次评估患者症状体征（意识、营养、疼痛等）、辅助检查结果并记录
	告知医生进行综合评估
	□ 完善相关辅助检查，积极配合治疗
	□ 评估患者一般情况、既往史、家族史、用药史、心理－社会状况
	准确执行医嘱
	□ 正确执行医嘱，协助完成各项检查
入院第一天	评估与处理
	□ 6h 内完成护理评估（自理能力、跌倒、坠床、压力性损伤、深静脉血栓、疼痛、营养等）
	准确执行医嘱
	□ 正确执行医嘱，协助完成各项检查
	□ NRS-2002 评分 ≥ 3 分，报告医生，遵医嘱执行营养治疗方案
	健康教育
	□ 环境介绍：病区环境、病室规范、呼叫器的使用、人员介绍（主管医生、病区主任、护士长、责任护士）
	□ 饮食：根据营养及吞咽功能筛查结果，指导患者高蛋白、高热量、高维生素饮食及吞咽康复训练，戒烟戒酒
	□ 药物：告知口服药、静脉药、雾化药、外用药等的名称、剂量、作用、用法、不良反应及注意事项等
	□ 阳性体征：关注患者进食、活动状态，如出现任何不适，及时告知医务人员
	□ 康复：指导患者练习缩唇呼吸、腹式呼吸、叩背排痰法，有效咳嗽
	□ 心理：告知保持良好心态，避免情绪激动

续表

时间	护理工作
入院第一天	□ 特殊检查治疗指导：告知目的、配合事项及注意事项
	□ 安全风险防范指导：预防跌倒、坠床、压力性损伤、深静脉血栓，告知正确使用电源及微波炉、防火防盗等
	按分级护理原则巡视，评估措施落实效果，并做好记录
	□ 按分级护理原则巡视病房，观察患者生命体征、意识、营养状态
手术前一天	评估与处理
	□ 评估有无阳性体征及有无口服抗血小板药物、抗凝药物，查看相关血液检查（如血糖、肝肾功能）结果、心电图结果，如有异常，及时告知医生并记录
	准确执行医嘱
	□ 遵医嘱备血、皮试、备好术中用药
	健康教育
	□ 术前禁食 6h、禁饮 6h，不禁药，备好患服
	□ 练习有效咳嗽、咳痰和腹式呼吸
	□ 训练床上大小便，进行床上主动运动、被动运动，每天 3 次
	□ 术前保持良好睡眠
	□ 备齐术后用物（大 / 小便器、中单、约束带、吸管）
	按分级护理原则巡视，评估措施落实效果，并做好记录
	□ 按分级护理原则巡视病房，观察患者生命体征、意识、进食、营养状态
手术当天	术前
	□ 确认患者是否禁食 6h、禁饮 2h，是否在生理期，摘除活动性义齿及饰品
	□ 置入胃肠减压管
	□ 测量生命体征并记录，如有异常告知医生
	□ 查看术中带药是否齐全，完善患者手术转运交接单
	□ 与手术室工作人员做好患者、病历、药物的交接，在 PDA 端填写手术患者转运交接单并转至手术室
	术后
	评估与紧急处理
	□ 根据患者麻醉状态选择合适的氧疗方式，给予心电监护，测量生命体征、血氧饱和度，评估意识并记录
	□ 监测生命体征，观察意识、瞳孔、肢体活动情况
	□ 全身麻醉清醒后床头抬高 30° ～ 45°
	□ 查看患者动脉血气分析、电解质情况，如有异常，告知医生并记录
	□ 保持引流管通畅，观察引流液颜色、性质及量，每 2h 挤压引流管 1 次
	□ 完成其他基础护理评估

续表

时间	护理工作
手术当天	准确执行医嘱
	□ 遵医嘱禁食、禁水，保持胃肠减压管通畅
	健康教育
	□ 告知心电监护仪、管路功能及注意事项
	□ 床头抬高 30° ～ 45°
	□ 禁止口水下咽、禁食禁饮
	□ 指导患者进行有效咳嗽、咳痰及术侧肢体功能锻炼
	□ 告知患者如出现任何不适，及时告知医务人员
	按分级护理原则巡视，评估措施落实效果，并做好记录
	□ 按分级护理原则巡视病房，观察患者生命体征、阳性体征、切口敷料，观察过吻合口胃肠减压管，观察营养管、引流管置入长度，观察引流液的颜色、性质、量，并做好记录
术后第一天至出院前一天	评估与处理
	□ 观察切口敷料有无渗血渗液
	□ 观察胃肠减压管置入长度，胃液颜色、性质及量
	□ 观察引流管置入长度，挤压引流管，观察引流液颜色、性质及量
	□ 观察患者有无腹胀、腹痛、腹泻，评估患者肠道功能，调节肠内营养输注速度
	准确执行医嘱
	□ 疼痛评估，遵医嘱使用镇痛药
	健康教育
	□ 避免术后出现肺不张、肺部感染：每日进行胸部物理治疗、胸背部体疗、有效咳嗽和咳痰
	□ 康复锻炼：麻醉清醒后指导患者进行床上主动运动、被动运动，生命体征平稳者可逐渐练习床边站立、床边活动和室内步行
	□ 饮食：术后禁食至 CT 检查及碘水造影确认无吻合口瘘后遵医嘱可饮 50mL 温水，无呛咳后可进流质食物每 2h 100mL，每日 6 次。循序渐进，3 周后可过渡至普食。避免生、冷、硬的食物。进食后 2h 内勿平卧，睡眠时将床头抬高
	□ 安全风险防范：出血、跌倒、坠床、压力性损伤、肺部感染、深静脉血栓、管道滑脱、自伤及伤人等
	□ 用药指导：告知药物名称、作用、用法、常见不良反应，禁食期间禁止经口服药
	□ 管路指导：告知各种管路观察及保护、拔管前后注意事项等
	□ 告知患者如出现任何不适，及时告知医务人员
	按分级护理原则巡视，评估措施落实效果，并做好记录
	□ 按分级护理原则巡视病房，观察患者生命体征、阳性体征、切口敷料，观察过吻合口胃肠减压管，观察营养管、引流管置入长度，观察引流液颜色、性质、量
出院当天	□ 复核住院费用，发放出院须知，讲解并签字，发放出院小结及出院带药
	□ 告知复诊、随诊、康复训练、饮食、血压监测、血糖监测等注意事项，完成出院准备度调查

续表

时间	护理工作
出院当天	□ 饮食指导：进食高蛋白、高热量、高维生素食物；少量多餐，坐位进餐，进食后坐位或站立位 1h；忌烟酒，忌刺激性食物，忌坚硬食物
	□ 特殊用药指导：遵医嘱服药，不可随意停药
	□ 完成满意度调查，送患者出病区
出院后延伸	□ 出院 2 周内电话回访
	□ 血栓中高危患者出院 2 周、1 个月、3 个月电话回访
	□ 在微信群定期推送相关健康知识，随时答疑解惑
	□ 留置鼻饲管、空肠造瘘管的患者，定期居家护理

第二节　胃息肉临床护理路径

时间	护理工作
入院时	评估与紧急处理
	□ 卧床休息，测量生命体征
	□ 首次评估患者症状体征（意识、营养、认知、腹痛），了解患者有无药物过敏史及使用阿司匹林和抗血小板药物，如有服用，应停药 7 ～ 10d 后再做手术，如有感冒、咳嗽、咯痰多、月经来潮等，立即告知医生，更改手术日期，评估辅助检查结果并记录
	立即告知医生进行病情综合评估
	□ 完善相关辅助检查，积极配合治疗
	□ 评估患者健康史（一般情况、既往史、家族史、用药史）、心理 - 社会状况
	准确执行医嘱
	□ 遵医嘱进行血液检查，如血常规、血型、凝血四项等，完善心电图检查
入院第一天	评估与处理
	□ 观察患者腹痛情况
	□ 6h 内完成相关护理评估（自理能力、跌倒、坠床、压力性损伤、深静脉血栓、疼痛等）
	准确执行医嘱
	□ 遵医嘱正确用药，控制血压、体温在正常范围，完善相关检查
	健康教育
	□ 环境介绍：病区环境、病室规范、呼叫器的使用、人员介绍（主管医生、病区主任、护士长、责任护士）
	□ 饮食：指导患者进食清淡、易消化食物，避免饥饿，戒烟戒酒

续表

时间	护理工作
入院第一天	□ 药物：告知口服药、静脉药、雾化药、外用药等的名称、剂量、作用、用法、不良反应及注意事项等
	□ 阳性体征：告知患者及家属如出现任何不适，及时告知医务人员
	□ 康复：给予患者床上主动运动、被动运动训练指导，卧床休息，保持安静，训练床上大小便
	□ 心理：告知保持良好心态，避免情绪激动
	□ 特殊检查治疗前指导：告知目的、配合事项及注意事项
	□ 安全风险防范指导：预防跌倒、坠床、压疮、深静脉血栓，告知电源及微波炉的正确使用、防火防盗等；如行无痛胃镜检查，要求家属 24h 留陪
	按分级护理原则巡视，评估措施落实效果，并做好记录
	□ 按分级护理原则巡视病房，观察患者生命体征、阳性体征
手术前一天	评估与处理
	□ 评估有无阳性体征，查看患者相关血液检查结果、心电图结果，如有异常，及时告知医生
	准确执行医嘱
	□ 遵医嘱指导患者行术前胃肠道准备：术前禁食 6 ~ 8h
	□ 对于入睡困难者，可报告医生，遵医嘱给予艾司唑仑口服
	健康教育
	□ 卧床休息，训练床上大小便，进行床上主动运动、被动运动，每天 3 次
	□ 饮食：进食清淡、易消化的食物，避免饥饿，20:00 后禁食水
	□ 术前保持良好睡眠
	□ 备齐术后用物（大 / 小便器、中单等）
	按分级护理原则巡视，评估措施落实效果，并做好记录
	□ 按分级护理原则巡视病房，观察患者生命体征、阳性体征
手术当天	术前
	□ 测量生命体征并记录，确认患者是否空腹，如有异常，告知医生，摘除各种活动性物品及义齿
	□ 降压药术前正常口服，降糖药术前禁止服用
	□ 嘱患者穿宽松衣物，女性患者不化妆，不穿连裤袜，家属陪同；向患者介绍手术的目的、方法、可能出现的不适，做好解释工作，以缓解患者的紧张情绪
	□ 查看术中带药是否齐全
	□ 建立静脉通路，对需导尿患者行导尿术
	术后
	评估与紧急处理
	□ 立即给予心电监护、氧气吸入，测量生命体征并记录
	□ 卧床休息，进行床上主动运动、被动运动，每天 3 次
	□ 妥善固定引流管

续表

时间	护理工作
手术当天	□ 完成其他基础护理评估
	准确执行医嘱
	□ 遵医嘱监测并维持生命体征（如心率、心律、血氧饱和度）在目标范围内，观察意识、肢体活动情况
	□ 观察胃肠减压管引流液的颜色、性质及量，每 2h 回抽 1 次
	□ 每班进行疼痛评估，≥ 4 分，遵医嘱进行处理，避免使用抑制呼吸的镇痛类药物（吗啡、地西泮等）
	□ 遵医嘱禁食水
	健康教育
	□ 告知仪器管理、管路功能及注意事项
	□ 根据病情行术后饮食、体位、康复锻炼指导，告知可能出现的情况及应对方法
	□ 术后观察患者有无呕血、黑便及腹痛等情况
	□ 告知患者及家属如出现任何不适，及时告知医务人员
	按分级护理原则巡视，评估措施落实效果，并做好记录
	□ 按分级护理原则巡视病房，观察患者生命体征、阳性体征
术后第一天至出院前一天	评估与处理
	□ 观察患者有无呕血、黑便及腹痛等情况，如有异常，告知医生
	□ 保持各管路引流通畅，观察引流液颜色、性质及量
	准确执行医嘱
	□ 遵医嘱正确使用抑酸药、止血药、营养药等药物
	□ 遵医嘱正确使用镇痛药
	健康指导
	□ 体位：术后 3d 内卧床休息
	□ 饮食：手术当日禁食水，第 2 天开始进温凉流食，第 3 天进食易消化、少渣的半流食，以后逐渐进食高热量、高维生素软食，避免辛辣、刺激性强、粗糙的食物
	□ 康复锻炼：给予床上主动运动、被动运动、踝泵运动训练指导
	□ 用药指导：告知药品名称、作用、用法、常见不良反应
	□ 安全风险防范：预防跌倒、坠床、压疮、深静脉血栓、管道滑脱、自伤及伤人等
	□ 管路指导：告知各种管路的观察及保护、拔管前后的注意事项等
	□ 告知患者及家属如出现任何不适，及时告知医务人员
	按分级护理原则巡视，评估措施落实效果，并做好记录
	□ 按分级护理原则巡视病房，观察患者生命体征、阳性体征
出院当天	□ 复核住院费用，发放出院须知，讲解并签字，发放出院小结及出院带药
	□ 出院指导：告知复诊、随诊、饮食、用药、血压监测、血糖监测等方法及注意事项，完成出院准备度调查

续表

时间	护理工作
出院当天	□ 用药指导：遵医嘱坚持长期规律用药，切忌自行停药、减药、漏服、换药，尤其应防止在服药控制发作后自行停药
	□ 病情观察指导：出院后若有黑便、腹痛、腹胀等不适，立即来院就诊
	□ 完成满意度调查，送患者出病区
出院后延伸	□ 出院 1 个月内专科电话回访
	□ 血栓高危患者出院 2 周、1 个月、3 个月电话回访

第三节 胃恶性肿瘤临床护理路径

时间	护理工作
入院时	评估与紧急处理
	□ 卧床休息，测量生命体征、血氧饱和度并记录
	□ 首次评估患者症状体征（疼痛、意识、营养、认知等）、辅助检查结果并记录
	立即告知医生进行病情综合评估
	□ 完善相关辅助检查，积极配合治疗
	□ 评估患者一般情况、既往史、家族史、用药史、心理－社会状况
	准确执行医嘱
	□ 遵医嘱完善心电图检查、急查血
入院第一天	评估与处理
	□ 观察上腹痛、反酸、恶心、呕吐、黑便等情况，如有异常，及时告知医生并记录
	□ 6h 内完成相关护理评估（自理能力、跌倒、坠床、压力性损伤、深静脉血栓、疼痛、营养等）
	准确执行医嘱
	□ 遵医嘱正确用药，缓解腹痛，预防感染，维持水电解质平衡，完善相关检查
	□ 遵医嘱监测患者肝肾功能、血尿常规，纠正代谢性紊乱（如血糖＜ 4.4mmol/L、血钙＜ 2.15mmol/L、血钠＜ 135mmol/L 等）
	健康教育
	□ 环境介绍：病区环境、病室规范、呼叫器的使用、人员介绍（主管医生、病区主任、护士长、责任护士）
	□ 饮食：术前禁食水，遵医嘱行肠外营养

续表

时间	护理工作
入院第一天	□ 药物：告知口服药、静脉药、雾化药、外用药等的名称、剂量、作用、用法、不良反应及注意事项等
	□ 阳性体征：指导家属关注患者意识、肢体活动、腹痛、大便颜色等情况，如出现任何不适，及时告知医务人员
	□ 康复：予缩唇呼吸、床上主动运动、被动运动、踝泵运动训练指导
	□ 心理：告知保持良好心态、避免情绪激动
	□ 特殊检查治疗前指导：告知目的、配合事项及注意事项
	□ 安全风险防范指导：预防跌倒、坠床、压疮、肺部感染、深静脉血栓、管道滑脱、自伤及伤人，告知电源及微波炉的正确使用、防火防盗等；避免任何不良刺激如用力排便、用力咳嗽、情绪过分激动等加重疾病
	按分级护理原则巡视，评估措施落实效果，并做好记录
	□ 按分级护理原则巡视病房，关注患者上腹痛、生命体征、阳性体征
手术前一天	评估与处理
	□ 评估有无阳性体征及有无口服抗血小板药物、抗凝药物，查看患者相关血液检查（如血糖、肝肾功能）结果、心电图结果、腹部 X 线结果，如有异常，及时告知医生并记录
	准确执行医嘱
	□ 遵医嘱采取控制感染、补充水电解质、肠外营养支持的措施，观察药物疗效及不良反应
	□ 遵医嘱给予泻药或灌肠，清洁肠道
	□ 术前 3d 用 300 ～ 500mL 的温生理盐水洗胃
	□ 遵医嘱备血、皮试
	健康教育
	□ 术前禁食 6h、禁水 2h，不禁药，备好患服
	□ 卧床休息，训练缩唇呼吸、床上大小便、进行床上主动运动、被动运动，每天 3 次
	□ 术前保持良好睡眠
	□ 备齐术后用物（大 / 小便器、中单、腹带、翻身枕、小毛巾、吸管等）
	按分级护理原则巡视，评估措施落实效果，并做好记录
	□ 按分级护理原则巡视病房，观察患者生命体征、阳性体征
手术当天	术前
	□ 确认患者是否空腹、是否在生理期，摘除各种活动性物品及义齿
	□ 查看术中带药是否齐全，完善手术患者转运交接单，查看手术部位标识
	□ 建立静脉通路，留置胃肠减压管、导尿管
	术后
	评估与紧急处理
	□ 立即给予心电监护、氧气吸入，测量生命体征、血氧饱和度，观察意识并记录

续表

时间	护理工作
手术当天	□ 平卧，麻醉清醒后取半坐卧位，进行床上主动运动、被动运动，每天 3 次
	妥善固定引流管，观察引流液的量及性质
	□ 观察手术切口敷料有无渗血，如有异常，告知医生并记录
	□ 查看患者电解质、凝血功能、血糖情况，如有异常，告知医生并记录
	□ 完成手术转运交接及其他基础护理评估
	准确执行医嘱
	□ 遵医嘱进行抗感染、护胃、解痉镇痛、补液、止血等药物治疗，静脉泵入生长抑素以止血，观察有无恶心、呕吐等胃肠道反应
	健康教育
	□ 告知监护仪设置、管路功能及注意事项
	□ 根据病情行术后禁食、体位、康复锻炼指导，告知可能出现的情况及应对方式
	□ 告知患者及家属如出现任何不适，及时告知医务人员
	按分级护理原则巡视，评估措施落实效果，并做好记录
	□ 按分级护理原则巡视病房，观察生命体征、血氧饱和度、意识、疼痛、引流液的量和性状、手术切口敷料有无渗血、有无术后并发症，如有异常，告知医生并记录
术后第一天至出院前一天	评估与处理
	□ 观察生命体征、血氧饱和度、意识、疼痛、引流液的量和性状、手术切口敷料有无渗血，如有异常，告知医生并记录
	□ 观察患者有无出现高热、脉速，引流液是否为含肠内容物的浑浊液体，如有异常，应立即告知医生并记录
	□ 观察患者有无出现上腹饱胀，呕吐且呕吐物含胆汁胃内容，如有异常，应立即告知医生并记录
	准确执行医嘱
	□ 遵医嘱进行抗感染、护胃、解痉、镇痛、止血、补液、肠外营养等药物治疗；静脉泵入生长抑素止血，静脉推注格拉司琼预防呕吐，观察有无血压升高；静脉泵入酒石酸布托菲诺镇静止痛，观察有无头晕、恶心、呕吐
	健康教育
	□ 避免腹部受压，勿用力排便、咳嗽和打喷嚏，以防切口出血
	□ 康复锻炼：鼓励患者术后早期活动，术后 24h 病情平稳即可开始床上活动，3d 后下床活动
	□ 饮食：术后暂禁食，给予肠外营养，待拔除胃管后可开始进少量流食，无不适后，逐步过渡至半流食；食物宜温、软、易消化，少量多餐，逐步恢复正常饮食
	□ 安全风险防范：预防跌倒、坠床、压疮、肺部感染、深静脉血栓、管道滑脱、自伤及伤人等
	□ 用药指导：告知药物名称、作用、用法、常见不良反应
	□ 管路指导：告知各种管路的观察及保护、拔管前后的注意事项等
	□ 心理护理：主动与患者交谈，鼓励患者说出内心真实感受，对疼痛患者及时给予止痛处理

续表

时间	护理工作
术后第一天至出院前一天	□ 告知患者及家属如出现任何不适，及时告知医务人员
	按分级护理原则巡视，评估措施落实效果，并做好记录
	□ 按分级护理原则巡视病房，观察生命体征、血氧饱和度、意识、疼痛、引流液的量和性状、手术切口敷料有无渗血、有无术后并发症，如有异常，告知医生并记录
出院当天	□ 复核住院费用，发放出院须知，讲解并签字，发放出院小结及出院带药
	□ 告知复诊、随诊、康复训练、饮食、血压监测、血糖监测等注意事项，完成出院准备度调查
	□ 特殊用药指导：化疗药物需遵医嘱使用，观察有无血性腹泻、骨髓抑制等
	□ 完成满意度调查，送患者出病区
出院后延伸	□ 出院 2 周内电话回访
	□ 血栓高危患者出院 2 周、1 个月、3 个月电话回访
	□ 在胃恶性肿瘤在微信群定期推送相关健康知识，随时答疑解惑
	□ 在留置空肠营养管的患者，居家护理指导
	□ 专人告知患者定期复查等相关事宜

第四节　炎症性肠病临床护理路径

时间	护理工作
入院时	评估与紧急处理
	□ 卧床休息，测量生命体征；对出现肠梗阻、腹腔脓肿、穿孔、出血等并发症者，予心电监护、氧气吸入
	□ 首次评估患者症状体征（意识、营养、认知、腹痛及大便的次数、性质、量、便血的程度等）、辅助检查结果并记录
	立即告知医生进行病情综合评估
	□ 完善相关辅助检查，积极配合治疗
	□ 评估患者一般情况、既往史、家族史、用药史、心理－社会状况
	准确执行医嘱
	□ 遵医嘱完善心电图检查、急查血
	□ 对于腹痛患者，遵医嘱给予解痉止痛药，协助患者取舒适体位；对于发热患者，遵医嘱行抗感染对症处理，行血培养，完成心电图检查、急查血常规及大便常规；对于腹泻次数多、皮肤弹性差的患者，遵医嘱行补液对症治疗；体重下降明显时遵医嘱给予营养支持

续表

时间	护理工作
入院第一天	评估与处理
	□ 观察患者有无腹痛、腹泻、排便次数增多及大便的量、颜色，观察有无并发症（肠梗阻、腹腔脓肿、中毒性巨结肠、穿孔、出血）的征象；注意腹部有无压痛及肠鸣音亢进或消失，是否出现鼓肠、腹痛加剧等症状，如有异常，告知医生并记录
	□ 6h 内完成相关护理评估（自理能力、跌倒、坠床、压力性损伤、深静脉血栓、疼痛、管道、营养等）
	准确执行医嘱
	□ 遵医嘱正确用药，完善相关检查
	□ 关注患者大便、血尿常规，纠正水电解质紊乱
	健康教育
	□ 环境介绍：病区环境、病室规范、呼叫器的使用、人员介绍（主管医生、病区主任、护士长、责任护士）
	□ 饮食：急性活动期进流食或半流食；病情好转后，指导患者进食质软、低脂、易消化、少纤维素、富含营养、足够热量的食物，并避免刺激性食物及牛乳制品等。与营养师协商为患者补充维生素、矿物质等营养素，鼓励家属带患者喜欢的食物并陪患者进餐，以增加摄入量，必要时短期使用要素膳食或肠外营养，严重者可采用静脉高营养治疗
	□ 药物：告知口服药、静脉药、雾化药、外用药等的名称、剂量、作用、用法、不良反应及注意事项等
	□ 阳性体征：指导家属关注患者有无腹痛及大小便情况等，出现任何不适，及时告知医务人员
	□ 康复：给予床上主动运动、被动运动、踝泵运动训练指导，保持安静，减少外界刺激
	□ 心理：告知保持良好心态，避免情绪激动
	□ 特殊检查治疗前指导：告知目的、配合事项及注意事项
	□ 安全风险防范指导：预防跌倒、坠床、压疮、肺部感染、深静脉血栓、管道滑脱、自伤及伤人，告知电源及微波炉的正确使用、贵重物品保管等
	按分级护理原则巡视，评估措施落实效果，并做好记录
	□ 关注患者意识、生命体征、阳性体征及腹痛、腹泻情况
入院第二天至出院前一天	评估与处理
	□ 观察患者有无腹痛、腹泻，观察排便次数、大便的量和颜色，观察有无并发症的征象，注意腹部有无压痛及肠鸣音亢进或消失，如有异常，及时告知医生并记录
	□ 血便量多时及时留取化验标本并立即报告医生，协助医生对症处理
	准确执行医嘱
	□ 遵医嘱给予止血药物、药物保留灌肠等，遵医嘱给予美沙拉秦肠溶片口服，静脉补充液体和热量；给予解痉药及镇静剂，观察和记录用药效果、有无不良反应；使用柳氮磺胺吡啶时，注意患者有无头痛、厌食、恶心、呕吐、皮疹、腹部不适等不良反应，嘱患者饭后服用，定期复查血常规；对于应用皮质激素和免疫抑制剂的患者，注意避免感染
	健康教育

续表

时间	护理工作
入院第二天至出院前一天	□ 急性发作期或病情严重时卧床休息，以减少胃肠蠕动，减轻腹泻、腹痛症状，缓解期及病情较轻时注意适当休息，保证充足睡眠，避免劳累；观察患者疼痛的部位、性质、程度、持续时间及伴随症状，及时处理异常情况；指导患者控制疼痛和分散注意力的方法；遵医嘱按照三级止痛原则给予镇痛药物，并观察药物效果及不良反应
	□ 康复锻炼：病情恢复期下床活动，执行渐进下床
	□ 饮食：病情好转后指导患者进食质软、低脂、易消化、少纤维素、富含营养的食物，避免辛辣刺激、生、冷、硬、多纤维、高脂肪、易产气食物；宜少量多餐
	□ 安全风险防范：预防跌倒、坠床、深静脉血栓、管道滑脱等
	□ 用药指导：告知药名、作用、用法、常见不良反应
	□ 管路指导：告知各种管路的观察及保护、拔管前后注意事项等
	□ 其他：告知疾病恢复期注意事项
	□ 告知患者及家属如出现任何不适，及时告知医务人员
	按分级护理原则巡视，评估措施落实效果，并做好记录
	□ 观察意识、生命体征、阳性体征及腹痛、腹泻情况
出院当天	□ 复核住院费用，发放出院须知，讲解并签字，发放出院小结及出院带药
	□ 告知复诊、随诊、康复训练、饮食、服药等注意事项，完成出院准备度调查
	□ 用药指导：遵医嘱坚持长期、规律用药，切忌突然停药、减药、漏服及自行换药，尤其应防止在服药控制发作后不久自行停药；定期复查血常规、大便常规、肝功能、肠镜；观察有无皮疹、胃肠道反应
	□ 病情观察指导（出院后若大便中出现黏液或血液、下腹部疼痛、低热等不适，立即去医院就诊）
	□ 完成满意度调查，送患者出病区
出院后延伸	□ 出院 1 个月内专科电话回访
	□ 血栓高危患者出院 2 周、1 个月、3 个月电话回访
	□ 在炎症性肠病在微信群定期推送相关健康知识，随时答疑解惑

第五节　消化道出血临床护理路径

时间	护理工作
入院时	评估与紧急处理
	□ 绝对卧床休息，测量生命体征、血氧饱和度

续表

时间	护理工作
入院时	□ 首次评估症状体征（意识、认知、营养、疼痛等）；有晕厥、恶心、心慌、冷汗、乏力、口干、持续的呕血 / 便血、四肢末梢湿冷、心率＞ 100 次 /min、收缩压＜ 90mmHg 或基础收缩压降低＞ 30mmHg、血红蛋白＜ 70g/L 等休克表现的患者，应立即收入急诊抢救室，开始抢救复苏治疗
	□ 给予吸氧、心电监护，建立静脉通路，严重出血患者应开放至少 2 条静脉通路，必要时中心静脉置管；对意识障碍、呼吸衰竭或循环衰竭的患者，应注意气道保护，预防误吸，必要时给予氧疗或人工通气支持，并开始复苏治疗
	立即告知医生进行病情综合评估
	□ 完善相关辅助检查，积极配合治疗
	□ 评估患者健康史（一般情况、既往史、家族史、用药史）、心理 – 社会状况
	准确执行医嘱
	□ 遵医嘱完成心电图检查、急查血
	□ 对有意识障碍或休克的患者，遵医嘱留置尿管并记录尿量
	□ 有以下情况时应考虑输血：收缩压＜ 90mmHg、心率＞ 110 次 /min、血红蛋白＜ 70g/L、血细胞比容＜ 25% 或出现失血性休克时应输血，活动性出血且血小板计数＜ 50×10^9/L，应输注血小板
入院第一天	评估与处理
	□ 观察患者有无头晕、恶心、心慌、冷汗、乏力、口干，有无呕血、黑便，有无严重并发症（肝性脑病等）；观察患者是否有再次出血的征象，如呕吐物由咖啡色转为鲜红色及黑便次数增多、粪质稀薄、黑便变为暗红色等，告知医生并记录
	□ 6h 内完成相关护理评估、健康指导及安全教育（自理能力、跌倒、坠床、压力性损伤、深静脉血栓、管路、疼痛、营养等）
	准确执行医嘱
	□ 遵医嘱给予抑酸药、止血药，定期复查血常规，持续心电监护、氧气吸入，完善相关检查
	健康教育
	□ 环境介绍：病区环境、病室规范、呼叫器的使用、人员介绍（主管医生、病区主任、护士长、责任护士）
	□ 饮食：指导患者禁食水，遵医嘱正确给予静脉营养治疗
	□ 药物：告知口服药、静脉药、雾化药、外用药等的名称、剂量、作用、用法、不良反应及注意事项等
	□ 阳性体征：指导家属关注患者意识、肢体活动、言语情况，观察有无呕血、黑便、腹痛等不适，如出现任何不适，及时告知医务人员
	□ 康复：急性期绝对卧床休息，训练床上大小便；生命体征平稳者行床上主动运动、被动运动，每天 3 次
	□ 心理：告知保持良好心态，避免情绪激动
	□ 特殊检查治疗前指导：告知目的、配合事项及注意事项（胃肠镜检查、腹部增强 CT、介入检查治疗）

续表

时间	护理工作
入院第一天	□ 安全风险防范指导：预防跌倒、坠床、压疮、肺部感染、深静脉血栓、管道滑脱、自伤及伤人，告知电源及微波炉的正确使用、防火防盗等；呕血时头偏向一侧，取下义齿，清除口、鼻腔内分泌物，必要时使用吸引器，防止窒息；便血时及时清理黑便，保持肛周皮肤清洁干燥，预防失禁性皮炎；家属留陪；若病情需要留置胃管、导尿管等，告知患者置管的目的及注意事项，保持管道通畅，妥善固定，防止脱管
	按分级护理原则巡视，评估措施落实效果，并做好记录
	□ 观察生命体征、意识、行为、面色、血氧饱和度等，如有异常，告知医生并记录
入院第二天至出院前一天	评估与处理
	□ 观察患者有无头晕、恶心、心慌、冷汗、乏力、口干，观察有无呕吐、黑便，观察呕吐物或排泄物的颜色、性质、量，如有异常，及时告知医生并记录
	□ 呕血及黑便时报告医生对症处理
	准确执行医嘱
	□ 遵医嘱正确使用奥曲肽及生长抑素，按时按量给药，保持管道通畅，观察药物疗效和不良反应
	□ 协助完成各项检查
	健康教育
	□ 休息与活动：急性期绝对卧床休息，恢复期循序渐进活动，遵循坐、立、走的步骤
	□ 饮食：急性期禁食水，病情好转后遵医嘱指导患者进低脂流食如米汤、低脂半流食如稀饭、低脂软食如面条，逐渐过渡到正常饮食，避免刺激性食物，忌烟酒
	□ 安全风险防范：预防跌倒、坠床、压疮、肺部感染、深静脉血栓、管道滑脱、自伤及伤人
	□ 管路指导：告知各种管路的观察及保护、拔管前后的注意事项等
	□ 用药指导：告知药品名称、作用、用法、常见不良反应
	□ 告知患者及家属如出现任何不适，及时告知医务人员
	按分级护理原则巡视，评估措施落实效果，并做好记录
	□ 观察生命体征、意识、行为、面色、血氧饱和度等，如有异常，告知医生并记录
出院当天	□ 复核住院费用，发放出院须知，讲解并签字，发放出院小结及出院带药
	□ 告知复诊、随诊、康复训练、饮食、服药等注意事项，完成出院准备度调查
	□ 用药指导：遵医嘱坚持长期、规律用药，切忌突然停药、减药、漏服及自行换药；定期复查肝肾功能及血尿常规；观察有无皮疹、胃肠道反应
	□ 告知患者避免举重物和过度劳累，劳逸结合，规律起居，保持心情舒畅
	□ 病情观察指导（出院后若出现呕血、黑便等不适，立即来院就诊）
	□ 完成满意度调查，送患者出病区
出院后延伸	出院 1 个月内专科电话回访
	血栓高危患者出院 2 周、1 个月、3 个月电话回访
	在消化道出血在微信群定期推送相关健康知识，随时答疑解惑

第六节　消化道穿孔临床护理路径

时间	护理工作
入院时	评估与紧急处理
	□ 卧床休息，立即给予心电监护、氧气吸入，测量生命体征、血氧饱和度并记录
	□ 呕吐者头偏向一侧，休克患者取中凹卧位并头偏向一侧，无休克或休克改善后取半卧位
	□ 首次评估患者症状体征（疼痛、意识、营养、认知等）、辅助检查结果并记录
	立即告知医生进行病情综合评估
	□ 完善相关辅助检查，积极配合治疗
	□ 评估患者健康史（一般情况、既往史、家族史、药物滥用史）、心理－社会状况
	准确执行医嘱
	□ 遵医嘱禁食水，留置胃肠减压管，静脉输液（抗感染药、止血药、护胃药、解痉药、镇痛药），纠正水电解质及酸碱平衡失调等；完成心电图检查、急查血、腹部 X 线、胃镜、X 线钡剂检查等
入院第一天	评估与处理
	□ 密切观察生命体征、腹痛，观察胃管引流液的颜色、性状、量及大便的情况，如有异常，及时告知医生并记录
	□ 6h 内完成相关护理评估（ADL、跌倒、坠床、压力性损伤、深静脉血栓、管路、疼痛、营养等）
	准确执行医嘱
	□ 遵医嘱正确用药，缓解腹痛，控制感染，护胃（质子泵抑制剂等），止血，维持水电解质平衡，完善相关检查
	□ 遵医嘱监测患者血红蛋白值（正常值男 120 ～ 165g/L，女 110 ～ 150g/L，儿童 120 ～ 140g/L）；纠正代谢性紊乱（如血糖＜ 4.4mmol/L、血钙＜ 2.15mmol/L、血钠＜ 135mmol/L 等）
	健康教育
	□ 环境介绍：病区环境、病室规范、呼叫器的使用、人员介绍（主管医生、病区主任、护士长、责任护士）
	□ 饮食：胃肠减压期间禁食水，遵医嘱行肠外营养
	□ 药物：告知口服药、静脉药、雾化药、外用药等的名称、剂量、作用、用法、不良反应及注意事项等
	□ 阳性体征：指导家属关注患者有无腹痛、生命体征等，如出现任何不适，及时告知医务人员
	□ 康复锻炼：予缩唇呼吸、床上主动运动、被动运动、踝泵运动训练指导
	□ 特殊检查治疗前指导：告知目的、配合事项及注意事项（腹部 X 线、CT、胃镜等）
	□ 安全风险防范指导：避免任何不良刺激如用力排便、用力咳嗽、情绪过分激动等加重疾病的因素；预防跌倒、坠床、压疮、肺部感染、深静脉血栓、管道滑脱，告知电源及微波炉的正确使用、防火防盗等
	按分级护理原则巡视，评估措施落实效果，并做好记录

续表

时间	护理工作
入院第一天	□ 按分级护理原则巡视病房，关注患者生命体征、腹痛，观察胃管引流液的颜色、性状、量，观察呕血黑便的情况及阳性体征
手术前一天	评估与处理
	□ 评估有无阳性体征及有无口服抗血小板药物、抗凝药物，查看患者相关血液检查（如血糖、肝肾功能）结果、心电图结果、腹部 X 线结果，如有异常，及时告知医生并记录
	准确执行医嘱
	□ 遵医嘱采取控制感染、护胃（质子泵抑制剂等）、止血、解痉、镇痛、补充水电解质、肠外营养支持的措施，观察药物疗效及不良反应
	□ 遵医嘱给予泻药或灌肠，清洁肠道
	□ 遵医嘱备血、皮试
	健康教育
	□ 术前禁食 6h、禁水 2h，不禁药，备好患服
	□ 卧床休息，训练缩唇呼吸、床上大小便、进行床上主动运动、被动运动，每天 3 次
	□ 术前保持良好睡眠
	□ 备齐术后用物（大 / 小便器、中单、腹带、翻身枕、小毛巾、吸管等）
	按分级护理原则巡视，评估措施落实效果，并做好记录
	□ 按分级护理原则巡视病房，关注患者生命体征，观察胃管引流液的颜色、性状、量，观察呕血黑便的情况及阳性体征
手术当天	术前
	□ 术前禁食 6h、禁水 2h，不禁药，留置导尿管，摘除患者各种活动物品及义齿
	□ 查看手术部位标识、术中带药是否齐全
	术后
	评估与紧急处理
	□ 立即给予心电监护、氧气吸入，测量生命体征、血氧饱和度，观察意识并记录
	□ 术后平卧，待麻醉清醒、血压平稳、无恶心呕吐后即改为半坐卧位，进行床上主动运动、被动运动，每天 3 次
	□ 注重管道管理，妥善固定引流管，保持引流管通畅，观察引流液的量及性质
	□ 观察手术切口敷料有无渗血，如有异常，告知医生并记录
	□ 查看患者电解质、凝血功能、血糖情况，如有异常，告知医生并记录
	□ 完成手术转运交接及其他基础护理评估
	准确执行医嘱
	□ 遵医嘱进行抗感染、护胃（质子泵抑制剂等）、解痉、镇痛、补液、止血、营养支持等治疗，静脉泵入生长抑素治疗出血，观察有无恶心、呕吐等胃肠道反应
	健康教育
	□ 告知心电监护仪、管路功能及注意事项

续表

时间	护理工作
手术当天	□ 根据病情行术后禁食、体位、康复锻炼指导，告知可能出现的情况及应对方式
	□ 告知患者及家属如出现任何不适，及时告知医务人员
	按分级护理原则巡视，评估措施落实效果，并做好记录
	□ 按分级护理原则巡视病房，密切观察生命体征、血氧饱和度、意识、疼痛、引流液的量和性状、手术切口敷料有无渗血、有无术后并发症，如有异常，告知医生并记录
术后第一天至出院前一天	评估与处理
	□ 观察生命体征、血氧饱和度、意识、疼痛、引流液的量和性状、手术切口敷料有无渗血，如有异常，告知医生并记录
	□ 患者出现高热、脉速，引流液为含肠内容物的浑浊液体，应怀疑吻合口瘘，应立即告知医生并记录
	□ 患者出现上腹饱胀、呕吐，且呕吐物含胆汁及胃内容物，为胃排空障碍，应禁食、胃肠减压，给予肠外营养等，告知医生并记录
	准确执行医嘱
	□ 遵医嘱进行抗感染、护胃（质子泵抑制剂等）、解痉、镇痛、止血、补液、肠外营养等药物治疗；静脉泵入生长抑素治疗出血，观察有无恶心、呕吐等胃肠道反应；静脉推注格拉司琼预防呕吐，观察有无血压升高；静脉泵入酒石酸布托菲诺镇静止痛，观察有无头晕、恶心、呕吐
	健康教育
	□ 避免腹部受压，用力排便、咳嗽、打喷嚏等，以防切口出血；保持情绪稳定；遵医嘱饮食及用药；如有异常，及时告知医护人员
	□ 康复锻炼：鼓励患者术后早期活动，如术后 24h 病情平稳即可开始床上活动，3d 后下床活动
	□ 饮食：术后暂禁食，给予肠外营养，待拔除胃管后可开始进少量流食，无不适后，逐步过渡至半流食；食物宜温、软、易消化，少量多餐，逐步恢复正常饮食
	□ 安全风险防范：预防跌倒、坠床、压疮、肺部感染、深静脉血栓、管道滑脱等
	□ 用药指导：告知药物名称、作用、用法、常见不良反应
	□ 管路指导：告知各种管路的观察及保护、拔管前后的注意事项等
	□ 心理护理：理解和关心患者，解答患者的各种疑问
	□ 告知患者及家属如出现任何不适，及时告知医务人员
	按分级护理原则巡视，评估措施落实效果，并做好记录
	□ 按分级护理原则巡视病房，观察生命体征、血氧饱和度、意识、疼痛、引流液的量和性状、手术切口敷料有无渗血、有无术后并发症，如有异常，告知医生并记录
出院当天	□ 复核住院费用，发放出院须知，讲解并签字，发放出院小结及出院带药
	□ 告知复诊、随诊、饮食、血压监测、血糖监测等注意事项，完成出院准备度调查
	□ 用药指导：遵医嘱坚持长期、规律用药，切忌突然停药、减药、漏服及自行换药；定期复查肝肾功能及血尿常规；观察有无皮疹、胃肠道反应
	□ 完成满意度调查，送患者出病区

续表

时间	护理工作
出院后延伸	□ 出院 2 周内电话回访
	□ 血栓高危患者出院 2 周、1 个月、3 个月电话回访
	□ 科室公众号定期推送相关健康知识
	□ 留置鼻饲管、导尿管的患者及皮肤压力性损伤的患者，定期居家护理
	□ 专人告知患者定期复查等相关事宜

第七节　肝硬化临床护理路径

时间	护理工作
入院时	评估与紧急处理
	□ 卧床休息，测量生命体征（体温、脉搏、呼吸、血压、血氧饱和度等）；对上消化道出血、肝性脑病者予心电监护、氧气吸入
	□ 对于呕血患者，嘱头偏向一侧，保持呼吸道通畅，床旁备好吸痰器，并记录呕血的颜色、性质、量
	□ 对于便血患者，观察并记录大便的颜色、量、性质
	□ 首次评估患者症状体征（意识、行为、面色、腹部体征、疼痛、呕血、黑便等），观察患者是否有头晕、恶心、心慌、乏力、口干，甚至晕厥、四肢冰冷、尿少等休克症状，观察辅助检查结果并记录
	立即告知医生进行病情综合评估
	□ 完善相关辅助检查，积极配合治疗
	□ 评估患者健康史（一般情况、既往史、家族史、用药史）、心理 - 社会状况
	准确执行医嘱
	□ 遵医嘱使用护肝药物；对于肝性脑病者，予保护性约束等对症处理；对于上消化道出血者，给予止血、输血对症处理，完成心电图检查、急查血
入院第一天	评估与处理
	□ 密切观察患者是否出现腹腔积液、上消化道出血或肝性脑病，是否有早期乏力、食欲不振、恶心、厌油腻、腹胀、腹泻、上腹不适、肝脾肿大等肝功能减退和门静脉高压所致的症状和体征
	□ 6h 内完成相关护理评估（ADL、跌倒、坠床、压力性损伤、深静脉血栓、疼痛、管道、营养、吞咽、镇静等）
	准确执行医嘱
	□ 遵医嘱给予止血药，控制出血，为大出血者联系血库备血，完善相关检查

续表

时间	护理工作
入院第一天	□ 遵医嘱监测患者电解质，防止电解质和酸碱平衡紊乱。遵医嘱定期复查生化功能、血常规及凝血功能
	健康教育
	□ 环境介绍：病区环境、病室规范、呼叫器的使用、人员介绍（主管医生、病区主任、责任护士、护士长）
	□ 饮食：急性期禁食水，病情好转后饮食应遵循高热量、高蛋白、高维生素、易消化的原则，避免刺激性食物，肝昏迷患者应低蛋白饮食，伴有严重腹腔积液者应低盐、低钠饮食，忌烟酒；有食管胃底静脉曲张者避免进食粗糙、坚硬食物
	□ 药物：遵医嘱坚持长期、规律用药，切忌突然停药、减药、漏服及自行换药；观察用药后的不良反应，对于服用利尿剂者，应记录尿量；遵医嘱按时规律服药，不宜滥用护肝药物，避免应用对肝有损害的药物
	□ 阳性体征：指导家属识别患者性格、行为改变等肝性脑病的前驱症状或消化道出血等其他并发症，及时告知医护人员
	□ 康复：给予床上主动运动、被动运动、踝泵运动训练指导
	□ 心理：告知保持良好心态，避免情绪激动
	□ 特殊检查治疗前指导：告知目的、配合事项及注意事项（B 超、肝脏硬度测定、CT、胃镜、心电监护、吸氧、腹穿等）
	□ 安全风险防范指导：并发肝性脑病患者出现嗜睡、兴奋、昼夜颠倒等神经精神症状时，嘱家属 24h 留陪，避免意外受伤；拉起床栏，移开床上硬物，必要时使用约束带予保护性约束；对于并发上消化道出血患者，指导绝对卧床休息，防坠床，防跌倒；若病情需要腹腔引流管等，告知患者置管的目的及注意事项，保持管道通畅，妥善固定，防止脱管；告知电源及微波炉的正确使用、防火防盗等
	按分级护理原则巡视，评估措施落实效果，并做好记录
	□ 按分级护理原则巡视病房，观察患者生命体征、意识、行为、面色、血氧饱和度、阳性体征、腹围等，如有异常，告知医生并记录
手术前	急诊手术者
	□ 拟行急诊手术者，遵医嘱完善术前准备
	□ 与手术室工作人员共同核对患者信息（手腕带、转运交接单），确认手术带药，将患者病历交予手术室工作人员
	择期手术者
	评估与处理
	□ 评估有无阳性体征及有无口服抗血小板药物、抗凝药物，查看血常规、电解质、血糖、肝肾功能、凝血功能、心电图、心脏彩超、肺功能、CT 等结果，如有异常，告知医生并记录
	准确执行医嘱
	□ 遵医嘱监测患者血红蛋白、血小板计数及凝血功能的变化
	□ 遵医嘱监测患者 24h 尿量并记录
	□ 对于腹腔积液者，监测白蛋白变化，遵医嘱使用利尿剂，并监测血钾、血钠变化

续表

时间	护理工作
手术前	□ 拟行手术者，遵医嘱备血、皮试、准备术中用药
	□ 查看手术区皮肤有无破损，手术区备皮，脐部清洁，摘除活动性饰品及义齿
	健康教育
	□ 卧床休息，尽可能减少活动，床上翻身活动时动作轻柔
	□ 术前禁食 6h、禁水 2h，不禁药，备好术中带药
	□ 训练床上大小便，锻炼肺功能
	□ 术前保持良好睡眠
	□ 备齐术后用物（大 / 小便器、中单、翻身枕、浴巾、腹带等）
	按分级护理原则巡视，评估措施落实效果，并做好记录
	□ 按分级护理原则巡视病房，观察患者意识、生命体征、阳性体征（腹部体征、休克体征等）
手术当天	术前
	□ 确认患者是否空腹、是否在生理期，摘除患者各种活动性物品及义齿
	□ 询问、查看患者有无病情变化，如有异常，及时告知医生
	□ 测量生命体征，如有异常，告知医生，完善转运交接单
	□ 与手术室工作人员共同核对患者信息（手腕带、转运交接单），确认手术带药，将患者病历交予手术室工作人员
	□ 建立静脉通路、导尿
	术后
	评估与紧急处理
	□ 术后取半卧位，立即给予心电监护、氧气吸入，测量生命体征、血氧饱和度，观察意识并记录
	□ 观察切口敷料有无渗血渗液，观察并记录各引流管引流液的颜色、性质、量，并予以妥善固定
	□ 查看患者血常规、凝血功能、肝肾功能等，如有异常，告知医生并记录
	□ 完成其他基础护理评估
	准确执行医嘱
	□ 遵医嘱用药，观察患者腹痛情况，必要时遵医嘱予以止痛剂
	□ 遵医嘱完成其他事宜
	健康教育
	□ 告知心电监护仪、管路功能及注意事项
	□ 指导患者及家属进行床上肢体活动，至少每 2h 协助患者翻身 1 次
	□ 根据病情行术后饮食、体位、康复锻炼指导，告知可能出现的情况及应对方式
	□ 告知患者及家属如出现任何不适，及时告知医务人员
	按分级护理原则巡视，评估措施落实效果，并做好记录

续表

时间	护理工作
手术当天	□ 按分级护理原则巡视病房，观察患者生命体征、血氧饱和度、意识、疼痛、各引流管引流情况等，如有异常，告知医生并记录
术后第一天至出院前一天	评估与处理
	□ 观察切口敷料有无渗血渗液，观察各引流管是否通畅及引流液的颜色、性质、量，病情允许时遵医嘱拔除各引流管，观察拔管处有无渗血渗液，如有异常，及时告知医生并记录
	□ 查看患者血常规、凝血功能、肝肾功能等，如有异常，告知医生并记录
	□ 完成其他基础护理评估
	准确执行医嘱
	□ 动态评估患者腹部体征及腹痛情况，遵医嘱调整用药
	□ 遵医嘱复查血常规及肝肾功能，监测患者血红蛋白及电解质变化
	□ 遵医嘱完成其他事宜
	健康教育
	□ 康复锻炼：卧床期间行下肢深静脉血栓、压力性损伤的观察及护理，预防肺部感染，行翻身拍背指导，病情允许时停止吸氧及心电监护并根据患者情况指导下床活动（告知患者渐进下床的方法）
	□ 饮食：禁食期间遵医嘱给予肠内营养或肠外营养支持，肠蠕动功能恢复且病情允许时指导患者进流食（进食后观察有无腹胀、恶心、呕吐等症状），逐步过渡到低脂饮食
	□ 安全风险防范：预防跌倒、坠床、压力性损伤、肺部感染、深静脉血栓、管道滑脱等
	□ 用药指导：告知药物名称、作用、用法、常见不良反应
	□ 管路指导：告知各种管路的观察及保护、拔管前后的注意事项等
	□ 其他：告知疾病恢复期的注意事项
	□ 告知患者及家属如出现任何不适，及时告知医务人员
	按分级护理原则巡视，评估措施落实效果，并做好记录
	□ 按分级护理原则巡视病房，观察患者生命体征、血氧饱和度、意识、疼痛、手术切口恢复情况及相关并发症情况，如有异常，告知医生并记录
出院当天	□ 复核住院费用，发放出院须知，讲解并签字，发放出院小结及出院带药
	□ 告知复诊、随诊、康复训练、饮食、服药等注意事项，完成出院准备度调查
	□ 患者出院后进食高蛋白（肝性脑病除外）、高热量、高维生素、易消化的食物，避免辛辣刺激性食物，戒烟酒，保证充足睡眠和良好的心态，可适当活动，避免劳累，按时正确服药
	□ 用药指导：遵医嘱坚持长期、规律用药，切忌突然停药、减药、漏服及自行换药，尤其应防止在服药控制发作后自行停药；定期复查肝肾功能及血尿常规；观察有无皮疹、胃肠道反应
	□ 及时观察患者有无软弱无力、心悸等症状，提示低钠血症、低钾血症，及时入院就诊
	□ 教会患者识别并发症并及时就诊，当患者出现呕血、黑便、意识及行为状态改变等时，应及时就诊
	□ 完成满意度调查，送患者出病区

续表

时间	护理工作
出院后延伸	出院 2 周及 1 个月专科电话回访
	血栓高危患者出院 2 周、1 个月、3 个月电话回访
	留置腹腔引流管的患者定期居家护理，伤口未拆线患者视切口情况拆线

第八节　肝癌临床护理路径

时间	护理工作
入院时	评估与紧急处理
	□ 卧床休息，测量生命体征（体温、脉搏、呼吸、血压、血氧饱和度等）
	□ 首次评估患者症状体征（意识、行为、面色、不明原因的肝区疼痛、消瘦、进行性肝大、黄疸等）、辅助检查结果并记录
	立即告知医生进行病情综合评估
	□ 完善相关辅助检查，积极配合治疗
	□ 评估患者健康史（一般情况、既往史、家族史、用药史）、心理－社会状况
	准确执行医嘱
	□ 如有恶心，呕吐症状，遵医嘱给予甲氧氯普胺、氯丙嗪药物；对于并发肝性脑病者，予保护性约束等对症处理；完成心电图检查，查血甲胎蛋白及其他肝癌标记物；如体温超过 38.5℃，遵医嘱用药，行血培养
入院第一天	评估与处理
	□ 密切观察患者意识、瞳孔、腹痛、腹围、食欲减退、腹胀、恶心、呕吐、腹泻症状，如有异常，告知医生并记录；观察患者是否有头晕、心慌、乏力、冷汗，甚至晕厥、四肢冰冷、尿少等休克症状
	□ 观察患者呕吐物或排泄物的颜色、性质、量；观察患者腹腔积液及尿量情况；观察患者有无严重并发症如上消化道大出血、肝性脑病等发生
	□ 6h 内完成相关护理评估（ADL、跌倒、坠床、压力性损伤、深静脉血栓、疼痛、管道、营养、吞咽、镇静等）
	准确执行医嘱
	□ 遵医嘱给予止血药、补液药，完善相关检查；如腹痛持续不缓解，立即报告医生，遵医嘱给予止痛药，协助患者取舒适体位；如有面色苍白、血压下降、呼吸困难、嗜睡、昏迷等休克表现，立即报告医生，行抗休克治疗；对腹腔积液患者限制水、钠的摄入，遵医嘱给予利尿剂及输注白蛋白，并准确记录 24h 液体出入量；消瘦、贫血患者体征下降明显时遵医嘱给予营养支持

续表

时间	护理工作
入院第一天	□ 关注患者肝肾功能、血尿常规；协助完成肝动脉化疗栓塞治疗（TACE）后护理
	健康教育
	□ 环境介绍：病区环境、病室规范、呼叫器的使用、人员介绍（主管医生、病区主任、护士长、责任护士）
	□ 饮食：指导患者合理进食，食物以高蛋白（肝性脑病除外）、适当热量、高维生素为宜，避免摄入高脂、高热量和刺激性食物；有恶心、呕吐时，服用止吐剂后少量进食，增加餐次，尽量增加摄入量，忌烟酒；术后禁食 6h，进食初期摄入食物并少量多餐，以减轻恶心、呕吐
	□ 药物：遵医嘱坚持长期、规律用药，切忌突然停药、减药、漏服及自行换药；观察用药后的不良反应（皮疹、胃肠道反应）；不宜滥用护肝药物，避免使用对肝有损害的药物
	□ 阳性体征：告知患者及家属出现腹痛、呕血、黑便等任何不适时，及时告知医务人员
	□ 康复：给予床上主动运动、被动运动、踝泵运动训练指导
	□ 心理：告知保持良好心态，避免情绪波动
	□ 特殊检查治疗前指导：告知目的、配合事项及注意事项（B 超、CT、MRI、肝血管造影、心电监护、吸氧、腹穿等）
	□ 安全风险防范指导：肝动脉化疗栓塞后多数患者可出现发热、肝区疼痛、恶心、呕吐、心悸、白细胞计数下降等表现，称为栓塞后综合征；术后严密观察穿刺侧肢端皮肤的颜色、温度及足背动脉搏动，注意穿刺点有无出血现象；对高热者应采取降温措施，避免机体大量消耗；对并发肝性脑病者拉起床栏，移开床上硬物，必要时使用约束带予以保护性约束，家属 24h 留陪；注意观察患者的意识、有无黄疸，注意补充高糖、高能量；告知电源及微波炉的正确使用、防火防盗等
	按分级护理原则巡视，评估措施落实效果，并做好记录
	□ 按分级护理原则巡视病房，观察生命体征、意识、行为、面色、巩膜颜色、血氧饱和度、腹围等，如有异常，告知医生并记录。
入院第二天至出院前一天	评估与处理
	□ 观察患者有无头晕、恶心、心慌、冷汗、乏力、口干，有无呕血、黑便，有无严重并发症（上消化道出血、肝性脑病等），如有异常，告知医生并记录
	□ 发作时协助医生对症处理，记录发作情况（发作类型、持续或间隔时间）
	准确执行医嘱
	□ 遵医嘱口服护肝药物，观察有无胃肠道反应及皮疹
	健康教育
	□ 观察患者疼痛的部位、性质、程度、持续时间及伴随症状，及时治疗和处理异常；指导患者控制疼痛和分散注意力的方法
	□ 康复锻炼：生命体征平稳者行床上踝泵运动，每天 3 次
	□ 饮食：饮食以清淡、易消化为宜，多吃高热量、优质蛋白质、富含维生素和纤维素的食物
	□ 安全风险防范：预防跌倒、坠床、压力性损伤、深静脉血栓等；若病情需要，留置腹腔引流管、导尿管等，告知患者置管的目的及注意事项，保持管道通畅，妥善固定，防止脱管
	□ 用药指导：告知药名、作用、用法、常见不良反应

续表

时间	护理工作
入院第二天至出院前一天	□ 管路指导：告知各种管路的观察及保护、拔管前后注意事项等
	□ 其他：告知疾病恢复期注意事项
	□ 告知患者及家属如出现任何不适，及时告知医务人员
	按分级护理原则巡视，评估措施落实效果，并做好记录
	□ 按分级护理原则巡视病房，观察意识、瞳孔、行为、面色、巩膜颜色、血氧饱和度、腹围等，如有异常，告知医生并记录
出院当天	□ 复核住院费用，发放出院须知，讲解并签字，发放出院小结及出院带药
	□ 告知复诊、随诊、康复训练、饮食、服药等注意事项，完成出院准备度调查
	□ 用药指导：遵医嘱坚持长期、规律用药，切忌突然停药、减药、漏服及自行换药，尤其应防止在服药控制发作后自行停药；定期复查肝肾功能及血尿常规；观察有无皮疹、胃肠道反应
	□ 病情观察指导（患者如有呕血、黑便、意识及行为状态改变等，立即医院就诊）
	□ 完成满意度调查，送患者出病区
出院后延伸	□ 出院 2 周及 1 个月专科电话回访
	□ 血栓高危患者出院 2 周、1 个月、3 个月电话回访
	□ 留置腹腔引流管患者定期居家护理

第九节　急性胰腺炎临床护理路径

时间	护理工作
入院时	评估与紧急处理
	□ 卧床休息，测量生命体征（体温、脉搏、呼吸、血压、血糖、血氧饱和度等），危重症期予心电监护、氧气吸入，尿潴留者予留置导尿管
	□ 首次评估患者症状体征（意识、上腹压痛、腹壁紧张、有无明显腹胀、腹腔间室的压力等）、辅助检查结果并记录
	□ 行胃肠减压，妥善固定，观察负压器有无负压、引流是否通畅及引流液的量、性质、颜色
	立即告知医生进行病情综合评估
	□ 完善相关辅助检查，积极配合治疗
	□ 评估患者健康史（一般情况、既往史、家族史、用药史）、心理 - 社会状况
	准确执行医嘱
	□ 遵医嘱完成心电图检查，急查血常规、凝血功能和电解质等；遵医嘱使用抑酸药、生长抑素、抗感染药物，补液；如突发剧烈腹胀或者腹胀持续不缓解，报告医生，遵医嘱给予芒硝外敷、灌肠等处理

续表

时间	护理工作
入院时	□ 如突发剧烈腹痛，立即报告医生，遵医嘱给予解痉止痛药，协助患者取舒适体位
	□ 观察呕吐物颜色、量、性状，遵医嘱给予止吐药等
入院第一天	评估与处理
	□ 观察患者有无上腹压痛、腹壁紧张、腹胀、恶心、呕吐，呕吐后疼痛是否缓解，腰部两侧是否出现灰紫色斑（Grey-Turner 征）或脐周皮肤青紫（Cullen 征），如有异常，告知医生并记录；对发热患者指导温水擦浴，如体温超过 38.5℃，遵医嘱用药，抽血培养；观察意识、尿量的变化
	□ 6h 内完成相关护理评估、健康指导及安全教育（ADL、跌倒、坠床、压力性损伤、深静脉血栓、管路、疼痛、营养等）
	□ 胆源性胰腺炎合并胆管炎患者入院 24h 内完成急诊 ERCP
	准确执行医嘱
	□ 遵医嘱给予补液、抗感染治疗，泵入抑制胰腺分泌的药物，如奥曲肽等，持续心电监护、氧气吸入，完善相关检查
	健康教育
	□ 环境介绍：病区环境、病室规范、呼叫器的使用、人员介绍（主管医生、病区主任、护士长、责任护士）
	□ 饮食：危重症期指导患者禁食水，遵医嘱留置鼻肠管，并给予肠内营养输入，肠内营养输入遵循“由少到多，由慢到快，由低浓度到高浓度”的原则，输注期间观察患者有无腹痛、腹泻、腹胀等症状
	□ 药物：遵医嘱坚持长期、规律、按疗程用药，切忌突然停药、减药、漏服及自行换药；观察用药后的不良反应；使用抗感染药前询问过敏史，观察有无迟发型过敏反应；遵医嘱正确使用奥曲肽及生长抑素；皮下注射患者按时、按量给药；微泵推注患者注意妥善固定，注意管路通畅
	□ 阳性体征：指导家属关注患者有无上腹压痛、腹壁紧张、腹胀、恶心、呕吐，如出现任何不适，及时告知医务人员
	□ 康复：给予床上主动运动、被动运动、踝泵运动训练指导
	□ 心理：告知保持良好心态，避免情绪激动
	□ 特殊检查治疗前指导：告知目的、配合事项及注意事项（腹部 CT、胰胆管成像 MR）
	□ 安全风险防范指导：监测患者电解质变化，观察有无电解质紊乱的症状，如意识淡漠、乏力、肌肉酸痛麻木、心慌、胸闷等；观察患者腹痛、腹胀的变化，对于腹痛、腹胀明显者，遵医嘱给予解痉止痛药；家属 24h 留陪；观察胃管置入深度、固定是否牢固、负压器有无负压、引流是否通畅及引流液的量、性质、颜色，告知患者胃管、导尿管等置管的目的及注意事项，防脱管；动态评估患者 Morse 评分，嘱患者穿防滑鞋，勿外出，防跌倒，防坠床；告知电源及微波炉的正确使用、防火防盗等
	按分级护理原则巡视，评估措施落实效果，并做好记录
	□ 观察生命体征、意识、腹痛、腹胀、皮肤、巩膜颜色、血糖及电解质变化等，如有异常，告知医生并记录

续表

时间	护理工作
手术前一天	评估与处理
	□ 评估有无阳性体征及有无口服抗血小板药物、抗凝药物，查看患者相关血液检查（如血糖、肝肾功能）结果、心电图结果、腹部X线结果，如有异常，及时告知医生并记录
	准确执行医嘱
	□ 遵医嘱采取控制感染、抑制胰液分泌（H2受体拮抗剂、质子泵抑制剂和生长抑素等）、补充水电解质、肠外营养支持的措施，观察药物疗效及不良反应
	□ 遵医嘱给予泻药或灌肠，清洁肠道
	□ 遵医嘱备血、皮试
	健康教育
	□ 术前禁食6h、禁水2h，不禁药，备好患服
	□ 卧床休息，训练缩唇呼吸、咳嗽咳痰、床上大小便、进行床上主动运动、被动运动，每天3次
	□ 术前保持良好睡眠
	□ 备齐术后用物（大/小便器、中单、腹带、翻身枕、小毛巾、吸管等）
	按分级护理原则巡视，评估措施落实效果，并做好记录
	□ 按分级护理原则巡视病房，关注患者生命体征，腹痛，胃管引流液的颜色、性状、量及阳性体征
手术当天	术前
	□ 术前禁食6h、禁水2h，不禁药，导尿，摘除患者各种活动性物品及义齿
	□ 查看手术部位标识、术中带药是否齐全
	术后
	评估与紧急处理
	□ 立即给予心电监护、氧气吸入，测量生命体征、血氧饱和度，观察意识并记录
	□ 术后平卧，待麻醉清醒、血压平稳、无恶心呕吐后即改为半坐卧位，进行床上主动运动、被动运动，每天3次
	□ 注重管道管理，妥善固定引流管，保持引流管通畅，观察引流液的量及性质
	□ 观察手术切口敷料有无渗血，如有异常，告知医生并记录
	□ 查看患者电解质、凝血功能、血糖情况，如有异常，告知医生并记录
	□ 完成手术转运交接及其他基础护理评估
	准确执行医嘱
	□ 遵医嘱进行抗感染、抑制胰液分泌（H2受体拮抗剂、质子泵抑制剂和生长抑素等）、解痉镇痛、补液、止血、肠外营养等药物治疗；静脉泵入生长抑素治疗出血，观察有无恶心、呕吐等胃肠道反应
	健康教育
	□ 告知心电监护仪、管路功能及注意事项

续表

时间	护理工作
手术当天	□ 术后暂禁食，待麻醉清醒和生命体征平稳后取半卧位
	□ 告知患者及家属如出现任何不适，及时告知医务人员
	按分级护理原则巡视，评估措施落实效果，并做好记录
	□ 按分级护理原则巡视病房，观察生命体征、血氧饱和度、意识、疼痛、引流液的量和性状、手术切口敷料有无渗血、有无术后并发症，如有异常，告知医生并记录
术后第一天至出院前一天	评估与处理
	□ 观察生命体征、血氧饱和度、意识、疼痛、引流液的量和性状、手术切口敷料有无渗血渗液，如有异常，告知医生并记录
	□ 患者出现呕吐、黑便及引流液为血性液体，可遵医嘱采用冰盐水加去甲肾上腺素胃内灌洗
	□ 引流管有消化液、食糜或食物残渣引出，应持续腹腔灌洗，低负压吸引
	准确执行医嘱
	□ 遵医嘱进行抗感染、抑制胰液分泌（H2 受体拮抗剂、质子泵抑制剂和生长抑素等）、解痉镇痛、止血、补液、肠外营养等药物治疗；静脉泵入生长抑素治疗出血，观察有无恶心、呕吐等胃肠道反应；静脉推注格拉司琼预防呕吐，观察有无血压升高
	□ 遵医嘱准确记录 24h 液体出入量
	健康教育
	□ 避免腹部受压、用力排便、咳嗽、打喷嚏等，以防切口出血；注意保暖，预防感冒；保持情绪稳定；遵医嘱饮食及用药，戒酒；如有异常，及时告知医护人员
	□ 康复锻炼：鼓励患者术后早期活动，如术后 24h 病情平稳，即可开始床上活动，3d 后下床活动
	□ 饮食：术后暂禁食，轻型急性胰腺炎患者 7d 后进食无脂低蛋白流食，逐渐过渡至低脂饮食；重症急性胰腺炎患者待肠麻痹消失，可通过空肠造瘘管行肠内营养支持，逐步过渡至经口进食
	□ 安全风险防范：预防跌倒、坠床、压力性损伤、肺部感染、深静脉血栓、管道滑脱等
	□ 用药指导：告知药物名称、作用、用法、常见不良反应
	□ 管路指导：告知各种管路的观察及保护、拔管前后的注意事项等
	□ 心理护理：为患者提供安全舒适的环境，了解、安慰并鼓励其积极治疗
	□ 告知患者及家属如出现任何不适，及时告知医务人员
	按分级护理原则巡视，评估措施落实效果，并做好记录
	□ 按分级护理原则巡视病房，观察生命体征、血氧饱和度、意识、疼痛、引流液的量和性状、手术切口敷料有无渗血、有无术后并发症，如有异常，告知医生并记录
出院当天	□ 复核住院费用，发放出院须知，讲解并签字，发放出院小结及出院带药
	□ 告知复诊、随诊、康复训练、饮食、服药等注意事项，完成出院准备度调查
	□ 用药指导：遵医嘱坚持长期、规律用药，切忌突然停药、减药、漏服及自行换药，尤其应防止在服药控制发作后自行停药；定期复查血尿淀粉酶；定时监测血糖及血脂
	□ 患者出院后戒烟戒酒，规律饮食，少食多餐，低脂饮食。出院 1 个月内需休息，1 个月后可根据身体情况从事轻体力活动。出院后若有腹痛、腹胀、发热等不适，立即来院就诊

续表

时间	护理工作
出院当天	□ 病情观察指导（定期复查血尿淀粉酶、胰腺彩超或 CT 等；出院后若出现腹痛、腹胀等不适，立即来院就诊）
	□ 完成满意度调查，送患者出病区
出院后延伸	□ 出院 2 周内电话回访
	□ 血栓高危患者出院 2 周、1 个月、3 个月电话回访
	□ 留置腹腔引流管的患者定期居家护理，切口未拆线患者视切口情况拆线

第十节　胆囊结石及胆囊炎临床护理路径

时间	护理工作
入院时	评估与紧急处理
	□ 卧床休息，测量生命体征
	□ 首次评估患者症状体征（意识、腹部体征、黄疸、疼痛等）、辅助检查结果并记录
	立即告知医生进行病情综合评估
	□ 完善相关辅助检查，积极配合治疗
	□ 评估患者健康史（一般情况、既往史、家族史、用药史）、心理－社会状况
	准确执行医嘱
	□ 遵医嘱使用解痉药、止疼药、止吐药；完善心电图检查、急查血
入院第一天	评估与处理
	□ 密切观察患者意识、生命体征、腹部体征，如有异常，及时告知医生并记录
	□ 6h 内完成相关护理评估（ADL、跌倒、坠床、压力性损伤、烫伤、深静脉血栓、管路、疼痛、营养等），完善护理记录
	准确执行医嘱
	□ 遵医嘱正确用药，控制疼痛，完善相关检查
	□ 关注患者肝肾功能、血尿常规、黄疸等
	健康教育
	□ 环境介绍：病区环境、病室规范、呼叫器的使用、人员介绍（主管医生、病区主任、护士长、责任护士）
	□ 饮食：进食清淡、低脂、易消化的食物

续表

时间	护理工作
入院第一天	□ 药物：告知口服药、静脉药、雾化药、外用药等的名称、剂量、作用、用法、不良反应及注意事项等
	□ 阳性体征：指导家属关注患者有无上腹压痛、腹壁紧张、腹胀、黄疸等，如出现任何不适，及时告知医务人员
	□ 康复：给予床上主动运动、被动运动、踝泵运动训练指导
	□ 心理：告知保持良好心态，避免情绪激动
	□ 特殊检查治疗前指导：告知目的、配合事项及注意事项（CT、彩超、肺功能等）
	□ 安全风险防范指导：预防跌倒、坠床、压疮、肺部感染、深静脉血栓、管道滑脱，告知电源及微波炉的正确使用、防火防盗等
	按分级护理原则巡视，评估措施落实效果，并做好记录
	□ 关注患者意识、生命体征、阳性体征（如腹部体征等）
手术前一天	评估与处理
	□ 评估有无阳性体征及有无口服抗血小板药物、抗凝药物，查看血常规、电解质、血糖、肝肾功能、凝血功能、心电图、心脏彩超、肺功能、CT 等结果，如有异常，告知医生并记录
	准确执行医嘱
	□ 遵医嘱备血、皮试、准备术中用药
	□ 查看手术区皮肤有无破损，手术区备皮，脐部清洁，去除活动性饰品及义齿
	健康教育
	□ 术前禁食 6h、禁水 2h，不禁药，术前 2h 口服能量水 300 ～ 500mL，备好患服及术中带药
	□ 训练床上大小便，锻炼肺功能
	□ 术前保持良好睡眠
	□ 备齐术后用物（大 / 小便器）和术前能量水 500mL
	按分级护理原则巡视，评估措施落实效果，并做好记录
	□ 按分级护理原则巡视病房，关注患者意识、生命体征、阳性体征（如腹部体征等）
手术当天至出院前一天	术前
	□ 术前禁食 6h、禁水 2h，不禁药，摘除患者各种活动性物品及义齿
	□ 术前 2h 指导患者口服能量水 300mL
	□ 测量生命体征，填在手术转运交接单上，如有异常告知医生，并完善转运交接单上其他内容
	□ 与手术室工作人员共同核对患者信息（手腕带、转运交接单），确认手术带药，将患者病历交予手术室工作人员
	术后
	评估与紧急处理

续表

时间	护理工作
手术当天至出院前一天	□ 术后取半卧位，立即给予心电监护、氧气吸入，测量生命体征、血氧饱和度，观察意识并记录
	□ 观察切口敷料有无渗血渗液，观察并记录腹腔引流管引流液的颜色、性质、量，并予以妥善固定
	□ 查看患者血常规、凝血功能、肝肾功能等，如有异常，告知医生并记录
	□ 完成其他基础护理评估
	准确执行医嘱
	□ 遵医嘱用药，观察患者腹痛情况，必要时遵医嘱予以止痛剂
	□ 遵医嘱完成其他事宜
	健康教育
	□ 告知心电监护仪、管路功能及注意事项
	□ 根据病情行术后饮食、体位、康复锻炼指导，告知可能出现的情况及应对方式
	□ 康复锻炼：术后 6h 停止吸氧及心电监护并根据患者情况指导下床活动（告知患者渐进下床的方法）
	□ 饮食：术后 6h 指导患者进流食（进食后观察有无腹胀、恶心、呕吐等症状），逐步过渡到低脂饮食
	□ 安全风险防范：预防跌倒、坠床、压疮、肺部感染、深静脉血栓、管道滑脱等
	□ 用药指导：告知药物名称、作用、用法、常见不良反应
	□ 管路指导：告知各种管路的观察及保护，拔管前后的注意事项等
	□ 其他：告知疾病恢复期的注意事项
	□ 告知患者及家属如出现任何不适，及时告知医务人员
	按分级护理原则巡视，评估措施落实效果，并做好记录
	□ 观察生命体征、血氧饱和度、意识、疼痛、手术切口敷料有无渗血，如有异常，告知医生并记录
出院当天	□ 复核住院费用，发放出院须知，讲解并签字，发放出院小结及出院带药
	□ 告知复诊、随诊、康复训练、饮食、服药等注意事项，完成出院准备度调查
	□ 告知患者术后 1 周复查血常规、肝肾功能，追踪病理检查结果
	□ 完成满意度调查，送患者出病区
出院后延伸	□ 出院 2 周内电话回访
	□ 血栓高危患者出院 2 周、1 个月、3 个月电话回访
	□ 切口未拆线患者视切口情况拆线

第十一节　肝内/外胆管结石临床护理路径

时间	护理工作
入院时	评估与紧急处理
	□ 卧床休息，测量生命体征
	□ 首次评估患者症状体征（意识、腹部体征、寒战、高热、黄疸、疼痛等）、辅助检查结果并记录
	立即告知医生进行病情综合评估
	□ 完善相关辅助检查，积极配合治疗
	□ 评估患者健康史（一般情况、既往史、家族史、用药史）、心理－社会状况
	准确执行医嘱
	□ 遵医嘱使用解痉药、止疼药、止吐药；完善心电图检查、急查血
入院第一天	评估与处理
	□ 观察患者意识、生命体征、腹部体征，如有异常，及时告知医生并记录
	□ 6h 内完成相关护理评估（ADL、跌倒、坠床、压力性损伤、烫伤、深静脉血栓、管路、疼痛、营养等），完善护理记录
	准确执行医嘱
	□ 遵医嘱正确用药，控制疼痛，完善相关检查
	□ 关注患者肝肾功能、血尿常规、黄疸等
	健康教育
	□ 环境介绍：病区环境、病室规范、呼叫器的使用、人员介绍（主管医生、病区主任、护士长、责任护士）
	□ 饮食：进食清淡、低脂、易消化的食物
	□ 药物：告知口服药、静脉药、雾化药、外用药等的名称、剂量、作用、用法、不良反应及注意事项等
	□ 阳性体征：告知患者及家属如出现任何不适，及时告知医务人员
	□ 康复：给予床上主动运动、被动运动、踝泵运动训练指导
	□ 心理：告知保持良好心态，避免情绪激动
	□ 特殊检查治疗前指导：告知目的、配合事项及注意事项（CT、MRCP、彩超、肺功能、心电监护、吸氧等）
	□ 安全风险防范指导：预防跌倒、坠床、压疮、肺部感染、深静脉血栓、管道滑脱，告知电源及微波炉的正确使用、防火防盗等
	按分级护理原则巡视，评估措施落实效果，并做好记录
	□ 按分级护理原则巡视病房，观察患者意识、生命体征、阳性体征（如腹部体征等）

续表

时间	护理工作
手术前一天	评估与处理
	□ 评估有无阳性体征及有无口服抗血小板药物、抗凝药物，查看血常规、电解质、血糖、肝肾功能、凝血功能、血淀粉酶、心电图、心脏彩超、肺功能、CT、MRCP 等结果，如有异常，告知医生并记录
	准确执行医嘱
	□ 遵医嘱准备术中用药（丁卡因胶浆 1 支、去甲肾上腺素 2mg、山莨菪碱 10mg）
	□ 去除活动性饰品及义齿
	健康教育
	□ 术前禁食 6h、禁水 2h，不禁药，术前 2h 口服能量水 300 ～ 500mL，备好术中带药
	□ 训练床上大小便，锻炼肺功能
	□ 术前保持良好睡眠
	□ 备齐术后用物（大 / 小便器）和术前能量水
	按分级护理原则巡视，评估措施落实效果，并做好记录
	□ 按分级护理原则巡视病房，观察患者意识、生命体征、阳性体征（如腹部体征等）
ERCP 术当天、LC 术前一天	术前
	□ 确认患者是否空腹、是否在生理期，摘除患者各种活动性物品及义齿
	□ 术前 2h 指导患者口服能量水 300mL
	□ 测量生命体征，填在手术转运交接单上，如有异常告知医生，并完善转运交接单上其他内容
	□ 术日晨于患者左手臂留置浅静脉留置针
	术后
	评估与紧急处理
	□ 术后取半卧位，立即给予心电监护、氧气吸入，测量生命体征、血氧饱和度，观察意识并记录
	□ 留置鼻胆管者予以妥善固定，观察鼻胆管引流情况，如无胆汁流出或流出胆汁颜色异常（正常胆汁为金黄色、墨绿色或黄褐色），立即告知医生
	□ 术后 6h 急查血淀粉酶，并追踪血淀粉酶结果
	□ 完成其他基础护理评估
	准确执行医嘱
	□ 遵医嘱用药，给予奥曲肽，持续微量泵入，观察患者腹痛情况，必要时遵医嘱予以止痛剂
	□ 遵医嘱完成其他事宜
	健康教育
	□ 告知心电监护仪、管路功能及注意事项
	□ 根据病情行术后饮食、体位、康复锻炼指导，告知可能出现的情况及应对方式

续表

时间	护理工作
ERCP术当天、LC术前一天	□ 安全风险防范：预防跌倒、坠床、压力性损伤、肺部感染、深静脉血栓、管道滑脱等
	□ 用药指导：告知药物名称、作用、用法、常见不良反应
	□ 管路指导：告知鼻胆管的观察及保护、拔管前后的注意事项等
	□ 拟行 LC 患者给予脐部清洁，遵医嘱备血、皮试、备好患服及术中带药
	□ 告知患者及家属如出现任何不适，及时告知医务人员
	按分级护理原则巡视，评估措施落实效果，并做好记录
	□ 按分级护理原则巡视病房，观察患者生命体征、血氧饱和度、意识、疼痛、鼻胆管引流情况等，如有异常，告知医生并记录
LC手术当天至出院前一天	术前
	□ 确认患者是否空腹、是否在生理期，摘除患者各种活动性物品及义齿
	□ 术日晨急查血尿淀粉酶
	□ 测量生命体征，填在手术转运交接单上，如有异常告知医生，并完善转运交接单上其他内容
	□ 与手术室工作人员共同核对患者信息（手腕带、转运交接单），确认手术带药，将患者病历交予手术室工作人员
	□ 建立静脉通路、导尿
	术后
	评估与紧急处理
	□ 术后取半卧位，立即给予心电监护、氧气吸入，测量生命体征、血氧饱和度，观察意识并记录
	□ 观察切口敷料有无渗血渗液，观察并记录鼻胆管及腹腔引流管引流液的颜色、性质、量，并予以妥善固定
	□ 追踪淀粉酶结果并及时告知医生
	□ 完成其他基础护理评估
	准确执行医嘱
	□ 遵医嘱用药，观察患者腹痛情况，必要时遵医嘱予以止痛剂
	□ 如血淀粉酶正常，且无其他不适，可遵医嘱停止奥曲肽泵入
	□ 出院前 1d 遵医嘱行鼻胆管造影检查，如胆道通畅，遵医嘱拔除鼻胆管
	健康教育
	□ 告知心电监护仪、管路功能及注意事项
	□ 根据病情行术后饮食、体位、康复锻炼指导，告知可能出现的情况及应对方式
	□ 康复锻炼：术后 6h 停止吸氧及心电监护并根据患者情况指导下床活动（告知患者渐进下床的方法）
	□ 饮食：如血淀粉酶正常，术后 6h 指导患者进流食（进食后观察有无腹胀、恶心、呕吐等症状），逐步过渡到低脂饮食

续表

时间	护理工作
LC 手术当天至出院前一天	□ 安全风险防范：预防跌倒、坠床、压力性损伤、肺部感染、深静脉血栓、管道滑脱等
	□ 用药指导：告知药物名称、作用、用法、常见不良反应
	□ 管路指导：告知各种管路的观察及保护、拔管前后的注意事项等
	□ 其他：告知疾病恢复期的注意事项
	□ 告知患者及家属如出现任何不适，及时告知医务人员
	按分级护理原则巡视，评估措施落实效果，并做好记录
	□ 按分级护理原则巡视病房，观察患者生命体征、血氧饱和度、意识、疼痛、手术切口敷料有无渗血，如有异常，告知医生并记录
出院当天	□ 复核住院费用，发放出院须知，讲解并签字，发放出院小结及出院带药
	□ 告知复诊、随诊、康复训练、饮食、服药等注意事项，完成出院准备度调查
	□ 告知患者术后 1 周复查血常规、肝肾功能，追踪病理检查结果
	□ 完成满意度调查，送患者出病区
出院后延伸	□ 出院 2 周内电话回访
	□ 血栓高危患者出院 2 周、1 个月、3 个月电话回访
	□ 切口未拆线患者视切口情况拆线

第十二节　肠息肉临床护理路径

时间	护理工作
入院时	评估与紧急处理
	□ 卧床休息，测量生命体征
	□ 首次评估患者症状体征（意识、营养、认知、腹痛），了解患者有无药物过敏史及使用阿司匹林和抗血小板药物，如有服用，应停药 7 ～ 10d 后再做手术；如有感冒、咳嗽、痰多、月经来潮等，立即告知医生，更改手术日期；观察辅助检查结果并记录
	立即告知医生进行病情综合评估
	□ 完善相关辅助检查，积极配合治疗
	□ 评估患者健康史（一般情况、既往史、家族史、用药史）、心理 – 社会状况
	准确执行医嘱
	□ 遵医嘱给予血液检查，如血常规、血型、凝血四项等；完善心电图检查

续表

时间	护理工作
入院第一天	评估与处理
	□ 观察患者腹痛情况
	□ 6h 内完成相关护理评估（自理能力、跌倒、坠床、压力性损伤、深静脉血栓、疼痛等）
	准确执行医嘱
	□ 遵医嘱正确用药，控制血压、体温在正常范围，完善相关检查
	□ 遵医嘱指导患者行术前肠道准备：术前禁食 6 ～ 8h，遵医嘱服用泻药并清肠，至大便清水样、无粪渣
	健康教育
	□ 环境介绍：病区环境、病室规范、呼叫器的使用、人员介绍（主管医生、病区主任、护士长、责任护士）
	饮食：进食清淡、易消化的食物，少量多餐，避免饥饿，戒烟酒
	□ 药物：有无药物过敏史及使用阿司匹林和抗血小板药物，遵医嘱用药，观察用药后的不良反应
	□ 阳性体征：告知患者及家属如出现任何不适，及时告知医务人员
	□ 康复：注意劳逸结合，腹痛发作期卧床休息，给予床上主动运动、被动运动、踝泵运动训练指导
	□ 心理：告知保持良好心态，避免情绪激动
	□ 特殊检查治疗前指导：告知目的、配合事项及注意事项（彩超、肠镜）
	□ 安全风险防范指导：预防跌倒、坠床、深静脉血栓、管道滑脱等，告知电源及微波炉的正确使用、防火防盗等；对无痛肠镜检查患者，要求家属 24h 留陪
	按分级护理原则巡视，评估措施落实效果，并做好记录
	□ 按分级护理原则巡视病房，观察患者生命体征、阳性体征
手术前一天	评估与处理
	□ 观察患者生命体征变化并记录，观察患者有无腹痛
	准确执行医嘱
	□ 遵医嘱指导患者行术前肠道准备：术前禁食 6 ～ 8h，遵医嘱服用泻药并清肠，至大便清水样、无粪渣
	□ 对于入睡困难者可报告医生，遵医嘱给予艾司唑仑口服
	健康教育
	□ 休息：腹痛发作期卧床休息
	□ 康复锻炼：给予床上主动运动、被动运动、踝泵运动训练指导
	□ 饮食：进食清淡、易消化的食物，避免饥饿
	□ 向患者介绍检查的目的、方法、可能出现的不适，做好解释工作，缓解患者的紧张情绪

续表

时间	护理工作
手术前一天	按分级护理原则巡视，评估措施落实效果，并做好记录
	□ 按分级护理原则巡视病房，观察患者生命体征、阳性体征
手术当天	评估与处理
	□ 测量生命体征并记录，询问、查看患者肠道是否准备充分，有无腹痛，是否感冒、咳嗽、痰多、月经来潮等，如有异常，告知医生
	□ 术后观察患者有无呕血、黑便及腹痛等情况，如患者出现恶心、呕吐、剧烈腹痛、黑便、鲜血便等不适，及时报告医生处理
	准确执行医嘱
	□ 遵医嘱完善术前准备
	□ 遵医嘱正确使用抑酸药、止血药、营养药等，观察效果及不良反应，使用抗感染药物前询问过敏史，观察有无迟发型过敏反应
	健康教育
	□ 嘱患者穿宽松衣物，不携带金属导电物质；女性患者不化妆，不穿连裤袜；保证休息和睡眠；有高血压病史的患者须常规服用降压药物，手术当日须家属陪同
	□ 术前禁食水 6 ～ 8h，术后 3d 内卧床休息
	□ 用药指导：降压药术前正常口服，降糖药术前暂停服用
	□ 向患者介绍检查的目的、方法、可能出现的不适，做好解释工作，缓解患者的紧张情绪
	按分级护理原则巡视，评估措施落实效果，并做好记录
	□ 观察患者腹痛及大便的次数、量、性状，如出现血便、剧烈腹痛等出血、穿孔征象，及时通知医生处理
术后第一天至出院前一天	评估与处理
	□ 观察患者有无呕血、黑便及腹痛等情况，如患者出现恶心、呕吐、剧烈腹痛、黑便、鲜血便等不适，及时通知医生处理
	准确执行医嘱
	□ 遵医嘱正确使用抑酸药、止血药、营养药等，观察效果及不良反应
	健康指导
	□ 休息：术后 3d 内卧床休息
	□ 手术当日禁食水，第 2 天开始进温凉的流食，第 3 天进食易消化、少渣的半流食，以后逐渐进食高热量、高维生素软食，避免辛辣、刺激性强、粗糙的食物
	□ 康复锻炼：对生命体征平稳者予床上主动运动、被动运动、踝泵运动训练指导
	□ 用药指导：遵医嘱坚持长期、规律用药，切忌突然停药、减药、漏服及自行换药；观察用药后的不良反应（皮疹、胃肠道反应）
	□ 安全风险防范：预防跌倒、坠床、深静脉血栓、管道滑脱等
	□ 管路指导：告知各种管路的观察及保护、拔管前后注意事项等

续表

时间	护理工作
术后第一天至出院前一天	□ 其他：告知疾病恢复期注意事项
	□ 告知患者及家属如出现任何不适，及时告知医务人员
	按分级护理原则巡视，评估措施落实效果，并做好记录
	□ 观察生命体征、腹痛及大便的次数、量、性状，如出现血便、剧烈腹痛等出血、穿孔征象，及时通知医生处理
出院当天	□ 复核住院费用，发放出院须知，讲解并签字，发放出院小结及出院带药
	□ 告知复诊、随诊、康复训练、饮食、服药等注意事项，定期复查肠镜，完成出院准备度调查
	□ 用药指导：遵医嘱坚持长期、规律用药，切忌突然停药、减药、漏服及自行换药，尤其应防止在服药控制发作后自行停药
	□ 病情观察指导（出院后若有黑便、腹痛、腹胀等不适，立即来院就诊）
	□ 完成满意度调查，送患者出病区
出院后延伸	□ 出院 1 个月内专科电话回访
	□ 血栓高危患者出院 2 周、1 个月、3 个月电话回访

第十三节　肠梗阻临床护理路径

时间	护理工作
入院时	评估与紧急处理
	□ 卧床休息，测量生命体征；对腹痛、腹胀伴呕吐患者，予胃肠减压
	□ 首次评估患者症状体征（腹痛、腹胀、呕吐、尿量等）、辅助检查结果并记录
	立即告知医生进行病情综合评估
	□ 完善相关辅助检查，积极配合治疗
	□ 评估患者健康史（一般情况、既往史、家族史、用药史）、心理 – 社会状况
	准确执行医嘱
	□ 遵医嘱行胃肠减压，嘱患者禁食水，行补液治疗；遵医嘱使用解痉药物，确定无肠绞窄后，使用抗胆碱药物，解除胃肠道平滑肌痉挛，抑制胃肠道腺体的分泌；完成心电图检查、急查血
入院第一天	评估与处理
	□ 密切观察患者腹痛、腹胀、呕吐、尿量
	□ 6h 内完成相关护理评估（ADL、跌倒、坠床、压力性损伤、深静脉血栓、疼痛、管道、营养等）

续表

时间	护理工作
入院第一天	准确执行医嘱
	□ 遵医嘱正确用药，完善相关检查
	□ 关注患者肝肾功能、血尿常规、血清电解质、血尿素氮；纠正代谢性紊乱（如血糖 < 4.4mmol/L、血钙 < 2.15mmol/L、血钠 < 135mmol/L 等）
	健康教育
	□ 环境介绍：病区环境、病室规范、呼叫器的使用、人员介绍（主管医生、病区主任、护士长、责任护士）
	□ 饮食：暂禁食水，给予肠外营养
	□ 药物：遵医嘱正确用药，嘱患者配合治疗；观察用药后的不良反应（皮疹、胃肠道反应）
	□ 阳性体征：指导家属关注患者腹痛、腹胀、呕吐、尿量，如出现任何不适，及时告知医务人员
	□ 康复：予床上主动运动、被动运动、踝泵运动训练指导
	□ 心理：告知保持良好心态，避免情绪激动
	□ 特殊检查治疗前指导：告知目的、配合事项及注意事项（立位腹部平片、腹盆腔 CT）
	□ 安全风险防范指导：呕吐患者头偏向一侧，及时清除口腔内呕吐物，以免误吸；若患者腹痛发作急骤，持续性疼痛，出现腹膜刺激征等绞窄性肠梗阻表现，在抗休克、抗感染的同时做好急诊手术准备；告知电源及微波炉的正确使用、防火防盗等
	按分级护理原则巡视，评估措施落实效果，并做好记录
	□ 关注患者意识、生命体征、阳性体征（如腹部体征）
入院第二天至出院前一天	评估与处理
	□ 观察患者腹痛、腹胀有无改善
	□ 查看患者胃肠减压引流液颜色、性状、量
	准确执行医嘱
	□ 遵医嘱给予肠外营养支持治疗
	健康教育
	□ 卧床患者床两侧均拉起床栏，防坠床；如厕时严禁锁门，防跌倒，家属全程陪护
	□ 康复锻炼：病情恢复期下床活动并执行渐进下床
	□ 饮食：患者梗阻解除，开始排气排便，腹痛、腹胀症状消失 12h 后，可进流食。如无不适，24h 后进半流食，3d 后进软食
	□ 安全风险防范：预防跌倒、坠床、深静脉血栓、管道滑脱等
	□ 用药指导：告知药名、作用、用法、常见不良反应
	□ 管路指导：告知管路的观察及保护、拔管前后注意事项等
	□ 其他：告知疾病恢复期注意事项
	□ 告知患者及家属如出现任何不适，及时告知医务人员
	按分级护理原则巡视，评估措施落实效果，并做好记录
	□ 观察生命体征、阳性体征

续表

时间	护理工作
出院当天	□ 复核住院费用，发放出院须知，讲解并签字，发放出院小结及出院带药
	□ 告知复诊、随诊、康复训练、饮食、服药等注意事项，完成出院准备度调查
	□ 用药指导：对便秘患者可给予缓泻剂，避免用力排便
	□ 完成满意度调查，送患者出病区
出院后延伸	出院 2 周及 1 个月专科电话回访，告知相关健康教育，答疑解惑
	血栓中高危患者出院 2 周、1 个月、3 个月电话回访

第十四节　大肠癌临床护理路径

时间	护理工作
入院时	评估与处理
	□ 测量生命体征
	□ 首次评估患者意识、饮食、营养、造口、排便等并记录
	立即告知医生进行病情综合评估
	□ 完善相关检查，积极配合治疗
	□ 评估患者健康史（一般情况、既往史、家族史）、心理－社会状况
	准确执行医嘱
	□ 遵医嘱完善检查、用药
入院第一天	评估与处理
	□ 6h 内完成相关护理评估（ADL、跌倒、坠床、压力性损伤、烫伤、深静脉血栓、管路、疼痛、营养等）
	□ 按分级护理原则巡视病房，观察生命体征、意识、饮食、营养、造口、排便，如有异常，告知医生并记录
	□ 执行肿瘤科疾病一般护理常规，卧位舒适，做好个人卫生，执行造口护理
	准确执行医嘱
	□ 正确执行医嘱，协助完成心电图、血常规、肝肾功能、血生化等各项检查
	健康教育
	□ 环境介绍：病区环境、病室规范、呼叫器的使用、人员介绍（主管医生、病区主任、护士长、责任护士）
	□ 饮食：根据患者实际情况予以饮食健康指导

续表

时间	护理工作
入院第一天	□ 药物：根据患者实际情况予以用药健康指导
	□ 阳性体征：指导家属关注患者有无血便、呕吐、排便习惯改变、腹痛、腹胀，如出现任何不适，及时告知医务人员
	□ 康复锻炼：予缩唇呼吸、床上主动运动、被动运动、踝泵运动训练指导
	□ 心理：告知保持良好心态，避免情绪激动
	□ 特殊检查治疗前指导：告知目的、配合事项及注意事项（腹部 X 线、CT 等）
	□ 安全风险防范指导：避免任何不良刺激如用力排便、咳嗽、打喷嚏、暴饮暴食、抽烟酗酒、情绪过分激动等加重疾病的因素；预防跌倒、坠床、压疮、肺部感染、深静脉血栓、管道滑脱；告知电源及微波炉的正确使用、防火防盗等
	按分级护理原则巡视，评估措施落实效果，并做好记录
	□ 观察患者意识、生命体征、排便、肛周 / 造口及周围皮肤状况、阳性体征
入院第二天至放 / 化疗前一天	评估与处理
	□ 观察有无生命体征异常，有无严重心脏病、高血压等疾病；了解血常规、肝肾功能、血生化、心电图等检查结果及有无放疗禁忌证；评估过敏史
	□ 观察有无血便、呕吐、排便习惯改变、腹痛、腹胀等症状
	□ 执行造口护理，观察造口及周围皮肤，如有异常，及时处理，必要时申请专科会诊
	□ 观察放射部位皮肤有无未愈切口、破溃、感染及皮肤疾病；评估患者血管情况，结合治疗方案、药物性质、意愿等选择合适的血管通路（PICC、CVC、PORT、留置针），选择中心静脉导管者联系相关科室置管
	准确执行医嘱
	□ 正确执行医嘱，协助完成各项检查
	健康教育
	□ 根据医嘱及患者实际情况予以饮食、用药、放 / 化疗、康复等健康指导及安全教育，予以心理护理
	□ 指导患者保护体表标记和周围皮肤，忌用肥皂水清洗，保护照射野皮肤；行放 / 化疗相关饮食、血管保护等健康指导
	按分级护理原则巡视，评估措施落实效果，并做好记录
	□ 根据分级护理原则巡视病房，观察生命体征、意识、排便，如有异常，告知医生并记录
放 / 化疗中	评估与处理
	□ 放 / 化疗期间了解患者血常规、肝肾功能、生化功能、局部皮肤及造口情况，如有异常，及时告知医生
	□ 了解患者进食及营养情况，进行饮食指导、健康宣教及心理护理
	□ 观察患者放 / 化疗期间有无呕吐、血便、腹痛、腹胀、腹泻、里急后重、肛门坠痛、排便习惯改变等，预防放射性肠炎，如有腹泻等异常，及时告知医生并协助处理
	□ 输液通道选择及应用：对使用中心静脉导管者，评估导管功能及敷料情况；对选用静脉留置针化疗者，向患者讲解风险，并签署《特殊药物外周静脉输注风险告知书》

续表

时间	护理工作
放 / 化疗中	□ 药物输注过程中每 15 ～ 30min 巡视 1 次，观察穿刺局部有无红肿、疼痛、渗液等，防止化疗药物渗漏，严密观察药物不良反应
	准确执行医嘱
	□ 遵医嘱给予化疗药物及辅助药物，观察放 / 化疗疗效及不良反应
	□ 对放射性肠炎患者必要时遵医嘱予止痛及抗感染、灌肠等治疗
	健康教育
	□ 指导放疗患者保护体表标记和周围皮肤，忌用肥皂水清洗，保护照射野皮肤
	□ 告知患者每天饮水 2000mL，指导患者进清淡、易消化食物
	□ 针对不同化疗药物的副作用进行健康宣教：如避免进食寒凉、粗纤维食物，避免冷刺激，避免剧烈运动、阳光暴晒等，使用伊力替康患者忌新鲜蔬菜、水果、奶制品等
	□ 根据药物性质指导患者穿刺局部禁热敷、冷刺激等，使用静脉留置针的化疗患者局部涂抹多磺酸黏多糖乳膏等预防静脉炎
	□ 告知患者关注大便情况，如发生腹泻，及时告知医护人员，保持肛周或造口及周围皮肤清洁，对腹泻患者预防失禁性皮炎
	按分级护理原则巡视，评估措施落实效果，并做好记录
	□ 观察输液滴速、化疗药物输注血管及周围皮肤情况、患者生命体征、进食、排便、恶心、呕吐、放疗局部皮肤情况，有异常或者动态变化时告知医生并记录
放 / 化疗结束后至出院前一天	评估与处理
	□ 观察患者放疗后的不良反应，告知患者如有异常及时告知医护人员
	□ 针对不同化疗药物的副作用观察患者有无手足麻木、感觉迟钝、疼痛等手足综合征症状；有无腹泻、腹部痉挛性疼痛、血便、肠梗阻等腹部症状，如有异常，及时告知医生，协助医生进行对症处理
	□ 评估患者呕吐、腹泻、进食情况，了解患者营养状况，及时告知医生予营养支持治疗
	□ 观察造口有无水肿、狭窄、出血、缺血坏死等并发症，及时报告医生，进行对症处理
	准确执行医嘱
	□ 遵医嘱予以止吐药物、止泻药物，减轻化疗不良反应
	□ 遵医嘱复查血象、血生化，及时予以生血、营养支持治疗
	健康教育
	□ 告知患者每天饮水 2000mL，进高热量、高蛋白、易消化的食物，使用伊力替康患者 1 周内忌新鲜蔬菜、水果、奶制品等
	□ 指导患者保持肛周及造口皮肤清洁，预防失禁性皮炎
	按分级护理原则巡视，评估措施落实效果，并做好记录
	□ 观察患者体温、腹痛、排便、肛周 / 造口及周围皮肤情况、放疗局部皮肤情况
出院当天	□ 结合出院小结给予出院指导（包括遵医嘱复诊、服药指导、饮食指导、造口护理等，不适随诊）
	□ 复核住院费用，完成出院准备度调查，发放出院小结及出院带药

续表

时间	护理工作
出院当天	□ 特殊用药指导：让患者及家属口述服药及注意事项
	□ 指导患者出院后 3 ～ 5d 复查血常规，以后每周复查；自我观察有无呕吐、血便、腹痛、腹胀、腹泻、排便习惯改变等症状，如有异常，及时就诊
	□ 完成满意度调查，送患者出病区
出院后延伸	□ 出院 1 周内专科电话回访，指导患者定期复查血象，自行监测体温变化
	□ 血栓高危患者出院 2 周、1 个月、3 个月电话回访
	□ 对造口患者电话指导，做好居家护理

第十五节　结直肠肿物临床护理路径

时间	护理工作
入院时	评估与紧急处理
	□ 卧床休息，测量生命体征、血氧饱和度并记录
	□ 首次评估患者症状体征（疼痛、意识、营养、认知等）、辅助检查结果并记录
	立即告知医生进行病情综合评估
	□ 完善相关辅助检查，积极配合治疗
	□ 评估患者健康史（一般情况、既往史、家族史、用药史）、心理 – 社会状况
	准确执行医嘱
	□ 遵医嘱禁食水，静脉输液（护胃药、解痉镇痛药、补充水电解质、抗感染药等）；完成心电图检查、急查血、腹部 X 线、CT、直肠指诊、结肠镜、肿瘤标志物测定等
入院第一天	评估与处理
	□ 观察患者意识、腹痛、腹胀、大便情况，如有异常，及时告知医生并记录
	□ 6h 内完成相关护理评估（ADL、跌倒、坠床、压力性损伤、深静脉血栓、疼痛、营养等）
	准确执行医嘱
	□ 遵医嘱正确用药，缓解腹痛、腹胀，预防感染，维持水电解质平衡，完善相关检查
	□ 遵医嘱监测患者肝肾功能、血尿常规；纠正代谢性紊乱（如血糖 < 4.4mmol/L、血钙 < 2.15mmol/L、血钠 < 135mmol/L 等）
	健康教育
	□ 环境介绍：病区环境、病室规范、呼叫器的使用、人员介绍（主管医生、病区主任、护士长、责任护士）
	□ 饮食：术前禁食水，遵医嘱行肠外营养

续表

时间	护理工作
入院第一天	□ 药物：告知口服药、静脉药、雾化药、外用药等的名称、剂量、作用、用法、不良反应及注意事项等
	□ 阳性体征：指导家属关注患者意识、腹痛、腹胀、大便情况，如出现任何不适，及时告知医务人员
	□ 康复锻炼：予缩唇呼吸、床上主动运动、被动运动、踝泵运动训练指导
	□ 心理：告知保持良好心态，避免情绪激动
	□ 特殊检查治疗前指导：告知目的、配合事项及注意事项（腹部 X 线、CT 等）
	□ 安全风险防范指导：避免任何不良刺激如用力排便、咳嗽、打喷嚏、暴饮暴食、抽烟酗酒、情绪过分激动等加重疾病的因素；预防跌倒、坠床、压疮、肺部感染、深静脉血栓、管道滑脱，告知电源及微波炉的正确使用、防火防盗等
	按分级护理原则巡视，评估措施落实效果，并做好记录
	□ 按分级护理原则巡视病房，关注患者意识、腹痛、生命体征、阳性体征
手术前一天	评估与处理
	□ 评估有无阳性体征及有无口服抗血小板药物、抗凝药物，查看患者相关血液检查（如血糖、肝肾功能）结果、心电图结果、腹部 X 线结果，如有异常，及时告知医生并记录
	准确执行医嘱
	□ 遵医嘱采取控制感染、补充水电解质的措施，观察药物疗效及不良反应
	□ 遵医嘱给予泻药或灌肠，清洁肠道
	□ 对需行肠造口者，做好造口定位
	□ 遵医嘱备血、皮试
	健康教育
	□ 术前禁食 6h、禁水 2h，不禁药，备好患服
	□ 卧床休息，训练缩唇呼吸、床上大小便、进行床上主动运动、被动运动，每天 3 次
	□ 术前保持良好睡眠
	□ 备齐术后用物（湿纸巾、大 / 小便器、中单、腹带、翻身枕、小毛巾、吸管等）
	按分级护理原则巡视，评估措施落实效果，并做好记录
	□ 按分级护理原则巡视病房，密切关注患者意识、腹痛、生命体征，阳性体征
手术当天	术前
	□ 术前禁食 6h、禁水 2h，不禁药，导尿，置入胃肠减压管，摘除患者各种活动物品及义齿
	□ 查看手术部位标识、术中带药是否齐全
	□ 对腹腔镜手术患者使用松节油清洁肚脐
	术后
	评估与紧急处理
	□ 立即给予心电监护、氧气吸入，测量生命体征、血氧饱和度，观察意识并记录

续表

时间	护理工作
手术当天	□ 术后平卧，待麻醉清醒、血压平稳、无恶心呕吐后即改为半坐卧位，进行床上主动运动、被动运动，每天 3 次
	□ 注重管道管理，妥善固定引流管，保持引流管通畅，观察引流液的量及性质
	□ 观察手术切口敷料有无渗血，如有异常，告知医生并记录
	□ 观察造口黏膜是否红润、排泄口是否凸出皮肤、是否排气排便
	□ 查看患者电解质、凝血功能、血糖情况，如有异常，告知医生并记录
	□ 完成手术转运交接及其他基础护理评估
	准确执行医嘱
	□ 遵医嘱进行抗感染、解痉镇痛、补液、止血等药物治疗
	健康教育
	□ 告知心电监护仪、管路功能及注意事项
	□ 嘱患者禁食水，术后 6h 抬高床头 30°
	□ 告知患者及家属如出现任何不适，及时告知医务人员
	按分级护理原则巡视，评估措施落实效果，并做好记录
	□ 按分级护理原则巡视病房，观察生命体征、血氧饱和度、意识、疼痛、引流液的量和性质、手术切口敷料有无渗血、肠造口有无并发症，如有异常，告知医生并记录
术后第一天至出院前一天	评估与处理
	□ 观察造口位置、大小、性状、颜色及肠道功能恢复情况，如有异常，告知医生并记录
	□ 观察生命体征、血氧饱和度、意识、疼痛、引流液的量和性状、手术切口敷料有无渗血，如有异常，告知医生并记录
	准确执行医嘱
	□ 遵医嘱进行抗感染、解痉镇痛、补液、止血、营养支持等治疗，肌内注射甲硫酸新斯的明促进肠道蠕动，患者通气排便后停止使用；静脉泵入酒石酸布托菲诺镇静止痛，观察有无头晕、恶心、呕吐
	健康教育
	□ 避免腹部受压、用力排便、咳嗽、打喷嚏，以防切口出血；保持情绪稳定；遵医嘱饮食及用药；如有异常，及时告知医护人员
	□ 康复锻炼：鼓励患者术后早期活动，如术后 24h 病情平稳，即可开始床上活动，3d 后下床活动
	□ 饮食：术后暂禁食，给予肠外营养，待肛门排气后可开始进少量流食，无不适后，逐步过渡至半流食；适量且规律摄入高营养食物，禁食胀气、产臭味、易腹泻、易堵塞食物等
	□ 安全风险防范：预防跌倒、坠床、压疮、肺部感染、深静脉血栓、管道滑脱等
	□ 用药指导：告知药物名称、作用、用法、常见不良反应
	□ 管路指导：告知各种管路的观察及保护、拔管前后的注意事项等
	□ 心理护理：鼓励患者说出内心真实感受，耐心倾听与安慰

续表

时间	护理工作
术后第一天至出院前一天	□ 告知患者及家属如出现任何不适，及时告知医务人员
	按分级护理原则巡视，评估措施落实效果，并做好记录
	□ 按分级护理原则巡视病房，密切观察生命体征、血氧饱和度、意识、疼痛、引流液的量和性状、手术切口敷料有无渗血、肠造口有无并发症，如有异常，告知医生并记录
出院当天	□ 复核住院费用，发放出院须知，讲解并签字，发放出院小结及出院带药
	□ 告知复诊、随诊、康复训练、饮食、血压监测、血糖监测等注意事项，完成出院准备度调查
	□ 特殊用药指导：化疗药物需遵医嘱使用，观察有无血性腹泻、骨髓抑制等
	□ 完成满意度调查，送患者出病区
出院后延伸	□ 出院 2 周内电话回访
	□ 血栓高危患者出院 2 周、1 个月、3 个月电话回访
	□ 科室公众号定期推送相关健康知识
	□ 留置鼻饲管、导尿管的患者及皮肤压力性损伤的患者，定期居家护理
	□ 专人告知患者定期复查等相关事宜

第十六节　阑尾炎临床护理路径

时间	护理工作
入院时	评估与紧急处理
	□ 卧床休息，测量生命体征、血氧饱和度并记录
	□ 首次评估患者症状体征（疼痛、意识、营养、认知等）、辅助检查结果并记录
	立即告知医生进行病情综合评估
	□ 完善相关辅助检查，积极配合治疗
	□ 评估患者健康史（一般情况、既往史、家族史、用药史）、心理 – 社会状况
	准确执行医嘱
	□ 遵医嘱禁食水，静脉输液（抗感染药、补液药、解痉镇痛药，纠正水电解质及酸碱平衡失调等）；完成心电图检查、急查血、腹部 X 线、CT 等
入院第一天	评估与处理
	□ 密切观察生命体征、腹痛，如有异常，及时告知医生并记录
	□ 6h 内完成相关护理评估（ADL、跌倒、坠床、压力性损伤、深静脉血栓、疼痛、营养等）
	准确执行医嘱

续表

时间	护理工作
入院第一天	□ 遵医嘱正确用药，控制感染，缓解腹痛，维持水电解质平衡，完善相关检查
	□ 遵医嘱监测患者肝肾功能、血尿常规；纠正代谢性紊乱（如血糖 $<$ 4.4mmol/L、血钙 $<$ 2.15mmol/L、血钠 $<$ 135mmol/L 等）
	健康教育
	□ 环境介绍：病区环境、病室规范、呼叫器的使用、人员介绍（主管医生、病区主任、护士长、责任护士）
	□ 饮食：术前禁食水，遵医嘱行肠外营养
	□ 药物：告知口服药、静脉药、雾化药、外用药等的名称、剂量、作用、用法、不良反应及注意事项等
	□ 阳性体征：指导家属关注患者生命体征、腹痛等，如出现任何不适，及时告知医务人员
	□ 康复：予缩唇呼吸、床上主动运动、被动运动、踝泵运动训练指导
	□ 心理：告知保持良好心态，避免情绪激动
	□ 特殊检查治疗前指导：告知目的、配合事项及注意事项（腹部 X 线、CT 等）
	□ 安全风险防范指导：避免任何不良刺激如用力排便、用力咳嗽、情绪过分激动等加重疾病的因素；预防跌倒、坠床、压疮、肺部感染、深静脉血栓、管道滑脱；告知电源及微波炉的正确使用、防火防盗等
	按分级护理原则巡视，评估措施落实效果，并做好记录
	□ 按分级护理原则巡视病房，关注患者生命体征、腹痛、阳性体征
手术前一天	评估与处理
	□ 评估有无阳性体征及有无口服抗血小板药物、抗凝药物，查看患者相关血液检查（如血糖、肝肾功能）结果、心电图结果、腹部 X 线结果，如有异常，及时告知医生并记录
	准确执行医嘱
	□ 遵医嘱采取控制感染、解痉止痛、补充水电解质、肠外营养支持的措施，观察药物疗效及不良反应
	□ 遵医嘱备血、皮试
	健康教育
	□ 术前禁食 6h、禁水 2h，不禁药，备好患服
	□ 卧床休息，训练缩唇呼吸、床上大小便、床上主动运动、被动运动，每天 3 次
	□ 术前保持良好睡眠
	□ 备齐术后用物（大 / 小便器、中单、腹带、翻身枕、小毛巾、吸管等）
	按分级护理原则巡视，评估措施落实效果，并做好记录
	□ 按分级护理原则巡视病房，关注患者生命体征、腹痛、阳性体征
手术当天	术前
	□ 术前禁食 6h、禁水 2h，不禁药，摘除患者各种活动性物品及义齿

续表

时间	护理工作
手术当天	□ 查看手术部位标识、术中带药是否完善
	术后
	评估与紧急处理
	□ 立即给予心电监护、氧气吸入，测量生命体征、血氧饱和度，观察意识并记录
	□ 术后平卧，待麻醉清醒、血压平稳、无恶心呕吐后即改为半坐卧位，进行床上主动运动、被动运动，每天 3 次
	□ 注重管道管理，妥善固定引流管，保持引流管通畅，观察引流液的量及性质
	□ 观察手术切口敷料有无渗血，如有异常，告知医生并记录
	□ 查看患者电解质、凝血功能、血糖情况，如有异常，告知医生并记录
	□ 完成手术转运交接及其他基础护理评估
	准确执行医嘱
	□ 遵医嘱进行抗感染、解痉镇痛、补液、肠外营养支持等治疗
	健康教育
	□ 告知心电监护仪、管路功能及注意事项
	□ 根据病情行术后禁食、体位、康复锻炼指导，告知可能出现的情况及应对方式
	□ 告知患者及家属如出现任何不适，及时告知医务人员
	按分级护理原则巡视，评估措施落实效果，并做好记录
	□ 按分级护理原则巡视病房，密切观察生命体征、血氧饱和度、意识、疼痛、引流液的量和性状、手术切口敷料有无渗血、有无术后并发症，如有异常，告知医生并记录
术后第一天至出院前一天	评估与处理
	□ 观察生命体征、血氧饱和度、意识、疼痛、引流液的量和性状、手术切口敷料有无渗血渗液，如有异常，告知医生并记录
	准确执行医嘱
	□ 遵医嘱进行抗感染、解痉镇痛、补液、肠外营养等药物治疗；静脉推注格拉司琼预防及缓解呕吐，观察有无血压升高；静脉泵入酒石酸布托非诺镇静止痛，观察有无头晕、恶心、呕吐
	健康教育
	□ 避免腹部受压、用力排便、咳嗽、打喷嚏等，以防切口出血
	□ 康复锻炼：鼓励患者术后早期活动，如术后 24h 病情平稳，即可开始下床活动
	□ 饮食：术后暂禁食，给予肠外营养；肛门排气后，逐步恢复饮食
	□ 安全风险防范：预防跌倒、坠床、压疮、肺部感染、深静脉血栓、管道滑脱等
	□ 用药指导：告知药物名称、作用、用法、常见不良反应
	□ 管路指导：告知各种管路的观察及保护、拔管前后的注意事项等
	□ 心理护理：主动与患者交谈，鼓励患者说出内心真实感受，缓解焦虑

续表

时间	护理工作
术后第一天至出院前一天	□ 告知患者及家属如出现任何不适，及时告知医务人员
	按分级护理原则巡视，评估措施落实效果，并做好记录
	□ 按分级护理原则巡视病房，观察生命体征、血氧饱和度、意识、疼痛、引流液的量和性状、手术切口敷料有无渗血，有无术后并发症，如有异常，告知医生并记录
出院当天	□ 复核住院费用，发放出院须知，讲解并签字，发放出院小结及出院带药
	□ 告知复诊、随诊、饮食、血压监测、血糖监测等注意事项，完成出院准备度调查
	□ 用药指导：遵医嘱坚持长期、规律用药，切忌突然停药、减药、漏服及自行换药；定期复查肝肾功能及血尿常规；观察有无皮疹、胃肠道反应
	□ 完成满意度调查，送患者出病区
出院后延伸	□ 出院 2 周内电话回访
	□ 血栓高危患者出院 2 周、1 个月、3 个月电话回访
	□ 科室公众号定期推送相关健康知识

第十七节　腹股沟疝临床护理路径

时间	护理工作
入院时	评估与紧急处理
	□ 卧床休息，测量生命体征、血氧饱和度并记录
	□ 首次评估患者症状体征（疼痛、意识、营养、认知等）、辅助检查结果并记录
	立即告知医生进行病情综合评估
	□ 完善相关辅助检查，积极配合治疗
	□ 评估患者健康史（一般情况、既往史、家族史、用药史）、心理－社会状况
	准确执行医嘱
	□ 遵医嘱进流食，静脉输液（抗感染药、镇静止痛药，纠正水电解质及酸碱平衡失调等）；完成心电图检查、急查血、腹部 X 线、透光试验等
入院第一天	评估与处理
	□ 观察腹股沟肿块、疼痛、呕吐等情况，如有异常，及时告知医生并记录
	□ 6h 内完成相关护理评估（ADL、跌倒、坠床、压力性损伤、深静脉血栓、疼痛、营养等）
	准确执行医嘱
	□ 遵医嘱正确用药，缓解腹痛，预防感染，维持水电解质平衡，完善相关检查

续表

时间	护理工作
入院第一天	□ 遵医嘱监测患者肝肾功能、血尿常规；纠正代谢性紊乱（如血糖 < 4.4mmol/L、血钙 < 2.15mmol/L、血钠 < 135mmol/L 等）
	健康教育
	□ 环境介绍：病区环境、病室规范、呼叫器的使用、人员介绍（主管医生、病区主任、护士长、责任护士）
	□ 饮食：术前进流食
	□ 药物：告知口服药、静脉药、雾化药、外用药等的名称、剂量、作用、用法、不良反应及注意事项等
	□ 阳性体征：指导家属关注患者腹股沟肿块、疼痛、呕吐等，如出现任何不适，及时告知医务人员
	□ 康复：予缩唇呼吸、床上主动运动、被动运动、踝泵运动训练指导
	□ 心理：告知保持良好心态，避免情绪激动
	□ 特殊检查治疗前指导：告知目的、配合事项及注意事项（腹部 X 线、CT 等）
	□ 安全风险防范指导：避免任何不良刺激如用力排便、用力咳嗽、情绪过分激动等加重疾病的因素；预防跌倒、坠床、压疮、肺部感染、深静脉血栓、管道滑脱；告知电源及微波炉的正确使用、防火防盗等
	按分级护理原则巡视，评估措施落实效果，并做好记录
	□ 按分级护理原则巡视病房，关注患者腹股沟肿块、疼痛、呕吐、生命体征、阳性体征
手术前一天	评估与处理
	□ 评估有无阳性体征及有无口服抗血小板药物、抗凝药物，查看患者相关血液检查（如血糖、肝肾功能）结果、心电图结果、腹部 X 线结果，如有异常，及时告知医生并记录
	准确执行医嘱
	□ 遵医嘱采取控制感染、补充水电解质、肠外营养支持的措施，观察药物疗效及不良反应
	□ 遵医嘱给予泻药或灌肠，清洁肠道
	□ 遵医嘱备血、皮试
	健康教育
	□ 术前禁食 6h、禁水 2h，不禁药，备好患服
	□ 卧床休息，训练缩唇呼吸、床上大小便、床上主动运动、被动运动，每天 3 次
	□ 术前保持良好睡眠
	□ 备齐术后用物（大 / 小便器、中单、腹带、翻身枕、小毛巾、吸管等）
	按分级护理原则巡视，评估措施落实效果，并做好记录
	□ 按分级护理原则巡视病房，关注患者上腹痛、生命体征、阳性体征
手术当天	术前
	□ 术前禁食 6h、禁水 2h，不禁药，留置胃肠减压管，导尿，摘除患者各种活动性物品及义齿
	□ 查看手术部位标识、术中带药是否齐全

续表

时间	护理工作
手术当天	□ 对腹腔镜手术患者使用松节油清洁肚脐
	术后
	评估与紧急处理
	□ 立即给予心电监护、氧气吸入，测量生命体征、血氧饱和度，观察意识并记录
	□ 术后当日平卧，膝下垫一软枕，次日改为半坐卧位，进行床上主动运动、被动运动，每天 3 次
	□ 注重管道管理，妥善固定引流管，保持引流管通畅，观察引流液的量及性质
	□ 观察手术切口敷料有无渗血，如有异常，告知医生并记录
	□ 查看患者电解质、凝血功能、血糖情况，如有异常，告知医生并记录
	□ 完成手术转运交接及其他基础护理评估
	准确执行医嘱
	□ 遵医嘱进行抗感染、解痉镇痛、补液、止血、肠外营养等药物治疗，静脉泵入酒石酸布托菲诺镇静止痛，观察有无头晕、恶心、呕吐
	健康教育
	□ 告知心电监护仪、管路功能及注意事项
	□ 根据病情行术后禁食、体位、康复锻炼指导，告知可能出现的情况及应对方式
	□ 告知患者及家属如出现任何不适，及时告知医务人员
	按分级护理原则巡视，评估措施落实效果，并做好记录
	□ 按分级护理原则巡视病房，观察生命体征、血氧饱和度、意识、疼痛、引流液的量和性状、手术切口敷料有无渗血、有无术后并发症，如有异常，告知医生并记录
术后第一天至出院前一天	评估与处理
	□ 观察生命体征、血氧饱和度、意识、疼痛、引流液的量和性状，如有异常，告知医生并记录
	□ 因麻醉或手术刺激引起尿潴留患者，遵医嘱肌内注射卡巴胆碱或导尿
	□ 密切观察阴囊肿胀情况，术后可用丁字带托起阴囊，预防阴囊水肿
	□ 密切观察切口情况，切口敷料有无渗血，切口有无红、肿、疼痛，保持切口清洁干燥和使用抗生素来避免切口感染
	准确执行医嘱
	□ 遵医嘱进行抗感染、解痉镇痛、止血、补液、肠外营养等药物治疗；静脉泵入酒石酸布托菲诺镇静止痛，观察有无头晕、恶心、呕吐
	健康教育
	□ 避免腹部受压、用力排便，以防切口出血；保持情绪稳定；遵医嘱饮食及用药；如有异常，及时告知医护人员
	□ 康复锻炼：鼓励患者术后早期活动，如术后 24h 病情平稳，即可开始床上活动，3d 后下床活动
	□ 饮食：在局部麻醉下行无张力疝修补术者术后即可进软食或普食；经腹腔镜疝修补术者术后 6 ～ 12h 可少量饮水，进流食，之后逐渐恢复到软食或普食；行肠切除吻合术者术后应禁食，待肠功能恢复后方可进食

续表

时间	护理工作
术后第一天至出院前一天	□ 安全风险防范：预防跌倒、坠床、压疮、肺部感染、深静脉血栓、管道滑脱等
	□ 用药指导：告知药物名称、作用、用法、常见不良反应
	□ 管路指导：告知各种管路的观察及保护、拔管前后的注意事项等
	□ 心理护理：主动与患者交谈，鼓励患者说出内心真实感受，缓解焦虑
	按分级护理原则巡视，评估措施落实效果，并做好记录
	□ 按分级护理原则巡视病房，观察生命体征、血氧饱和度、意识、疼痛、引流液的量和性状、手术切口敷料有无渗血、有无术后并发症，如有异常，告知医生并记录
出院当天	□ 复核住院费用，发放出院须知，讲解并签字，发放出院小结及出院带药
	□ 告知复诊、随诊、饮食、血压监测、血糖监测等注意事项，完成出院准备度调查
	□ 用药指导：遵医嘱坚持长期、规律用药，切忌突然停药、减药、漏服及自行换药；定期复查肝肾功能及血尿常规；观察有无皮疹、胃肠道反应
	□ 完成满意度调查，送患者出病区
出院后延伸	□ 出院 2 周内电话回访
	□ 血栓高危患者出院 2 周、1 个月、3 个月电话回访
	□ 科室公众号定期推送相关健康知识
	□ 专人告知患者定期复查等相关事宜

第四章

神经系统常见疾病临床护理路径

第一节　癫痫临床护理路径

时间	护理工作
入院时	评估与紧急处理
	□ 卧床休息，测量生命体征；对癫痫持续状态者立即给予心电监护、氧气吸入，建立静脉通路；对排尿困难者给予导尿
	□ 首次评估患者症状体征(意识、瞳孔、肌力、言语、吞咽、营养、认知、疼痛等)、辅助检查结果并记录
	告知医生进行综合评估
	□ 完善相关辅助检查，积极配合治疗
	□ 评估患者健康史(一般情况、既往史、家族史、用药史)、心理－社会状况
	准确执行医嘱
	□ 遵医嘱使用抗癫痫、脱水、降颅内压、镇静的药物；对躁动不安者给予保护性约束等对症处理；完成心电图检查、急查血
入院第一天	评估与处理
	□ 观察患者意识、瞳孔、呼吸及发作前驱症状(疲乏、麻木、恐惧、无意识动作)，RASS 评分
	□ 6h 内完成相关护理评估(ADL、跌倒、坠床、压力性损伤、深静脉血栓、疼痛、管道、营养、吞咽、镇静等)
	准确执行医嘱
	□ 遵医嘱正确用药，控制癫痫发作，完善相关检查
	□ 关注患者肝肾功能、血尿常规；纠正代谢性紊乱(如血糖< 4.4mmol/L、血钙< 2.15mmol/L、血钠< 135mmol/L 等)
	健康教育
	□ 环境介绍：病区环境、病室规范、呼叫器的使用、人员介绍(主管医生、病区主任、护士长、责任护士)

续表

时间	护理工作
入院第一天	□ 饮食：清淡饮食，少量多餐，避免饥饿，戒烟戒酒
	□ 药物：告知口服药、静脉药等的名称、剂量、作用、用法、不良反应及注意事项等
	□ 阳性体征：指导家属关注患者发作前驱症状（疲乏、麻木、恐惧、无意识动作），如出现任何不适，及时告知医务人员
	□ 康复：发作期绝对卧床休息，给予床上主动运动、被动运动、踝泵运动训练指导；保持安静，减少外界刺激，无禁忌者抬高床头 20° ～ 30°，训练床上大小便
	□ 心理：告知保持良好心态，注意劳逸结合，避免情绪激动
	□ 特殊检查治疗前指导：告知目的、配合事项及注意事项（EEG、MRI、腰穿等）
	□ 安全风险防范指导：发作期患者有前驱症状时立即平卧，避免意外受伤；发作时置患者于平卧位，头偏向一侧，松开衣领和裤带，取下义齿，清除口、鼻腔内分泌物，必要时使用吸引器；切忌用力按压患者抽搐肢体，以防骨折或脱臼；拉起床栏，移开床上硬物，必要时使用约束带给予保护性约束，家属 24h 留陪；告知电源及微波炉的正确使用、防火防盗等
	按分级护理原则巡视，评估措施落实效果，并做好记录
	□ 按分级护理原则巡视病房，观察患者意识、瞳孔、肌力、生命体征、阳性体征，RASS 评分
入院第二天至出院前一天	评估与处理
	□ 观察患者意识、瞳孔、呼吸及发作前驱症状，RASS 评分
	□ 发作时协助医生对症处理，记录发作情况（发作类型、持续时间或间隔时间）
	准确执行医嘱
	□ 遵医嘱口服抗癫痫药物，观察有无胃肠道反应及皮疹；对癫痫持续状态或躁动不安者，遵医嘱使用镇静药，观察有无呼吸抑制；对颅内压高者遵医嘱使用脱水剂（甘露醇、甘油果糖），观察有无肾脏损害如血尿；做好脑电图检查前准备
	健康教育
	□ 发作间歇期，避免声光刺激，床两侧均拉起床栏，防坠床；床旁桌上不放热水瓶、玻璃杯等危险物品；如厕时严禁锁门，防跌倒，家属全程陪护
	□ 康复锻炼：病情恢复期下床活动并执行渐进下床
	□ 饮食营养：清淡饮食，避免辛辣刺激性食物；避免过饥过饱、暴饮暴食；戒烟酒，少饮浓茶、咖啡等刺激性饮料
	□ 安全风险防范：预防跌倒、坠床、深静脉血栓、管道滑脱等；外出时，随身携带写有姓名、所患疾病、住址、家人联系方式的信息卡；不可从事须攀高、游泳、驾驶等在发作时危及自身和他人生命安全的工作
	□ 用药指导：告知药名、作用、用法、常见不良反应
	□ 管路指导：告知各种管路的观察及保护、拔管前后注意事项等
	□ 其他：告知疾病恢复期注意事项

续表

时间	护理工作
入院第二天至出院前一天	□ 告知患者及家属如出现任何不适，及时告知医务人员
	按分级护理原则巡视，评估措施落实效果，并做好记录
	□ 按分级护理原则巡视病房，观察意识、瞳孔、肌力、生命体征、阳性体征及发作前驱症状，RASS 评分
出院当天	□ 复核住院费用，发放出院须知，讲解并签字，发放出院小结及出院带药
	□ 告知复诊、随诊、康复训练、饮食、服药等注意事项，完成出院准备度调查
	□ 用药指导：遵医嘱坚持长期、规律用药，切忌突然停药、减药、漏服及自行换药，尤其应防止在服药控制发作后不久自行停药；定期复查肝肾功能及血尿常规；观察有无皮疹、胃肠道反应
	□ 完成满意度调查，送患者出病区
出院后延伸	□ 出院 2 周及 1 个月专科电话回访
	□ 留置鼻饲管、导尿管的患者及皮肤压力性损伤的患者，定期居家护理
	□ 对于癫痫患者，专科医生管理，随时答疑解惑

第二节　急性脊髓炎临床护理路径

时间	护理工作
入院时	评估与紧急处理
	□ 卧床休息，给予心电监护、氧气吸入，测量生命体征；对排尿困难者给予导尿
	□ 首次评估患者症状体征（意识、瞳孔、肌力、言语、吞咽、营养、认知、疼痛等）、辅助检查结果并记录
	告知医生进行综合评估
	□ 完善相关辅助检查，积极配合治疗
	□ 评估患者健康史（一般情况、既往史、家族史、用药史）、心理 - 社会状况
	准确执行医嘱
	□ 遵医嘱使用激素、免疫球蛋白、B 族维生素、抗生素等药物；呼吸困难者应保持呼吸道通畅，必要时协助医生行气管插管
入院第一天	评估与处理
	□ 观察患者意识、瞳孔、肌力、吞咽、排泄、感觉等，如有异常，告知医生并记录

续表

时间	护理工作
入院第一天	□ 6h 内完成相关护理评估（ADL、跌倒、坠床、压力性损伤、深静脉血栓、疼痛、管道、营养、吞咽、镇静等）
	准确执行医嘱
	□ 遵医嘱正确用药，观察疗效和不良反应，完善相关检查
	□ 遵医嘱监测血压、血糖；关注患者肝肾功能、血尿常规；纠正代谢性紊乱
	健康教育
	□ 环境介绍：病区环境、病室规范、呼叫器的使用、人员介绍（主管医生、病区主任、护士长、责任护士）
	□ 饮食：进食高蛋白、易消化、高维生素食物，预防便秘和胀气；病情允许情况下鼓励多饮水，每日 2500 ～ 3000mL，防止泌尿系统感染；使用糖皮质激素过程中，宜食高钾、低钠食物，补充维生素 D，减轻激素副作用；对吞咽困难者给予鼻饲流食或静脉营养
	□ 药物：告知口服药、静脉药等的名称、剂量、作用、用法、不良反应及注意事项等
	□ 阳性体征：指导家属关注患者肢体感觉及肢体活动，如出现任何不适，及时告知医务人员
	□ 康复：给予床上主动运动、被动运动、踝泵运动训练指导；保持安静，减少外界刺激，训练床上大小便
	□ 心理：告知保持良好心态，避免情绪激动
	□ 特殊检查治疗前指导：告知目的、配合事项及注意事项（脑脊液检查、电生理检查、MRI）
	□ 安全风险防范指导：预防跌倒、坠床、压疮、肺部感染、深静脉血栓、管道滑脱；下肢感觉减退或感觉消失者严禁用热水泡脚或使用热水袋保暖，以免烫伤；告知电源及微波炉的正确使用、防火防盗等
	按分级护理原则巡视，评估措施落实效果，并做好记录
	□ 按分级护理原则巡视病房，观察患者意识、瞳孔、肌力、生命体征、阳性体征
入院第二天至出院前一天	评估与处理
	□ 观察患者意识、瞳孔、肌力、吞咽、排泄、感觉等，如有异常，告知医生并记录
	□ 对呼吸困难者备好气管插管包，随时做好抢救准备，协助医生对症处理
	准确执行医嘱
	□ 遵医嘱给予大剂量糖皮质激素（如甲泼尼龙）短程冲击，观察有无胃肠道出血、代谢性紊乱、感染征象，定时监测血压、血糖；使用人免疫球蛋白，观察有无发热、头痛
	健康教育
	□ 对于留置导尿管者，病情允许情况下指导患者多饮水，预防泌尿系统感染，避免牵拉、反折、扭曲，注意防脱管；保持皮肤清洁，定时翻身、拍背，必要时吸痰
	□ 康复锻炼：给予床上主动运动、被动运动、踝泵运动训练指导，病情恢复期指导患者渐进下床
	□ 饮食：宜食瘦肉、鱼、豆制品、新鲜蔬菜、水果等高蛋白、高纤维食物；对吞咽困难者给予鼻饲饮食及吞咽功能训练，进行首次进食指导
	□ 安全风险防范：预防跌倒、坠床、压疮、肺部感染、深静脉血栓、管道滑脱

续表

时间	护理工作
入院第二天至出院前一天	□ 用药指导：告知药名、作用、用法、常见不良反应
	□ 管路指导：告知各种管路的观察及保护、拔管前后注意事项等
	□ 其他：告知疾病恢复期注意事项
	□ 告知患者及家属如出现任何不适，及时告知医务人员
	按分级护理原则巡视，评估措施落实效果，并做好记录
	□ 按分级护理原则巡视病房，观察患者意识、瞳孔、肌力、生命体征、阳性体征
出院当天	□ 复核住院费用，发放出院须知，讲解并签字，发放出院小结及出院带药
	□ 告知复诊、随诊、康复训练、饮食、服药等注意事项，完成出院准备度调查
	□ 用药指导：遵医嘱坚持长期、规律用药，切忌突然停药、减药、漏服及自行换药
	□ 完成满意度调查，送患者出病区
出院后延伸	□ 出院 2 周及 1 个月专科电话回访
	□ 血栓高危患者出院 2 周、1 个月、3 个月电话回访
	□ 留置鼻饲管、导尿管的患者及皮肤压力性损伤的患者，定期居家护理

第三节　眩晕症临床护理路径

时间	护理工作
入院时	评估与紧急处理
	□ 卧床休息，测量生命体征；对头晕、呕吐严重者给予心电监护、氧气吸入；建立静脉通路
	□ 首次评估患者症状体征（意识、瞳孔、肌力、营养、疼痛等）、辅助检查结果并记录
	告知医生进行综合评估
	□ 完善相关辅助检查，积极配合治疗
	□ 评估患者健康史（一般情况、既往史、家族史、用药史）、心理 – 社会状况
	准确执行医嘱
	□ 遵医嘱使用血管扩张剂、神经抑制剂；完成心电图检查、急查血
入院第一天	评估与处理
	□ 观察患者意识、瞳孔、肌力、呕吐等，如发现异常，及时告知医生并记录
	□ 6h 内完成相关护理评估（ADL、跌倒、坠床、压力性损伤、深静脉血栓、疼痛、管道、营养等）

续表

时间	护理工作
入院第一天	准确执行医嘱
	□ 遵医嘱正确用药，使用神经抑制剂控制眩晕症状或血管扩张剂改善微循环，完善相关检查
	□ 关注患者各项化验值，防止呕吐引起的代谢性紊乱
	健康教育
	□ 环境介绍：病区环境、病室规范、呼叫器的使用、人员介绍（主管医生、病区主任、护士长、责任护士）
	□ 饮食：进食低盐、低脂、高蛋白、高维生素的食物
入院第一天	□ 药物：告知口服药、静脉药等的名称、剂量、作用、用法、不良反应及注意事项等
	□ 阳性体征：指导家属关注患者头晕、站立或步态不稳、恶心、呕吐及耳鸣情况，如出现任何不适，及时告知医务人员
	□ 康复：病情发作时立即停止活动并卧床休息，指导渐进下床方法
	□ 心理：告知保持良好心态，避免情绪激动
	□ 特殊检查治疗前指导：告知目的、配合事项及注意事项（CT、MRI、超声、腰穿等）
	□ 安全风险防范指导：预防跌倒、坠床等，家属 24h 留陪，协助如厕；告知电源及微波炉的正确使用、防火防盗等
	按分级护理原则巡视，评估措施落实效果，并做好记录
	□ 按分级护理原则巡视病房，观察患者意识、瞳孔、肌力、生命体征、阳性体征
入院第二天至出院前一天	评估与处理
	□ 观察患者意识、瞳孔、肌力、呕吐，发现异常，及时告知医生并记录
	□ 站立及步态不稳患者卧床休息，呕吐者头偏向一侧以防止误吸
	准确执行医嘱
	□ 遵医嘱使用神经抑制剂控制眩晕症状或血管扩张剂改善微循环，观察有无嗜睡、头晕、乏力、胃部不适、皮疹
	健康教育
	□ 消除紧张情绪，保持病房环境安静
	□ 康复锻炼：病情发作时立即停止活动并卧床休息，指导渐进下床方法
	□ 饮食：低盐、低脂、高蛋白、高维生素饮食
	□ 安全风险防范：避免不良因素刺激如不良环境因素等，预防跌倒、坠床、压力性损伤、深静脉血栓、误吸等，家属 24h 留陪
	□ 用药指导：告知用药的作用、用法、不良反应及注意事项等
	□ 管路指导：告知各种管路的观察及保护、拔管前后注意事项等
	□ 其他：告知疾病恢复期注意事项
	□ 告知患者及家属如出现任何不适，及时告知医务人员
	按分级护理原则巡视，评估措施落实效果，并做好记录
	□ 按分级护理原则巡视病房，观察意识、瞳孔、肌力、生命体征、阳性体征

续表

时间	护理工作
出院当天	□ 复核住院费用，发放出院须知，讲解并签字，发放出院小结及出院带药
	□ 告知复诊、随诊、康复训练、饮食、服药等注意事项，完成出院准备度调查
	□ 用药指导：遵医嘱服药，忌随意停用、加减及更改药物
	□ 完成满意度调查，送患者出病区
出院后延伸	□ 出院 2 周内专科电话回访
	□ 血栓高危患者出院 2 周、1 个月、3 个月电话回访
	□ 专科医生管理，随时答疑解惑

第四节　中枢神经系统感染临床护理路径

时间	护理工作
入院时	评估与紧急处理
	□ 卧床休息，测量生命体征并记录；对生命体征异常、意识障碍者给予心电监护、氧气吸入；对排尿困难者给予导尿
	□ 首次评估患者症状体征（意识、瞳孔、肌力、GCS 评分、言语、吞咽、营养、认知、疼痛等）、辅助检查结果并记录
	告知医生进行综合评估
	□ 完善相关辅助检查，积极配合治疗
	□ 评估患者健康史（一般情况、既往史、家族史、用药史）、心理 - 社会状况
	准确执行医嘱
	□ 遵医嘱使用退热、脱水、降颅内压、镇静的药物；对躁动不安者给予保护性约束等对症处理；完成心电图检查、急查血
入院第一天	评估与处理
	□ 观察患者意识、瞳孔、生命体征、肌力、GCS 评分、认知、癫痫发作前症状、进食及排泄等
	□ 6h 内完成相关护理评估（ADL、跌倒、坠床、压力性损伤、深静脉血栓、疼痛、管道、营养、吞咽、镇静等）
	准确执行医嘱
	□ 遵医嘱正确用药，降低颅内压，控制体温异常、癫痫发作及精神症状，完善相关检查
	□ 关注患者肝肾功能、血尿常规，纠正代谢性紊乱
	健康教育

续表

时间	护理工作
入院第一天	□ 环境介绍：病区环境、病室规范、呼叫器的使用、人员介绍（主管医生、病区主任、护士长、责任护士）
	□ 饮食：进食高蛋白、高热量、高维生素、易消化的食物，补液；对昏迷或吞咽困难者，给予鼻饲或静脉营养
	□ 药物：告知口服药、静脉药、雾化药等的名称、剂量、作用、用法、不良反应及注意事项等
	□ 阳性体征：指导家属关注患者意识、肢体活动、言语，如出现任何不适，及时告知医务人员
	□ 康复：给予床上主动运动、被动运动、踝泵运动训练指导；绝对卧床休息，保持安静，减少外界刺激，无禁忌者抬高床头 20° ～ 30°，训练床上大小便
	□ 心理：告知保持良好心态，避免情绪激动
	□ 特殊检查治疗前指导：告知目的、配合事项及注意事项（CT、MRI、腰穿、脑电图等）
	□ 安全风险防范指导：预防跌倒、坠床、压力性损伤、肺部感染、深静脉血栓、管道滑脱、自杀、自伤及伤人，必要时给予保护性约束，注意观察约束部位的皮肤及血运情况；告知电源及微波炉的正确使用、防火防盗等；对于记忆力减退者，注意防走失；避免用力排便、用力咳嗽等易诱发颅内压升高的因素
	按分级护理原则巡视，评估措施落实效果，并做好记录
	□ 按分级护理原则巡视病房，观察患者意识、瞳孔、肌力、GCS 评分、生命体征、阳性体征，如有异常，及时告知医生并记录
入院第二天至出院前一天	评估与处理
	□ 观察患者意识、瞳孔、呼吸、肌力、GCS 评分、认知、癫痫发作前症状等
	准确执行医嘱
	□ 遵医嘱正确用药，观察药物疗效及不良反应，做好特殊检查准备工作
	健康教育
	□ 家属全程陪护，规律服药，保持病房环境安静、舒适、安全，进行规律活动，保证睡眠，注意气候变化
	□ 康复锻炼：卧床患者行床上主动运动、被动运动、踝泵运动，病情恢复期下床活动，指导渐进下床
	□ 饮食：进食高蛋白、高热量、高维生素、易消化的食物，对吞咽困难者给予鼻饲饮食及吞咽功能训练，进行首次进食指导
	□ 安全风险防范：预防窒息、误吸、跌倒、坠床、压力性损伤、肺部感染、深静脉血栓、管道滑脱、自杀、自伤及伤人、走失等
	□ 用药指导：告知药名、作用、用法、常见不良反应
	□ 管路指导：告知各种管路的观察及保护、拔管前后注意事项等
	□ 告知患者及家属如出现任何不适，及时告知医务人员
	□ 其他：告知疾病恢复期注意事项
	按分级护理原则巡视，评估措施落实效果，并做好记录
	□ 按分级护理原则巡视病房，观察意识、瞳孔、肌力、GCS 评分、生命体征、阳性体征

续表

时间	护理工作
出院当天	□ 复核住院费用，发放出院须知，讲解并签字，发放出院小结及出院带药
	□ 告知复诊、随诊、康复训练、饮食、服药等注意事项，出现高热不退、呕吐、抽搐等症状时立即就医，完成出院准备度调查
	□ 用药指导：遵医嘱正确用药，勿自行停药、减药、漏服及换药，定期复查肝肾功能及血尿常规，观察有无药物不良反应
	□ 完成满意度调查，送患者出病区
出院后延伸	□ 出院 2 周及 1 个月专科电话回访
	□ 血栓高危患者出院 2 周、1 个月、3 个月电话回访
	□ 留置胃管、导尿管的患者及皮肤压力性损伤的患者，定期居家护理

第五节　面神经炎临床护理路径

时间	护理工作
入院时	评估与紧急处理
	□ 测量生命体征
	□ 首次评估患者症状体征（口角歪斜、流涎、口舌麻木、眼睑闭合不全、患侧耳后乳突部疼痛、耳道疱疹等）、辅助检查结果并记录
	告知医生进行综合评估
	□ 完善相关辅助检查，积极配合治疗
	□ 评估患者健康史（一般情况、既往史、家族史、用药史）、心理－社会状况
	准确执行医嘱
	□ 遵医嘱尽早使用皮质固醇药物（地塞米松或泼尼松）、抗病毒药物（阿昔洛韦）、营养神经药物（B 族维生素）、降低肌张力药物（巴氯芬）等；完成心电图检查、急查血
入院第一天	评估与处理
	□ 观察患者口角歪斜、流涎、口舌麻木、眼睑闭合不全、患侧耳后乳突部疼痛、耳道疱疹情况
	□ 6h 内完成相关护理评估（ADL、跌倒、坠床、压力性损伤、深静脉血栓、疼痛、管道、营养、吞咽等）
	准确执行医嘱
	□ 遵医嘱正确用药，控制口角歪斜、眼睑闭合不全、耳部疼痛加重，完善相关检查
	□ 关注患者肝肾功能、血尿常规，纠正代谢性紊乱
	健康教育

续表

时间	护理工作
入院第一天	□ 环境介绍：病区环境、病室规范、呼叫器的使用、人员介绍（主管医生、病区主任、护士长、责任护士）
	□ 饮食：进食清淡、富含 B 族维生素的食物（如香菜、番茄、黄瓜、苹果等）及富含钙质食物（如排骨、深绿色蔬菜、蛋黄等），对严重者给予流食
	□ 药物：告知口服药、静脉药等的名称、剂量、作用、用法、不良反应及注意事项等
	□ 阳性体征：指导家属关注患者面部、言语、吞咽，如出现任何不适，及时告知医务人员
	□ 康复：指导患者进行面部康复操训练，做皱眉、提额、闭眼、露齿、鼓腮和吹口哨等动作，每天数次，每次 5 ～ 15min；自行按摩患侧，按摩应轻柔且部位准确；用热毛巾湿敷，水温 50 ～ 60℃，每天 3 ～ 4 次，每次 15 ～ 20min，避免烫伤
	□ 心理：告知保持良好心态，避免情绪激动
	□ 特殊检查治疗前指导：告知目的、配合事项及注意事项（肌电图、MRI、CT）
	□ 安全风险防范指导：注意食物温度，预防口唇烫伤；防风保暖，避免着凉等诱发因素；告知电源及微波炉的正确使用、防火防盗等
	按分级护理原则巡视，评估措施落实效果，并做好记录
	□ 按分级护理原则巡视病房，观察患者生命体征、阳性体征，监测血糖
入院第二天至出院前一天	评估与处理
	□ 观察患者口角歪斜、流涎、口舌麻木、眼睑闭合不全、患侧耳后乳突部疼痛、耳道疱疹情况
	□ 协助医生对症处理
	准确执行医嘱
	□ 遵医嘱正确用药，控制口角歪斜、眼睑闭合不全、耳部疼痛加重，完善相关检查
	□ 关注患者肝肾功能、血尿常规，纠正代谢性紊乱
	健康教育
	□ 急性期减少户外活动，外出戴棉口罩，注意防风保暖
	□ 康复锻炼：指导患者行面部康复操训练
	□ 饮食：清淡饮食，进食富含 B 族维生素及钙质的食物，对严重者给予流食
	□ 安全风险防范：预防跌倒、坠床、深静脉血栓、烫伤等
	□ 用药指导：告知药名、作用、用法、常见不良反应（如胃部不适、柏油样便、皮疹等）
	□ 其他：告知疾病恢复期注意事项
	□ 告知患者及家属如出现任何不适，及时告知医务人员
	按分级护理原则巡视，评估措施落实效果，并做好记录
	□ 按分级护理原则巡视病房，观察意识、瞳孔、生命体征、阳性体征
出院当天	□ 复核住院费用，发放出院须知，讲解并签字，发放出院小结及出院带药
	□ 告知复诊、随诊、康复训练、饮食、服药等注意事项，生活规律，适度锻炼，增强机体抵抗力，避免冷风直吹面部，忌辛辣、生冷、刺激性食物，进行面肌功能训练，坚持康复理疗，完成出院准备度调查

续表

时间	护理工作
出院当天	□ 用药指导：遵医嘱正确用药，监测血压、血糖，定期复查肝肾功能及血尿常规；观察有无皮疹、胃肠道反应
	□ 完成满意度调查，送患者出病区
出院后延伸	□ 出院 2 周电话回访
	□ 血栓高危患者出院 2 周、1 个月、3 个月电话回访
	□ 留置鼻饲管、导尿管的患者及皮肤压力性损伤的患者，定期居家护理

第六节　脑梗死临床护理路径

时间	护理工作
入院时	评估与紧急处理
	□ 首次评估患者症状体征（意识、瞳孔、肌力、言语、吞咽、营养、疼痛等）并记录
	□ 卧床休息，立即测量生命体征，观察意识、瞳孔，给予心电监护、氧气吸入，建立静脉通道；对排尿困难或尿失禁者给予导尿；对吞咽功能障碍患者（洼田饮水试验 3 级及以上）遵医嘱留置鼻胃管
	告知医生进行综合评估
	□ 完善相关辅助检查，积极配合治疗
	□ 评估患者健康史（一般情况、既往史、家族史、用药史）、心理 – 社会状况
	准确执行医嘱
	□ 根据患者病情，协助医生给予静脉溶栓或取栓治疗
	□ 遵医嘱完善心电图、急查血等相关检查
	□ 遵医嘱平稳调控血压（个体化），若收缩压＞ 160mmHg，可将血压控制在 140 ～ 160mmHg，避免低血压（平均动脉压＜ 65mmHg）；防治脑水肿（20% 甘露醇）；抗血小板聚集（如阿司匹林、氯吡格雷）；抗凝治疗（如低分子肝素）；脑保护治疗（如胞磷胆碱）
入院第一天	评估与处理
	□ 观察意识、瞳孔、肌力，如有异常，及时告知医生并记录
	□ 6h 内完成相关护理评估（ADL、跌倒、坠床、压力性损伤、深静脉血栓、管道、疼痛、吞咽、营养等）
	准确执行医嘱
	□ 遵医嘱正确用药，完善相关检查
	健康教育

续表

时间	护理工作
入院第一天	□ 环境介绍：病区环境、病室规范、呼叫器的使用、人员介绍（主管医生、病区主任、护士长、责任护士）
	□ 饮食：根据营养及吞咽功能筛查结果给予相应的饮食及吞咽康复训练指导
	□ 药物：告知口服药、静脉药等的名称、剂量、作用、用法、不良反应及注意事项等
	□ 阳性体征：指导家属关注患者意识、肢体活动、言语，如出现任何不适，及时告知医务人员
	□ 康复：对偏瘫患者给予良肢位摆放及床上主动运动、被动运动、踝泵运动训练指导；绝对卧床休息，保持安静，减少外界刺激，无禁忌者抬高床头 20° ～ 30°，训练床上大小便
	□ 心理：告知保持良好心态，避免情绪激动
	□ 特殊检查治疗前指导：告知目的、配合事项及注意事项（CTA、DSA、MRA、腰穿等）
	□ 安全风险防范指导：预防跌倒、坠床、压疮、肺部感染、深静脉血栓、管道滑脱；告知电源及微波炉的正确使用、防火防盗等；避免任何不良刺激如用力排便、用力咳嗽等易诱发颅内压升高的因素
	按分级护理原则巡视，评估措施落实效果，并做好记录
	□ 按分级护理原则巡视病房，观察患者意识、瞳孔、肌力、生命体征、阳性体征
入院第二天至出院前一天	评估与处理
	□ 评估有无阳性体征及有无口服抗血小板药物、抗凝药物，询问拟介入手术患者有无服用二甲双胍等药物，查看相关血液检查（如血糖、肝肾功能）结果、心电图结果，如有异常，及时告知医生并记录
	准确执行医嘱
	□ 遵医嘱采取控制血压和血糖、促进脑功能恢复的措施，观察药物疗效及不良反应
	□ 遵医嘱监测生命体征并记录
	健康教育
	□ 用药指导：指导患者按照医嘱用药，平稳控制血压、血糖
	□ 休息与活动：劳逸结合，注意休息，建立良好的日常生活习惯
	□ 饮食：进食低胆固醇、低盐、含钾和饱和脂肪酸丰富的食物，控制食盐摄入量每日低于 6g
	□ 特殊检查指导：告知拟行 DSA 患者告知穿刺侧肢体制动期间注意事项、监护仪设置及注意事项
	□ 告知患者及家属如出现任何不适，及时告知医务人员
	□ 疾病预防：指导患者认识短暂性脑缺血发作的程度，定期监测各项指标
	按分级护理原则巡视，评估措施落实效果，并做好记录
	□ 按分级护理原则巡视病房，观察患者意识、瞳孔、生命体征、肌力、言语、吞咽、认知、阳性体征
	□ 查看患者电解质、凝血功能、血糖情况，如有异常，告知医生并记录
	□ 对行 DSA 患者观察术后穿刺点有无渗血、肿胀等情况，监测生命体征并记录
	健康教育

续表

时间	护理工作
入院第二天至出院前一天	□ 避免再发作：注意气候变化，规律服药，保持情绪稳定；合理控制血压、血糖，如有异常，及时告知医护人员
	□ 康复锻炼：对偏瘫患者给予早期康复功能锻炼（良肢位摆放及床上主动运动、被动运动）指导，病情允许时教会患者自我护理方法，如翻身、坐起、穿衣、上下轮椅、行走（渐进下床）等
	□ 饮食营养：膳食种类多样化，适量补充蛋白质，增加新鲜蔬菜（400 ～ 500g/d）和水果（1 ～ 2 个 /d），增加膳食钙摄入，减少饱和脂肪酸和反式脂肪酸的摄入；对未限制食盐摄入量且合并高血压的患者，采用低盐饮食（食盐摄入量≤ 6g/d）或含钾代盐
	□ 安全风险防范：预防跌倒、坠床、压疮、肺部感染、深静脉血栓等
	□ 用药指导：告知药物名称、作用、用法、常见不良反应
	□ 其他：告知疾病恢复期的注意事项
	□ 告知患者及家属如出现任何不适，及时告知医务人员
	按分级护理原则巡视，评估措施落实效果，并做好记录
	□ 按分级护理原则巡视病房，观察患者生命体征、意识、瞳孔、肌力、言语、吞咽、认知等
出院当天	□ 复核住院费用，发放出院指导手册，完成出院准备度调查，发放出院小结及出院带药
	□ 告知复诊、随诊的时间
	□ 特殊用药指导（患者口服双抗药物时间，定时复查凝血功能，观察有无消化道出血、皮下出血、牙龈出血等）
	□ 完成满意度调查，送患者出病区
出院后延伸	□ 出院 2 周内电话回访
	□ 血栓高危患者出院 2 周、1 个月、3 个月电话回访
	□ 在患者微信群定期推送相关健康知识，随时答疑解惑
	□ 留置鼻饲胃管、导尿管的患者及皮肤压力性损伤患者，定期居家护理

第七节　帕金森临床护理路径

时间	护理工作
入院时	评估与处理
	□ 遵医嘱测量生命体征（卧位低血压、立位血压、餐后血压）、血氧饱和度并记录
	□ 首次评估患者症状体征（意识、瞳孔、肌力、GCS 评分、言语、吞咽、认知等）并记录
	告知医生进行综合评估
	□ 评估患者一般情况、既往史、家族史、用药史、血压异常病史、心理 – 社会状况

续表

时间	护理工作
入院时	准确执行医嘱
	□ 遵医嘱正确服药(复方左旋多巴);完成心电图检查、急查血
入院第一天	评估与处理
	□ 6h 内完成相关护理评估、健康指导及安全教育(ADL、跌倒、坠床、压力性损伤、烫伤、深静脉血栓、管路、疼痛、镇静、营养、走失等)
	□ 症状观察。运动症状:静止性震颤、肌强直、运动迟缓、姿势障碍。非运动症状:感觉障碍(嗅觉障碍、睡眠-觉醒障碍)、自主神经障碍(直立性低血压、便秘、多汗、脂溢性皮炎、流涎)、精神障碍(焦虑、抑郁)。伴随症状:意识障碍、呼吸障碍、语言障碍、运动障碍、吞咽障碍、颅内压升高等
	□ 用药观察:左旋多巴不良反应(胃肠道症状、不随意运动、舞蹈病样动作、开关现象、精神症状等)
	□ 加强基础护理,协助生活护理
	准确执行医嘱
	□ 遵医嘱完善心电图、血液相关检查
	□ 遵医嘱正确用药,对记忆力减退者督促服药
	健康教育
	□ 环境介绍:病区环境、病室规范、呼叫器的使用、人员介绍(主管医生、病区主任、护士长、责任护士)
	□ 饮食:避免高蛋白饮食,避免辛辣、刺激性、生冷食物、避免拟胆碱食物如槟榔;增加水分摄入,进食高纤维素食物,多食新鲜的蔬菜水果,预防便秘
	□ 药物:小剂量开始,根据病情需要逐渐增量,以最低有效量作为维持量,餐前 1h 或餐后 2h 服药
	□ 阳性体征:运动症状如静止性震颤、肌强直及非运动症状如感觉障碍、自主神经障碍、精神认知障碍,家属 24h 留陪,进行防止跌倒、坠床等安全管理健康宣教
	□ 康复:平衡训练、步态训练、手功能训练、语言训练、面部动作训练,加强生活自理能力训练,量力而行,循序渐进;改善睡眠环境,睡眠时抬高头位,避免快速改变体位等
	□ 心理:安慰鼓励患者,针对性的情绪疏导
	□ 安全风险防范指导:预防跌倒、坠床、压疮、肺部感染、深静脉血栓等;告知电源及微波炉的正确使用、防火防盗等
	按分级护理原则巡视,评估措施落实效果,并做好记录
	□ 按分级护理原则巡视病房,观察生命体征、血氧饱和度、意识、瞳孔、GCS 评分,如有异常,告知医生并记录
手术前一天	评估与处理
	□ 测量生命体征,进行术前健康指导(术前禁食 6h、禁水 2h,不禁药)
	准确执行医嘱
	□ 遵医嘱备血、皮试

续表

时间	护理工作
手术前一天	健康教育
	□ 训练床上大小便，每日 1 ～ 2 次
	□ 对睡眠障碍者对症处理，做好心理护理
	□ 备好患服，备齐术后用物（大 / 小便器、中单、约束带、吸管）
	□ 按分级护理原则巡视，评估措施落实效果
手术当天	术前
	□ 确认患者是否空腹、是否在生理期，摘除患者各种活动性物品及义齿
	□ 头部备皮、导尿
	□ 查看手术部位标识、术中带药是否齐全，完善手术转运交接单
	术后
	评估与处理
	□ 立即给予心电监护、氧气吸入，观察生命体征、血氧饱和度，意识、瞳孔、肌力、GCS 评分并记录
	□ 完成 ADL、跌倒、坠床、压力性损伤、深静脉血栓、管路、疼痛、营养等评估
	□ 每小时巡视病房，观察手术切口敷料有无渗血，观察胸前刺激器位置有无波动感，有无积液
	准确执行医嘱
	□ 遵医嘱用药
	健康教育
	□ 告知心电监护仪、管路功能及注意事项
	□ 根据病情行术后饮食、体位、康复锻炼指导，告知可能出现的情况及应对方式
	□ 告知患者及家属如出现任何不适，及时告知医务人员
	按分级护理原则巡视，评估措施落实效果，并做好记录
	□ 观察生命体征、血氧饱和度、意识、瞳孔、GCS 评分、肌力及有无头痛、呕吐等，如有异常，告知医生并记录
术后第一天至出院前一天	评估与处理
	□ 观察手术切口敷料有无渗血，观察胸前刺激器位置有无波动感，有无积液
	准确执行医嘱
	□ 遵医嘱用药
	健康教育
	□ 病情允许时指导患者首次下床及首次进食，对长期卧床患者行下肢深静脉血栓、压疮的观察及护理，予以预防肺部感染健康指导
	□ 监督患者继续服药
	按分级护理原则巡视，评估措施落实效果
	□ 观察生命体征、瞳孔、GCS 评分、四肢肌力，有异常或者动态变化时告知医生并记录

续表

时间	护理工作
出院当天	□ 复核住院费用，发放出院须知，讲解并签字，发放出院小结及出院带药
	□ 告知复诊、随诊、康复训练、饮食、血压监测、血糖监测等注意事项，完成出院准备度调查
	□ 给予用药指导，让患者及家属口述服药注意事项
	□ 做好复诊登记，嘱 1 个月后正式开机
	□ 完成满意度调查，送患者出病区
出院后延伸	□ 出院 2 周内电话回访
	□ 血栓高危患者出院 2 周、1 个月、3 个月电话回访
	□ 出院 1 个月后正式开机
	□ 在患者微信群定期推送相关健康知识，随时答疑解惑
	□ 留置鼻饲管、导尿管的患者及皮肤压力性损伤的患者，定期居家护理

第八节　出血性脑卒中临床护理路径

时间	护理工作
入院时	评估与紧急处理
	□ 绝对卧床休息，立即给予心电监护、氧气吸入，监测生命体征、血氧饱和度并记录，保持呼吸道通畅，必要时给予气管插管；对排尿困难或失禁者给予导尿
	□ 首次评估患者症状体征（意识、瞳孔、肌力、GCS 评分、言语、吞咽、营养、认知、疼痛等）、辅助检查结果并记录
	立即告知医生进行综合评估
	□ 完善相关辅助检查，积极配合治疗
	□ 评估患者一般情况、既往史、家族史、用药史、血压异常病史、心理－社会状况
	准确执行医嘱
	□ 遵医嘱完善心电图检查、急查血
	□ 遵医嘱平稳调控血压（个体化），若收缩压＞160mmHg，可将血压控制在 140 ～ 160mmHg，患者平稳降压的同时避免低血压（平均动脉压＜65mmHg），抗血管痉挛治疗（尼莫地平静脉泵入），抗癫痫；对于头痛、呕吐、躁动患者，给予镇痛镇静、止吐、脱水、降颅压、保护性约束等对症处理
入院第一天	评估与处理
	□ 观察意识、瞳孔、肌力、有无颅内压升高症状、GCS 评分，如有异常，及时告知医生并记录

续表

时间	护理工作
入院第一天	□ 6h 内完成相关护理评估（ADL、跌倒、坠床、压力性损伤、烫伤、深静脉血栓、管路、疼痛、营养、镇静、走失等）
	准确执行医嘱
	□ 遵医嘱正确用药，控制血压、体温在正常范围，完善相关检查
	□ 遵医嘱监测血钠，避免低钠血症，存在颅内压升高、明显脑水肿等情况时将血钠维持在略高水平（145 ～ 155mmol/L）
	□ 遵医嘱监测血糖，维持血糖在 8 ～ 10mmol/L，避免较低血糖（$<$ 4.4mmol/L）
	□ 遵医嘱完成吞咽功能筛查
	健康教育
	□ 环境介绍：病区环境、病室规范、呼叫器的使用、人员介绍（主管医生、病区主任、护士长、责任护士），告知电源及微波炉的正确使用、贵重物品保管等
	□ 饮食：根据营养及吞咽功能筛查结果给予相应的饮食及吞咽康复训练指导，戒烟酒
	□ 药物：告知口服药、静脉药、雾化药、外用药等的名称、剂量、作用、用法、不良反应及注意事项等，高血压患者规律服药，切忌血压忽高忽低，遵医嘱服用降糖药物、降脂药物
	□ 阳性体征：指导家属关注患者意识、肢体活动、言语，如出现任何不适，及时告知医务人员
	□ 康复：对偏瘫患者给予良肢位摆放及床上主动运动、被动运动训练指导；绝对卧床休息，保持安静，减少外界刺激，保持头部中立位，无禁忌者抬高床头 20° ～ 30°，训练床上大小便
	□ 心理：告知保持良好心态，避免情绪激动
	□ 特殊检查治疗前指导：告知目的、配合事项及注意事项（CTA、DSA、MRA、腰穿等）
	□ 安全风险防范指导：预防跌倒、坠床、压疮、肺部感染、深静脉血栓、管道滑脱、自伤及伤人；避免任何不良刺激如用力排便、用力咳嗽等易诱发颅内压升高的因素
	按分级护理原则巡视，评估措施落实效果，并做好记录
	□ 按分级护理原则巡视病房，观察患者意识、瞳孔、肌力、GCS 评分、生命体征、阳性体征
手术前一天	评估与处理
	□ 评估有无阳性体征及有无口服抗血小板药物、抗凝药物，询问拟介入手术患者有无服用二甲双胍等药物，查看患者相关血液检查（如血糖、肝肾功能）结果、心电图结果，如有异常，及时告知医生并记录
	准确执行医嘱
	□ 遵医嘱采取控制血压、减轻脑水肿、降低颅内压、促进脑功能恢复的措施，观察药物疗效及不良反应
	□ 遵医嘱备血、皮试、备好术中用药
	健康教育
	□ 术前禁食 6h、禁水 2h，不禁药，备好患服
	□ 绝对卧床休息，训练床上大小便、进行床上主动运动、被动运动，每天 3 次；对经股动脉穿刺者，行踝泵运动训练；对经桡动脉穿刺者，指导行手指操训练

续表

时间	护理工作
手术前一天	□ 术前保持良好睡眠
	□ 备齐术后用物（大 / 小便器、中单、约束带、吸管等）
	按分级护理原则巡视，评估措施落实效果，并做好记录
	□ 按分级护理原则巡视病房，观察患者意识、瞳孔、肌力、GCS 评分、生命体征、阳性体征
手术当天	术前
	□ 确认患者是否空腹、是否在生理期，摘除患者各种活动性物品及义齿
	□ 查看术中带药是否齐全，完善患者手术转运交接单，对开颅手术者头部备皮，查看手术部位标识
	□ 经股动脉穿刺者清洁腹股沟区皮肤，经桡动脉穿刺者行 Allen 试验以评估桡动脉、尺动脉侧支循环
	□ 建立静脉通路、导尿
	术中（介入护理配合）
	□ 密切关注生命体征（麻醉诱导前后、手术全程）
	□ 术中液体管理：保证静脉输液及动脉滴注的通畅，关注患者液体出入量
	□ 药物：术中肝素化（鞘进给肝素）；对介入术中出血者遵医嘱给予鱼精蛋白以中和肝素；对急诊支架置入者遵医嘱给予替罗非班
	术后
	评估与紧急处理
	□ 立即给予心电监护、氧气吸入，测量生命体征、血氧饱和度，意识、瞳孔、肌力、GCS 评分并记录
	□ 注重血压管理，遵医嘱控制血压在适当范围
	□ 卧床休息，介入患者穿刺侧肢体平伸制动 6 ～ 8h，aSAH 患者卧床 1 ～ 2 周；进行床上主动运动、被动运动，每天 3 次
	□ 介入栓塞术后观察穿刺点有无渗血及皮下血肿，对经股动脉穿刺者观察穿刺侧足背动脉搏动，对经桡动脉穿刺者观察穿刺侧手部末梢循环、皮肤颜色、温度、上肢有无肿胀疼痛
	□ 对开颅者妥善固定引流管，观察引流液量及性质
	□ 查看患者电解质、凝血功能、血糖情况，如有异常，告知医生并记录
	□ 完成其他基础护理评估
	准确执行医嘱
	□ 急诊介入支架植入术患者清醒后口服冲击量双抗药，不能经口者留置胃管
	健康教育
	□ 告知心电监护仪、管路功能及注意事项
	□ 根据病情行术后饮食、体位、康复锻炼指导，告知可能出现的情况及应对方式
	□ 告知患者及家属如出现任何不适，及时告知医务人员

续表

时间	护理工作
手术当天	按分级护理原则巡视，评估措施落实效果，并做好记录
	□ 按分级护理原则巡视病房，观察生命体征、血氧饱和度、意识、瞳孔、GCS 评分、肌力、疼痛、手术切口敷料有无渗血，如有异常，告知医生并记录
术后第一天至出院前一天	评估与处理
	□ 对介入栓塞患者遵医嘱拆除穿刺点压迫装置，观察穿刺点情况及穿刺侧肢体末梢循环，如有异常，告知医生并记录
	□ 对开颅患者观察引流管是否通畅、密闭及引流液的性质、量
	准确执行医嘱
	□ 介入支架植入患者遵医嘱口服双抗药，并观察药物使用后是否有消化道出血、皮下出血、牙龈出血、伤口渗血等；aSAH 后抗血管痉挛治疗（尼莫地平静脉泵入）2 周，维持体液平衡和正常循环血容量以预防迟发性脑缺血；颅内压高者遵医嘱使用脱水剂（甘露醇、甘油果糖）
	健康教育
	□ 避免再出血：注意气候变化；规律服药；保持情绪稳定；遵医嘱控制血压在适当水平，切忌忽高忽低；如有异常，及时告知医护人员
	□ 康复锻炼：对偏瘫患者给予早期康复功能锻炼（良肢位摆放及床上主动运动、被动运动）指导，病情允许时教会患者自我护理方法，如翻身、坐起、穿衣、上下轮椅、行走（渐进下床）等
	□ 饮食：对吞咽困难者给予鼻饲饮食及吞咽功能训练，进行首次进食指导
	□ 安全风险防范：预防跌倒、坠床、压疮、肺部感染、深静脉血栓、管道滑脱、自伤及伤人等
	□ 用药指导：告知药物名称、作用、用法、常见不良反应
	□ 管路指导：告知各种管路的观察及保护、拔管前后的注意事项等
	□ 告知患者及家属如出现任何不适、及时告知医务人员
	按分级护理原则巡视，评估措施落实效果，并做好记录
	□ 按分级护理原则巡视病房，观察生命体征、瞳孔、GCS 评分、四肢肌力，有异常或者动态变化时告知医生并记录
出院当天	□ 复核住院费用，发放出院须知，讲解并签字，发放出院小结及出院带药
	□ 告知复诊、随诊、康复训练、饮食、血压监测、血糖监测等注意事项，完成出院准备度调查
	□ 特殊用药指导（介入支架植入患者口服双抗药时间，定时复查凝血功能，观察有无消化道出血、皮下出血、牙龈出血等）
	□ 完成满意度调查，送患者出病区
出院后延伸	□ 出院 2 周内电话回访
	□ 血栓高危患者出院 2 周、1 个月、3 个月电话回访
	□ 在患者微信群定期推送相关健康知识，随时答疑解惑
	□ 留置鼻饲管、导尿管的患者及皮肤压力性损伤的患者，定期居家护理
	□ 介入术后患者专人管理，定期通知复查

第九节 颅内动脉瘤临床护理路径

时间	护理工作
入院第一天	评估与处理
	□ 测量生命体征并记录
	□ 首次观察患者症状体征（意识、瞳孔、肌力、GCS 评分、言语、吞咽、认知等）并记录，如有异常，告知医生
	□ 6h 内完成相关护理评估、健康指导及安全教育（ADL、跌倒、坠床、压力性损伤、烫伤、深静脉血栓、管路、疼痛、镇静、营养、走失等）
	告知医生进行综合评估
	□ 评估患者一般情况、既往史、家族史、用药史、过敏史、心理 - 社会状况
	准确执行医嘱
	□ 遵医嘱完善心电图及其他相关辅助检查
入院第一天	□ 遵医嘱用药
	健康教育
	□ 环境介绍：病区环境、病室规范、呼叫器的使用、人员介绍（主管医生、病区主任、护士长、责任护士）
	□ 饮食：根据营养及吞咽功能筛查结果给予相关的饮食及吞咽康复训练指导，戒烟酒
	□ 药物：告知口服药、静脉药、雾化药、外用药等的名称、剂量、作用、用法、不良反应及注意事项等，高血压患者规律服药，切忌血压忽高忽低，遵医嘱服用降糖药物、降脂药物
	□ 阳性体征：指导患者及家属关注意识变化、肢体活动障碍、言语不清及剧烈头痛呕吐等症状，出现任何不适，立即告知医务人员
	□ 康复：出血患者绝对卧床休息，减少外界刺激，训练床上大小便，排便勿用力，避免用力咳嗽
	□ 心理：告知保持良好心态，避免情绪激动
	□ 特殊检查前指导：告知目的、配合事项及注意事项（CTA、DSA、MRA 等）
	□ 安全风险防范指导：预防跌倒、坠床、压疮、肺部感染、深静脉血栓、管道滑脱、自伤及伤人；告知电源及微波炉的正确使用、防火防盗等；避免任何不良刺激如用力排便、用力咳嗽等易诱发颅内压升高的因素
造影前一天	评估与处理
	□ 查看患者肾功能、凝血功能、输血前一套、电解质、血糖、心电图等辅助检查结果
	□ 询问患者是否口服二甲双胍（若服用，告知管床医生）
	健康教育
	□ 备好患服及术后用物（大 / 小便器、中单、约束带、吸管）
	□ 对经股动脉穿刺者指导踝泵运动训练，训练床上大小便，每日 1 ～ 2 次；对经桡动脉穿刺者指导手指操训练

续表

时间	护理工作
造影前一天	按分级护理原则巡视，评估措施落实效果
	□ 观察患者意识、瞳孔、肌力、GCS 评分、生命体征、阳性体征
造影当天	造影前
	□ 核对医嘱
	□ 经股动脉穿刺者行腹股沟区备皮，经桡动脉穿刺者行 Allen 试验以评估桡动脉、尺动脉侧支循环
	造影后
	评估与处理
	□ 手指压迫穿刺点，止血 10 ～ 15min 后行加压包扎
	□ 观察穿刺点有无渗血及皮下血肿
	□ 对经桡动脉穿刺者观察穿刺侧手部末梢循环、皮肤颜色、温度、上肢有无肿胀疼痛
	□ 对经股动脉穿刺者观察患者是否排尿困难，必要时导尿
	□ 对经股动脉穿刺者观察穿刺侧足背动脉搏动，Q2h × 6 次并记录，根据病情抬高床头 15° ～ 30°
	准确执行医嘱
	□ 对拟行介入栓塞支架植入者，造影后遵医嘱让患者口服双抗药物（拜阿司匹林、硫酸氢氯吡格雷、替格瑞洛）
	健康教育
	□ 对经股动脉穿刺者嘱穿刺侧肢体伸直制动 24h，行踝泵运动训练
	□ 经桡动脉穿刺者术后即可下床活动，关注腕部切口有无渗血，24h 内避免手腕屈伸运动，勿负重，行手指操训练
	□ 嘱患者多饮水（无特殊禁忌者 2h 内缓慢饮用 1500 ～ 2000mL）
	□ 保持大便通畅，对便秘者给予通便处理
	按分级护理原则巡视，评估措施落实效果
	□ 观察患者意识、瞳孔、肌力、GCS 评分、生命体征、阳性体征
术前一天	评估与处理
	□ 对拟介入栓塞患者查看血栓弹力图及基因检测结果
	□ 评估有无阳性体征及有无口服抗血小板药物、抗凝药物
	准确执行医嘱
	□ 遵医嘱备血、皮试、备好术中用药
	健康教育
	□ 术前禁食 6h、禁水 2h，不禁药
	□ 训练床上大小便；对经股动脉穿刺者指导踝泵运动训练，对经桡动脉穿刺者指导手指操训练
	□ 术前保持良好睡眠

续表

时间	护理工作
术前一天	□ 备好患服，备齐术后用物（大 / 小便器、中单、约束带、吸管等）
	□ 让患者及家属关注“中国心脑健康管理”公众微信号并填写信息，护士在“中国心脑健康随访”公众号上床旁建档
	按分级护理原则巡视，评估措施落实效果
	□ 观察患者意识、瞳孔、肌力、GCS 评分、生命体征、阳性体征
手术当天	术前
	□ 确认患者是否空腹、是否在生理期、摘除患者各种活动性物品及假牙
	□ 介入栓塞患者确认是否口服双抗药（拜阿司匹林、盐酸氢氯吡格雷、替格瑞洛）
	□ 对开颅患者头部备皮，经股动脉穿刺者清洁腹股沟区皮肤，经桡动脉穿刺者行 Allen 试验以评估桡动脉、尺动脉侧支循环
	□ 测量生命体征并记录，如有异常，告知医生
	□ 建立静脉通路、导尿
	□ 查看术中带药，完善手术转运交接单，对开颅者查看手术部位标识
	术中（介入护理配合）
	□ 密切关注生命体征（麻醉诱导前后、手术全程）
	□ 术中液体管理：保证静脉输液及动脉滴注的通畅，关注患者液体出入量
	□ 药物：术中肝素化（血管鞘穿刺成功给予肝素）；对介入术中出血者，遵医嘱给予鱼精蛋白以中和肝素
	术后
	评估与紧急处理
	□ 立即给予心电监护、氧气吸入，测量生命体征、血氧饱和度、意识、瞳孔、肌力、GCS 评分并记录
	□ 注重血压管理，遵医嘱控制血压在适当范围
	□ 卧床休息，无禁忌者抬高床头 20° ～ 30°
	□ 介入栓塞术后观察穿刺点有无渗血及皮下血肿，经股动脉穿刺者观察穿刺侧足背动脉搏动，经桡动脉穿刺者观察穿刺侧手部末梢循环、皮肤颜色、温度、上肢有无肿胀疼痛
	□ 开颅者妥善固定引流管，观察引流液量及性质
	□ 查看患者电解质、凝血功能、血糖情况，如有异常，告知医生并记录
	□ 完成其他基础护理评估
	准确执行医嘱
	□ 遵医嘱用药
	健康教育
	□ 告知监护仪设置、管路功能及注意事项
	□ 根据病情行术后饮食、体位、康复锻炼指导，告知可能出现的情况及应对方式

续表

时间	护理工作
手术当天	□ 告知患者及家属如出现任何不适，及时告知医务人员
	按分级护理原则巡视，评估措施落实效果
	□ 观察生命体征、血氧饱和度、意识、瞳孔、GCS 评分、肌力、疼痛、手术切口敷料有无渗血，如有异常，告知医生并记录
术后第一天至出院前一天	评估与处理
	□ 介入栓塞患者遵医嘱拆除穿刺点压迫装置，观察穿刺点情况及穿刺侧肢体末梢循环，如有异常，告知医生并记录
	□ 开颅患者观察引流管是否通畅、密闭及引流液的性质、量
	准确执行医嘱
	□ 介入支架植入患者遵医嘱继续口服双抗药
	健康教育
	□ 避免再出血：注意气候变化；规律服药；保持情绪稳定；遵医嘱控制血压在适当水平，切忌忽高忽低；如有异常，及时告知医护人员
	□ 康复锻炼：对偏瘫患者给予早期康复功能锻炼（良肢位摆放及床上主动运动、被动运动），病情允许时教会患者自我护理方法，如翻身、坐起、穿衣、上下轮椅、行走（渐进下床）等
	□ 饮食：对吞咽困难者给予鼻饲饮食及吞咽功能训练，行首次进食指导
	□ 安全风险防范：预防跌倒、坠床、压疮、肺部感染、深静脉血栓、管道滑脱、自伤及伤人等
	□ 用药指导：对口服双抗药者，督促服药并观察药物使用后是否有消化道出血、皮下出血、牙龈出血、伤口渗血等
	□ 管路指导：告知各种管路的观察及保护、拔管前后的注意事项等
	□ 其他：告知疾病恢复期的注意事项
	□ 告知患者及家属如出现任何不适，及时告知医务人员
	按分级护理原则巡视，评估措施落实效果，并做好记录
	□ 观察生命体征、瞳孔、GCS 评分、四肢肌力，有异常或者动态变化时告知医生并记录
出院当天	□ 复核住院费用，发放出院须知，讲解并签字，发放出院小结及出院带药
	□ 告知复诊、随诊、康复训练、饮食、血压监测、血糖监测等注意事项，完成出院准备度调查
	□ 特殊用药指导（介入支架植入患者口服双抗药时间，定时复查凝血功能，观察有无消化道出血、皮下出血、牙龈出血等）
	□ 完成满意度调查，送患者出病区
出院后延伸	□ 出院 2 周内电话回访
	□ 血栓高危患者出院 2 周、1 个月、3 个月电话回访
	□ 在患者微信群定期推送相关健康知识，随时答疑解惑
	□ 留置鼻饲管、导尿管的患者及皮肤压力性损伤的患者，定期居家护理
	□ 介入术后患者专人管理，定期通知复查

第十节　三叉神经痛临床护理路径

时间	护理工作
入院第一天	评估与处理
	□ 遵医嘱测量生命体征
	□ 首次观察患者症状体征（意识、瞳孔、肌力、GCS 评分、言语、吞咽、认知等）并记录，如有异常，告知医生
	□ 观察患者疼痛部位、性质、发作特点
	□ 6h 内完成相关护理评估（ADL、跌倒、坠床、压力性损伤、烫伤、深静脉血栓、疼痛、营养、管路、走失等）
	告知医生进行综合评估
	□ 评估患者一般情况、既往史、家族史、用药史、过敏史、心理－社会状况
入院第一天	准确执行医嘱
	□ 遵医嘱完善心电图及其他相关辅助检查
	□ 遵医嘱用药
	健康教育
	□ 环境介绍：病区环境、病室规范、呼叫器的使用、人员介绍（主管医生、病区主任、护士长、责任护士）
	□ 饮食：戒烟酒；避免食用辛辣刺激的食物，选择质软的食物，不要过于用力咀嚼
	□ 药物：服药期间按时按量，不擅自减量或停药，记录发病规律（时间、程度、频率等）
	□ 阳性体征：注意面部保暖，避免吹风；刷牙洗脸时动作轻柔，不使用过冷过热的水，以免诱发疼痛，如出现任何不适，及时告知医务人员
	□ 康复：适当参加体育运动，增强体质；保持健康的生活方式，避免过度劳累、不熬夜
	□ 心理：告知保持良好心态，避免精神刺激、不过度紧张
	□ 特殊检查治疗前指导：告知目的、配合事项及注意事项（CT、MRI 等）
	□ 安全风险防范指导：预防跌倒、坠床、压疮、肺部感染、深静脉血栓、管道滑脱；告知电源及微波炉的正确使用、防火防盗等
	按分级护理原则巡视，评估措施落实效果，并做好记录
	□ 观察患者意识、瞳孔、肌力、GCS 评分、生命体征、阳性体征
手术前一天	评估与处理
	□ 查看患者相关辅助检查结果，如有异常，及时告知医生并记录
	准确执行医嘱
	□ 遵医嘱备血、皮试、备好术中用药
	健康教育
	□ 术前禁食 6h、禁水 2h，不禁药

续表

时间	护理工作
手术前一天	□ 术前保持良好睡眠
	□ 备好患服，备齐术后用物（大 / 小便器、中单、约束带、吸管等）
	□ 对行三叉神经半月节球囊压迫术患者，训练床上大小便
	按分级护理原则巡视，评估措施落实效果，并做好记录
	□ 观察患者意识、瞳孔、肌力、GCS 评分、生命体征、阳性体征
手术当天	术前
	□ 确认患者是否空腹、是否在生理期，摘除患者各种活动性物品及义齿
	□ 测量生命体征并记录如有异常，告知医生
	□ 查看手术部位标识、术中带药，完善手术转运交接单
	□ 对行微血管减压手术患者头部备皮、导尿
	术后
	评估与紧急处理
	□ 立即给予心电监护、氧气吸入，测量生命体征、血氧饱和度、意识、瞳孔、肌力、GCS 评分并记录
	□ 一旦有顽固性头痛、剧烈而频繁呕吐、意识障碍等，立即告知医生，急查头部 CT
	□ 发生术后低颅压时，取平卧位或头低足高位，恶心呕吐者头偏向一侧，避免误吸
	□ 术后出现脑脊液漏时，应取平卧位，头抬高 30°，禁忌鼻腔、耳道的填塞、冲洗和滴药等
	□ 评估术后有无脑神经受损表现（周围性面瘫、麻木、口唇疱疹、感觉减退、耳鸣、听力下降等）
	□ 观察手术切口有无渗血渗液、敷料是否干燥
	□ 对行三叉神经半月节球囊压迫术患者，评估吞咽、咀嚼功能，观察面部疼痛及麻木情况
	□ 查看患者电解质、凝血功能、血糖情况，如有异常，告知医生并记录
	□ 完成其他基础护理评估
	准确执行医嘱
	□ 遵医嘱给予解痉、扩血管、营养神经等的药物治疗
	健康教育
	□ 告知监护仪设置、管路功能及注意事项
	□ 根据病情行术后饮食、体位、康复锻炼指导，告知可能出现的情况及应对方式
	□ 注意眼角膜及口腔的护理
	□ 做好心理护理，在患者健侧耳边交流，避免噪声刺激
	□ 告知患者及家属如出现任何不适，及时告知医务人员
	按分级护理原则巡视，评估措施落实效果
	□ 观察生命体征、血氧饱和度、意识、瞳孔、GCS 评分、肌力、疼痛、手术切口敷料有无渗血渗液，如有异常，及时告知医生并记录

续表

时间	护理工作
术后第一天至出院前一天	评估与处理
	□ 观察有无脑脊液漏
	□ 观察有无头痛、头晕、呕吐等低颅压症状
	□ 观察术后有无脑神经受损表现（周围性面瘫、麻木、口唇疱疹、感觉减退、耳鸣、听力下降等）
	□ 观察手术切口敷料有无渗血渗液
	健康教育
	□ 病情允许时指导患者首次进食
	□ 病情允许时指导患者首次下床、保持大便通畅，对便秘者给予通便处理
	按分级护理原则巡视，评估措施落实效果
	□ 观察生命体征、血氧饱和度、意识、瞳孔、GCS 评分、肌力、疼痛、手术切口敷料有无渗血渗液，如有异常，及时告知医生并记录
出院当天	□ 复核住院费用，发放出院须知，讲解并签字，发放出院小结及出院带药
	□ 告知复诊、随诊、康复训练、饮食、血压监测、血糖监测等注意事项，完成出院准备度调查
	□ 用药指导，让患者及家属口述服药方法及注意事项
	□ 完成满意度调查，送患者出病区
出院后延伸	□ 出院 2 周内电话回访
	□ 血栓高危患者出院 2 周、1 个月、3 个月电话回访
	□ 在患者微信群定期推送相关健康知识，随时答疑解惑
	□ 留置鼻饲管、导尿管的患者及皮肤压力性损伤的患者，定期居家护理

第十一节　颅脑损伤临床护理路径

时间	护理工作
入院时	评估与紧急处理
	□ 绝对卧床休息，及时清除口、鼻腔内分泌物，保持呼吸道通畅，必要时给予气管插管，立即给予心电监护、氧气吸入，测量生命体征、血氧饱和度并记录，对排尿困难或失禁者给予导尿，评估头部伤口情况
	□ 首次评估患者症状体征（意识、瞳孔、GCS 评分、肌力、头痛、呕吐等）、辅助检查结果并记录
	立即告知医生进行综合评估
	□ 完善相关辅助检查，积极配合治疗

续表

时间	护理工作
入院时	□ 评估患者一般情况、既往史、家族史、用药史、心理 – 社会状况
	准确执行医嘱
	□ 遵医嘱给予止血药、脱水药；对头痛、呕吐、躁动患者，给予镇痛镇静、止吐、保护性约束等对症处理；完善心电图检查、急查血、备血、头部备皮等术前准备
入院第一天	评估与处理
	□ 观察意识、瞳孔、肌力、有无颅内压升高症状、GCS 评分，如有异常，及时告知医生并记录
	□ 6h 内完成相关护理评估（ADL、跌倒、坠床、压力性损伤、烫伤、深静脉血栓、管路、疼痛、营养、镇静、走失等）
	准确执行医嘱
	□ 遵医嘱正确用药，完善相关检查
	□ 遵医嘱监测血钠，避免低钠血症，存在颅内压升高、明显脑水肿等情况时将血钠维持在略高水平（145 ～ 155mmol/L）
	□ 遵医嘱监测血糖，维持血糖在 8 ～ 10mmol/L，避免较低血糖（$<$ 4.4mmol/L）
	健康教育
	□ 环境介绍：病区环境、病室规范、呼叫器的使用、人员介绍（主管医生、病区主任、护士长、责任护士）
	□ 饮食：根据营养筛查结果给予相应的饮食指导，对不能进食者留置鼻胃管，戒烟酒
	□ 药物：告知口服药、静脉药、雾化药、外用药等的名称、剂量、作用、用法、不良反应及注意事项等，高血压患者规律服药，切忌血压忽高忽低，遵医嘱服用降糖药物、降脂药物
	□ 阳性体征：指导家属关注患者意识、肢体活动，如出现任何不适，及时告知医务人员
	□ 康复：对偏瘫患者给予良肢位摆放及床上主动运动、被动运动训练指导；绝对卧床休息，保持安静，减少外界刺激，保持头部中立位，无禁忌者抬高床头 20° ～ 30°，训练床上大小便
	□ 心理：告知保持良好心态，避免情绪激动
	□ 特殊检查治疗前指导：告知目的、配合事项及注意事项（CT、MRA、腰穿等）
	□ 安全风险防范指导：预防跌倒、坠床、压疮、肺部感染、深静脉血栓、管道滑脱、自伤及伤人；告知电源及微波炉的正确使用、防火防盗等；避免任何不良刺激如用力排便、用力咳嗽等易诱发颅内压升高的因素
	按分级护理原则巡视，评估措施落实效果，并做好记录
	□ 按分级护理原则巡视病房，观察患者意识、瞳孔、肌力、GCS 评分、生命体征、阳性体征
手术前一天	评估与处理
	□ 评估有无阳性体征，查看患者相关血液检查（如血糖、肝肾功能）结果、心电图结果，如有异常，及时告知医生并记录
	准确执行医嘱
	□ 遵医嘱采取控制血压、减轻脑水肿、降低颅内压、促进脑功能恢复的措施，观察药物疗效及不良反应
	□ 遵医嘱备血、皮试、备好术中用药

续表

时间	护理工作
手术前一天	健康教育
	□ 术前禁食 6h、禁水 2h，不禁药，备好患服
	□ 绝对卧床休息，训练床上大小便、床上主动运动、被动运动、踝泵运动，每天 3 次
	□ 21:00 睡觉，22:00 难以入睡者告知医生
	□ 备齐术后用物（大 / 小便器、中单、约束带、翻身枕等）
	按分级护理原则巡视，评估措施落实效果，并做好记录
	□ 按分级护理原则巡视病房，观察患者意识、瞳孔、肌力、GCS 评分、生命体征、阳性体征、睡眠
手术当天	术前
	□ 术前 2.5h 饮能量水或温水 200 ～ 400mL，半小时内喝完
	□ 确认患者是否在生理期，摘除患者各种活动性物品及义齿
	□ 测量生命体征、血糖；对高血压患者指导用药；空腹血糖控制在 10mmol/L 以下；留置导尿管
	□ 头部备皮，用氯己定漱口水清洗头皮 2 次（顺发根及逆发根），做好手术部位标识，戴一次性帽子；查看术中带药是否齐全，携带病历、影像资料，完善手术转运交接单
	术后
	评估与紧急处理
	□ 立即给予心电监护、氧气吸入，测量生命体征、血氧饱和度，评估意识、瞳孔、GCS 评分、肌力并记录，保持呼吸道通畅
	□ 妥善固定引流管，观察引流液颜色、量及性质
	□ 查看患者电解质、凝血功能、血糖情况，如有异常，告知医生并记录
	□ 完成其他基础护理评估
	准确执行医嘱
	□ 遵医嘱正确使用护胃药、止血药、镇痛药、抗癫痫药
	健康教育
	□ 告知心电监护仪、管路功能及注意事项
	□ 根据病情行术后饮食、体位、康复锻炼指导，告知可能出现的情况及应对方式
	□ 告知患者及家属如出现任何不适，及时告知医务人员
	按分级护理原则巡视，评估措施落实效果，并做好记录
	□ 按分级护理原则巡视病房，观察生命体征、血氧饱和度、意识、瞳孔、GCS 评分、肌力、疼痛、手术切口敷料有无渗血，如有异常，告知医生并记录
术后第一天至出院前一天	评估与处理
	□ 观察引流管是否通畅、密闭，引流液的性质、量；保持敷料清洁干燥
	准确执行医嘱
	□ 遵医嘱正确用药，对躁动不安者遵医嘱使用镇静镇痛药；对颅内压高者遵医嘱使用脱水剂（甘露醇、甘油果糖）；对有癫痫症状者遵医嘱使用抗癫痫药

续表

时间	护理工作
术后第一天至出院前一天	健康教育
	□ 康复锻炼：对偏瘫患者给予早期康复功能锻炼（良肢位摆放及床上主动运动、被动运动），病情允许时教会患者自我护理方法，如翻身、坐起、穿衣、上下轮椅、行走（渐进下床）等
	□ 饮食营养：对吞咽困难者给予鼻饲饮食及吞咽功能训练，进行首次进食指导
	□ 安全风险防范：预防跌倒、坠床、压疮、肺部感染、深静脉血栓、管道滑脱、自伤及伤人等
	□ 其他：告知疾病恢复期注意事项
	□ 告知患者及家属如出现任何不适，及时告知医务人员
	按分级护理原则巡视，评估措施落实效果，并做好记录
	□ 按分级护理原则巡视病房，观察生命体征、瞳孔、GCS 评分、四肢肌力，有异常或者动态变化时告知医生并记录
出院当天	□ 复核住院费用，发放出院须知，讲解并签字，发放出院小结及出院带药
	□ 告知复诊、随诊、康复训练、饮食、血压、血糖监测等注意事项，完成出院准备度调查
	□ 用药指导：口服抗癫痫药患者，遵医嘱坚持长期、规律服药，切忌突然停药、减药、漏服及自行换药；定期复查肝肾功能及血尿常规；观察有无皮疹、胃肠道反应
	□ 完成满意度调查，送患者出病区
出院后延伸	□ 出院 2 周内电话回访
	□ 血栓高危患者出院 2 周、1 个月、3 个月电话回访
	□ 留置鼻饲管、导尿管的患者及皮肤压力性损伤的患者，定期居家护理
	□ 在患者微信群定期推送相关健康知识，随时答疑解惑
	□ 对颅骨缺损患者，预约颅骨修补日期

第十二节　颅脑肿瘤临床护理路径

时间	护理工作
入院时	评估与紧急处理
	□ 绝对卧床休息，立即给予心电监护、氧气吸入，监测生命体征、血氧饱和度并记录，保持呼吸道通畅；对排尿困难或失禁者给予导尿
	□ 首次评估患者症状体征（意识、瞳孔、肌力、GCS 评分、癫痫、言语、吞咽、营养、认知、疼痛等）、辅助检查结果并记录
	立即告知医生进行综合评估
	□ 完善相关辅助检查，积极配合治疗

续表

时间	护理工作
入院时	□ 评估患者一般情况、既往史、家族史、用药史、血压异常病史、心理－社会状况
	准确执行医嘱
	□ 遵医嘱完善心电图检查、急查血
	□ 遵医嘱抗癫痫，对头痛、呕吐、躁动患者，给予镇痛镇静、止吐、脱水、降颅压、保护性约束等对症处理
	按分级护理原则巡视，评估措施落实效果，并做好记录
	□ 密切关注患者意识、瞳孔、生命体征、阳性体征
入院第一天	评估与处理
	□ 观察意识、瞳孔、肌力、视力、视野、听力、有无颅内压升高症状、GCS 评分，如有异常，及时告知医生并记录
	□ 6h 内完成相关护理评估（ADL、跌倒、坠床、压力性损伤、烫伤、深静脉血栓、管路、疼痛、营养、镇静、走失等）
	准确执行医嘱
	□ 遵医嘱协助患者完成各项检查；对经鼻蝶窦入路垂体瘤切除患者，氯霉素眼药水滴鼻，4 次 /d
	□ 遵医嘱监测血糖，维持血糖在 8 ～ 10mmol/L，避免较低血糖（＜ 4.4mmol/L）
	□ 遵医嘱监测血红蛋白及白蛋白，血红蛋白≥ 100g/L 或白蛋白≥ 35g/L 时方可手术
	健康教育
	□ 环境介绍：病区环境、病室规范、呼叫器的使用、人员介绍（主管医生、病区主任、护士长、责任护士）
	□ 饮食：根据营养筛查结果给予相应的饮食指导，戒烟酒
	□ 药物：告知口服药、静脉药、雾化药、外用药等的名称、剂量、作用、用法、不良反应及注意事项等，高血压患者规律服药，切忌血压忽高忽低，遵医嘱服用降糖药物、降脂药物
	□ 阳性体征：指导家属关注患者意识、肢体活动、言语、视力、视野，如出现任何不适，及时告知医务人员
	□ 康复：对偏瘫患者给予良肢位摆放及主动运动、被动运动训练指导；绝对卧床休息，保持安静，减少外界刺激，保持头部中立位，无禁忌者抬高床头 20° ～ 30°，训练床上大小便，张口呼吸训练
	□ 心理：告知保持良好心态，避免情绪激动
	□ 特殊检查治疗前指导：告知目的、配合事项及注意事项（CT、MRA、腰穿等）
	□ 安全风险防范指导：预防跌倒、坠床、压疮、肺部感染、深静脉血栓、管道滑脱、自伤及伤人；告知电源及微波炉的正确使用、防火防盗等；避免任何不良刺激如用力排便、用力咳嗽等易诱发颅内压升高的因素
	按分级护理原则巡视，评估措施落实效果，并做好记录
	□ 按分级护理原则巡视病房，观察患者意识、瞳孔、肌力、GCS 评分、生命体征、阳性体征

续表

时间	护理工作
手术前一天	评估与处理
	□ 评估有无阳性体征，查看患者相关血液检查（如血糖、肝肾功能）结果、心电图结果，如有异常，及时告知医生并记录
	准确执行医嘱
	□ 遵医嘱采取控制血压、减轻脑水肿、降低颅内压、促进脑功能恢复的措施，观察药物疗效及不良反应
	□ 遵医嘱备血、皮试、备好术中用药
	健康教育
	□ 术前禁食 6h、禁水 2h，不禁药，备好患服
	□ 绝对卧床休息，训练床上大小便、床上主动运动、被动运动、踝泵运动，每天 3 次
	□ 21:00 睡觉，22:00 难以入睡者告知医生
	□ 备齐术后用物（大 / 小便器、中单、约束带、翻身枕等）
	按分级护理原则巡视，评估措施落实效果，并做好记录
	□ 按分级护理原则巡视病房，观察患者意识、瞳孔、肌力、GCS 评分、生命体征、阳性体征、睡眠
手术当天	术前
	□ 术前 2.5h 饮能量水或温水 200 ～ 400mL，半小时内喝完
	□ 确认患者是否在生理期，摘除患者各种活动性物品及义齿
	□ 测量生命体征、血糖；对高血压患者指导用药；空腹血糖控制在 10mmol/L 以下；留置导尿管
	□ 对开颅手术者头部备皮，用氯己定漱口水清洗头皮 2 次（顺发根及逆发根），做好手术部位标识，戴一次性帽子；对经鼻蝶窦入路垂体瘤切除患者剪鼻毛，对长发患者梳双辫；查看术中带药是否齐全，携带病历、影像资料，完善手术转运交接单
	术后
	评估与紧急处理
	□ 立即给予心电监护、氧气吸入，测量生命体征、血氧饱和度，意识、瞳孔、GCS 评分、视力、视野、肌力并记录
	□ 遵医嘱监测 24h 液体出入量及每小时尿量，如每小时尿量大于 200mL 或尿液颜色浅淡，立即告知医生
	□ 妥善固定引流管，观察引流液颜色、量及性质
	□ 查看患者电解质、激素、凝血功能、血糖情况，如有异常，告知医生并记录
	□ 完成其他基础护理评估
	准确执行医嘱
	□ 遵医嘱正确使用，护胃药、止血药、镇痛药、抗癫痫药、激素药，尿多者遵医嘱使用控制尿量药物（垂体后叶素、醋酸去氨加压素）
	健康教育

续表

时间	护理工作
手术当天	□ 告知心电监护仪、管路功能及注意事项
	□ 根据病情行术后饮食、体位、康复锻炼指导，告知可能出现的情况及应对方式
	□ 告知患者及家属如出现任何不适，及时告知医务人员
	按分级护理原则巡视，评估措施落实效果，并做好记录
	□ 按分级护理原则巡视病房，观察生命体征、血氧饱和度、意识、瞳孔、GCS 评分、肌力、疼痛、手术切口敷料有无渗血、每小时尿量及 24h 液体出入量，如有异常，告知医生并记录
术后第一天至出院前一天	评估与处理
	□ 监测 24h 液体出入量，观察有无多尿、烦渴；关注患者电解质
	□ 观察手术切口愈合情况，保持敷料清洁干燥
	准确执行医嘱
	□ 遵医嘱正确用药，躁动不安者遵医嘱使用镇静药；颅内压高者遵医嘱使用脱水剂（甘露醇、甘油果糖）；遵医嘱按时按量使用激素药，尿多者遵医嘱使用控制尿量药物（垂体后叶素、醋酸去氨加压素）；有癫痫病史或额颞叶手术患者遵医嘱使用抗癫痫药
	健康教育
	□ 康复锻炼：对偏瘫患者给予早期康复功能锻炼（良肢位摆放及床上主动运动、被动运动训练），病情允许时教会患者自我护理方法，如翻身、坐起、穿衣、上下轮椅、行走（渐进下床）等；面瘫、声音嘶哑者做好面部康复训练
	□ 饮食：对吞咽困难者给予鼻饲饮食及吞咽功能训练，行首次进食指导
	□ 安全风险防范：预防跌倒、坠床、压疮、肺部感染、深静脉血栓、管道滑脱、自伤及伤人等
	□ 其他：告知疾病恢复期注意事项
	□ 饮食：对吞咽困难者给予鼻饲饮食及吞咽功能训练，进行首次进食指导
	按分级护理原则巡视，评估措施落实效果，并做好记录
	□ 按分级护理原则巡视病房，观察生命体征、瞳孔、GCS 评分、四肢肌力、24h 液体出入量，有异常或者动态变化时告知医生并记录
出院当天	□ 复核住院费用，发放出院须知，讲解并签字，发放出院小结及出院带药
	□ 告知复诊、随诊、康复训练、饮食、手术切口等注意事项，完成出院准备度调查
	□ 用药指导：遵医嘱正确用药；激素药严格按医嘱服药；口服抗癫痫药患者遵医嘱坚持长期、规律服药，切忌突然停药、减药、漏服及自行换药；定期复查肝肾功能及血尿常规、激素水平；观察有无皮疹、胃肠道反应
	□ 完成满意度调查，送患者出病区
出院后延伸	□ 出院 2 周内电话回访
	□ 血栓高危患者出院 2 周、1 个月、3 个月电话回访
	□ 留置鼻饲管、导尿管的患者及皮肤压力性损伤的患者定期居家护理
	□ 在患者微信群定期推送相关健康知识，随时答疑解惑

第十三节　椎管内肿瘤临床护理路径

时间	护理工作
入院时	评估与紧急处理
	□ 绝对卧床休息，立即给予心电监护、氧气吸入，监测生命体征、血氧饱和度并记录，保持呼吸道通畅，必要时给予气管插管；对排尿困难或失禁者给予导尿
	□ 首次评估患者症状体征（意识、瞳孔、GCS 评分、肌力等）、辅助检查结果并记录
	立即告知医生进行综合评估
	□ 完善相关辅助检查，积极配合治疗
	□ 评估患者一般情况、既往史、家族史、用药史、心理 – 社会状况
	准确执行医嘱
	□ 遵医嘱给予止血药、脱水药；对头痛、呕吐、躁动患者，给予镇痛镇静、止吐、保护性约束等对症处理；完善心电图检查、急查血、备血、术区备皮等术前准备
入院第一天	评估与处理
	□ 观察意识、瞳孔、肌力、有无颅内压升高症状、GCS 评分，如有异常，及时告知医生并记录
	□ 6h 内完成相关护理评估（ADL、跌倒、坠床、压力性损伤、烫伤、深静脉血栓、管路、疼痛、营养、镇静、走失等）
	准确执行医嘱
	□ 遵医嘱正确用药，完善相关检查
	□ 遵医嘱监测血红蛋白及白蛋白，血红蛋白≥ 100g/L 或白蛋白≥ 35g/L 时方可手术
	□ 遵医嘱监测血糖，维持血糖在 8 ～ 10mmol/L，避免较低血糖（< 4.4mmol/L）
	健康教育
	□ 环境介绍：病区环境、病室规范、呼叫器的使用、人员介绍（主管医生、病区主任、护士长、责任护士）
	□ 饮食：根据营养筛查结果给予相应的饮食指导，戒烟酒
	□ 药物：告知口服药、静脉药、雾化药、外用药等的名称、剂量、作用、用法、不良反应及注意事项等，高血压患者规律服药，切忌血压忽高忽低，遵医嘱服用降糖药物、降脂药物
	□ 阳性体征：指导家属关注患者意识、肢体活动，如出现任何不适，及时告知医务人员
	□ 康复：对偏瘫患者给予良肢位摆放及床上主动运动、被动运动训练指导；绝对卧床休息，保持安静，减少外界刺激，保持头部中立位，无禁忌者抬高床头 20° ～ 30°，训练床上大小便
	□ 心理：告知保持良好心态，避免情绪激动
	□ 特殊检查治疗前指导：告知目的、配合事项及注意事项（CTA、MRA、腰穿等）
	□ 安全风险防范指导：预防跌倒、坠床、压疮、肺部感染、深静脉血栓、管道滑脱、自伤及伤人；告知电源及微波炉的正确使用、防火防盗等；避免任何不良刺激如用力排便、用力咳嗽等易诱发颅内压升高的因素

续表

时间	护理工作
入院第一天	按分级护理原则巡视，评估措施落实效果，并做好记录
	□ 按分级护理原则巡视病房，观察患者意识、瞳孔、肌力、GCS 评分、生命体征、阳性体征
手术前一天	评估与处理
	□ 评估有无阳性体征，查看患者相关血液检查（如血糖、肝肾功能）结果、心电图结果，如有异常，及时告知医生并记录
	准确执行医嘱
	□ 遵医嘱采取控制血压、减轻脑水肿、降低颅内压、促进脑功能恢复的措施，观察药物疗效及不良反应
	□ 遵医嘱备血、皮试、备好术中用药
	健康教育
	□ 术前禁食 6h、禁水 2h，不禁药，备好患服
	□ 绝对卧床休息，训练床上大小便、床上主动运动、被动运动、踝泵运动，每天 3 次
	□ 21:00 睡觉，22:00 难以入睡者告知医生
	□ 备齐术后用物（大 / 小便器、中单、约束带、翻身枕等）
	按分级护理原则巡视，评估措施落实效果，并做好记录
	□ 按分级护理原则巡视病房，观察患者意识、瞳孔、肌力、GCS 评分、生命体征、阳性体征、睡眠
手术当天	术前
	□ 术前 2.5h 饮能量水或温水 200 ～ 400mL，半小时内喝完
	□ 确认患者是否在生理期，摘除患者各种活动性物品及义齿
	□ 测量生命体征、血糖；对高血压患者指导用药；空腹血糖控制在 10mmol/L 以下；留置导尿管
	□ 做好手术部位标识；查看术中带药是否齐全，携带病历、影像资料，完善手术转运交接单
	术后
	评估与紧急处理
	□ 立即给予心电监护、氧气吸入，测量生命体征、血氧饱和度，评估意识、瞳孔、GCS 评分、肌力并记录，保持呼吸道通畅
	□ 妥善固定引流管，观察引流液颜色、量及性质
	□ 查看患者电解质、凝血功能、血糖情况，如有异常，告知医生并记录
	□ 完成其他基础护理评估
	准确执行医嘱
	□ 遵医嘱正确使用护胃药、止血药、镇痛药
	健康教育

续表

时间	护理工作
手术当天	□ 告知心电监护仪、管路功能及注意事项
	□ 根据病情行术后饮食、体位、康复锻炼指导，告知可能出现的情况及应对方式
	□ 告知患者及家属如出现任何不适，及时告知医务人员
	按分级护理原则巡视，评估措施落实效果，并做好记录
	□ 按分级护理原则巡视病房，观察生命体征、血氧饱和度、意识、瞳孔、GCS 评分、肌力、疼痛、手术切口敷料有无渗血，如有异常，告知医生并记录
术后第一天至出院前一天	评估与处理
	□ 观察引流管是否通畅、密闭及引流液的性质、量
	□ 观察手术切口愈合情况，保持敷料清洁干燥
	□ 观察有无脑脊液漏、排便形态有无异常
	准确执行医嘱
	□ 遵医嘱正确用药，躁动不安者遵医嘱使用镇静药，给予疼痛患者镇痛药
	健康教育
	□ 康复锻炼：对偏瘫患者给予早期康复功能锻炼（良肢位摆放及床上主动运动、被动运动训练），病情允许时教会患者自我护理方法，如翻身、坐起、穿衣、上下轮椅、行走（渐进下床）等
	□ 饮食：对吞咽困难者给予鼻饲饮食及吞咽功能训练，进行首次进食指导
	□ 安全风险防范：预防跌倒、坠床、压疮、肺部感染、深静脉血栓、管道滑脱、自伤及伤人等
	□ 其他：告知疾病恢复期注意事项，指导正确使用护具
	□ 告知患者及家属如出现任何不适，及时告知医务人员
	按分级护理原则巡视，评估措施落实效果，并做好记录
	□ 按分级护理原则巡视病房，观察生命体征、瞳孔、GCS 评分、四肢肌力，有异常或者动态变化时告知医生并记录
出院当天	□ 复核住院费用，发放出院须知，讲解并签字，发放出院小结及出院带药
	□ 告知复诊、随诊、康复训练、饮食、血压监测、血糖监测等注意事项，完成出院准备度调查
	□ 用药指导：遵医嘱正确用药，定期复查肝肾功能及血尿常规
	□ 完成满意度调查，送患者出病区
出院后延伸	□ 出院 2 周内电话回访
	□ 血栓高危患者出院 2 周、1 个月、3 个月电话回访
	□ 在患者微信群定期推送相关健康知识，随时答疑解惑
	□ 留置鼻饲管、导尿管的患者及皮肤压力性损伤的患者，定期居家护理

第五章

泌尿与生殖系统常见疾病临床护理路径

第一节　泌尿系统损伤临床护理路径

时间	护理工作
入院时	评估与紧急处理
	□ 对大出血、休克患者应建立静脉通路，给予输液、输血和积极复苏处理；对有手术指征者，紧急做好急诊手术准备
	□ 立即给予心电监护、氧气吸入，测量生命体征、血氧饱和度并记录，对排尿困难或失禁者给予导尿
	□ 首次评估患者症状体征（意识、血压、心率、体温、血尿、出血、排尿困难、尿液外渗、腹胀肿痛、认知等）、辅助检查结果并记录
	□ 肾损伤患者绝对卧床休息 2 ～ 4 周
	立即告知医生进行病情综合评估
	□ 完善相关辅助检查，积极配合治疗
	□ 评估患者健康史（一般情况、既往史、家族史、用药史）、身体状况、心理 – 社会状况
	准确执行医嘱
	□ 遵医嘱迅速给予急查血、输液、输血和积极复苏处理，合理应用镇痛药、镇静药、止血药、抗感染药物，完善心电图检查
入院第一天	评估与处理
	□ 密切观察生命体征、尿的颜色、尿量、肿胀疼痛，如有异常，及时告知医生并记录
	□ 6h 内完成相关护理评估（ADL、跌倒、坠床、压力性损伤、深静脉血栓、管路、疼痛、营养等）
	准确执行医嘱
	□ 遵医嘱正确用药，保持血压、体温在正常范围，完善相关检查
	□ 遵医嘱监测血压、体温，避免出血性休克、感染性休克
	健康教育
	□ 环境介绍：病区环境、病室规范、呼叫器的使用、人员介绍（主管医生、病区主任、护士长、责任护士）

续表

时间	护理工作
入院第一天	□ 饮食：根据疾病给予相关的饮食指导
	□ 用药指导：告知口服药、静脉药等的名称、剂量、作用、用法、不良反应及注意事项等
	□ 阳性体征：肾损伤患者绝对卧床休息，保持安静
	□ 特殊检查治疗前指导：告知目的、配合事项及注意事项（CT、MRI、X 线、肾动脉造影等）
	□ 安全风险防范指导：避免任何不良刺激如用力排便、用力咳嗽，预防跌倒、坠床、压疮、肺部感染、深静脉血栓、管道滑脱；告知电源及微波炉的正确使用、防火防盗等
	按分级护理原则巡视，评估措施落实效果，并做好记录
	□ 按分级护理原则巡视病房，观察患者意识、瞳孔、肌力、GCS 评分、生命体征、阳性体征
手术前	评估与处理
	□ 评估有无阳性体征及有无口服抗血小板药物、抗凝药物，询问患者有无服用二甲双胍等药物，查看患者相关血液检查（如尿常规、肝肾功能）结果、心电图结果，如有异常，及时告知医生并记录
	准确执行医嘱
	□ 遵医嘱控制血压、血糖，观察药物疗效及不良反应
	□ 遵医嘱备血、皮试，术前备药
	健康教育
	□ 术前禁食 6h、禁水 2h，不禁药，备好患服
	□ 指导患者床上大小便、有效咳嗽、床上活动（踝泵运动）
	□ 睡眠评估，是否需要安眠药
	□ 备齐术后用物（大 / 小便器、中单、翻身枕、吸管等）
	按分级护理原则巡视，评估措施落实效果，并做好记录
	□ 按分级护理原则巡视病房，观察患者意识、瞳孔、肌力、GCS 评分、生命体征、阳性体征
手术当天	术前
	□ 嘱患者禁食 6h、禁水 2h；指导患者更换手术服、戴手腕带，勿穿内衣内裤，取下义齿及各种配饰
	□ 核对患者手腕带、手术医嘱，查看手术部位标识、术中带药是否齐全，查看手术知情同意书，完善手术患者转运交接单等
	□ 询问患者禁食水情况，测量生命体征
	术后
	评估与紧急处理
	□ 立即给予心电监护、氧气吸入，监测患者生命体征、血氧饱和度、意识
	□ 妥善固定引流管及导尿管，观察引流液量及性质，准确记录 24h 尿量
	□ 术后观察切口有无渗血渗液、有无肿胀疼痛
	□ 查看患者电解质、凝血功能，如有异常，告知医生并记录

续表

时间	护理工作
手术当天	准确执行医嘱
	□ 输液管理：合理调节输液速度，避免加重健侧肾脏负担，正确执行用药医嘱，慎用对肾功能有损害的药物
	□ 行踝泵运动或给予气压泵治疗
	健康教育
	□ 告知监护仪设置、管路功能及注意事项
	□ 根据病情指导患者术后饮食、体位、康复锻炼，告知可能出现的情况及应对方式
	□ 告知患者及家属如出现任何不适，及时告知医务人员
	按分级护理原则巡视，评估措施落实效果，并做好记录
	□ 按分级护理原则巡视病房，观察生命体征、血氧饱和度、意识、瞳孔、GCS 评分、肌力、疼痛、手术切口敷料有无渗血，如有异常，告知医生并记录
术后第一天至出院前一天	评估与处理
	□ 监测患者生命体征、切口是否渗血渗液及有无出血、感染等并发症
	□ 术后观察引流管是否通畅、密闭及引流液的颜色、性状及量，准确记录 24h 尿量
	准确执行医嘱
	□ 肾部分切除术后患者绝对卧床休息 1 ～ 2 周，以防继发性出血
	□ 维持体液平衡，保证组织有效灌注量
	健康教育
	□ 预防出血：肾部分切除术后患者绝对卧床休息 1 ～ 2 周，以防继发性出血，如有异常，及时告知医护人员
	□ 病情允许时指导患者首次下床及首次进食，对长期卧床患者行下肢深静脉血栓、压疮的观察及护理和预防肺部感染的健康指导
	□ 康复锻炼：对卧床患者给予早期康复功能锻炼（床上踝泵运动），病情允许时教会患者自我护理方法，如翻身、坐起、穿衣、行走（渐进下床）等
	□ 饮食：首次进食指导，术后 6h 可进流食
	□ 安全风险防范：预防跌倒、坠床、压疮、肺部感染、深静脉血栓、管道滑脱
	□ 用药指导：告知药物名称、作用、用法、常见不良反应
	□ 管路指导：告知各种管路的观察及保护、拔管前后的注意事项等
	□ 其他：告知疾病恢复期的注意事项
	□ 告知患者及家属如出现任何不适，及时告知医务人员
	按分级护理原则巡视，评估措施落实效果，并做好记录
	□ 按分级护理原则巡视病房，观察患者意识、瞳孔、肌力、GCS 评分、生命体征、阳性体征，有异常或者动态变化时告知医生并记录

续表

时间	护理工作
出院当天	□ 复核住院费用，发放出院须知，讲解并签字，发放出院小结及出院带药
	□ 告知复诊、随诊、康复训练、饮食、血压监测等注意事项，完成出院准备度调查
	□ 特殊用药指导（肾切除患者慎用对肾功能有损害的药物）
	□ 肾损伤患者出院 3 个月不宜从事体力劳动或竞技运动，防止继发损伤；膀胱造瘘管带管出院的自我护理（引流袋放置事项，间断挤压以防沉淀物堵管，出现膀胱刺激征、尿中有血块、发热等时及时就诊）；尿道狭窄患者需定期行尿道扩张术，应向患者说明该治疗的意义，鼓励患者定期返院行尿道扩张术
	□ 患者若出现排尿不畅、尿线变细、尿液滴沥、尿液混浊等，可能为尿道狭窄，需及时就医
	□ 完成满意度调查，送患者出病区
出院后延伸	□ 出院 2 周内电话回访
	□ 血栓高危患者出院 1 周、1 个月、3 个月电话回访
	□ 术后 4 周随诊，复查泌尿系统彩超、静脉肾盂造影，明确有无肾积水、输尿管狭窄及肾功能损害
	□ 病区宣教栏有相关健康知识，随时查看

第二节　泌尿系统结石临床护理路径

时间	护理工作
入院时	评估与紧急处理
	□ 缓解疼痛：卧床休息，局部可热敷，指导患者深呼吸、放松以减轻疼痛，必要时遵医嘱用药
	□ 首次评估患者症状体征（意识、生命体征、营养、肾区叩痛、管路、排尿情况等）
	立即告知医生进行病情综合评估
	□ 评估患者健康史（一般情况、既往史、家族史、用药史）、心理－社会状况
	□ 肾绞痛患者遵医嘱使用止疼药
	□ 结石继发急性肾盂肾炎或肾积脓时，可有畏寒、发热等全身症状，遵医嘱使用抗感染药物，行退热处理
入院第一天	评估与处理
	□ 密切观察患者意识、生命体征、血糖、疼痛、排尿情况等，如有异常，及时告知医生并记录
	□ 完成相关护理评估（ADL、跌倒、坠床、深静脉血栓、压力性损伤、管路、疼痛等）
	准确执行医嘱
	□ 遵医嘱正确用药，完善相关检查

续表

时间	护理工作
入院第一天	□ 合并感染时遵医嘱使用抗感染药物
	□ 遵医嘱应用解痉药、镇痛剂等，观察疼痛的缓解情况及药物不良反应
	健康教育
	□ 环境介绍：病区环境、病室规范、呼叫器的使用、人员介绍（主管医生、病区主任、护士长、责任护士）
	□ 饮食：对结石成分明确或部分因代谢性疾病引发结石的患者，给予对应的饮食指导；大量饮水可稀释尿液，预防结石复发，预防感染，促进排石
	□ 用药指导：观察镇痛药的疗效、不良反应及注意事项
	□ 阳性体征：缓解疼痛，卧床休息，局部可热敷，指导患者深呼吸、放松以减轻疼痛，必要时遵医嘱用药
	□ 特殊检查治疗前指导：告知目的、配合事项及注意事项（尿路平片、静脉尿路造影、逆行肾盂造影、MRU、放射性核素肾显像、内镜检查、体外冲击波碎石等）
	□ 安全风险防范指导：避免任何不良刺激如用力排便、用力咳嗽，预防跌倒、坠床、压疮、肺部感染、深静脉血栓、管道滑脱，告知电源及微波炉的正确使用、防火防盗等
	按分级护理原则巡视，评估措施落实效果，并做好记录
	□ 按分级护理原则巡视病房，观察患者意识、瞳孔、肌力、GCS 评分、生命体征、阳性体征
手术前一天	评估与处理
	□ 评估有无阳性体征及有无口服抗凝药物如阿司匹林、华法林等
	□ 查看患者相关辅助检查结果，如血糖、肝肾功能、心电图、胸部 X 线等，如有异常，及时告知医生并记录
	准确执行医嘱
	□ 遵医嘱采取控制血压、调节血糖、控制感染的措施，观察药物效果及不良反应
	□ 遵医嘱给予口服泻药或普通灌肠
	□ 遵医嘱备血、皮试
	健康教育
	□ 术前禁食 6h、禁水 2h，不禁药，备好患服
	□ 指导患者床上大小便、有效咳嗽、床上活动
	□ 告知患者取下首饰、眼镜、义齿，准备术后物品（中单、便盆、翻身枕）等
	按分级护理原则巡视，评估措施落实效果，并做好记录
	□ 按分级护理原则巡视病房，观察患者意识、瞳孔、尿量、生命体征、阳性体征
手术当天	术前
	□ 术前禁食 6h、禁水 2h，遵医嘱导尿
	□ 核对手术医嘱，查看手术知情同意书，完善手术患者转运交接单，协助患者更换患服等
	□ 查看手术部位标识、术中带药是否齐全
	□ 查问患者禁食水情况，测量血压、脉搏、血糖等

续表

时间	护理工作
手术当天	术后
	评估与处理
	□ 给予心电监护及氧气吸入，测量生命体征、血氧饱和度等
	□ 腰硬联合麻醉平卧 6h，全身麻醉清醒后取半卧位，经皮肾镜钬激光碎石术后卧床 3 ～ 4d
	□ 术后 6h 可进流食
	□ 妥善固定引流管及导尿管
	□ 行膀胱冲洗的患者，保持通畅，根据尿色调整速度
	准确执行医嘱
	□ 遵医嘱使用抗感染药、解痉镇痛药、护胃药，补充电解质等
	□ 需长期卧床患者，遵医嘱行气压泵治疗，预防深静脉血栓
	健康教育
	□ 告知心电监护仪、管路功能及注意事项
	□ 根据病情行术后饮食、体位、康复锻炼指导，告知可能出现的情况及应对方式
	□ 告知患者及家属如出现任何不适，及时告知医护人员
	□ 指导患者床上行踝泵运动，预防深静脉血栓
	按分级护理原则巡视，评估措施落实效果，并做好记录
	□ 按分级护理原则巡视病房，观察生命体征、血氧饱和度、意识、瞳孔、GCS 评分、肌力、疼痛、手术切口敷料有无渗血，如有异常，告知医生并记录
术后第一天至出院前一天	评估与处理
	□ 观察引流液、尿液的颜色、性质、量的变化
	□ 根据病情停止膀胱冲洗
	□ 观察有无术后并发症：出血、感染、输尿管或周围脏器损伤等
	准确执行医嘱
	□ 遵医嘱使用抗感染药、解痉镇痛药、护胃药，补充电解质等
	健康指导
	□ 进食易消化、富含营养和纤维的食物，保持大便通畅
	□ 留置导尿管期间多饮水，病情允许时，成人 24h 尿量在 2000mL 以上
	□ 用药指导：告知药物名称、作用、用法、不良反应及注意事项
	□ 管路指导：告知各种管路的观察及保护、拔管前后的注意事项
	□ 根据结石分析结果指导患者生活、饮食注意事项
	□ 安全风险防范指导：预防跌倒、坠床、压疮、肺部感染、深静脉血栓、管道滑脱，告知电源及微波炉的正确使用、中心供氧装置的“四防”、贵重物品保管等
	□ 其他：告知疾病恢复期的注意事项

续表

时间	护理工作
术后第一天至出院前一天	□ 告知患者及家属如出现任何不适，及时告知医务人员
	按分级护理原则巡视，评估措施落实效果，并做好记录
	□ 按分级护理原则巡视病房，观察患者意识、瞳孔、肌力、尿量、生命体征、阳性体征，有异常或者动态变化时告知医生并记录
出院当天	□ 复核住院费用，发放出院须知并讲解，发放出院小结及出院带药
	□ 告知复诊、随诊、康复训练、饮食等注意事项，完成出院准备度调查
	□ 双 J 管自我护理：若出现排尿疼痛，多为双 J 管膀胱端刺激所致，一般多饮水、减少活动和对症处理后均能缓解
	□ 完成满意度调查，送患者出病区
出院后延伸	□ 出院 2 周内电话回访
	□ 血栓中高危患者出院 2 周、1 个月、3 个月电话回访
	□ 复查指导：嘱带双 J 管出院患者术后 4 ～ 6 周回院复查并拔除双 J 管

第三节　前列腺增生临床护理路径

时间	护理工作
入院时	评估与处理
	□ 核对患者身份信息，办理入院手续
	□ 首次评估患者症状体征（意识、生命体征、营养、疼痛、管路、排尿情况等）
	立即告知医生进行病情综合评估
	□ 评估患者健康史（一般情况、既往史、家族史、用药史）、心理 – 社会状况
	□ 急性尿潴留患者首选置入导尿管，置入失败者可行耻骨上膀胱造瘘
入院第一天	评估与处理
	□ 密切观察患者意识、生命体征、血糖、排尿情况等，如有异常，及时告知医生并记录
	□ 完成相关护理评估（ADL、跌倒、坠床、深静脉血栓、压力性损伤、管路、疼痛等）
	准确执行医嘱
	□ 遵医嘱正确用药，完善相关检查
	□ 合并感染时遵医嘱使用抗感染药物
	健康教育

续表

时间	护理工作
入院第一天	□ 环境介绍：病区环境、病室规范、呼叫器的使用、人员介绍（主管医生、病区主任、护士长、责任护士）
	□ 饮食：避免或减少咖啡、酒精、辛辣食物摄入；粗纤维饮食，预防便秘
	□ 药物：因合并其他内科疾病需同时服用多种药物的患者，应严格遵医嘱用药，如阿托品、山莨菪碱等抑制膀胱逼尿肌收缩，增加排尿困难；某些降压药物含有利尿成分，加重尿频症状
	□ 特殊检查治疗前指导：告知目的、配合事项及注意事项（ECT、MRA、直肠指检、前列腺穿刺等）
	□ 安全风险防范指导：避免急性尿潴留的诱发因素，如受凉、过度劳累、饮酒、便秘、久坐；预防跌倒、坠床、压疮、肺部感染、深静脉血栓、管道滑脱；告知电源及微波炉的正确使用、中心供氧装置的"四防"、防火防盗等
	□ 告知患者及家属如出现任何不适，及时告知医务人员
	按分级护理原则巡视，评估措施落实效果，并做好记录
	□ 按分级护理原则巡视病房，观察患者意识、瞳孔、肌力、尿量、生命体征、阳性体征
手术前一天	评估与处理
	□ 评估有无阳性体征及有无口服抗凝药物如阿司匹林、华法林等
	□ 查看患者相关辅助检查结果，如血糖、肝肾功能、心电图、胸部X线等结果，如有异常，及时告知医生并记录
	准确执行医嘱
	□ 遵医嘱采取控制血压、调节血糖、控制感染的措施，观察药物效果及不良反应
	□ 遵医嘱给予口服泻药或普通灌肠
	□ 遵医嘱备血、皮试
	健康教育
	□ 术前禁食6h、禁水2h，不禁药，备好患服
	□ 指导患者床上大小便、有效咳嗽、床上活动
	□ 告知患者取下首饰、眼镜、义齿，准备术后物品（中单、便盆、翻身枕）等
	按分级护理原则巡视，评估措施落实效果，并做好记录
	□ 按分级护理原则巡视病房，观察患者意识、瞳孔、肌力、尿量、生命体征、阳性体征
手术当天	术前
	□ 术前禁食6h、禁水2h，遵医嘱导尿
	□ 核对手术医嘱，查看手术知情同意书，完善手术患者转运交接单，协助患者更换患服等
	□ 查看手术部位标识、术中带药是否齐全
	□ 查问患者禁食水情况，测量血压、脉搏、血糖等
	术后
	评估与处理

续表

时间	护理工作
手术当天	□ 给予心电监护及氧气吸入，测量生命体征、血氧饱和度等
	□ 腰硬联合麻醉平卧 6h，全身麻醉清醒后取半卧位
	□ 术后 6h 可进流食
	□ 妥善固定引流管及导尿管
	□ 行膀胱冲洗的患者，保持通畅，根据尿色调整速度
	□ 指导患者床上活动，预防深静脉血栓
	准确执行医嘱
	□ 遵医嘱使用抗感染药、解痉镇痛药、辅助通气药、护胃药，补充电解质等
	健康教育
	□ 告知心电监护仪、管路功能及注意事项
	□ 根据病情行术后饮食、体位、康复锻炼指导，告知可能出现的情况及应对方式
	□ 告知患者及家属如出现任何不适，及时告知医护人员
	□ 指导患者首次下床活动
	按分级护理原则巡视，评估措施落实效果，并做好记录
	□ 按分级护理原则巡视病房，观察生命体征、血氧饱和度、意识、瞳孔、GCS 评分、肌力、疼痛、手术切口敷料有无渗血，如有异常，告知医生并记录
术后第一天至出院前一天	评估与处理
	□ 观察尿液的颜色、性质、量的变化
	□ 根据病情停止膀胱冲洗
	□ 观察有无术后并发症：出血、经尿道电切综合征、尿失禁、尿道狭窄等
	准确执行医嘱
	□ 遵医嘱使用抗感染药、解痉镇痛药、辅助通气药、护胃药，补充电解质等
	健康指导
	□ 术后 1 个月内避免剧烈运动，如跑步、骑自行车等，防止继发性出血
	□ 进食易消化、富含营养和纤维的食物，保持大便通畅，禁止灌肠或肛管排气
	□ 留置导尿管期间多饮水，病情允许时，饮水量＞2000mL/d
	□ 管路指导：告知各种管路的观察及保护、拔管前后的注意事项
	□ 康复锻炼：指导患者行肛提肌训练；若术后出现排尿困难，应警惕尿道狭窄，及时到医院复查
	□ 其他：告知疾病恢复期的注意事项
	□ 告知患者及家属如出现任何不适，及时告知医务人员
	按分级护理原则巡视，评估措施落实效果，并做好记录
	□ 密切观察生命体征、血氧饱和度、意识、引流液和尿液的性质、量等，观察并发症

续表

时间	护理工作
出院当天	□ 复核住院费用，发放出院须知并讲解，发放出院小结及出院带药
	□ 告知复诊、随诊、康复训练、饮食等注意事项，完成出院准备度调查
	□ 指导患者观察排尿情况，观察有无尿失禁、排尿困难
	□ 完成满意度调查，送患者出病区
出院后延伸	□ 出院 2 周内电话回访
	□ 血栓中高危患者出院 2 周、1 个月、3 个月电话回访
	□ 复查指导：术后 1 个月复查总体恢复情况，有无出现早期并发症；术后 3 个月复查 I-PSS、尿流率检查、残余尿测定，必要时查尿常规、尿细菌培养、PSA、直肠指检

第四节　泌尿系统肿瘤临床护理路径

时间	护理工作
入院时	评估与处理
	□ 核对患者身份信息，办理入院手续
	□ 首次评估患者症状体征（意识、生命体征、营养、疼痛、管路、排尿情况等）
	立即告知医生进行病情综合评估
	□ 评估患者健康史（一般情况、既往史、家族史、用药史）、心理 - 社会状况
	□ 急性尿潴留患者首选置入导尿管，置入失败者可行耻骨上膀胱造瘘
入院第一天	评估与处理
	□ 密切观察患者意识、生命体征、血糖、排尿情况等，如有异常，及时告知医生并记录
	□ 完成相关护理评估（ADL、跌倒、坠床、深静脉血栓、压力性损伤、管路、疼痛等）
	□ 行前列腺穿刺活检术的患者穿刺后观察尿色和体温，警惕出血和感染
	准确执行医嘱
	□ 遵医嘱正确用药，完善相关检查
	□ 合并感染时遵医嘱使用抗感染药物
	□ 遵医嘱应用解痉药、镇痛药等，观察疼痛的缓解情况及药物不良反应
	健康教育
	□ 环境介绍：病区环境、病室规范、呼叫器的使用、人员介绍（主管医生、病区主任、护士长、责任护士）
	□ 饮食：避免或减少咖啡、酒精、辛辣食物摄入；粗纤维饮食，预防便秘

续表

时间	护理工作
入院第一天	□ 药物：因合并其他内科疾病需同时服用多种药物的患者，应严格遵医嘱用药，如阿托品、山莨菪碱等抑制膀胱逼尿肌收缩，增加排尿困难。某些降压药物含有利尿成分，加重尿频症状
	□ 特殊检查治疗前指导：告知目的、配合事项及注意事项（MRI/CT、TRUS、ECT、直肠指检、前列腺穿刺、CT 尿路造影、放射性核素骨扫描、膀胱镜检等）
	□ 安全风险防范指导：避免急性尿潴留的诱发因素，如受凉、过度劳累、饮酒、便秘、久坐；预防跌倒、坠床、压疮、肺部感染、深静脉血栓、管道滑脱；告知电源及微波炉的正确使用、中心供氧装置的“四防”、贵重物品保管等
	按分级护理原则巡视，评估措施落实效果，并做好记录
	□ 按分级护理原则巡视病房，观察患者意识、瞳孔、肌力、GCS 评分、生命体征、阳性体征
手术前一天	评估与处理
	□ 评估有无阳性体征及有无口服抗凝药物如阿司匹林、华法林等
	□ 查看患者相关辅助检查结果，如血糖、肝肾功能、心电图、胸部 X 线等结果，如有异常，及时告知医生并记录
	准确执行医嘱
	□ 遵医嘱采取控制血压、调节血糖、控制感染的措施，观察药物效果及不良反应
	□ 遵医嘱给予口服泻药或普通灌肠（膀胱肿瘤手术患者遵医嘱给予清洁灌肠）
	□ 遵医嘱备血、皮试
	健康教育
	□ 术前禁食 12h、禁水 4h，不禁药，备好患服
	□ 指导患者床上大小便、有效咳嗽、床上活动
	□ 告知患者取下首饰、眼镜、义齿，准备术后物品（中单、便盆、翻身枕等）
	按分级护理原则巡视，评估措施落实效果，并做好记录
	□ 按分级护理原则巡视病房，观察患者意识、瞳孔、肌力、尿量、生命体征、阳性体征
手术当天	术前
	□ 术前禁食 12h、禁水 4h，遵医嘱导尿
	□ 核对手术医嘱，查看手术知情同意书，完善手术患者转运交接单，协助患者更换患服等
	□ 查看手术部位标识、术中带药是否齐全
	□ 膀胱肿瘤手术患者遵医嘱术晨清洁灌肠
	□ 查问患者禁食水情况，测量血压、脉搏、血糖等
	术后
	评估与处理
	□ 给予心电监护及氧气吸入，测量生命体征、血氧饱和度等
	□ 全身麻醉清醒后取半卧位
	□ 术后 6h 可进流食

续表

时间	护理工作
手术当天	□ 妥善固定各引流管及导尿管
	□ 行膀胱冲洗的患者，保持通畅，根据尿色调整速度
	□ 造口护理：观察造口颜色、形状、大小，注意有无缺血、坏死、造口回缩、造口狭窄、造口周围皮肤异常等，保持造口周围皮肤干燥，及时更换造口袋
	□ 原位新膀胱的患者术后 3d 行低压缓慢膀胱冲洗
	□ 肾脏全切术后患者麻醉清醒后取半卧位，利于切口引流，术后 6h 可进流食；行肾脏部分切除术者常需卧床 3 ～ 7d，进行床上主动运动、被动运动，每天 3 次
	□ 指导患者床上行踝泵运动，必要时行气压泵治疗，预防深静脉血栓
	准确执行医嘱
	□ 遵医嘱使用抗感染药、解痉镇痛药、辅助通气药、护胃药，补充电解质等
	健康教育
	□ 告知监护仪设置、管路功能及注意事项
	□ 对于膀胱灌注的患者，指导灌注前排空膀胱，减少饮水，灌注后保留药液 0.5 ～ 2h，协助患者每 15 ～ 30min 变换 1 次体位，分别取俯卧位、仰卧位、左侧卧位、右侧卧位，使药液均匀地与膀胱壁接触；灌注后，嘱患者大量饮水，稀释尿液、降低药物浓度，减少药物对尿道黏膜的刺激
	□ 根据病情行术后饮食、体位、康复锻炼指导，告知可能出现的情况及应对方式
	□ 告知患者及家属出现如任何不适，及时告知医护人员
	□ 指导患者首次下床活动
	按分级护理原则巡视，评估措施落实效果，并做好记录
	□ 按分级护理原则巡视病房，观察生命体征、血氧饱和度、意识、瞳孔、GCS 评分、肌力、疼痛、手术切口敷料有无渗血，如有异常，告知医生并记录
术后第一天至出院前一天	评估与处理
	□ 观察引流液、尿液的颜色、性质、量的变化
	□ 腹部情况观察：手术切口有无渗血渗液、有无腹胀，若出现恶心、呕吐、血便、腹痛加剧，应警惕肠管损伤可能
	□ 观察有无术后并发症：出血、尿失禁、勃起功能障碍、膀胱穿孔、尿瘘、代谢异常等
	准确执行医嘱
	□ 遵医嘱使用抗感染药、解痉镇痛药、辅助通气药、护胃药，补充电解质等
	健康指导
	□ 术后 1 个月内避免剧烈运动，如跑步、骑自行车等，防止继发性出血
	□ 进食易消化、富含营养和纤维的食物，保持大便通畅，禁止灌肠或肛管排气
	□ 留置导尿管期间多饮水，病情允许时，饮水量＞ 2 000mL/d
	□ 管路指导：告知各种管路的观察及保护、拔管前后的注意事项
	□ 指导原位新膀胱的患者有效排空新膀胱的技巧，通过锻炼逐渐扩大新膀胱容量，增强排尿可控性

续表

时间	护理工作
术后第一天至出院前一天	□ 指导保留膀胱的患者定期行膀胱灌注治疗
	□ 指导患者及家属自我造口护理；进食清淡食物，减少葱、姜、蒜等刺激性食物摄入，适当多饮水；积极装扮，树立健康自信的形象
	□ 康复锻炼：指导患者行肛提肌训练
	□ 其他：告知疾病恢复期的注意事项；术后 1 ～ 2 个月避免久坐、提重物，避免剧烈活动
	□ 告知患者及家属如出现任何不适，及时告知医务人员
	按分级护理原则巡视，评估措施落实效果，并做好记录
	□ 按分级护理原则巡视病房，观察患者意识、瞳孔、肌力、引流管、生命体征、阳性体征，有异常或者动态变化时告知医生并记录
出院当天	□ 复核住院费用，发放出院须知并讲解，发放出院小结及出院带药
	□ 告知复诊、随诊、康复训练、饮食等注意事项，完成出院准备度调查
	□ 指导患者观察排尿情况，观察有无尿失禁、排尿困难
	□ 完成满意度调查，送患者出病区
出院后延伸	□ 出院 2 周内电话回访
	□ 血栓中高危患者出院 2 周、1 个月、3 个月电话回访
	□ 前列腺肿瘤疾病复查指导：每 3 ～ 6 个月复查 1 次 DRE 和 PSA，如有治愈可能，复查间隔可缩短；年龄在 50 岁以上的男性，每年应做 1 次专科检查，包括直肠指检、PSA 和经直肠超声检查，对可疑者行前列腺穿刺活检
	□ 膀胱肿瘤疾病复查指导：遵医嘱定期到门诊进行膀胱灌注，灌注前少饮水，灌注化疗后适当多饮水，多排尿，减少药物对膀胱的刺激；定期复查血常规、尿常规、生化检查、膀胱镜、影像学检查等

第五节　泌尿系统、男性生殖系统结核临床护理路径

时间	护理工作
入院时	评估与处理
	□ 办理入院手续
	□ 测量生命体征（体温、脉搏、呼吸、血压、意识、认知、疼痛等）
	□ 首次评估患者症状体征（自理能力、跌倒、坠床、压力性损伤、深静脉血栓、疼痛、营养）
	立即告知医生进行病情综合评估
	□ 完善相关辅助检查，积极配合治疗

续表

时间	护理工作
入院时	□ 评估患者健康史(一般情况、既往史、家族史)、心理 – 社会状况
	准确执行医嘱
	□ 遵医嘱口服抗结核药物
入院第一天	评估与处理
	□ 密切观察患者生命体征、意识、排尿症状、尿量、阳性体征
	□ 6h 内完成相关护理评估(ADL、跌倒、坠床、压力性损伤、深静脉血栓、疼痛、营养等)
	准确执行医嘱
	□ 遵医嘱进行结核菌素试验、尿液检查
	□ 影像学检查：KUB 和 IVU，其中 IVU 是早期肾结核最敏感的检查方法之一，选择性膀胱镜检查；对前列腺结核、精囊结核，行尿道镜检查，必要时可做组织活检
	□ 严格遵医嘱执行抗结核治疗，勿随意增减剂量或停药，观察药物不良反应，及时报告医生并协助处理
	健康教育
	□ 环境介绍：病区环境、病室规范、呼叫器的使用、人员介绍(主管医生、病区主任、护士长、责任护士)
	□ 饮食：改善全身营养状况，进食营养丰富、富含维生素饮食
	□ 药物：肾切除术前抗结核药物治疗至少 2 周，肾部分切除术前抗结核药物治疗至少 4 周，应指导患者按时、足量、全程服用抗结核药物并观察不良反应
	□ 特殊检查治疗前指导：告知目的、配合事项及注意事项(结核菌素试验、尿液检查、影像学检查)
	□ 安全风险防范指导：避免任何不良刺激如用力排便、用力咳嗽、情绪过分激动等易诱发出血的因素；预防跌倒、坠床、压疮、肺部感染、深静脉血栓；告知电源及微波炉的正确使用、贵重物品保管等
	按分级护理原则巡视，评估措施落实效果，并做好记录
	□ 按分级护理原则巡视病房，观察患者意识、瞳孔、肌力、尿量、生命体征、阳性体征
手术前一天	评估与处理
	□ 评估有无阳性体征及口服抗结核药物不良反应，查看患者尿液检查、血液检查、肝肾功能、心电图、胸部 CT 等的结果，如有异常，及时告知医生并记录
	准确执行医嘱
	□ 严格遵医嘱执行抗结核治疗，勿随意增减剂量或停药，观察药物不良反应，及时报告医生并协助处理
	□ 遵医嘱给予口服泻药或普通灌肠、抽血、术前备血、抗生素皮试、准备术中用药等
	健康教育
	□ 术前禁食 6h、禁水 2h，不禁药，备好患服
	□ 指导患者床上大小便、有效咳嗽、床上活动(踝泵运动)
	□ 睡眠评估，是否需要安眠药

续表

时间	护理工作
手术前一天	□ 备齐术后用物（大 / 小便器、中单、翻身枕、吸管等）
	按分级护理原则巡视，评估措施落实效果，并做好记录
	□ 按分级护理原则巡视病房，观察患者意识、瞳孔、肌力、尿量、生命体征、阳性体征
手术当天	术前
	□ 嘱患者禁食 6h、禁水 2h，指导患者更换手术服、戴手腕带，勿穿内衣内裤，取下义齿及各种配饰
	□ 核对患者手腕带、手术医嘱，查看手术部位标识、术中带药是否齐全，查看手术知情同意书，完善手术患者转运交接单等
	□ 查问患者禁食水情况，测量生命体征
	术后
	评估与紧急处理
	□ 立即给予心电监护、氧气吸入
	□ 监测患者生命体征，妥善固定引流管及导尿管，准确记录引流液及尿液的颜色、性状、量
	□ 全身麻醉清醒后取半卧位，利于切口引流
	□ 观察切口有无渗血渗液
	□ 评估患者疼痛情况，必要时遵医嘱给予镇痛药，及时评价镇痛效果
	□ 完成其他基础护理评估
	准确执行医嘱
	□ 遵医嘱正确用药
	健康教育
	□ 告知心电监护仪、管路功能及注意事项
	□ 根据病情行术后饮食、体位、康复锻炼指导，告知可能出现的情况及应对方式
	□ 告知患者及家属如出现任何不适，及时告知医务人员
	□ 指导患者床上活动，预防深静脉血栓
	按分级护理原则巡视，评估措施落实效果，并做好记录
	□ 按分级护理原则巡视病房，观察生命体征、血氧饱和度、意识、瞳孔、引流管、肌力、疼痛、手术切口敷料有无渗血，如有异常，告知医生并记录
术后第一天至出院前一天	评估与处理
	□ 监测生命体征，遵医嘱复查血常规，使用抗生素，保持切口敷料清洁干燥，如有渗血、渗液，及时换药
	□ 保持引流管通畅，观察引流液颜色、性状、量
	准确执行医嘱
	□ 准确记录 24h 尿量
	□ 遵医嘱正确用药，继续抗感染、抗结核治疗

续表

时间	护理工作
术后第一天至出院前一天	健康教育
	□ 避免再出血：根据手术方式指导患者活动，避免继发出血，如有异常，及时告知医护人员
	□ 康复锻炼：病情允许时教会患者自我护理方法，如翻身、坐起、穿衣、行走（渐进下床）等
	□ 饮食：鼓励患者进食营养丰富、富含维生素的食物
	□ 安全风险防范：预防跌倒、坠床、压疮、肺部感染、深静脉血栓、管道滑脱等
	□ 用药指导：告知药物名称、作用、用法、常见不良反应
	□ 管路指导：告知各种管路的观察及保护、拔管前后的注意事项等
	□ 其他：告知疾病恢复期的注意事项
	□ 告知患者及家属如出现任何不适，及时告知医务人员
	按分级护理原则巡视，评估措施落实效果，并做好记录
	□ 按分级护理原则巡视病房，观察患者意识、瞳孔、肌力、GCS 评分、生命体征、阳性体征，有异常或者动态变化时告知医生并记录
出院当天	□ 复核住院费用，发放出院须知，讲解并签字，发放出院小结及出院带药
	□ 告知复诊、随诊、康复训练、饮食注意事项，完成出院准备度调查
	□ 特殊用药指导：严格遵医嘱执行抗结核治疗，勿随意增减剂量或停药；告知患者可能发生的不良反应并嘱咐发现相关症状时及时与医生沟通
	□ 完成满意度调查，送患者出病区
出院后延伸	□ 出院 2 周内电话回访
	□ 血栓中高危患者出院 2 周、1 个月、3 个月电话回访
	□ 复查指导：术后应每个月检查尿常规、尿结核分枝杆菌、血沉情况，连续半年尿中无结核分枝杆菌称稳定阴转，5 年不复发可认为治愈；如果有明显膀胱结核或伴有其他器官结核，随诊时间延长至 10 ～ 20 年或更长

第六节　肾上腺疾病临床护理路径

时间	护理工作
入院时	评估与处理
	□ 测量生命体征（体温、脉搏、呼吸、血压、血糖、意识、认知、疼痛等）
	□ 首次评估患者症状体征（自理能力、跌倒、坠床、压力性损伤、深静脉血栓、疼痛、营养）
	立即告知医生进行病情综合评估
	□ 完善相关辅助检查，积极配合治疗

续表

时间	护理工作
入院时	□ 评估患者健康史(一般情况、既往史、家族史、用药史)、心理－社会状况
	准确执行医嘱
	□ 遵医嘱监测血压(个体化),若收缩压＞160mmHg,可将血压控制在140～160mmHg,患者平稳降压的同时避免低血压(平均动脉压＜65mmHg)
	□ 遵医嘱使用保钾利尿剂、钾剂,监测血钠、血钾、血糖情况,密切观察药物不良反应
入院第一天	评估与处理
	□ 密切观察生命体征,有无高血压、低血钾、高血糖,如有异常,及时告知医生并记录
	□ 6h内完成相关护理评估(ADL、跌倒、坠床、压力性损伤、深静脉血栓、疼痛、营养等)
	准确执行医嘱
	□ 遵医嘱正确用药,维持血压在正常范围,完善相关检查
	□ 遵医嘱监测血钾、血钠情况,监测血压、血糖(个体化)是否正常
	健康教育
	□ 环境介绍:病区环境、病室规范、呼叫器的使用、人员介绍(主管医生、病区主任、护士长、责任护士)
	□ 饮食:给予高蛋白、高钾、高钙、低钠、低脂肪的食物,避免刺激性食物
	□ 药物:告知口服药、静脉药等的名称、剂量、作用、用法、不良反应及注意事项等
	□ 阳性体征:遵医嘱监测生命体征,观察血压变化,若收缩压＞160mmHg,可将血压控制在140～160mmHg,患者平稳降压的同时避免低血压(平均动脉压＜65mmHg)
	□ 特殊检查治疗前指导:告知目的、配合事项及注意事项(CT、MRI、X线等)
	□ 安全风险防范指导:避免任何不良刺激如用力排便、用力咳嗽,预防跌倒、坠床、压疮、肺部感染、深静脉血栓、管道滑脱,告知电源及微波炉的正确使用、防火防盗等
	按分级护理原则巡视,评估措施落实效果,并做好记录
	□ 按分级护理原则巡视病房,观察患者意识、瞳孔、肌力、尿量、生命体征、阳性体征
手术前一天	评估与处理
	□ 评估有无阳性体征及有无口服抗血小板药物、抗凝药物,询问患者有无服用二甲双胍等药物,查看患者相关血液检查(如尿常规、肝肾功能)结果、心电图结果,如有异常,及时告知医生并记录
	准确执行医嘱
	□ 遵医嘱控制血压、血糖,观察药物疗效及不良反应
	□ 遵医嘱给予口服泻药或普通灌肠、抽血、术前备血、抗生素皮试、准备术中用药
	健康教育
	□ 术前禁食6h、禁水2h,不禁药,备好患服
	□ 指导患者床上大小便、有效咳嗽、床上活动(踝泵运动)
	□ 睡眠评估,是否需要安眠药
	□ 备齐术后用物(大/小便器、中单、翻身枕、吸管等)

续表

时间	护理工作
手术前一天	按分级护理原则巡视，评估措施落实效果，并做好记录
	□ 按分级护理原则巡视病房，观察患者意识、瞳孔、尿量、生命体征、阳性体征
手术当天	术前
	□ 嘱患者禁食 6h、禁水 2h；指导患者更换手术服、戴手腕带，勿穿内衣内裤，取下义齿及各种配饰
	□ 核对患者手腕带、手术医嘱，查看手术部位标识、术中带药是否齐全，查看手术知情同意书，完善手术患者转运交接单等
	□ 询问患者禁食水情况，测量生命体征
	术后
	评估与紧急处理
	□ 立即给予心电监护、氧气吸入，监测患者生命体征、血氧饱和度、意识，尤其注意血压变化
	妥善固定引流管及导尿管，观察引流液量及性质，准确记录 24h 尿量
	□ 观察有无肾上腺危象(高热、恶心、呕吐、精神萎靡、心率快、血压低)的发生，一旦发现肾上腺危象迹象，及时报告医生
	□ 术后观察切口有无渗血渗液，有无腹胀、肿痛
	□ 查看患者电解质、凝血功能，如有异常，告知医生并记录
	□ 卧床休息，进行床上主动运动、被动运动，每天 3 次
	□ 完成其他基础护理评估
	准确执行医嘱
	□ 遵医嘱正确用药，静脉补充肾上腺皮质激素
	健康教育
	□ 告知心电监护仪、管路功能及注意事项
	□ 根据病情指导患者术后饮食、体位、康复锻炼，告知可能出现的情况及应对方式
	□ 指导患者床上活动，预防深静脉血栓
	□ 告知患者及家属如出现任何不适，及时告知医务人员
术后第一天至出院前一天	评估与处理
	□ 监测患者生命体征，尤其注意血压变化，切口是否渗血渗液，有无出血、感染等并发症
	□ 术后观察引流管是否通畅、密闭和引流液的颜色、性状及量，准确记录 24h 尿量
	□ 观察有无肾上腺危象的发生，一旦发现肾上腺危象迹象，及时报告医生
	准确执行医嘱
	□ 根据病情及术式嘱患者卧床休息
	□ 指导患者首次下床活动
	□ 进食易消化、富含营养和纤维的食物，保持大便通畅
	健康教育

续表

时间	护理工作
术后第一天至出院前一天	□ 预防出血：注意气候变化；规律服药；保持情绪稳定；遵医嘱控制血压在适当水平，切忌忽高忽低；如有异常，及时告知医护人员
	□ 病情允许时指导患者首次下床及首次进食，对长期卧床患者行下肢深静脉血栓、压疮的观察及护理。给予预防肺部感染健康指导
	□ 康复锻炼：对卧床患者给予早期康复功能锻炼（床上踝泵运动）指导，病情允许时教会患者自我护理方法，如翻身、坐起、穿衣、行走（渐进下床）等
	□ 饮食：加强营养，避免暴饮暴食，减轻肾脏负担
	□ 安全风险防范：预防跌倒、坠床、压疮、肺部感染、深静脉血栓、管道滑脱
	□ 用药指导：若术后血压未降至正常水平，需继续遵医嘱口服降压药；口服钾剂患者注意胃肠道反应；对行糖皮质激素替代治疗者，告知遵医嘱服药的重要性，切勿自行增减剂量
	□ 管路指导：告知各种管路的观察及保护、拔管前后的注意事项等
	□ 其他：告知疾病恢复期的注意事项
	□ 告知患者及家属如出现任何不适，及时告知医务人员
	按分级护理原则巡视，评估措施落实效果，并做好记录
	□ 按分级护理原则巡视病房，观察患者意识、瞳孔、肌力、生命体征、阳性体征，有异常或者动态变化时告知医生并记录
出院当天	□ 复核住院费用，发放出院须知，讲解并签字，发放出院小结及出院带药
	□ 告知复诊、随诊、康复训练、饮食、血压监测等注意事项，完成出院准备度调查
	□ 特殊用药指导：对行糖皮质激素替代治疗者，告知遵医嘱服药的重要性，切勿自行增减剂量
	□ 完成满意度调查，送患者出病区
出院后延伸	□ 出院 2 周内电话回访
	□ 术后 2 周复查血尿生化指标
	□ 血栓高危患者出院 1 周、1 个月、3 个月电话回访
	□ 定期复查血压
	□ 病区宣教栏有相关健康知识，随时查看

第七节　肾小球肾炎临床护理路径

时间	护理工作
入院时	评估与处理
	□ 测量生命体征

续表

时间	护理工作
入院时	□ 首次评估患者症状体征（水肿、尿量、尿色、体重、皮肤及黏膜颜色、疼痛等）、辅助检查结果并记录
	立即告知医生进行病情综合评估
	□ 完善相关辅助检查，积极配合治疗
	□ 评估患者健康史（一般情况、既往史、家族史、用药史）、心理－社会状况
	准确执行医嘱
	□ 遵医嘱完成心电图检查、急查血等
入院第一天	评估与处理
	□ 密切观察患者意识、生命体征等
	□ 6h 内完成相关护理评估（ADL、跌倒、坠床、压力性损伤、深静脉血栓、疼痛、管道、营养等）
	准确执行医嘱
	□ 正确执行医嘱，协助完成各项检查
	□ 关注患者肝肾功能、电解质、血糖、血型、感染性疾病筛查（乙型肝炎、丙型肝炎、艾滋病、梅毒等）、凝血功能、动脉血气分析、免疫指标等；纠正代谢性紊乱（如血钾＞ 5.0mmol/L、血糖＜ 4.4mmol/L、血钙＜ 2.15mmol/L、血钠＜ 135mmol/L 等）
	健康教育
	□ 环境介绍：病区环境、病室规范、呼叫器的使用、人员介绍（主管医生、病区主任、护士长、责任护士）
	□ 饮食：进食清淡、易消化的食物
	□ 药物：遵医嘱坚持长期、规律用药，切忌突然停药、减药、漏服及自行换药；观察用药后的不良反应（皮疹、胃肠道反应）
	□ 阳性体征：急性期卧床休息为主，双下肢水肿时抬高床尾 20° ～ 30°
	□ 康复：予床上主动运动、被动运动、踝泵运动训练指导
	□ 特殊检查治疗前指导：告知目的、配合事项及注意事项（24h 尿标本、肾动脉彩超、肾脏 ECT）
	□ 安全风险防范指导：避免任何不良刺激如用力排便、用力咳嗽，预防跌倒、坠床、压疮、肺部感染、深静脉血栓、管道滑脱，告知电源及微波炉的正确使用、防火防盗等
	按分级护理原则巡视，评估措施落实效果，并做好记录
	□ 根据分级护理原则巡视病房，观察患者生命体征；观察血压、水肿、尿量、血尿、蛋白尿、体重，警惕心力衰竭、高血压脑病、急性肾损伤等严重并发症的发生，如有异常，告知医生并记录

续表

时间	护理工作
入院第二天至出院前一天	评估与处理
	□ 密切观察患者生命体征及阳性体征
	□ 有异常时协助医生对症处理并记录
	准确执行医嘱
	□ 正确执行医嘱，协助完成各项检查
	健康教育
	□ 急性期患者避免刺激，卧床休息为主，床两侧均拉起床栏，防坠床；防跌倒，家属全程陪护
	□ 康复锻炼：病情恢复期下床活动并执行渐进下床
	□ 饮食：进食清淡食物，避免辛辣刺激性食物；避免过饥过饱、暴饮暴食；戒烟酒，少饮浓茶、咖啡等刺激性饮料
	□ 安全风险防范：预防跌倒、坠床、深静脉血栓、管道滑脱等；加强皮肤护理，水肿者避免肌内注射，注射后按压针孔至无渗液为止
	□ 用药指导：环磷酰胺的不良反应有白细胞减少、胃肠道反应、黏膜溃疡、脱发、出血性膀胱炎，注意尿液的量及色泽改变，定期检查白细胞，当白细胞计数 $< 3\times10^9/L$ 时，暂停使用环磷酰胺，如有异常，立即就医
	□ 长期服用糖皮质激素可引起医源性库欣综合征，引起或加重消化性溃疡、骨质疏松，可诱发精神失常，应做好血压、血糖、尿糖的监测，做好皮肤和口腔护理，不能自行停药或减量过快
	□ 其他：告知疾病恢复期注意事项，指导患者注意个人卫生，不憋尿，加强营养，适度锻炼，增强机体抵抗力，恢复期避免受凉，避免劳累，勿用损害肾脏的药物，以防止病情反复
	□ 告知患者及家属如出现任何不适，及时告知医务人员
	按分级护理原则巡视，评估措施落实效果，并做好记录
	□ 根据分级护理原则巡视病房，观察患者生命体征；观察血压、水肿、尿量、血尿、蛋白尿、体重，警惕心力衰竭、高血压脑病、急性肾损伤等严重并发症的发生，如有异常，告知医生并记录
出院当天	□ 复核住院费用，发放出院须知，讲解并签字，发放出院小结及出院带药
	□ 告知复诊、随诊、饮食、服药等注意事项，完成出院准备度调查
	□ 用药指导：遵医嘱坚持长期、规律用药，切忌突然停药、减药、漏服及自行换药，尤其应防止在服药控制发作后不久自行停药；定期复查肝肾功能及血尿常规；观察有无皮疹、胃肠道反应
	□ 完成满意度调查，送患者出病区
出院后延伸	□ 出院 2 周内电话回访
	□ 血栓高危患者出院 2 周、1 个月、3 个月电话回访
	□ 专人管理，随时答疑解惑

第八节　慢性肾衰竭临床护理路径

时间	护理工作
入院时	评估与紧急处理
	□ 卧床休息，测量生命体征；病情严重合并其他疾病时给予心电监护、氧气吸入
	□ 观察患者症状体征（水肿、尿量、体重等）及辅助检查结果并记录
	立即告知医生进行病情综合评估
	□ 完善相关辅助检查，积极配合治疗
	□ 评估患者健康史（一般情况、既往史、家族史、用药史）、心理 - 社会状况
	准确执行医嘱
	□ 遵医嘱完成心电图检查、急查血
入院第一天	评估与处理
	□ 密切观察患者意识及生命体征
	□ 6h 内完成相关护理评估（ADL、跌倒、坠床、压力性损伤、深静脉血栓、疼痛、营养等）
	准确执行医嘱
	□ 遵医嘱完善心电图、相关血液检查
	□ 关注患者肝肾功能、血尿常规；纠正代谢性紊乱（如血糖 $<$ 4.4mmol/L、血钙 $<$ 2.15mmol/L、血钠 $<$ 135mmol/L、血钾 $>$ 5.3mmol/L 等）
	□ 对于透析患者，协助医生置管，告知置管注意事项
	健康教育
	□ 环境介绍：病区环境、病室规范、呼叫器的使用、人员介绍（主管医生、病区主任、护士长、责任护士）
	□ 饮食：进食低盐、低脂、易消化的食物，避免饥饿
	□ 药物：遵医嘱坚持长期、规律用药，切忌突然停药、减药、漏服及自行换药；观察用药后的不良反应（皮疹、胃肠道反应）
	□ 特殊检查治疗前指导：告知目的、配合事项及注意事项（心电图、彩超、MRI 等）
	□ 安全风险防范指导：预防跌倒、坠床、深静脉血栓、管道滑脱等，有神经系统症状时防范意外发生，必要时使用约束带，家属 24h 留陪，告知电源及微波炉的正确使用、防火防盗等
	按分级护理原则巡视，评估措施落实效果，并做好记录
	□ 根据分级护理原则巡视病房，观察患者意识、生命体征、全身水肿、尿量、皮肤、恶心、呕吐、出血倾向、神经系统症状及有无感染，如有异常，告知医生并记录
入院第二天至出院前一天	评估与处理
	□ 密切观察患者意识、生命体征
	□ 病情变化时协助医生对症处理并做好记录
	准确执行医嘱

续表

时间	护理工作
入院第二天至出院前一天	□ 正确执行医嘱，协助完成各项检查
	健康教育
	□ 床两侧均拉起床栏，防坠床；床旁桌上不放热水瓶、玻璃杯等危险物品；如厕时严禁锁门，防跌倒，家属全程陪护
	□ 康复锻炼：病情恢复期下床活动并执行渐进下床
	□ 饮食：进食低盐、低脂、清淡食物，避免辛辣刺激性食物；避免过饥过饱、暴饮暴食；戒烟、酒，少饮浓茶、咖啡等刺激性饮料
	□ 安全风险防范：预防跌倒、坠床、深静脉血栓、管道滑脱等；有神经系统症状时防范意外发生，必要时使用约束带
	□ 用药指导：告知药名、作用、用法、常见不良反应，观察药物不良反应（恶心、呕吐、肌无力、眩晕、心律失常等，监测电解质及酸碱平衡）
	□ 管路指导：告知各种管路的观察及保护、拔管前后注意事项等
	□ 其他：加强皮肤护理，水肿者避免肌内注射，注射后按压针孔至无渗液为止，告知疾病恢复期注意事项
	□ 告知患者及家属如出现任何不适，及时告知医务人员
	按分级护理原则巡视，评估措施落实效果，并做好记录
	□ 根据分级护理原则巡视病房，观察患者意识、生命体征、全身水肿、尿量、体重、皮肤、恶心、呕吐、出血倾向、神经系统症状及有无感染，如有异常，告知医生并记录
出院当天	□ 复核住院费用，发放出院须知，讲解并签字，发放出院小结及出院带药
	□ 告知复诊、随诊、康复训练、饮食、服药等注意事项，指导患者注意锻炼身体，提高机体抵抗力，恢复期避免受凉、劳累，勿用损害肾脏的药物如链霉素、卡那霉素等氨基糖苷类抗生素等，以防止病情反复，戒烟酒，低盐、低脂、优质蛋白饮食，如体重迅速增加超过 2kg、水肿、血压显著升高、气促、发热等应及时就诊，完成出院准备度调查
	□ 用药指导：遵医嘱坚持长期、规律用药，切忌突然停药、减药、漏服及自行换药，给予特殊用药指导（使用促红细胞生成素时注意监测血压，注意更换注射部位；使用利尿剂时观察尿量，使用降压药时观察血压变化，出现心慌、气促、眩晕、乏力等症状时立即就医），定期复查肝肾功能及血尿常规；观察有无皮疹、胃肠道反应
	□ 完成满意度调查，送患者出病区
出院后延伸	□ 出院 2 周内电话回访
	□ 血栓中高危患者出院 2 周、1 个月、3 个月电话回访
	□ 留置鼻饲管、导尿管的患者及皮肤压力性损伤的患者，定期居家护理
	□ 专人管理，随时答疑解惑

第九节　肾病综合征临床护理路径

时间	护理工作
入院时	评估与紧急处理
	□ 卧床休息，测量生命体征；对胸闷、气促者给予氧气吸入
	□ 首次评估患者症状体征(体重、尿量、水肿情况、营养、深静脉血栓评估)、辅助检查结果并记录
	立即告知医生进行病情综合评估
	□ 完善相关辅助检查，积极配合治疗
	□ 评估患者健康史(一般情况、既往史、家族史、用药史)、心理－社会状况
	准确执行医嘱
	□ 遵医嘱完善心电图、相关血液检查
入院第一天	评估与处理
	□ 密切观察患者尿量、水肿情况及有无胸闷、气促的症状
	□ 6h 内完成相关护理评估(ADL、跌倒、坠床、压力性损伤、深静脉血栓、疼痛、管道、营养)
	准确执行医嘱
	□ 遵医嘱正确用药，利尿消肿，完善相关检查
	□ 关注患者肝肾功能、血尿常规；关注血浆清蛋白及 24h 尿蛋白
	健康教育
	□ 环境介绍：病区环境、病室规范、呼叫器的使用、人员介绍(主管医生、病区主任、护士长、责任护士)
	□ 阳性体征：全身水肿患者绝对卧床休息，抬高双下肢
	□ 饮食：进食正常量优质蛋白的食物如鸡蛋，蛋白质 0.8 ～ 1.0g/(kg·d)，有氮质血症的水肿患者限制蛋白质的摄入
	□ 药物：长期使用激素者遵医嘱规律用药，不可擅自减量或停用；观察用药后的不良反应，使用利尿剂时注意监测尿量及预防直立性低血压
	□ 特殊检查治疗前指导：告知目的、配合事项及注意事项(心电图、MRI、肾动静脉血管彩超)
	□ 安全风险防范指导：预防跌倒、坠床、深静脉血栓，嘱全身高度水肿患者保持皮肤清洁干燥，每 2h 变换体位，预防压疮，告知电源及微波炉的正确使用、防火防盗等
	按分级护理原则巡视，评估措施落实效果，并做好记录
	□ 按分级护理原则巡视病房，观察患者生命体征、阳性体征、体重、尿量及水肿情况

续表

时间	护理工作
入院第二天至出院前一天	评估与处理
	□ 密切观察患者生命体征、阳性体征、体重、尿量及水肿情况
	□ 病情变化时协助医生对症处理并做好记录
	准确执行医嘱
	□ 遵医嘱使用激素、利尿剂、降压药以及保护肾脏的药物
	健康教育
	□ 每天监测尿量、体重、血压情况
	□ 康复锻炼：病情恢复期下床活动并执行渐进下床
	□ 饮食：进食富含优质蛋白的食物如鸡蛋、牛奶、瘦肉，少食动物油，多食植物油以及富含纤维素的食物如燕麦、蔬菜
	□ 安全风险防范：预防跌倒、坠床、深静脉血栓
	□ 用药指导：告知药名、作用、用法、常见不良反应
	□ 管路指导：告知各种管路的观察及保护、拔管前后注意事项等
	□ 其他：加强皮肤护理，水肿者注射后延长按压时间，按压针孔至无渗液为止，告知疾病恢复期注意事项
	□ 告知患者及家属如出现任何不适，及时告知医务人员
	按分级护理原则巡视，评估措施落实效果，并做好记录
	□ 按分级护理原则巡视病房，观察患者生命体征、阳性体征、体重、尿量及水肿情况
出院当天	□ 复核住院费用，发放出院须知，讲解并签字，发放出院小结及出院带药
	□ 告知复诊、随诊、康复训练、饮食、服药等注意事项，完成出院准备度调查
	□ 用药指导：遵医嘱坚持长期、规律用药，切忌突然停药、减药、漏服及自行换药，使用利尿剂时观察尿量，使用降压药时观察血压变化，出现心慌、气促、眩晕、乏力等症状时立即就医，定期复查肝肾功能及血常规、尿蛋白定量
	□ 完成满意度调查，送患者出病区
出院后延伸	□ 出院 2 周内专科电话回访
	□ 血栓中高危患者出院 2 周、1 个月、3 个月电话回访
	□ 专人管理，随时答疑解惑

第六章

血液与免疫系统常见疾病临床护理路径

第一节 多发性骨髓瘤临床护理路径

时间	护理工作
入院时	评估与紧急处理
	□ 如患者出现头晕、乏力、食欲缺乏、发热、寒战、意识模糊、呼吸急促等症状，腋下体温≥ 37.5℃且持续性升高，立即协助患者绝对卧床休息，给予氧气吸入，建立静脉通路，拉起床栏以预防坠床，并记录；患者出现头晕、呼吸困难、胸痛、意识模糊，要警惕肺栓塞
	□ 首次评估患者症状体征（面色苍白、活动后心悸、气促、牙龈出血、视物模糊、厌食、呕吐、多尿，有无腰骶、下背部疼痛，有无跛行、肝脾大、淋巴结肿大等）、辅助检查结果并记录
	立即告知医生进行综合评估
	□ 完善相关辅助检查，积极配合治疗
	□ 评估患者一般情况、既往史、家族史、用药史、心理 - 社会状况
	准确执行医嘱
	□ 遵医嘱完善心电图检查、急查血
	□ 遵医嘱使用沙利度胺、硼替佐米、唑来膦酸等药物时，应观察其不良反应
入院第一天	评估与处理
	□ 观察患者骨痛部位、形式、强度、性质、持续时间等，并做好记录
	□ 6h 内完成相关护理评估（ADL、跌倒、坠床、压力性损伤、深静脉血栓、疼痛、管道、营养等）
	准确执行医嘱
	□ 遵医嘱正确用药，控制体温在正常范围，疼痛评分＜ 3 分，完善相关检查
	□ 遵医嘱进行血液检查（血常规、血型、生化、输血前一套、免疫固定电泳、免疫球蛋白＋补体）；尿液检查（24h 尿液轻链定量测定、内生肌酐清除率）
	□ 协助医生完成骨髓活检及影像学检查

续表

时间	护理工作
入院第一天	健康教育
	□ 环境介绍：病区环境、病室规范、呼叫器的使用、人员介绍（主管医生、病区主任、护士长、责任护士）
	□ 饮食：指导患者高热量、高蛋白、富含维生素、易消化的饮食；肾功能不全的患者应低钠、低蛋白饮食，以减轻肾脏负担；应鼓励患者多饮水，每日尿量保持在 2000mL 以上，以预防或减轻高钙血症和高尿酸血症
	□ 药物：使用空气夹层技术皮下注射硼替佐米，常选腹部进行皮下注射，避免在同一部位，应在左右两侧之间交替注射，注射后患者如出现腹泻、手脚麻木、肢端刺痛、注射部位红肿硬结，应及时告知医护人员
	□ 阳性体征：观察患者化疗药物反应及并发症；观察有无肢端刺痛、麻木、骨痛及持续时间
	□ 康复：根据贫血程度制订日常休息活动计划：轻度贫血可参加工作，但应避免中、重度体力劳动；中度贫血应该有计划地适量活动。骨质破坏或骨痛患者平日睡硬板床，保持身体的生理弯曲，减少体重对骨骼的压力；不做剧烈运动和扭腰、转体等动作；翻动患者时，避免推、拖、拉、拽，并注意上、下身保持在同一平面上，防止骨骼横断。对卧床及肢体活动不便的老年患者，应定时协助翻身，动作要轻柔，以免造成骨折，对受压处皮肤给予温热毛巾、按摩或理疗，保持床铺干燥平整
	□ 心理：告知保持良好心态，避免情绪激动
	□ 特殊检查治疗前指导：告知目的、配合事项及注意事项。骨髓穿刺检查操作结束后延长按压时间以预防出血，72h 勿淋浴，避免弄湿穿刺部位等
	□ 安全风险防范指导：骨髓抑制期患者及发热患者禁止外出，预防跌倒、坠床、深静脉血栓、管道滑脱等，正确进行压疮风险评估，对强迫体位或翻身困难者查看皮肤受压情况，定时协助翻身或抬臀，避免受伤，特别是坠床或跌倒；告知电源及微波炉的正确使用、防火防盗等
	按分级护理原则巡视，评估措施落实效果，并做好记录
	□ 观察有无咽痛、咳嗽、咳痰、呼吸困难等上呼吸道症状，有无尿急、尿痛、尿频、蛋白尿等泌尿系统症状；有无发热、口腔黏膜溃疡及皮肤破溃渗液等皮肤感染症状；观察有无肢端刺痛、麻木、骨痛及持续时间
入院第二天至出院前一天	评估与处理
	□ 观察患者心率、心律的变化，给予心电监护。重视夜间巡视，警惕发生阻塞性睡眠呼吸暂停
	□ 对长期卧床者应定时进行皮肤评估，定时翻身（每 1 ～ 2h 一次），按摩局部皮肤，注意动作轻柔。提供压力性损伤的防护物品，如软枕、软垫、气垫床等
	准确执行医嘱
	□ 观察药物疗效及不良反应，口服沙利度胺的患者注意毒副作用，除致畸外，尚有嗜睡、便秘、头晕、乏力、皮疹、骨髓抑制、情绪化等
	健康教育
	□ 休息及运动：保证每天 8h 夜间休息及 1 ～ 2h 午间休息，睡硬板床，多卧床休息，不要进行提重物、跑步等剧烈运动，保持心情舒畅

续表

时间	护理工作
入院第二天至出院前一天	□ 饮食：给予清淡、易消化饮食，避免油腻、辛辣、刺激性强的食物，高尿酸血症患者需限制嘌呤的摄入，不能食用动物内脏、海鲜类、豆类等高嘌呤食物，鼓励患者多饮水，使每日尿量在 2000mL 以上
	□ 安全风险防范：预防跌倒、坠床、压疮、肺部感染、深静脉血栓、管道滑脱、受伤
	按分级护理原则巡视，评估措施落实效果，并做好记录
	□ 测量生命体征并记录；观察患者有无化疗后不良反应；查看患者血常规、肝功、生化、免疫固定电泳等结果，询问、查看有无骨质破坏、肢体功能障碍等；有无疼痛及持续时间，如有异常，及时告知医生并记录
出院当天	□ 复核住院费用，发放出院须知，讲解并签字，发放出院小结及出院带药
	□ 告知复诊、随诊、饮食、服药等注意事项，完成出院准备度调查
	□ 特殊用药指导：口服沙利度胺、泼尼松等药物时，应观察不良反应，不可自行停药或减量，如有不适，及时就医
	□ 完成满意度调查，送患者出病区
出院后延伸	□ 出院 2 周内电话回访
	□ 血栓高危患者出院 2 周、1 个月、3 个月电话回访
	□ 在微信群定期推送相关健康知识，随时答疑解惑
	□ 有发热、明显骨痛、乏力加重时，应及早就诊
	□ 治疗间歇期每周复查 1 次血常规、肝肾功能；治疗结束后复诊期每 3 个月复查 1 次血常规、肝肾功能、免疫固定电泳、骨髓细胞学

第二节　淋巴瘤临床护理路径

时间	护理工作
入院时	评估与紧急处理
	□ 卧床休息，测量生命体征；如患者腋下体温≥ 37.5℃并持续升高，实验室炎症指标异常，协助患者卧床休息，取舒适功能卧位，合理氧疗，建立静脉通路
	□ 首次评估患者症状体征（贫血、乏力、消瘦、盗汗、发热、皮肤瘙痒、肝脾和淋巴结肿大、疼痛及体温变化等）、辅助检查结果并记录
	立即告知医生进行综合评估
	□ 完善相关辅助检查，积极配合治疗

续表

时间	护理工作
入院时	□ 评估患者健康史(一般情况、既往史、家族史、用药史)、心理-社会状况
	准确执行医嘱
	□ 遵医嘱使用单克隆抗体(简称“单抗”)、化疗药、抗过敏药、糖皮质激素等；使用单抗类药物时遵医嘱全程心电监护，监测生命体征；使用输液泵时严格控制输液滴数，完善心电图及淋巴结彩超检查
入院第一天	评估与处理
	□ 观察患者有无深部淋巴结肿大引起的压迫症状，如纵隔淋巴结肿大引起咳嗽、呼吸困难、上腔静脉压迫症，腹膜后淋巴结肿大可压迫输尿管引起肾盂积水
	□ 6h 内完成相关护理评估(ADL、跌倒、坠床、压力性损伤、深静脉血栓、疼痛、管道、营养等)
	准确执行医嘱
	□ 遵医嘱正确用药，控制体温在正常范围，完善相关检查
	□ 遵医嘱进行血液检查(血常规、血型、凝血四项、肝功能、血生化、血糖、血脂、输血前一套)
	健康教育
	□ 环境介绍：病区环境、病室规范、呼叫器的使用、人员介绍(主管医生、病区主任、护士长、责任护士)
	□ 饮食：指导患者高蛋白、高维生素及低盐饮食(盐 2 ～ 3g/d)，多吃新鲜水果及蔬菜，发热及放化疗患者饮食宜清淡洁净，禁食生、冷、剩食，饮水量为 2000 ～ 3000mL/d
	□ 药物：单抗类药物 2 ～ 8℃冰箱保存，应现配现用，严禁剧烈晃动，输注时速度宜先慢后快。遵医嘱首次使用时严密观察药物不良反应，如发热、寒战、恶心、荨麻疹或皮疹、呼吸困难、舌或喉头水肿、暂时性低血压、心律失常、关节痛等
	□ 阳性体征：观察患者放化疗期间不良反应，并注意肿块的大小、症状的程度、血象等情况变化
	□ 康复：放化疗期间，指导患者多休息，以减少消耗；自我感觉不适时，以卧床休息为主，预防肌肉萎缩及下肢静脉血栓
	□ 心理：告知保持良好心态，避免情绪紧张激动
	□ 特殊检查治疗前指导：告知骨髓穿刺目的、配合事项及注意事项，操作结束后延长按压时间预防出血，嘱 72h 勿淋浴，避免弄湿穿刺部位等
	□ 安全风险防范指导：防感染，骨髓抑制严重时应限制探视，行保护性隔离等相关措施，监测体温的变化以及早发现感染征象；防血栓，化疗期间建议使用 PICC 导管，使用外周静脉时注意穿刺部位有无红肿胀痛，如出现不适，立即告知医护人员；防皮肤破损，放化疗期间应穿着宽松、质软的纯棉或丝绸内衣，毛巾要柔软，擦洗放射区皮肤时动作轻柔，减少摩擦，并保持局部皮肤清洁干燥，防止皮肤破损；告知电源及微波炉的正确使用、防火防盗等
	按分级护理原则巡视，评估措施落实效果，并做好记录
	□ 观察患者有无肝脾、淋巴结肿大；观察体重的变化；是否疼痛及持续时间，如有异常，及时告知医生

续表

时间	护理工作
入院第一天	□ 单抗输注期间遵医嘱全程心电监护，监测生命体征变化，使用输液泵时严格控制输液滴数，使用过程中出现发热、寒战、皮疹、低血压、呼吸困难、喉头水肿、剧烈恶心呕吐时立即告知医生，配合处理
入院第二天至出院前一天	评估与处理
	□ 观察患者肝脾肿大、淋巴结肿大及相应的症状是否减轻
	□ 患者退热时，由于出汗较多，须提供温开水，补充水分
	准确执行医嘱
	□ 口服司莫司汀胶囊和沙利度胺的患者，注意不良反应，为避免过早 / 晚停药导致不良反应和耐药性，谨遵医嘱
	健康教育
	□ 疾病恢复期和化疗缓解期的患者由于体力尚好，可适当进行社交活动及身体锻炼，这样不仅可以保持体质，还可缓解疾病带来的压力，但应避免劳累
	□ 饮食：高热量、高蛋白、高维生素及低盐饮食，包括各种瘦肉、鱼、鸡、鸭、蛋类、动物肝、新鲜蔬菜、水果。忌食香肠、咸肉、腌制食品
	□ 安全风险防范：预防跌倒、坠床、深静脉血栓、管道滑脱等；骨髓抑制期患者及发热患者禁止外出，适当活动，防止外伤，预防病理性骨折
	□ 用药指导：告知药名、作用、用法、常见不良反应
	□ 管路指导：告知各种管路的观察及保护、拔管前后注意事项等
	□ 告知患者及家属如出现任何不适，及时告知医务人员
	按分级护理原则巡视，评估措施落实效果，并做好记录
	□ 测量生命体征并记录；观察患者有无化疗后不良反应；查看患者血常规、肝功能、血生化、血糖等结果，询问、查看有无肝脾肿大、淋巴结肿大；观察体重的变化；有无疼痛及持续时间，如有异常，及时告知医生
出院当天	□ 复核住院费用，发放出院须知，讲解并签字，发放出院小结及出院带药
	□ 告知复诊、随诊、康复训练、饮食、血压监测、血糖监测等注意事项，完成出院准备度调查
	□ 特殊用药指导：遵医嘱坚持长期、规律用药，切忌突然停药、减药、漏服及自行换药，尤其应防止在服药控制发作后自行停药；定期复查血常规、肝功能、血生化及骨髓穿刺；观察有无疲乏、发热、盗汗、消瘦、咳嗽、气促、皮肤瘙痒、口腔溃疡、肿块等
	□ 完成满意度调查，送患者出病区
出院后延伸	□ 出院 2 周内电话回访
	□ 血栓高危患者出院 2 周、1 个月、3 个月电话回访
	□ 对带管患者给予中心静脉导管日常使用指导，包括观察有无出血、贴膜卷边、疼痛、红肿等，告知预约维护时间及方法
	□ 疗效完全缓解者每 3 个月复查 1 次，2 年后每半年复查 1 次，3 年后每年复查 1 次

第三节　白血病临床护理路径

时间	护理工作
入院时	评估与紧急处理
入院时	□ 卧床休息，测量生命体征
	□ 首次评估患者症状体征（贫血、出血、感染、淋巴结肿大、骨骼关节疼痛、脾肿大、体重减轻、多汗、低热等）、辅助检查结果并记录
	立即告知医生进行综合评估
	□ 完善相关辅助检查，积极配合治疗
	□ 评估患者一般情况、既往史、家族史、用药史、心理 – 社会状况
	准确执行医嘱
	□ 遵医嘱完善心电图检查、急查血
	□ 遵医嘱用药并做好相关风险指导
入院第一天	评估与处理
	□ 观察贫血、出血、感染等的症状，异常时及时告知医生并记录
	□ 6h 内完成相关护理评估（ADL、跌倒、坠床、压力性损伤、深静脉血栓、管路、营养等）
	准确执行医嘱
	□ 配合医生完成骨穿检查并做好护理指导
	□ 高白细胞血症者需遵医嘱行紧急白细胞单采术，告知患者保护血管及饮食、休息的注意事项
	健康教育
	□ 环境介绍：病区环境、病室规范、呼叫器的使用、人员介绍（主管医生、病区主任、护士长、责任护士）
	□ 饮食：指导患者高蛋白、高维生素及低盐饮食（盐 2 ～ 3g/d），多吃新鲜水果及蔬菜，发热患者及放化疗患者饮食宜清淡洁净。禁食生、冷、剩食，饮水量为 2000 ～ 3000mL/d
	□ 药物：告知口服药、静脉药、雾化药、外用药等的名称、剂量、作用、用法、不良反应及注意事项等
	□ 阳性体征：观察患者有无贫血、出血、感染、淋巴结肿大、骨骼关节疼痛、脾肿大、体重减轻、多汗、低热等
	□ 康复：化疗期间，指导患者多休息，以减少消耗；自我感觉不适时，以卧床休息为主，预防肌肉萎缩及下肢静脉血栓
	□ 心理：告知保持良好心态，避免情绪激动
	□ 特殊检查治疗前指导：告知骨穿、腰穿的目的、配合事项及注意事项
	□ 安全风险防范指导：防感染，骨髓抑制严重时应限制探视，行保护性隔离等相关措施，监测体温的变化以及早发现感染征象；防血栓，化疗期间建议使用 PICC 导管，使用外周静脉时注意穿刺部位有无红肿胀痛，如出现不适，立即告知医护人员

续表

时间	护理工作
入院第一天	按分级护理原则巡视，评估措施落实效果，并做好记录
	□ 按分级护理原则巡视病房，观察患者贫血、出血、感染等的症状，如有异常，告知医生并记录
	□ 观察脾大程度及压迫症状，测量腹围
	□ 观察患者服药反应，有无出血、粒细胞缺失症的症状
	□ 对于造血干细胞移植术后患者，观察有无病毒感染、皮肤排异反应、肠道排异反应，遵医嘱用药并做好相关风险指导
	□ 对于留置中心静脉导管者，观察导管情况，予以导管维护
入院第二天至出院前一天	评估与处理
	□ 查看患者血常规、凝血功能等，动态了解患者血象情况，告知血常规的正常值，如有异常，及时告知医生并记录
	准确执行医嘱
	□ 正确执行医嘱，协助完成各项检查，留取标本送检
	□ 必要时遵医嘱输血并告知输血的目的及注意事项
	健康教育
	□ 知晓患者的治疗方案，根据患者病程做好相关护理宣教
	□ 化疗期患者：告知化疗药物输注风险并记录，选择合适的静脉通路，一旦发生渗漏，按照化疗药物渗漏应急处理方案；告知化疗后可能出现的不适及应对方法；化疗后严密观察患者反应，注意五官、会阴部、肛周皮肤的清洁，发放氯己定溶液，指导患者及家属正确使用，预防感染。告知治疗药物如羟基脲、干扰素、阿糖胞苷、高三尖杉酯碱、酪氨酸激酶抑制剂的正确服用方法、不良反应及处理方法
	□ 骨髓抑制期患者：严密观察血象，中性粒细胞计数≤ 0.5×10^9/L 时进行保护性隔离，遵医嘱入住层流病床，血小板计数≤ 20×10^9/L 时，绝对卧床休息，防止便秘，勿久蹲及用力咳嗽、排便
	□ 鞘内注射化疗药物的患者：操作结束后延长按压时间预防出血，嘱术后平卧 6 ～ 8h，72h 勿淋浴，避免弄湿穿刺部位，观察注意有无头痛、呕吐、发热等
	□ 造血干细胞移植后患者：严密观察患者有无排异反应，遵医嘱正确使用抗病毒药物、抗排异药物
	□ 医用空气净化消毒器净化病房空气 30 ～ 60min/d，限制探视及留陪，指导家属正确陪护
	按分级护理原则巡视，评估措施落实效果，并做好记录
	□ 按分级护理原则巡视病房，观察患者贫血、出血、感染的症状，异常时告知医生并记录
出院当天	□ 复核住院费用，发放出院须知，讲解并签字，发放出院小结及出院带药
	□ 告知复诊、随诊、康复训练、饮食、血压监测、血糖监测、服药等注意事项，完成出院准备度调查
	□ 特殊用药指导：不可随意停药及减量，若有贫血、出血、发热、腹部剧烈疼痛，尤其是腹部受撞击疑脾破裂时，立即就医

续表

时间	护理工作
出院当天	□ 对拟行造血干细胞移植 / 免疫抑制剂治疗的患者，做好入仓宣教、物品准备及心理护理指导
	□ 完成满意度调查，送患者出病区
出院后延伸	□ 出院 2 周内电话回访
	□ 血栓高危患者出院 2 周、1 个月、3 个月电话回访
	□ 对带 PICC 或 PORT 回家患者行管道健康宣教（观察穿刺点有无红肿、疼痛、出血、贴膜卷边等），可在患者群内回复相关问题及预约维护时间
	□ 造血干细胞移植术后患者专人管理，定期通知复查

第四节　贫血临床护理路径

时间	护理工作
入院时	评估与紧急处理
	□ 卧床休息，必要时给予氧气吸入，测量生命体征、血氧饱和度并记录
	□ 首次评估患者症状体征（溶血性贫血患者应特别注意有无严重的腰背酸痛及四肢酸痛、头痛、呕吐、寒战、高热、贫血、黄疸、血红蛋白尿、肝脾大等。缺铁性贫血患者应特别注意观察缺铁原发病表现，如女性月经量过多、消化道溃疡、肿瘤、黑便、血便、腹痛等及组织缺铁表现如精神行为异常、儿童生长发育迟缓、口舌炎、毛发干枯、指甲脆薄、反甲等）并记录
	立即告知医生进行综合评估
	□ 完善相关辅助检查，积极配合治疗
	□ 评估患者一般情况、既往史、家族史、用药史、心理 – 社会状况
	准确执行医嘱
	□ 遵医嘱完善心电图检查、急查血，配合医生完成骨穿检查并做好护理指导
入院第一天	评估与处理
	□ 观察意识、贫血、出血、感染的症状，有异常时及时告知医生并记录
	□ 6h 内完成相关护理评估（ADL、跌倒、坠床、压力性损伤、深静脉血栓、管路、营养等）；向患者及家属发放防跌倒及呼吸、咳嗽礼仪宣传手册
	准确执行医嘱
	□ 遵医嘱正确输注 / 口服糖皮质激素、免疫抑制剂等药物
	□ 遵医嘱完成输血治疗
	健康教育

续表

时间	护理工作
入院第一天	□ 环境介绍：病区环境、病室规范、呼叫器的使用、人员介绍（主管医生、病区主任、护士长、责任护士）
	□ 饮食：溶血性贫血患者避免进食一切可能加重溶血的食物或药物，鼓励患者多饮水，勤排尿。告知缺铁性贫血患者补充铁剂及药物如右旋糖酐铁、多糖铁复合物、琥珀酸亚铁片和维生素 C 等的用药方式、不良反应和处理方法，鼓励患者多食含铁丰富及富含维生素 C 的食物，戒烟酒
	□ 药物：告知口服药、静脉药、雾化药、外用药等的名称、剂量、作用、用法、不良反应及注意事项等
	□ 阳性体征：观察患者意识、皮肤黏膜、头晕、心慌、胸闷、气短、恶心、呕吐、食欲不振等
	□ 康复：卧床休息，家属 24h 留陪
	□ 心理：告知保持良好心态，避免情绪激动
	□ 特殊检查治疗前指导：告知目的、配合事项及注意事项（骨穿、腰穿等）
	□ 安全风险防范指导：预防跌倒、坠床、压疮、肺部感染、深静脉血栓、管道滑脱、自伤及伤人，告知电源及微波炉的正确使用、防火防盗等
	按分级护理原则巡视，评估措施落实效果，并做好记录
	□ 按分级护理原则巡视病房，观察有无进行性加重的贫血症状：乏力、头昏、心悸、气短、皮肤黏膜苍白、出血点、紫癜、瞳孔及意识变化，有异常时告知医生并记录
	□ 观察有无出血症状：呕血、咯血、黑便等
	□ 监测患者体温，观察有无感染症状：咽痛、咳嗽、咳痰、尿路刺激征、肛周疼痛等
	□ 对造血干细胞移植术后患者，观察有无皮肤排异反应、肠道排异反应
入院第二天至出院前一天	评估与处理
	□ 查看患者相关血液检查（如血糖、肝肾功能）结果、心电图结果，对缺铁性贫血患者还应关注铁代谢指标，告知血常规的正常值，有异常时及时告知医生并记录
	准确执行医嘱
	□ 正确执行医嘱，协助完成各项检查，留取标本送检
	□ 必要时遵医嘱输血并告知输血的目的及注意事项
	□ 缺铁性贫血患者遵医嘱正确静脉补铁，首次注射前需完成药敏试验，选择粗、直、弹性好的血管，避免药物渗漏
	健康教育
	□ 根据贫血程度指导休息与活动：轻度、中度贫血患者可适当活动，重度、极重度贫血患者需绝对卧床休息，避免骤起骤坐，防止晕厥
	□ 口服药物治疗者：告知服用环孢素、雄激素、糖皮质激素、补充造血原料类药物的正确方法及不良反应
	□ 再生障碍性贫血行免疫抑制剂治疗者：遵医嘱入住层流病房，给予相关环境介绍及健康指导，告知患者 ATG 和 ALG 的不良反应及处理；每日监测血压及体温变化，高热时遵医嘱给予物理降温及药物降温或广谱抗生素，指导患者多饮水，＞2000mL/d，禁酒精擦浴

续表

时间	护理工作
入院第二天至出院前一天	□ 再生障碍性贫血经造血干细胞移植后患者：严密观察患者有无排异反应，遵医嘱正确使用防治病毒、真菌、卡氏肺孢菌感染的药物及抗排异药物
	□ 溶血性贫血需行血浆置换者：做好医护患沟通，置入静脉管道（告知患者置管的目的、费用、时间、注意事项、护理要点），治疗结束后遵医嘱拔除导管，做好相关护理宣教
	按分级护理原则巡视，评估措施落实效果，并做好记录
	□ 按分级护理原则巡视病房，异常时告知医生并记录。溶血性贫血患者应特别注意黄疸有无加重，尿量、尿色有无改变，一旦出现尿少甚至无尿，要及时告知医生并处理
出院当天	□ 复核住院费用，发放出院须知，讲解并签字，发放出院小结及出院带药
	□ 告知复诊、随诊、饮食、血压监测、血糖监测、服药等注意事项，完成出院准备度调查
	□ 特殊用药指导：必须在医生指导下按时、按量、按疗程用药，不可自行更改或停用药物；服用糖皮质激素时，应定时监测血压、血糖，观察有无电解质紊乱、继发感染、上消化道出血等
	□ 生活指导：饮食均衡，避免受凉感冒。缺铁性贫血患者避免偏食或挑食，避免与补铁药物同时服用茶、咖啡、牛奶，纠正不良的生活习惯，提倡使用铁锅炒菜；溶血性贫血患者避免接触或服用可以引发溶血的化学物质和药物
	□ 对于再生障碍性贫血拟行造血干细胞移植 / 免疫抑制剂治疗的患者，做好入仓宣教、物品准备及心理护理指导
	□ 完成满意度调查，送患者出病区
出院后延伸	□ 出院 2 周内电话回访
	□ 血栓高危患者出院 2 周、1 个月、3 个月电话回访
	□ 再生障碍性贫血拟行造血干细胞移植术后患者专人管理，定期通知复查
	□ 复诊指导：定期复查血常规，贫血或出血症状加重时，立即就诊

第五节　血栓性血小板减少性紫癜临床护理路径

时间	护理工作
入院时	评估与紧急处理
	□ 绝对卧床休息，立即给予心电监护、氧气吸入，监测生命体征、血氧饱和度并记录
	□ 首次评估患者症状体征（瘀点、瘀斑、鼻出血、眼底出血、血尿、血便、颅内出血、黄疸、肝脾肿大；有无头痛、精神改变、局部运动或感觉缺陷、视力模糊、一过性昏迷等）、辅助检查结果并记录
	立即告知医生进行综合评估

续表

时间	护理工作
入院时	□ 完善相关辅助检查，积极配合治疗
	□ 评估患者一般情况、既往史、家族史、用药史、心理 – 社会状况
	准确执行医嘱
	□ 遵医嘱完善心电图检查、急查血（血常规、凝血四项、血型、输血前一套、D– 二聚体、凝血功能、溶血检查、血管性血友病因子裂解酶活性分析和自身免疫系统疾病筛查等）
	□ 遵医嘱使用糖皮质激素、免疫抑制剂类等药物时，应观察不良反应
入院第一天	评估与处理
	□ 观察患者是否有突发剧烈头痛、恶心、喷射性呕吐、瞳孔不等大、对光反射迟钝或消失、意识改变等，有异常时及时告知医生并记录
	□ 6h 内完成相关护理评估（ADL、跌倒、坠床、压力性损伤、深静脉血栓、疼痛、管道、营养等）
	准确执行医嘱
	□ 遵医嘱行血浆置换术：给予心电监护，密切观察患者有无口唇肢端麻木、抽搐及意识改变，一旦发现，立即通知医生予以补钙及对症处理；观察透析管穿刺处渗血情况并妥善固定管道；置换术后观察有无电解质紊乱情况并遵医嘱对症处理，完善相关检查
	□ 遵医嘱正确输注免疫抑制剂、糖皮质激素等，观察不良反应
	健康教育
	□ 环境介绍：病区环境、病室规范、呼叫器的使用、人员介绍（主管医生、病区主任、护士长、责任护士）
	□ 饮食：以清淡且富有营养为主。多吃蔬菜、水果、牛奶等富含多种氨基酸、维生素、蛋白质和易消化的食物。少吃油腻食物，忌食过酸、过辣、过咸等刺激物，戒烟酒，出血严重时禁食水
	□ 药物：告知遵医嘱行糖皮质激素、免疫抑制剂治疗（利妥昔单抗、长春新碱、环磷酰胺）后可能出现的不适及应对方法，遵医嘱服药，不可自行增减药量或停药，出现骨质疏松或者其他不良反应时及时告知医生
	□ 阳性体征：观察是否有腰背部疼痛、巩膜和皮肤的黄染等黄疸体征以及肝脾肿大
	□ 康复：护理操作时注意无菌操作、动作轻柔，尽量减少注射次数，静脉穿刺时避免用力拍打局部，止血带不宜扎得过紧或时间过长，穿刺后延长按压时间
	□ 心理：告知保持良好心态，避免情绪激动
	□ 特殊检查治疗前指导：告知目的、配合事项及注意事项（骨穿、腰穿等）
	□ 安全风险防范指导：预防自发性出血，患者勿用牙签，用软毛牙刷刷牙，用冷开水漱口，保持大便通畅，当血小板计数＜ 20×10^9/L 时特别关注意识变化，谨防颅内出血，采取相关措施如给予冰枕，指导患者绝对卧床休息。必要时挂防跌倒标识牌，进行保护性约束，告知电源及微波炉的正确使用、防火防盗等；出现任何不适或血压异常时及时告知医护人员

续表

时间	护理工作
入院第一天	按分级护理原则巡视，评估措施落实效果，并做好记录
	□ 观察患者有无贫血及出血倾向，女性患者有无月经过多等表现；是否有皮肤黄染、血尿、少尿、腰痛等；对于昏迷患者及病情危重者，应评估后仔细询问患者及家属病情
入院第二天至出院前一天	评估与处理
	□ 查看患者血常规，如血红蛋白低于 60g/L，遵医嘱给予输血治疗
	□ 遵医嘱给予低流量氧气吸入及输注浓缩红细胞，指导患者合理休息，减少耗氧量。观察疗效并记录
	准确执行医嘱
	□ 遵医嘱用药，注意药物用法、剂量、疗程，如免疫抑制剂的不良反应、糖皮质激素不可突然增减剂量或停药，遵医嘱使用抗过敏药物，做好过敏反应抢救准备
	□ 血浆置换是 TTP 首选治疗，在血浆置换术中需要输入大量的冰冻血浆，要随时注意观察有无生命体征变化、过敏反应及低血钙症状
	健康教育
	□ 休息及运动：血小板计数＜ 50×10^9/L 时指导患者卧床休息，适当限制活动，可适当散步，预防各种外伤；血小板计数＜ 20×10^9/L 时指导患者绝对卧床休息，家属 24h 留陪
	□ 饮食：清淡少渣饮食，避免过烫、过热、辛辣、刺激、油炸、坚硬食物，肾功能损害者低钠（盐 2 ～ 3g/d）饮食
	□ 安全风险防范：患者躁动时，做好防护，必要时进行保护性约束，防止跌倒、坠床，动态评估患者 Morse 评分；遵医嘱给予镇静剂，备好吸痰器、压舌板、开口器等抢救用品
	按分级护理原则巡视，评估措施落实效果，并做好记录
	□ 观察患者有无贫血及出血倾向，女性患者有无月经过多等表现；是否有皮肤黄染、血尿、少尿、腰痛等；对于昏迷患者及病情危重者，应评估后仔细询问患者及家属病情
出院当天	□ 复核住院费用，发放出院须知，讲解并签字，发放出院小结及出院带药
	□ 告知复诊、随诊、饮食、服药等注意事项，完成出院准备度调查
	□ 用药指导：避免使用损害血小板的药物，如阿司匹林、双嘧达莫、吲哚美辛、保泰松等
	□ 完成满意度调查，送患者出病区
出院后延伸	□ 出院 2 周内电话回访
	□ 血栓高危患者出院 2 周、1 个月、3 个月电话回访
	□ 一旦出现皮肤黏膜出血加重或黑便、呕吐、头痛、意识障碍、无尿或少尿等，应立即就诊
	□ 定期复查血常规及凝血功能等

第六节　免疫性血小板减少症临床护理路径

时间	护理工作
入院时	评估与紧急处理
入院时	□ 绝对卧床休息，心电监护，氧气吸入，监测生命体征、血氧饱和度并记录，建立静脉通路，观察意识、瞳孔变化，备好抢救物品
	□ 首次评估患者症状体征（体温、贫血、出血倾向、女性患者月经量、意识等）、辅助检查结果并记录
	立即告知医生进行综合评估
	□ 完善相关辅助检查，积极配合治疗
	□ 评估患者一般情况、既往史、家族史、用药史、心理－社会状况
	准确执行医嘱
	□ 遵医嘱完善心电图检查、急查血（血常规、血型、输血前一套、肝肾功能、电解质、血沉、凝血功能、血涂片、自身免疫系统疾病筛查等）
	□ 遵医嘱使用糖皮质激素、艾曲泊帕乙醇胺片、利妥昔单抗、达那唑、地西他滨、环孢素、长春新碱等药物时，应观察不良反应
入院第一天	评估与处理
	□ 观察患者出血的部位、范围和出血量，观察患者的自觉症状、情绪反应、生命体征、意识及血小板计数的变化等，及时发现新发的皮肤黏膜出血或内脏出血，有异常时及时告知医生并记录
	□ 6h 内完成相关护理评估（ADL、跌倒、坠床、压力性损伤、深静脉血栓、疼痛、管道、营养等）
	准确执行医嘱
	□ 遵医嘱给予止血药、糖皮质激素、升血小板药，对血小板计数$<10\times10^9/L$的重症免疫性血小板减少症患者，遵医嘱输注浓缩血小板悬液，观察疗效并记录
	健康教育
	□ 环境介绍：病区环境、病室规范、呼叫器的使用、人员介绍（主管医生、病区主任、护士长、责任护士）
	□ 饮食：清淡少渣饮食，避免过烫、过热、辛辣、刺激、油炸、坚硬食物
	□ 药物：指导患者遵医嘱正确服用糖皮质激素及艾曲泊帕乙醇胺片，不得随意停药或调整剂量；联合免疫抑制剂（长春新碱、环磷酰胺）治疗期间注意骨髓造血抑制及周围神经毒性等不良反应，避免感染
	□ 阳性体征：观察患者出血的部位、范围和出血量，观察患者的自觉症状、情绪反应、生命体征、意识及血小板计数的变化等，及时发现新发的皮肤黏膜出血或内脏出血
	□ 康复：绝对卧床休息，保持安静，减少外界刺激；静脉穿刺时避免用力拍打局部，止血带不宜扎得过紧或时间过长；穿刺后延长按压时间
	□ 心理：告知保持良好心态，避免情绪激动

续表

时间	护理工作
入院第一天	□ 特殊检查治疗前指导：告知目的、配合事项及注意事项，骨髓穿刺检查配合方法，操作结束后延长按压时间预防出血，72h 勿淋浴，避免弄湿穿刺部位等
	□ 安全风险防范指导：高热者禁止酒精擦浴；患者不可独自外出及活动，家属 24h 留陪，使用保护性床栏；防止碰撞及外伤；不用力擤鼻，不用手挖鼻痂，鼻出血时予以 1∶1000 去甲肾上腺素棉球或吸收性明胶海绵填塞鼻腔，禁止皮肤热敷，避免淋浴，擦洗时动作轻柔；告知电源及微波炉的正确使用、防火防盗等
	按分级护理原则巡视，评估措施落实效果，并做好记录
	□ 观察有无畏寒、发热等呼吸道感染表现，观察有无皮肤出血点或紫癜，有无口腔黏膜出血、牙龈出血、鼻出血，女性患者有无月经过多等表现，观察有无头痛、呕吐、意识障碍等颅内出血表现
入院第二天至出院前一天	评估与处理
	□ 查看患者血常规，如血红蛋白＜ 60g/L，遵医嘱给予输血治疗
	□ 遵医嘱给予低流量氧气吸入及输注浓缩红细胞，指导患者合理休息，减少耗氧量，观察疗效并记录
	准确执行医嘱
	□ 遵医嘱快速正确补液，输注静脉营养及电解质、止血药、升血小板药、新鲜红细胞、血小板血浆，观察疗效并记录
	□ 使用利妥昔单抗期间持续心电监护，监测血压、心率变化，严格控制输液速度，观察有无过敏反应，及时处理
	健康教育
	□ 休息及运动：血小板计数＜ 50×10^9/L 时适当限制活动，勿做较强体力活动，可适当散步，预防各种外伤；当血小板计数＜ 20×10^9/L 时指导绝对卧床休息
	□ 饮食：急性期禁食，出血停止后，给予流食，逐渐改为少渣半流食→软食→普食
	□ 安全风险防范：患者躁动时，做好防护措施，必要时行保护性约束，防止跌倒、坠床，动态评估患者 Morse 评分；查看患者血小板计数情况，行护理评估，按医嘱指导患者卧床休息或绝对卧床休息，对于高危项目，给予相应健康宣教并床头挂相应的标示牌
	□ 用药指导：告知药名、作用、用法、常见不良反应
	按分级护理原则巡视，评估措施落实效果，并做好记录
	□ 观察有无畏寒、发热等呼吸道感染表现，观察有无皮肤出血点或紫癜，有无口腔黏膜出血、牙龈出血、鼻出血，女性患者有无月经过多等表现，观察有无头痛、呕吐、意识障碍等颅内出血表现
出院当天	□ 复核住院费用，发放出院须知，讲解并签字，发放出院小结及出院带药
	□ 告知复诊、随诊、饮食、服药等注意事项，完成出院准备度调查
	□ 用药指导：避免应用降低血小板数量及抑制功能的药物，如氯霉素、解热镇痛剂、雌激素类药物等
	□ 完成满意度调查，送患者出病区

续表

时间	护理工作
出院后延伸	□ 出院 2 周内电话回访
	□ 血栓高危患者出院 2 周、1 个月、3 个月电话回访
	□ 一旦出现皮肤、黏膜出血加重或黑便、呕吐、头痛、意识障碍等，应立即就诊
	□ 定期复查血常规

第七节　骨髓增生异常综合征临床护理路径

时间	护理工作
入院时	评估与紧急处理
	□ 卧床休息，必要时予以氧气吸入
	□ 首次评估患者症状体征（感染、贫血、出血倾向、意识改变、女性患者月经量过多、呕吐物及排泄物颜色和量的变化等）、辅助检查结果并记录
	立即告知医生进行综合评估
	□ 完善相关辅助检查，积极配合治疗
	□ 评估患者一般情况、既往史、家族史、用药史、心理－社会状况
	准确执行医嘱
	□ 遵医嘱完善心电图检查、急查血
入院第一天	评估与处理
	□ 观察意识、贫血、出血、感染的症状，有异常时及时告知医生并记录
	□ 6h 内完成相关护理评估（ADL、跌倒、坠床、压力性损伤、深静脉血栓、疼痛、管道、营养等）
	准确执行医嘱
	□ 遵医嘱进行实验室检查（血常规、肝肾功能、电解质、凝血功能、血型、输血前一套）；留取尿常规，行大便常规＋隐血试验等
	□ 查看患者骨穿结果，掌握确诊疾病的治疗方案，遵医嘱置入静脉管道（告知患者置管的目的、费用、时间、注意事项、护理要点）
	健康教育
	□ 环境介绍：病区环境、病室规范、呼叫器的使用、人员介绍（主管医生、病区主任、护士长、责任护士）

续表

时间	护理工作
入院第一天	□ 饮食：高热量、高蛋白、富含维生素、清淡清洁、易消化饮食；禁食生冷及刺激性、过硬、粗糙的食物，抵抗力低下者可微波炉高火 3 ～ 5min 后再食用；饮水量＞ 1500mL/d；胃肠道反应严重者可少食多餐，避免治疗前后 2h 内进食，出现恶心、呕吐时暂缓或停止进食，及时清除呕吐物
	□ 药物：告知口服药、静脉药、雾化药、外用药等的名称、剂量、作用、用法、不良反应及注意事项等
	□ 阳性体征：观察体温是否≥ 37.5℃，有无咳嗽咳痰、呼吸困难、口腔黏膜溃疡、肛周脓肿等感染症状
	□ 康复：血小板计数＜ 50×10^9/L 时应减少活动，增加卧床休息时间，严重出血或血小板计数＜ 20×10^9/L 时必须绝对卧床休息，协助做好各项生活护理，忌用牙签剔牙，使用软毛牙刷刷牙，避免用手抠鼻痂和外力撞击鼻部；便秘者可酌情使用开塞露或缓泻药，以免排便时过于用力，腹压骤增而诱发内脏出血，尤其颅内出血；沐浴或清洗时避免水温过高和过于用力擦洗皮肤。高热患者禁用酒精或温水擦拭以降温；注射或穿刺部位拔针后需适当延长按压时间，必要时局部加压包扎。血红蛋白 90 ～ 110g/L 时注意休息，避免过度疲劳。中度贫血：血红蛋白 60 ～ 90g/L 时减少活动，增加卧床休息时间；明显心悸、气促时停止活动，抬高床头，给予吸氧。重度贫血：血红蛋白＜ 60g/L 时，绝对卧床休息，给予红细胞输注。中性粒细胞计数≤ 0.5×10^9/L 时入住层流洁净床，行保护性隔离，医用空气净化消毒器净化病房空气 60min/d，限制探视及留陪，指导家属正确陪护
	□ 心理：告知保持良好心态，避免情绪激动
	□ 特殊检查治疗前指导：告知目的、配合事项及注意事项，骨髓穿刺检查配合方法，操作结束后延长按压时间预防出血，72h 勿淋浴，避免弄湿穿刺部位等
	□ 安全风险防范指导：当白细胞计数≤ 1.0×10^9/L、中性粒细胞计数≤ 0.5×10^9/L 时进行保护性隔离。当血小板计数≤ 20×10^9/L 时，绝对卧床，特别关注患者意识变化，谨防颅内出血，给予相关措施如使用冰枕。做好预防感染、防跌倒的健康宣教，指导患者做好个人卫生，告知电源及微波炉的正确使用、防火防盗等
	按分级护理原则巡视，评估措施落实效果，并做好记录
	□ 观察有无贫血、出血、体温、意识变化；观察患者呕吐物、排泄物的颜色、量的变化，遵医嘱留取标本并及时送检，有无肝脾肿大、淋巴结肿大；观察体重的变化；是否疼痛及持续时间
入院第二天至出院前一天	评估与处理
	□ 遵医嘱入住层流病床，行保护性隔离，指导患者勿随意下床活动，大小便床边进行，告知骨髓抑制期的自我护理和观察要点
	□ 指导患者正确手卫生及佩戴口罩，发放皮肤消毒剂，痔疮患者便秘时及时处理，预防皮肤软组织感染，健康宣教，医用空气净化消毒器净化病房空气 30 ～ 60min/d，限制探视，指导家属正确陪护
	准确执行医嘱
	□ 遵医嘱予以抗生素暂时治疗，使用过程中出现恶心、呕吐、心悸不适时告知医护人员

续表

时间	护理工作
入院第二天至出院前一天	□ 遵医嘱正确使用化疗药物：去甲基化药物（阿扎胞苷、地西他滨）、阿霉素、阿糖胞苷及激素类药物，使用时观察药物疗效及不良反应；联合化疗时，先输注对血管刺激性小的药物，再输注刺激性发疱性药物，最后用普通液体或生理盐水冲管，防止残留；监测生命体征，出现穿刺处红肿疼痛、剧烈恶心呕吐、心慌、排便异常时立即告知医护人员
	健康教育
	□ 化疗期患者：做好化疗药物输注风险告知并记录，选择合适的静脉通路，一旦发生渗漏，遵照化疗药物渗漏应急处理方案；告知化疗后可能出现的不适及应对方法、化疗药物的不良反应及处理；化疗后严密观察患者反应，注意五官、会阴部、肛周皮肤的清洁，发放氯己定溶液，指导患者及家属正确使用，预防感染
	□ 饮食：化疗期间选择胃肠道症状最轻的时间进食，避免治疗前后 2h 内进食；出现恶心、呕吐时暂缓或停止进食，及时清除呕吐物，指导患者无菌饮食，微波炉高温消毒≥ 3 ～ 5min，要求食物新鲜且易消化
	□ 安全风险防范：预防跌倒、坠床、深静脉血栓、管道滑脱等；出血急性期及骨髓抑制期时，禁止外出，预防跌倒及意外发生，告知家属严禁探视，预防交叉感染，病情允许时可适当活动，但不可剧烈活动，要避免受凉及劳累，防止外伤
	□ 骨髓抑制期患者：观察血象，中性粒细胞计数≤ 0.5×10^9/L 时行保护性隔离，遵医嘱入住层流病床，血小板计数≤ 20×10^9/L 时，绝对卧床休息
	按分级护理原则巡视，评估措施落实效果，并做好记录
	□ 观察有无贫血、出血、体温、意识变化，观察呕吐物、排泄物的颜色、量的变化，有无肝脾肿大、淋巴结肿大，观察体重变化，是否疼痛及持续时间
出院当天	□ 复核住院费用，发放出院须知，讲解并签字，发放出院小结及出院带药
	□ 告知复诊、随诊、饮食、服药等注意事项，完成出院准备度调查
	□ 用药指导：遵医嘱坚持长期、规律用药，切忌突然停药、减药、漏服及自行换药，尤其应避免服用造成骨髓损害的药物，避免接触造成骨髓损害的化学物质及放射性物质。定期复查血常规及骨髓象
	□ 完成满意度调查，送患者出病区
出院后延伸	□ 出院 2 周内电话回访
	□ 血栓高危患者出院 2 周、1 个月、3 个月电话回访
	□ 对带管患者行中心静脉导管日常使用指导，包括观察有无出血、贴膜卷边、疼痛、红肿等，告知预约维护时间及方法
	□ 若有贫血、出血、感染等不适，应及时就医
	□ 定期随访，监测血象及骨髓象；疗效完全缓解者，每 3 个月复查 1 次，持续 3 年

第八节　急性荨麻疹临床护理路径

时间	护理工作
入院时	评估与紧急处理
	□ 取半卧位（有休克症状者取平卧位），立即给予心电监护、氧气吸入，测量生命体征、血氧饱和度并记录
	□ 首次评估患者症状体征（风团部位及大小、面色、体温、呼吸、心率、血压、恶心、头痛、呕吐、腹痛、腹泻、瘙痒等）、辅助检查结果并记录
	□ 评估皮损形态、类型、部位、大小
	立即告知医生进行病情综合评估
	□ 完善相关辅助检查，积极配合治疗
	□ 评估患者健康史（一般情况、既往史、家族史、用药史）、心理－社会状况
	准确执行医嘱
	□ 高热患者给予物理降温
	□ 过敏性休克患者遵医嘱给予 0.1% 盐酸肾上腺素 0.3 ～ 0.5mg 肌内注射，若无效果 5 ～ 10min 后重复给药 1 次
	□ 有喉头梗阻、胸闷、呼吸困难严重者，做好气管切开或气管插管的准备
入院第一天	评估与处理
	□ 评估患者体温、呼吸、面色、瘙痒、腹痛、腹泻症状及风团大小变化
	□ 6h 内完成相关护理评估（ADL、跌倒、坠床、压力性损伤、烫伤、深静脉血栓、管路、疼痛、镇静、吞咽、营养、走失等）
	准确执行医嘱
	□ 遵医嘱使用抗组胺药物（H1 抗体阻滞剂，如苯海拉明、异丙嗪、西替利嗪、氯雷他定等；H2 抗体阻滞剂，如西咪替丁、雷尼替丁等）
	□ 遵医嘱用降低血管通透性的药物，如维生素 C、钙剂等
	□ 外用炉甘石洗剂或止痒剂
	健康教育
	□ 环境介绍：病区环境、病室规范、呼叫器的使用、人员介绍（主管医生、病区主任、护士长、责任护士）
	□ 饮食：根据营养筛查结果给予清淡、营养丰富且易消化食物，忌鱼虾及辛辣刺激性食物，不暴饮暴食和饮酒；病情允许时饮水量每天达 2000mL，以促进致敏物质排泄
	□ 药物：告知口服药、静脉药、雾化药、外用药等的名称、剂量、作用、用法、不良反应及注意事项等；杜绝滥用药；对已明确的致敏药物或食物应禁用；大剂量使用激素时，滴数不宜过快，并注意监测患者血压、血糖、大便颜色和精神情况，使用钙剂时防止渗漏，避免引起皮下组织坏死
	□ 阳性体征：指导家属关注患者皮疹瘙痒程度，观察体温、呼吸、恶心、呕吐、腹痛、腹泻，如出现任何不适，及时告知医务人员

续表

时间	护理工作
入院第一天	□ 康复：避免烈日暴晒；避免用肥皂、热水洗澡，忌用手搔抓及摩擦；穿棉质、宽松衣物
	□ 心理：告知保持良好心态，避免情绪激动
	□ 特殊检查治疗前指导：告知目的、配合事项及注意事项（皮肤点阵实验等）
	□ 安全风险防范指导：预防跌倒、坠床、压疮、肺部感染，告知电源及微波炉的正确使用、防火防盗等
	按分级护理原则巡视，评估措施落实效果，并做好记录
	□ 密切关注患者风团大小、有无反复发作
入院第二天至出院前一天	评估与处理
	□ 评估患者体温、呼吸、面色、瘙痒、腹痛、腹泻症状；风团大小、有无反复发作
	准确执行医嘱
	□ 根据荨麻疹不同类型，遵医嘱使用 H1 抗体阻滞剂、H2 抗体阻滞剂、糖皮质激素、免疫抑制剂和抗生素
	健康教育
	□ 饮食：饮食宜清淡、营养丰富且易消化，忌鱼虾及辛辣刺激性食物，不暴饮暴食和饮酒
	□ 用药指导：告知口服药、静脉药、雾化药、外用药等的名称、剂量、作用、用法、不良反应及注意事项等
	□ 自我护理：保持皮肤清洁、完整，预防感染，修剪指甲，避免搔抓皮肤；通过看电视、看书等方式分散注意力；避免用肥皂、热水洗澡，穿棉质衣服；避免情绪激动和剧烈运动
	□ 其他：告知疾病恢复期的注意事项
	□ 告知患者及家属如出现任何不适，及时告知医务人员
	按分级护理原则巡视，评估措施落实效果，并做好记录
	□ 观察药物不良反应（抗组胺药如氯雷他定可导致头晕、嗜睡、乏力、注意力不集中；静脉注射钙剂时勿漏出血管外，以免引起组织坏死，注射速度应缓慢；大剂量使用糖皮质激素时应密切观察不良反应）
	□ 根据分级护理原则巡视病房，观察风团变化、体温、呼吸及有无恶心、腹痛等消化道症状，异常时及时告知医生并记录
	□ 喉头水肿症状轻者根据医嘱药物治疗或氧疗，症状严重者应立即气管插管或气管切开
出院当天	□ 复核住院费用，发放出院须知，讲解并签字，发放出院小结及出院带药
	□ 告知复诊、随诊、饮食、血压监测、血糖监测等注意事项，完成出院准备度调查
	□ 特殊用药指导：使用激素的患者一定要遵医嘱减量和复查
	□ 完成满意度调查，送患者出病区
出院后延伸	□ 出院 2 周内电话回访
	□ 了解患者口服激素减量情况，督促患者按医嘱减量和复查
	□ 建议患者 3 个月至半年复查 1 次致敏原，以确定致敏原物质

第九节　药疹临床护理路径

时间	护理工作
入院时	评估与紧急处理
	□ 停用过敏药物，对有休克症状者立即给予心电监护、氧气吸入，测量生命体征、血氧饱和度并记录，采集血标本，检查有无电解质紊乱，严格记录液体出入量
	□ 首次评估患者症状体征（生命体征、皮损部位、黏膜完整性、水疱、面色、皮肤弹性）、辅助检查结果并记录
	立即告知医生进行病情综合评估
	□ 完善相关辅助检查，积极配合治疗
	□ 评估患者健康史（一般情况、既往史、家族史、用药史）、心理 - 社会状况
	准确执行医嘱
	□ 对重症药疹患者行高流量给氧、抗休克治疗，补液，纠正酸碱平衡
	□ 喉头梗阻、胸闷、呼吸困难严重者做好气管切开或气管插管的准备
入院第一天	评估与处理
	□ 评估患者生命体征、尿量、进食能力、吞咽能力、皮损面积及有无累及皮肤黏膜（眼、口周、外阴及肛门），有异常时及时报告医生
	□ 6h 内完成相关护理评估（ADL、跌倒、坠床、压力性损伤、烫伤、深静脉血栓、管路、疼痛、镇静、吞咽、营养、走失等）
	准确执行医嘱
	□ 遵医嘱尽早、足量使用糖皮质激素，对皮肤大面积剥离的患者落实皮肤屏障保护
	健康教育
	□ 环境介绍：病区环境、病室规范、呼叫器的使用、人员介绍（主管医生、病区主任、护士长、责任护士）
	□ 饮食：根据营养筛查结果给予高热量、高蛋白、多维生素、易消化的流食，病情允许时每日饮水量 2500 ～ 3000mL，忌食辛辣、腥发等易致敏食物
	□ 药物：告知口服药、静脉药、雾化药、外用药等的名称、剂量、作用、用法、不良反应及注意事项等，使用钙剂时防止渗漏引起皮下组织坏死；大剂量使用激素时，滴数不宜过快，并注意监测患者血压、血糖、大便颜色和精神情况
	□ 阳性体征：指导家属关注患者瘙痒程度、皮肤剥脱情况、头痛、寒战、发热、关节痛，如出现任何不适，及时告知医务人员
	□ 康复：绝对卧床休息，保持安静，减少外界刺激，抬高床头，训练床上大小便
	□ 心理：告知保持良好心态，避免情绪激动

续表

时间	护理工作
入院第一天	□ 安全风险防范指导：预防跌倒、坠床、压疮、肺部感染、深静脉血栓，告知电源及微波炉的正确使用、防火防盗等
	□ 皮肤护理：对皮肤大面积剥离的患者落实皮肤屏障保护；避免用肥皂、热水洗澡，忌用手搔抓及摩擦，穿棉质、宽松衣物
	□ 特殊治疗指导：告知目的、配合事项及注意事项（心电监护、吸氧、气道管理等）
入院第二天至出院前一天	评估与处理
	□ 观察生命体征、意识、皮损渗液和剥离状态
	准确执行医嘱
	□ 遵医嘱抽取疱液，对渗液较多部位予以烤灯照射，减少渗出；给予糖皮质激素和白蛋白，做好口腔护理；伴有睑结膜充血水肿者，遵医嘱使用眼药水、眼膏，或用生理盐水冲洗结膜
	健康教育
	□ 体位：卧床休息，抬高床头
	□ 皮肤护理：对皮肤大面积剥离的患者落实皮肤屏障保护
	□ 饮食：根据营养及吞咽功能筛查结果给予相关的饮食及吞咽康复训练指导，鼓励患者多饮水，加速药物排出，病情允许时每日饮水量为 2500 ～ 3000mL，高热量、高蛋白、高维生素饮食，忌食辛辣、腥发等易致敏食物
	□ 用药指导：告知口服药、静脉药、雾化药、外用药等的名称、剂量、作用、用法、不良反应及注意事项等
	□ 日常护理：保持床单位干净整洁，穿宽松、棉质衣物，及时更换；保持皮肤清洁、干燥，有渗出、糜烂时避免用手接触皮损处
	□ 其他：告知疾病恢复期的注意事项
	□ 告知患者及家属如出现任何不适，及时告知医务人员
	按分级护理原则巡视，评估措施落实效果，并做好记录
	□ 根据分级护理原则巡视病房，观察皮疹进展情况，有无水疱、渗出加重，有无瘙痒、关节疼痛，观察二便，异常时及时告知医生并记录
出院当天	□ 复核住院费用，发放出院须知，讲解并签字，发放出院小结及出院带药
	□ 告知复诊、随诊、饮食、血压监测、血糖监测等注意事项，完成出院准备度调查
	□ 特殊用药指导：使用激素的患者一定要遵医嘱减量和复查
	□ 完成满意度调查，送患者出病区
出院后延伸	□ 出院 2 周内电话回访
	□ 了解患者口服激素减量情况，督促患者按医嘱减量和复查

第十节　多形红斑临床护理路径

时间	护理工作
入院时	评估与紧急处理
	□ 停用一切可疑药物，给予心电监护、氧气吸入，测量生命体征、血氧饱和度并记录，采集血标本，检查有无电解质紊乱，严格记录液体出入量
	□ 首次评估患者症状体征（生命体征、皮损部位、口腔黏膜、肛门黏膜、尿道口黏膜、水疱、面色、皮肤弹性等）、辅助检查结果并记录
	立即告知医生进行病情综合评估
	□ 完善相关辅助检查，积极配合治疗
	□ 评估患者健康史（一般情况、既往史、家族史、用药史）、心理－社会状况
	准确执行医嘱
	□ 补液，纠正酸碱平衡
	□ 遵医嘱用抗生素眼药水清洗眼结膜；用稀释的利多卡因清洗口腔及外阴
入院第一天	评估与处理
	□ 评估患者生命体征、尿量、皮损面积、进食能力、吞咽能力，有异常时及时报告医生
	□ 6h 内完成相关护理评估（ADL、跌倒、坠床、压力性损伤、烫伤、深静脉血栓、管路、疼痛、镇静、吞咽、营养、走失等）
	准确执行医嘱
	□ 遵医嘱尽早、足量使用糖皮质激素，对皮肤大面积剥离的患者落实皮肤屏障保护
	健康教育
	□ 环境介绍：病区环境、病室规范、呼叫器的使用、人员介绍（主管医生、病区主任、护士长、责任护士）
	□ 饮食：根据营养及吞咽功能筛查结果给予相关的饮食及吞咽康复训练指导，鼓励患者多饮水，加速药物排出，病情允许时每日饮水量为 2500 ～ 3000mL，高热量、高蛋白、高维生素饮食，忌食辛辣、腥发等易致敏食物
	□ 药物：告知口服药、静脉药、雾化药、外用药等的名称、剂量、作用、用法、不良反应及注意事项等，用钙剂时防止渗漏而引起皮下组织坏死；大剂量使用激素时，滴数不宜过快，并注意监测患者血压、血糖、大便颜色和精神情况
	□ 阳性体征：指导家属关注患者瘙痒程度、皮肤剥脱情况、头痛、寒战、发热、关节痛等，如出现任何不适，及时告知医务人员
	□ 皮肤护理：避免搔抓及摩擦，避免用肥皂、热水烫洗和过度清洗，穿棉质、宽松衣物
	□ 心理：告知保持良好心态，避免情绪激动

续表

时间	护理工作
入院第一天	□ 特殊检查治疗前指导：告知目的、配合事项及注意事项（组织病理学检查等）
	□ 安全风险防范指导：预防跌倒、坠床、压疮、肺部感染、深静脉血栓，告知电源及微波炉的正确使用、防火防盗等
入院第二天至出院前一天	评估与处理
	□ 观察患者生命体征、意识、皮损渗液情况
	准确执行医嘱
	□ 遵医嘱抽取疱液，对渗液较多者给予 3% 硼酸湿敷，给予糖皮质激素或免疫球蛋白；做好口腔护理和外阴护理；伴有睑结膜充血水肿者，遵医嘱使用眼药水、眼膏，或用生理盐水冲洗结膜
	健康教育
	□ 体位：卧床休息，抬高床头
	□ 皮肤护理：对皮肤大面积剥离的患者落实皮肤屏障保护
	□ 饮食：根据营养及吞咽功能筛查结果给予相关的饮食及吞咽康复训练指导，鼓励患者多饮水，加速药物排出，病情允许时每日饮水量为 2500 ～ 3000mL，高热量、高蛋白、高维生素饮食，忌食辛辣、腥发等易致敏食物
	□ 用药指导：告知口服药、静脉药、雾化药、外用药等的名称、剂量、作用、用法、不良反应及注意事项等
	□ 日常护理：保持床单位干净整洁，穿宽松、棉质衣物，及时更换；保持皮肤清洁、干燥，有渗出、糜烂时避免用手接触皮损处
	□ 其他：告知疾病恢复期的注意事项
	□ 告知患者及家属如出现任何不适，及时告知医务人员
	按分级护理原则巡视，评估措施落实效果，并做好记录
	□ 根据分级护理原则巡视病房，观察皮疹进展情况，有无水疱、渗出加重，有无瘙痒、关节疼痛，观察二便，异常时及时告知医生并记录
出院当天	□ 复核住院费用，发放出院须知，讲解并签字，发放出院小结及出院带药
	□ 告知复诊、随诊、饮食、血压监测、血糖监测等注意事项，完成出院准备度调查
	□ 特殊用药指导：使用激素的患者一定要遵医嘱减量和复查
	□ 完成满意度调查，送患者出病区
出院后延伸	□ 出院 2 周内电话回访
	□ 了解患者口服激素减量情况，督促患者按医嘱减量和复查

第十一节　红皮病临床护理路径

时间	护理工作
入院时	评估与紧急处理
	□ 评估患者生命体征及皮损形态（有无水疱或糜烂）、部位、自觉瘙痒和疼痛症状
	□ 高热患者给予药物或物理降温
	立即告知医生进行病情综合评估
	□ 完善相关辅助检查，积极配合治疗
	□ 评估患者健康史（一般情况、既往史、家族史、用药史）、心理 - 社会状况
	准确执行医嘱
	□ 遵医嘱使用抗组胺药物及外用药物
入院第一天	评估与处理
	□ 评估患者皮损形态、自觉瘙痒和疼痛症状
	□ 6h 内完成相关护理评估（ADL、跌倒、坠床、压力性损伤、烫伤、深静脉血栓、疼痛、镇静、吞咽、营养、走失等）
	准确执行医嘱
	□ 遵医嘱使用糖皮质激素、抗组胺药物，病情严重的使用人血丙种球蛋白，并发感染者使用抗生素
	健康教育
	□ 环境介绍：病区环境、病室规范、呼叫器的使用、人员介绍（主管医生、病区主任、护士长、责任护士）
	□ 饮食：根据营养筛查结果给予高热量、高蛋白、高维生素食物，忌食辛辣、腥发等易致敏食物
	□ 药物：告知口服药、静脉药、雾化药、外用药等的名称、剂量、作用、用法、不良反应及注意事项等
	□ 阳性体征：指导家属关注患者瘙痒、皮肤脱屑情况，如出现任何不适，及时告知医务人员
	□ 康复：避免搔抓、热水烫洗和过度清洗
	□ 心理：告知保持良好心态，避免情绪激动
	□ 安全风险防范指导：预防跌倒、坠床、压疮、肺部感染、深静脉血栓、消化道出血、低蛋白血症等，告知电源及微波炉的正确使用、防火防盗等
	按分级护理原则巡视，评估措施落实效果，并做好记录
	□ 观察患者皮损形态，水疱或糜烂范围、部位，自觉瘙痒和疼痛症状

续表

时间	护理工作
入院第二天至出院前一天	评估与处理
	□ 评估患者皮损形态，水疱或糜烂范围、部位，自觉瘙痒和疼痛症状
	准确执行医嘱
	□ 遵医嘱使用外用药、抗组胺药物，补充电解质，维持酸碱平衡，记录 24h 尿量
	健康教育
	□ 饮食：鼓励多饮水，促进致敏物质排泄；饮食宜清淡，高蛋白、高热量、高维生素饮食，多食蔬菜、水果，忌食辛辣、腥发等易致敏食物
	□ 用药指导：告知口服药、静脉药、雾化药、外用药等的名称、剂量、作用、用法、不良反应及注意事项等
	□ 日常护理：剥离皮损不可强行撕扯，让其自然脱落
	□ 其他：告知疾病恢复期的注意事项
	□ 告知患者及家属如出现任何不适，及时告知医务人员
	按分级护理原则巡视，评估措施落实效果，并做好记录
	□ 观察患者皮损范围、水疱或糜烂面结痂情况、自觉瘙痒和疼痛症状
出院当天	□ 复核住院费用，发放出院须知，讲解并签字，发放出院小结及出院带药
	□ 告知复诊、随诊、饮食、血压监测、血糖监测等注意事项，完成出院准备度调查
	□ 特殊用药指导：使用激素的患者一定要遵医嘱减量和复查
	□ 完成满意度调查，送患者出病区
出院后延伸	□ 出院 2 周内电话回访
	□ 了解患者口服激素减量情况，督促患者按医嘱减量和复查

第七章
内分泌与代谢常见疾病临床护理路径

第一节　糖尿病临床护理路径

时间	护理工作
入院时	评估与紧急处理
	□ 测量生命体征、随机血糖
	□ 首次评估患者症状体征（意识、营养、脱水、疼痛等）、辅助检查结果并记录
	立即告知医生进行综合评估
	□ 完善相关辅助检查，积极配合治疗
	□ 评估患者一般情况、既往史、家族史、用药史、血糖血压异常病史、心理 – 社会状况
	准确执行医嘱
	□ 遵医嘱完善心电图检查、急查血
入院第一天	评估与处理
	□ 6h 内完成相关护理评估（ADL、跌倒、坠床、压力性损伤、烫伤、深静脉血栓、管路、疼痛、营养、镇静、走失等）
	准确执行医嘱
	□ 遵医嘱正确用药，平稳调控血糖（个体化），完善相关检查
	□ 遵医嘱监测血糖，预防低血糖
	健康教育
	□ 环境介绍：病区环境、病室规范、呼叫器的使用、人员介绍（主管医生、病区主任、护士长、责任护士）
	□ 饮食：糖尿病低盐、低脂饮食，每日总热量 = 理想体重 ×（25 ～ 30kcal），肥胖者每日每千克理想体重减少 5kcal，营养不良、消瘦者每日每千克理想体重增加 5kcal，食物中碳水化合物的热量占每日饮食总热量的 50% ～ 60%，每日食盐＜ 5g，每日油脂摄入量不超过 25 ～ 30g；定时定量进餐
	□ 药物：告知口服药、静脉药、雾化药、外用药等的名称、剂量、作用、用法、不良反应及注意事项等，遵医嘱服用降糖药物

续表

时间	护理工作
入院第一天	□ 康复：以中等强度的有氧运动为主，如健步走、打太极拳、打羽毛球、打乒乓球、骑车等；餐后 1h 运动为宜，运动强度为活动心率达到 170– 年龄，此时为患者 60% 的最大耗氧量，活动时间每周至少 150min，每次 30 ～ 40min
	□ 阳性体征：指导患者关注是否存在心慌、出汗、手抖、头晕等低血糖症状，若有则及时告知医护人员
	□ 心理：告知保持良好心态，避免情绪激动
	□ 安全风险防范指导：预防跌倒、感染、深静脉血栓、低血糖；告知电源及微波炉的正确使用、防火防盗等
	按分级护理原则巡视，评估措施落实效果，并做好记录
	□ 按分级护理原则巡视病房，观察患者血糖、生命体征、阳性体征
入院第二天至出院前一天	评估与处理
	□ 对使用胰岛素者评估皮肤情况，如是否有红肿、硬结等
	□ 动态完成相关评估（ADL、跌倒、坠床、压力性损伤、管路、深静脉血栓、疼痛等）
	准确执行医嘱
	□ 遵医嘱正确用药，平稳调控血糖（个体化），完善相关检查
	□ 遵医嘱监测血糖，预防低血糖
	健康教育
	□ 饮食：糖尿病低盐、低脂饮食：每日总热量 = 理想体重 ×（25 ～ 30kcal），肥胖者每日每千克理想体重减少 5kcal；营养不良、消瘦者每日每千克理想体重增加 5kcal，食物中碳水化合物的热量占每日饮食总热量的 50% ～ 60%，每日食盐＜ 5g，每日油脂摄入量不超过 25 ～ 30g；定时定量进餐
	□ 药物：告知口服药、静脉药、雾化药、外用药等的名称、剂量、作用、用法、不良反应及注意事项等，遵医嘱服用降糖药物、降脂药物、降压药物
	□ 康复指导：以中等强度的有氧运动为主，如健步走、打太极拳、打羽毛球、打乒乓球、骑车等；餐后 1h 运动为宜，运动强度为活动心率达到 170– 年龄，此时为患者 60% 的最大耗氧量，活动时间每周至少 150min，每次 30 ～ 40min
	□ 阳性体征：指导患者关注是否存在心慌、出汗、手抖、头晕等低血糖症状，若有则及时告知医护人员
	□ 心理：告知保持良好心态，避免情绪激动
	□ 特殊检查治疗前指导：告知目的、配合事项及注意事项（CTA、MRA、胃肠镜等）
	□ 安全风险防范指导：预防跌倒、感染、深静脉血栓、低血糖
	按分级护理原则巡视，评估措施落实效果，并做好记录
	□ 按分级护理原则巡视病房，观察生命体征、血糖、生化、酮体等结果
	□ 监测血糖，观察患者血糖波动，若血糖≥ 13.9mmol/L，可诱发酮症；若血糖≤ 3.9mmol/L 则发生低血糖，需及时报告医生处理

续表

时间	护理工作
出院当天	□ 复核住院费用，发放出院须知，讲解并签字，发放出院小结及出院带药
	□ 告知复诊、随诊、饮食、运动、血压监测、血糖监测等注意事项，完成出院准备度调查
	□ 特殊用药指导（如使用胰岛素或胰岛素促泌剂时按时按量给药，注意预防低血糖；不随意减量或突然中断胰岛素治疗，避免急性感染、创伤、精神刺激等诱发糖尿病酮症酸中毒；GLP-1RA 类降糖药物每周固定时间注射等）
	□ 完成满意度调查，送患者出病区
出院后延伸	□ 出院 2 周内电话回访
	□ 血栓高危患者出院 2 周、1 个月、3 个月电话回访
	□ 在微信群定期推送相关健康知识，随时答疑解惑
	□ 留置鼻饲管、导尿管的患者及皮肤压力性损伤的患者，定期居家护理

第二节　甲状腺功能亢进临床护理路径

时间	护理工作
入院时	评估与紧急处理
	□ 测量生命体征
	□ 首次评估患者症状体征（意识、营养、疼痛、眼征等）、辅助检查结果并记录
	立即告知医生进行综合评估
	□ 完善相关辅助检查，积极配合治疗
	□ 评估患者一般情况、既往史、家族史、用药史、心理－社会状况
	准确执行医嘱
	□ 遵医嘱完善心电图检查、急查血
入院第一天	评估与处理
	□ 6h 内完成相关护理评估（ADL、跌倒、坠床、压力性损伤、烫伤、深静脉血栓、管路、疼痛、营养、镇静、走失等）
	□ 测量生命体征，观察意识、面色、精神状态
	准确执行医嘱
	□ 遵医嘱正确用药，完善相关检查
	健康教育
	□ 环境介绍：病区环境、病室规范、呼叫器的使用、人员介绍（主管医生、病区主任、护士长、责任护士）

续表

时间	护理工作
入院第一天	□ 饮食指导：高热量、高蛋白、高维生素及矿物质丰富饮食；每天饮水量为 2000 ～ 3000mL（并发心脏疾病者避免多饮水）；勿进食刺激性的食物及饮料，如浓茶、咖啡等；避免进食含碘丰富的食物，食用无碘盐，忌食海带、海鱼、紫菜等，慎食卷心菜、甘蓝等易致甲状腺肿的食物
	□ 药物：告知口服药、静脉药、雾化药、外用药等的名称、剂量、作用、用法、不良反应及注意事项等，遵医嘱服用抗甲状腺药物
	□ 康复：戴有色眼镜，减少光线、灰尘和异物的侵害。对眼睑不能闭合者，用无菌纱布或眼罩覆盖。当眼睛有异物感、刺痛或流泪时，勿用手直接揉眼部。睡眠或休息时抬高床头，减轻球后水肿或眼睛胀痛
	□ 阳性体征：指导患者关注是否存在高热、大汗、面色潮红、躁动、谵妄、昏迷等甲状腺危象表现，若有则及时告知医护人员
	□ 心理：告知保持良好心态，避免情绪激动、焦虑和紧张
	□ 安全风险防范指导：预防跌倒、感染、甲状腺危象；告知电源及微波炉的正确使用、防火防盗等
	按分级护理原则巡视，评估措施落实效果，并做好记录
	□ 按分级护理原则巡视病房，观察患者意识、生命体征、阳性体征
	□ 关注患者心率、心律变化，观察是否出现甲状腺危象，如高热、大汗、面色潮红、躁动、谵妄、昏迷等
入院第二天至出院前一天	评估与处理
	□ 测量生命体征，观察意识、面色、精神状态
	□ 动态完成相关评估（ADL、跌倒、坠床、压力性损伤、管路、深静脉血栓、疼痛等）
	准确执行医嘱
	□ 遵医嘱正确用药，完善相关检查
	健康教育
	□ 饮食指导：高热量、高蛋白、高维生素及矿物质丰富的饮食；每天饮水量为 2000 ～ 3000mL（并发心脏疾病者避免多饮水）；勿进食刺激性的食物及饮料，如浓茶、咖啡等；避免进食含碘丰富的食物，食用无碘盐，忌食海带、海鱼、紫菜等，慎食卷心菜、甘蓝等易致甲状腺肿的食物
	□ 药物：告知口服药、静脉药、雾化药、外用药等的名称、剂量、作用、用法、不良反应及注意事项等，遵医嘱服用抗甲状腺药物
	□ 康复：戴有色眼镜，减少光线、灰尘和异物的侵害。对眼睑不能闭合者，用无菌纱布或眼罩覆盖。当眼睛有异物感、刺痛或流泪时，勿用手直接揉眼部。睡眠或休息时抬高床头，减轻球后水肿或眼睛胀痛
	□ 阳性体征：指导患者关注是否存在高热、大汗、面色潮红、躁动、谵妄、昏迷等甲状腺危象表现，若有则及时告知医护人员
	□ 心理：告知保持良好心态，避免情绪激动、焦虑和紧张
	□ 特殊检查治疗前指导：告知目的、配合事项及注意事项（甲状腺摄碘率等）
	□ 安全风险防范指导：预防跌倒、感染、甲状腺危象

续表

时间	护理工作
入院第二天至出院前一天	按分级护理原则巡视，评估措施落实效果，并做好记录
	□ 按分级护理原则巡视病房，观察患者意识、生命体征、阳性体征
	□ 关注患者心率、心律变化，观察是否出现甲状腺危象，如高热、大汗、面色潮红、躁动、谵妄、昏迷等
出院当天	□ 复核住院费用，发放出院须知，讲解并签字，发放出院小结及出院带药
	□ 告知复诊、随诊、饮食、运动等注意事项，完成出院准备度调查
	□ 特殊用药指导：正确使用抗甲状腺药物或激素，避免突然停用
	□ 完成满意度调查，送患者出病区
出院后延伸	□ 出院 2 周内电话回访
	□ 血栓高危患者出院 2 周、1 个月、3 个月电话回访
	□ 在微信群定期推送相关健康知识，随时答疑解惑
	□ 留置鼻饲管、导尿管的患者及皮肤压力性损伤的患者，定期居家护理

第三节　骨质疏松症临床护理路径

时间	护理工作
入院时	评估与紧急处理
	□ 测量生命体征
	□ 首次评估患者症状体征（意识、营养、疼痛等）、辅助检查结果并记录
	立即告知医生进行综合评估
	□ 完善相关辅助检查，积极配合治疗
	□ 评估患者一般情况、既往史、家族史、用药史、心理－社会状况
	准确执行医嘱
	□ 遵医嘱完善心电图检查、急查血
入院第一天	评估与处理
	□ 6h 内完成相关护理评估（ADL、跌倒、坠床、压力性损伤、烫伤、深静脉血栓、管路、疼痛、营养、镇静、走失等）
	准确执行医嘱
	□ 遵医嘱正确用药，完善相关检查
	健康教育

续表

时间	护理工作
入院第一天	□ 环境介绍：病区环境、病室规范、呼叫器的使用、人员介绍（主管医生、病区主任、护士长、责任护士）
	□ 饮食指导：富钙、低盐（5g/d）和适量蛋白质（每日蛋白质摄入量为 1.0 ～ 1.2g/kg。日常进行抗阻训练的老年人每日蛋白质摄入量为 1.2 ～ 1.5g/kg）的均衡膳食。动物性食物摄入总量平均每日 120 ～ 150g，每日摄入牛奶 300 ～ 400mL 或蛋白质含量相当的奶制品。戒烟、限酒，避免过量饮用咖啡及碳酸饮料
	□ 药物：告知口服药、静脉药、雾化药、外用药等的名称、剂量、作用、用法、不良反应及注意事项等，遵医嘱服用钙剂、维生素 D 等药物
	□ 康复：中年人以有氧运动为基础配合全身肌肉力量训练，每周 3 ～ 7 次，运动量逐渐增加。老年人可选择散步、慢跑、跳舞、骑车等中强度运动以及举哑铃、打太极拳、打八段锦等力量训练。另外老年人还应增加手膝位、坐位、站位等平衡练习，每周 3 ～ 5 次。每日将面部及双臂皮肤直接暴露日光下照射 15 ～ 30min
	□ 心理指导：告知保持良好心态，避免情绪激动
	□ 特殊检查治疗前指导：告知目的、配合事项及注意事项（骨密度、X 线等）
	□ 安全风险防范指导：预防跌倒、骨折、深静脉血栓；告知电源及微波炉的正确使用、防火防盗等
	按分级护理原则巡视，评估措施落实效果，并做好记录
	□ 按分级护理原则巡视病房，观察患者意识、生命体征、阳性体征
入院第二天至出院前一天	评估与处理
	□ 动态完成相关评估（ADL、跌倒、坠床、压力性损伤、管路、深静脉血栓、疼痛等）
	□ 评估使用唑来膦酸患者是否有一过性发热、肌肉关节痛等流感样症状
	准确执行医嘱
	□ 收集 24h 尿标本
	□ 正确使用唑来膦酸等药物
	健康教育
	□ 饮食：富钙、低盐（5g/d）和适量蛋白质（每日蛋白质摄入量为 1.0 ～ 1.2g/kg。日常进行抗阻训练的老年人每日蛋白质摄入量为 1.2 ～ 1.5g/kg）的均衡膳食。动物性食物摄入总量平均每日 120 ～ 150g，每日摄入牛奶 300 ～ 400mL 或蛋白质含量相当的奶制品。戒烟、限酒，避免过量饮用咖啡及碳酸饮料。
	□ 药物：告知口服药、静脉药、雾化药、外用药等的名称、剂量、作用、用法、不良反应及注意事项等，遵医嘱使用双磷酸盐类药物
	□ 康复指导：中年人以有氧运动为基础配合全身肌肉力量训练，每周 3 ～ 7 次，运动量逐渐增加。老年人可选择散步、慢跑、跳舞、骑车等中强度运动以及举哑铃、打太极拳、打八段锦等力量训练。另外老年人还应增加手膝位、坐位、站位等平衡练习，每周 3 ～ 5 次。每日将面部及双臂皮肤直接暴露日光下照射 15 ～ 30min
	□ 阳性体征：指导患者关注是否有一过性发热、肌肉关节痛等流感样症状，若有则及时告知医护人员

续表

时间	护理工作
入院第二天至出院前一天	□ 心理：告知保持良好心态，避免情绪激动
	□ 安全风险防范指导：预防跌倒、骨折、深静脉血栓
	按分级护理原则巡视，评估措施落实效果，并做好记录
	□ 按分级护理原则巡视病房，观察患者意识、生命体征、阳性体征
出院当天	□ 复核住院费用，发放出院须知，讲解并签字，发放出院小结及出院带药
	□ 告知复诊、随诊、饮食、运动等注意事项，完成出院准备度调查
	□ 特殊用药指导：如阿仑膦酸钠每周服用 1 次，清晨空腹服用，200 ～ 300mL 温水送服，服药后 30min 保持上半身直立，避免平卧，30min 后再摄入食物或其他药品
	□ 完成满意度调查，送患者出病区
出院后延伸	□ 出院 2 周内电话回访
	□ 血栓高危患者出院 2 周、1 个月、3 个月电话回访
	□ 在微信群定期推送相关健康知识，随时答疑解惑
	□ 留置鼻饲管、导尿管的患者及皮肤压力性损伤的患者，定期居家护理

第四节　痛风临床护理路径

时间	护理工作
入院时	评估与紧急处理
	□ 测量生命体征
	□ 首次评估患者症状体征（意识、营养、疼痛等）、辅助检查结果并记录
	□ 指导患者卧床休息，抬高患肢
	立即告知医生进行综合评估
	□ 完善相关辅助检查，积极配合治疗
	□ 评估患者一般情况、既往史、家族史、用药史、心理－社会状况
	准确执行医嘱
	□ 遵医嘱完善心电图检查、急查血
入院第一天	评估与处理
	□ 6h 内完成相关护理评估（ADL、跌倒、坠床、压力性损伤、烫伤、深静脉血栓、管路、疼痛、镇静、营养等）

续表

时间	护理工作
入院第一天	□ 评估受累关节是否有红、肿、热、痛
	准确执行医嘱
	□ 遵医嘱正确用药，完善相关检查
	□ 遵医嘱给予疼痛关节冰敷或 25% 硫酸镁湿敷
	健康教育
	□ 环境介绍：病区环境、病室规范、呼叫器的使用、人员介绍（主管医生、病区主任、护士长、责任护士）
	□ 饮食：低嘌呤饮食，急性期严格控制高嘌呤食物（如动物内脏、贝壳、沙丁鱼等）摄入，严禁饮酒，限制含高果糖浆的饮料摄入
	□ 药物：告知口服药、静脉药、雾化药、外用药等的名称、剂量、作用、用法、不良反应及注意事项等，遵医嘱服用抗炎镇痛类药物
	□ 阳性体征：对使用非甾体抗炎药患者，关注是否有牙龈出血、黑便等出血症状，若有则及时告知医护人员
	□ 心理指导：告知保持良好心态，转移注意力，缓解疼痛
	□ 特殊检查治疗前指导：告知目的、配合事项及注意事项（X 线、CT 等）
	□ 安全风险防范指导：预防跌倒、感染、深静脉血栓；告知电源及微波炉的正确使用、防火防盗等
	按分级护理原则巡视，评估措施落实效果，并做好记录
	□ 按分级护理原则巡视病房，观察患者意识、生命体征等
	□ 评估关节肿痛是否缓解并记录
入院第二天至出院前一天	评估与处理
	□ 评估生命体征及疼痛是否缓解
	准确执行医嘱
	□ 遵医嘱正确用药，完善相关检查
	□ 遵医嘱给予疼痛关节冰敷或 25% 硫酸镁湿敷
	健康教育
	□ 饮食：低嘌呤饮食，急性期严格控制高嘌呤食物（如动物内脏、贝壳、沙丁鱼等）摄入，严禁饮酒，限制含高果糖浆的饮料摄入
	□ 药物：告知口服药、静脉药、雾化药、外用药等的名称、剂量、作用、用法、不良反应及注意事项等，遵医嘱服用抗炎镇痛类药物
	□ 康复：避免剧烈运动，非急性发作时运动从低强度开始，逐步过渡到中等强度，运动次数以每周 4 ～ 5 次为宜，每次 0.5 ～ 1h，可进行有氧运动，如慢跑、打太极拳等
	□ 阳性体征：对使用非甾体抗炎药患者，关注是否有牙龈出血、黑便等出血症状，若有则及时告知医护人员
	□ 心理指导：告知保持良好心态，转移注意力，缓解疼痛

续表

时间	护理工作
入院第二天至出院前一天	□ 安全风险防范指导：预防跌倒、感染、深静脉血栓
	按分级护理原则巡视，评估措施落实效果，并做好记录
	□ 按分级护理原则巡视病房，观察患者意识、生命体征
	□ 评估关节肿痛是否缓解并记录
出院当天	□ 复核住院费用，发放出院须知，讲解并签字，发放出院小结及出院带药
	□ 告知复诊、随诊、饮食、运动等注意事项，完成出院准备度调查
	□ 特殊用药指导：如秋水仙碱使用时需定期监测肝肾功能及血常规
	□ 完成满意度调查，送患者出病区
出院后延伸	□ 出院 2 周内电话回访
	□ 血栓高危患者出院 2 周、1 个月、3 个月电话回访
	□ 在微信群定期推送相关健康知识，随时答疑解惑
	□ 留置鼻饲管、导尿管的患者及皮肤压力性损伤的患者，定期居家护理

第五节　甲状腺肿瘤手术临床护理路径

时间	护理工作
入院时	评估与紧急处理
	□ 首次评估患者症状体征（意识、营养、疼痛等）、辅助检查结果并记录
	□ 评估患者有无压迫症状，如呼吸困难、吞咽困难、声音嘶哑等
	立即告知医生进行综合评估
	□ 完善相关辅助检查，积极配合治疗
	□ 评估患者健康史（一般情况、既往史、家族史、用药史）、心理－社会状况
	准确执行医嘱
	□ 遵医嘱完成床旁心电图检查
	□ 指导患者按检查预约单完善相关检查（CT、彩超、喉镜等），向患者说明需空腹的检查
入院第一天	评估与处理
	□ 密切观察血压、血糖的情况，有异常时及时告知医生并记录
	□ 6h 内完成相关护理评估（ADL、跌倒、坠床、压力性损伤、深静脉血栓、管路、疼痛、营养等）
	准确执行医嘱

续表

时间	护理工作
入院第一天	□ 遵医嘱正确用药，控制血压、血糖、体温在正常范围，完善相关检查
	□ 关注患者肝肾功能、血尿常规；纠正代谢性紊乱（如血糖< 4.4mmol/L、血钙< 2.15mmol/L、血钠< 135mmol/L 等）
	健康教育
	□ 环境介绍：病区环境、病室规范、呼叫器的使用、人员介绍（主管医生、病区主任、护士长、责任护士）
	□ 饮食：进食高蛋白、高热量、高维生素、易消化的食物，戒烟酒
	□ 药物：告知口服药、静脉药、雾化药、外用药等的名称、剂量、作用、用法、不良反应及注意事项等，高血压患者规律服药，切忌血压忽高忽低，遵医嘱服用降糖药物、降脂药物
	□ 阳性体征：指导家属关注患者疼痛，如出现任何不适，及时告知医务人员
	□ 康复：指导术前体位训练及踝泵运动训练
	□ 心理：告知保持良好心态，避免情绪激动
	□ 特殊检查治疗前指导：告知目的、配合事项及注意事项（喉镜、彩超、肺功能检查等），对行甲状腺穿刺术的患者注意观察颈部有无肿胀
	□ 安全风险防范指导：预防跌倒、坠床、压疮、肺部感染、深静脉血栓、自伤及伤人等，告知电源及微波炉的正确使用、防火防盗等
	按分级护理原则巡视，评估措施落实效果，并做好记录
	□ 按分级护理原则巡视病房，观察患者生命体征、阳性体征
手术前一天	评估与处理
	□ 评估有无阳性体征及有无口服抗血小板药物、抗凝药物，如有异常，及时告知医生并记录
	准确执行医嘱
	□ 遵医嘱采取控制血压、血糖的措施，观察药物疗效及不良反应
	□ 遵医嘱备血、皮试、备好术中用药
	健康教育
	□ 术前禁食 6h、禁水 2h，不禁药，备好患服
	□ 查看手术部位标识、术中带药是否齐全
	□ 训练床上大小便，指导有效咳嗽、体位训练及行踝泵运动训练
	□ 修剪指甲，洗澡洗头，做好个人卫生，预防感冒，保持良好睡眠
	□ 关心安慰患者，减轻顾虑和恐惧
	□ 备齐术后用物（中单、便盆、开衫睡衣等）
	按分级护理原则巡视，评估措施落实效果，并做好记录
	□ 按分级护理原则巡视病房，观察患者生命体征、阳性体征
手术当天	术前
	□ 确认患者是否空腹、是否在生理期、术区毛发是否已剃除，摘除患者各种活动性物品及义齿
	□ 测量生命体征并记录，如有异常，告知医生

续表

时间	护理工作
手术当天	□ 查看手术部位标识、术中带药；完善手术转运交接单
	□ 建立静脉通路、导尿
	术后
	评估与紧急处理
	□ 立即给予心电监护、氧气吸入，测量生命体征、血氧饱和度，查看瞳孔、意识、皮肤等，进行自理能力、血栓、疼痛、管道、跌倒等评分，了解麻醉方式及术中情况并记录
	□ 注意血压、血氧管理，维持血氧饱和度及血压在适当范围
	□ 观察切口敷料有无渗血渗液及颈部有无肿胀、淤血、瘀斑等情况，关注患者有无呼吸困难或自觉压迫感，警惕术后出血
	□ 注意妥善固定各种引流管，保持管路通畅，注意观察引流液的颜色、性状、量
	□ 完全清醒且生命体征稳定后，可抬高床头 30° 或取半卧位
	□ 完成其他基础护理评估
	准确执行医嘱
	□ 遵医嘱给予补钙、止血、止痛等对症治疗
	健康教育
	□ 告知心电监护仪、管路功能及注意事项
	□ 根据病情行术后饮食、体位、康复锻炼指导，告知可能出现的情况及应对方式
	□ 告知患者及家属如出现任何不适，及时告知医务人员
	按分级护理原则巡视，评估措施落实效果，并做好记录
	□ 按分级护理原则巡视病房，观察患者生命体征、阳性体征，观察血氧饱和度、疼痛、引流液、切口敷料等情况，有异常时告知医生并记录
术后第一天至出院前一天	评估与处理
	□ 观察切口敷料有无渗血渗液
	□ 观察引流管是否通畅、密闭及引流液的颜色、性质、量
	准确执行医嘱
	□ 遵医嘱给予补钙、雾化吸入、止痛等对症治疗
	健康教育
	□ 管路指导：告知各种管路的观察及保护、拔管前后的注意事项等，指导患者每日饮水 2000mL 以上
	□ 运动指导：指导患者首次渐进下床方法
	□ 饮食指导：避免辛辣、刺激性、过烫、过硬饮食，宜高蛋白、高维生素、高钙、低磷饮食
	□ 用药指导：告知药物名称、作用、用法、常见不良反应
	□ 康复锻炼：指导术后颈部功能锻炼
	□ 安全风险防范：饮水呛咳患者须防误吸，指导患者识别低钙的不适症状（如口唇、面部或手脚出现麻木）并早期干预

续表

时间	护理工作
术后第一天至出院前一天	□ 其他：告知疾病恢复期的注意事项
	□ 告知患者及家属如出现任何不适，及时告知医务人员
	按分级护理原则巡视，评估措施落实效果，并做好记录
	□ 按分级护理原则巡视病房，观察生命体征、引流液、切口敷料、颈部功能锻炼等，有异常或者动态变化时告知医生并记录
出院当天	□ 复核住院费用，发放出院须知，讲解并签字，发放出院小结及出院带药
	□ 告知复诊、随诊、康复训练、饮食、血压监测、血糖监测等注意事项，完成出院准备度调查
	□ 特殊用药指导：左甲状腺素钠片的服药注意事项，指导定时复查甲功，观察有无口唇、面部或手脚麻木
	□ 对带管出院患者做好引流管自我护理知识宣教，防止导管扭曲、打折、脱管
	□ 完成满意度调查，送患者出病区
出院后延伸	□ 出院 2 周内电话回访
	□ 血栓高危患者出院 2 周、1 个月、3 个月电话回访
	□ 在微信群定期推送相关健康知识，随时答疑解惑
	□ 公众号定期推送疾病相关知识，同步线上答疑

第六节　乳腺肿瘤手术临床护理路径

时间	护理工作
入院时	评估与紧急处理
	□ 首次评估患者症状体征（意识、营养、认知、疼痛等）、辅助检查结果并记录
	□ 特殊病情评估（风险点）：孕妇及时终止妊娠；在哺乳期的给予回乳药，停止哺乳
	立即告知医生进行病情综合评估
	□ 完善相关辅助检查，积极配合治疗
	□ 评估患者健康史（一般情况、既往史、家族史、用药史）、心理－社会状况
	准确执行医嘱
	□ 遵医嘱平稳调控血压和血糖；完善心电图检查、急查血
	□ 指导患者按检查预约单完善相关检查（CT、彩超、钼靶等），向患者说明需空腹的检查
入院第一天	评估与处理
	□ 密切观察血压、血糖的情况，有异常时及时告知医生并记录

续表

时间	护理工作
入院第一天	□ 6h 内完成相关护理评估（ADL、跌倒、坠床、压力性损伤、深静脉血栓、管路、疼痛、营养等）
	准确执行医嘱
	□ 遵医嘱正确用药，控制血压、血糖、体温在正常范围，完善相关检查
	□ 关注患者肝肾功能、血尿常规；纠正代谢性紊乱（如血糖< 4.4mmol/L、血钙< 2.15mmol/L、血钠< 135mmol/L 等）
	健康教育
	□ 环境介绍：病区环境、病室规范、呼叫器的使用、人员介绍（主管医生、病区主任、护士长、责任护士）
	□ 饮食：高蛋白、高热量、高维生素、易消化饮食，戒烟酒
	□ 药物：告知口服药、静脉药、雾化药、外用药等的名称、剂量、作用、用法、不良反应及注意事项等，高血压患者规律服药，切忌血压忽高忽低，遵医嘱服用降糖药物、降脂药物
	□ 阳性体征：指导家属关注患者疼痛，如出现任何不适，及时告知医务人员
	□ 康复：给予床上主动运动、踝泵运动训练指导
	□ 心理：告知保持良好心态，避免情绪激动
	□ 特殊检查治疗前指导：告知目的、配合事项及注意事项（CT、彩超、肺功能检查等）
	□ 安全风险防范指导：预防跌倒、坠床、压疮、肺部感染、深静脉血栓、自伤及伤人等，告知电源及微波炉的正确使用、防火防盗等
	按分级护理原则巡视，评估措施落实效果，并做好记录
	□ 按分级护理原则巡视病房，观察患者生命体征、阳性体征
手术前一天	评估与处理
	□ 评估有无阳性体征及有无口服抗血小板药物、抗凝药物，有异常时及时告知医生并记录
	准确执行医嘱
	□ 遵医嘱采取控制血压、血糖的措施，观察药物疗效及不良反应
	□ 遵医嘱备皮、皮试
	□ 测量双侧上肢臂围，门诊建档
	健康教育
	□ 术前禁食 6h、禁水 2h，不禁药，备好患服
	□ 查看手术部位标识、术中带药是否齐全
	□ 训练床上大小便、床上主动运动、被动运动，每天 3 次，指导行踝泵运动训练
	□ 修剪指甲，洗澡洗头，做好个人卫生，预防感冒，保持良好睡眠
	□ 关心安慰患者，减轻顾虑和恐惧
	□ 备齐术后用物（腹带、中单、便盆、睡衣、软枕等）
	按分级护理原则巡视，评估措施落实效果，并做好记录
	□ 按分级护理原则巡视病房，观察患者生命体征、阳性体征

续表

时间	护理工作
手术当天	术前
	□ 确认患者是否空腹、是否在生理期、术区毛发是否已剃除，摘除患者各种活动性物品及义齿
	□ 测量生命体征并记录，如有异常，告知医生
	□ 查看手术部位标识、术中带药，完善手术转运交接单
	□ 建立静脉通路、导尿
手术当天	术后
	评估与紧急处理
	□ 立即给予心电监护、氧气吸入，测量生命体征、血氧饱和度，查看瞳孔、意识、皮肤等，进行自理能力、血栓、疼痛、管道、跌倒等评分，了解麻醉方式及术中情况并记录
	□ 观察切口敷料有无渗血渗液
	□ 注意妥善固定各种引流管，保持管路通畅，注意观察引流液的颜色、性状、量
	□ 抬高患肢，垫软枕，观察患肢温度、脉搏及皮肤颜色
	□ 完全清醒且生命体征稳定后，可抬高床头 30° 或取半卧位
	□ 完成其他基础护理评估
	准确执行医嘱
	□ 遵医嘱给予补液、止血、止痛等对症治疗
	健康教育
	□ 告知心电监护仪、管路功能及注意事项
	□ 根据病情行术后饮食、体位、康复锻炼指导，告知可能出现的情况及应对方式
	□ 告知患者及家属如出现任何不适，及时告知医务人员
	按分级护理原则巡视，评估措施落实效果，并做好记录
	□ 按分级护理原则巡视病房，观察患者生命体征、阳性体征，观察血氧饱和度、疼痛、引流液、切口敷料等情况，有异常时告知医生并记录
术后第一天至出院前一天	评估与处理
	□ 观察切口敷料有无渗血渗液
	□ 观察引流管是否通畅、密闭及引流液的颜色、性质、量
	准确执行医嘱
	□ 遵医嘱给予补液、止血、止痛等对症治疗
	健康教育
	□ 管路指导：告知管路的观察及保护、拔管前后的注意事项，如指导患者每日饮水 2000mL 以上
	□ 运动指导：指导患者首次渐进下床方法
	□ 饮食：进食高蛋白、高维生素食物
	□ 用药指导：告知药物名称、作用、用法、常见不良反应

续表

时间	护理工作
术后第一天至出院前一天	□ 康复锻炼：指导术后患肢功能锻炼
	□ 安全风险防范：预防跌倒、坠床、肺部感染、深静脉血栓、管道滑脱、自伤及伤人等
	□ 专科指导：告知疾病恢复期的注意事项，对需要植入输液港的患者做好相关知识宣教及护理
	□ 心理指导：了解患者术后心理状态并给予正确的指导
	□ 其他：测量双侧上肢臂围，并与术前对比
	□ 告知患者及家属如出现任何不适，及时告知医务人员
	按分级护理原则巡视，评估措施落实效果，并做好记录
	□ 按分级护理原则巡视病房，观察生命体征、引流液、切口敷料、术侧上肢功能锻炼等，有异常或者动态变化时告知医生并记录
出院当天	□ 复核住院费用，发放出院须知，讲解并签字，发放出院小结及出院带药
	□ 告知复诊、随诊、康复训练、饮食、血压监测、血糖监测等注意事项，完成出院准备度调查
	□ 特殊用药指导：按医嘱服用升白药物，定时复查血常规，观察有无严重乏力、寒战、发热、口腔黏膜溃疡等
	□ 对带管出院患者做好引流管自我护理知识宣教，防止导管扭曲、打折、脱管
	□ 做好输液港居家护理指导，发放乳腺癌患者出院指导手册
	□ 完成满意度调查，送患者出病区
出院后延伸	□ 出院 2 周内电话回访
	□ 血栓高危患者出院后 2 周、1 个月、3 个月电话回访
	□ 在微信群定期推送相关健康知识，随时线上答疑解惑
	□ 公众号定期推送疾病相关知识，同步线上答疑
	□ 乳腺癌术后患者专人管理，指导患者术侧肢体淋巴水肿的预防及居家护理，术后半年、1 年、1 年半、2 年门诊随诊，测量上肢臂围并记录

第八章
骨骼肌肉运动系统常见疾病临床护理路径

第一节　上肢骨折临床护理路径

时间	护理工作
入院时	评估与紧急处理
	□ 测量生命体征并记录
	□ 协助患者卧床休息，患肢制动
	立即告知医生进行病情综合评估
	□ 完善相关辅助检查，积极配合治疗
	□ 评估患者健康史（一般情况、既往史、家族史、用药史）、心理 – 社会状况
	准确执行医嘱
	□ 遵医嘱予患者镇痛药
	□ 遵医嘱协助患者行石膏固定、三角巾悬吊
	□ 遵医嘱予患肢冰敷
入院第一天	评估与处理
	□ 6h 内完成相关护理评估、健康指导及安全教育（ADL、跌倒、坠床、压力性损伤、烫伤、深静脉血栓、疼痛、营养等）
	□ 询问患者是否长期口服抗凝药、降压药（若服用，及时告知医生）
	准确执行医嘱
	□ 遵医嘱予镇痛治疗
	□ 协助患者完善相关检查
	健康教育
	□ 环境介绍：病区环境、病室规范、呼叫器的使用、人员介绍（主管医生、病区主任、护士长、责任护士）
	□ 饮食：戒烟忌酒，多食新鲜蔬菜、水果，多饮水，每日至少 2000mL
	□ 康复：患肢抬高，活动临近关节，活动五指，行握拳、松拳运动，防止关节僵硬

续表

时间	护理工作
入院第一天	□ 特殊检查治疗前指导：告知目的、配合事项及注意事项（MRA、心电监护、吸氧、石膏固定等）
	□ 安全风险防范指导：预防跌倒、坠床、压疮、肺部感染、深静脉血栓、管道滑脱、自伤及伤人，告知电源及微波炉的正确使用、防火防盗等
	按分级护理原则巡视，评估措施落实效果，并做好记录
	□ 密切观察患肢末梢血液循环，注意 5P 征（疼痛、苍白、感觉异常、麻痹及脉搏消失），如有异常，告知医生
手术前一天	评估与处理
	□ 评估有无阳性体征及有无口服抗血小板药物、抗凝药物，查看患者相关血液检查（如血糖、肝肾功能）结果、心电图结果，如有异常，及时告知医生并记录
	准确执行医嘱
	□ 遵医嘱予术前准备，备好术中用药、备血
	健康教育
	□ 术前禁食 6h、禁水 2h，不禁高血压药
	□ 备好患服及术后用物（大 / 小便器、中单、约束带、吸管等）
	□ 术前保持良好睡眠
	按分级护理原则巡视，评估措施落实效果，并做好记录
	□ 按分级护理原则巡视病房，密切观察患肢末梢血液循环，注意 5P 征（疼痛、苍白、感觉异常、麻痹及脉搏消失），如有异常，告知医生
手术当天	术前
	□ 确认患者是否空腹、是否在生理期，摘除患者各种活动性物品及义齿
	□ 查看手术部位标识、完成术区皮肤清洁
	□ 测量并记录生命体征
	□ 与手术室护士核对患者基本信息，交接术中用药，将患者转出病区
	术中
	□ 准备患者床单位，备好心电监护及氧气，调节基本信息及参数
	术后
	评估与紧急处理
	□ 立即给予心电监护、氧气吸入，测量生命体征、血氧饱和度，意识、肌力
	□ 观察生命体征、患肢切口敷料、引流管、桡动脉搏动及末梢循环情况
	□ 指导患肢抬高并制动
	□ 完成其他基础护理评估
	准确执行医嘱
	□ 遵医嘱使用镇痛药及抗感染药物

续表

时间	护理工作
手术当天	健康教育
	□ 告知心电监护仪、管路功能及注意事项
	□ 指导患者术后 2h 无不适可饮水，4h 可进食易消化食物
	□ 告知患者及家属如出现任何不适，及时告知医务人员
	按分级护理原则巡视，评估措施落实效果，并做好记录
	□ 根据分级护理原则巡视病房，观察生命体征、血氧饱和度、患肢肌力及感觉、桡动脉搏动、切口敷料有无渗血、引流管是否通畅、引流液（颜色、性状、量）、患肢末梢循环情况，如有异常，及时告知医生
术后第一天至出院前一天	评估与处理
	□ 观察患者生命体征、引流管是否通畅，记录引流液颜色、性状、量
	□ 观察切口敷料有无渗血渗液情况，必要时换药处理
	准确执行医嘱
	□ 遵医嘱停止心电监护及氧气吸入
	□ 遵医嘱予镇痛治疗
	健康教育
	□ 体位管理：患肢抬高，石膏或支具固定
	□ 饮食管理：戒烟忌酒，高蛋白饮食，多食新鲜蔬菜、水果，多饮水，每日至少 2000mL
	□ 安全风险防范：预防跌倒、坠床、压疮、肺部感染、深静脉血栓、管道滑脱等
	□ 用药指导：告知药物名称、作用、用法、常见不良反应
	□ 管路管理：告知各种管路的观察及保护、拔管前后的注意事项等
	□ 功能锻炼：指导患者尽早开始活动五指，有石膏外固定者或支具固定者可进行临近关节活动
	□ 其他：告知疾病恢复期的注意事项，如出现任何不适，患者及家属及时告知医务人员
	按分级护理原则巡视，评估措施落实效果，并做好记录
	□ 根据分级护理原则巡视病房，观察生命体征、患肢肌力及感觉、桡动脉搏动、切口敷料有无渗血、引流管是否通畅、引流液（颜色、性状、量）、患肢末梢循环情况，如有异常，及时告知医生
出院当天	□ 复核住院费用，告知出院流程，发放出院小结及出院带药
	□ 告知复诊、随诊、康复训练、饮食、血压监测、血糖监测等注意事项，完成出院准备度调查
	□ 特殊用药指导：口服抗凝药时定时监测凝血功能，观察有无消化道出血、皮下出血、牙龈出血等
	□ 告知患者切口出现红、肿、热、痛、渗液等感染征象或夹板、石膏、外固定器械松动等时，不要擅自处理，到正规医院就诊
	□ 术后 1 个月、3 个月、6 个月复诊，1 年后根据骨折愈合情况，决定是否取出内固定

续表

时间	护理工作
出院延伸	□ 出院 2 周内电话回访
	□ 血栓中高危患者出院 2 周、1 个月、3 个月电话回访
	□ 皮肤压力性损伤的患者，定期居家护理
	□ 上肢骨折患者专人管理，定期通知复查

第二节 下肢骨折临床护理路径

时间	护理工作
入院时	评估与紧急处理
	□ 测量生命体征并记录
	□ 协助患者卧床休息，患肢制动
	立即告知医生进行病情综合评估
	□ 完善相关辅助检查，积极配合治疗
	□ 评估患者健康史（一般情况、既往史、家族史、用药史）、心理 – 社会状况
	准确执行医嘱
	□ 遵医嘱予患者镇痛药
	□ 遵医嘱协助患者行患肢石膏固定、皮肤牵引、骨骼牵引
	□ 遵医嘱予患肢冰敷
入院第一天	评估与处理
	□ 6h 内完成相关护理评估、健康指导及安全教育（ADL、跌倒、坠床、压力性损伤、烫伤、深静脉血栓、疼痛、营养等）
	□ 询问患者是否长期口服抗凝药、降压药（若服用，及时告知医生）
	准确执行医嘱
	□ 对骨骼牵引患者，针孔护理
	□ 遵医嘱予镇痛治疗
	□ 协助患者完善相关检查
	健康教育
	□ 环境介绍：病区环境、病室规范、呼叫器的使用、人员介绍（主管医生、病区主任、护士长、责任护士）
	□ 饮食：戒烟忌酒，多食新鲜蔬菜、水果，多饮水，每日至少 2000mL

续表

时间	护理工作
入院第一天	□ 康复：患肢抬高，行踝泵运动、直腿抬高运动、股四头肌运动
	□ 特殊检查治疗前指导：告知目的、配合事项及注意事项（MRA、心电监护、吸氧、石膏固定等）
	□ 安全风险防范指导：预防跌倒、坠床、压疮、肺部感染、深静脉血栓、管道滑脱、自伤及伤人，告知电源及微波炉的正确使用、防火防盗等
	按分级护理原则巡视，评估措施落实效果，并做好记录
	□ 密切观察患肢末梢血液循环，注意 5P 征（疼痛、苍白、感觉异常、麻痹及脉搏消失），如有异常，告知医生
手术前一天	评估与处理
	□ 评估有无阳性体征及有无口服抗血小板药物、抗凝药物，查看患者相关血液检查（如血糖、肝肾功能）结果、心电图结果，如有异常，及时告知医生并记录
	准确执行医嘱
	□ 遵医嘱予术前准备，备好术中用药、备血
	健康教育
	□ 术前禁食 6h、禁水 2h，不禁高血压药
	□ 备好患服及术后用物（大 / 小便器、中单、约束带、吸管等）
	□ 训练床上大小便、床上主动运动、被动运动，每天 3 次，每次 30 组
	□ 术前保持良好睡眠
	按分级护理原则巡视，评估措施落实效果，并做好记录
	□ 按分级护理原则巡视病房，密切观察患肢末梢血液循环，注意 5P 征（疼痛、苍白、感觉异常、麻痹及脉搏消失），如有异常，告知医生
手术当天	术前
	□ 确认患者是否空腹、是否在生理期，摘除患者各种活动性物品及义齿
	□ 查看手术部位标识，完成术区皮肤清洁，遵医嘱留置导尿管
	□ 测量并记录生命体征
	□ 与手术室护士核对患者基本信息，交接术中用药，将患者转出病区
	术后
	评估与紧急处理
	□ 立即给予心电监护、氧气吸入，测量生命体征、血氧饱和度，意识、肌力
	□ 观察生命体征、患肢切口敷料、引流管、足背动脉搏动及末梢循环情况
	□ 指导患肢抬高并制动
	□ 完成其他基础护理评估
	准确执行医嘱
	□ 遵医嘱使用镇痛药及抗感染药物

续表

时间	护理工作
手术当天	健康教育
	□ 告知心电监护仪、管路功能及注意事项
	□ 根据病情行术后饮食、体位、康复锻炼指导，告知可能出现的情况及应对方式
	□ 告知患者及家属如出现任何不适，及时告知医务人员
	按分级护理原则巡视，评估措施落实效果，并做好记录
	□ 根据分级护理原则巡视病房，观察生命体征、血氧饱和度、下肢肌力及感觉、足背动脉搏动、切口敷料有无渗血、引流管是否通畅、引流液（颜色、性状、量）、患肢末梢循环情况，如有异常，及时告知医生
术后第一天至出院前一天	评估与处理
	□ 观察患者生命体征、引流管是否通畅，记录引流液颜色、性状、量
	□ 观察切口敷料有无渗血渗液情况，必要时换药处理
	准确执行医嘱
	□ 遵医嘱停止心电监护及氧气吸入
	□ 遵医嘱停止留置导尿管
	□ 遵医嘱使用预防静脉血栓药物
	健康教育
	□ 体位管理：患肢抬高
	□ 饮食管理：戒烟忌酒，高蛋白饮食，多食新鲜蔬菜、水果，多饮水，每日至少 2000mL
	□ 安全风险防范：预防跌倒、坠床、压疮、肺部感染、深静脉血栓、管道滑脱等
	□ 用药指导：告知药物名称、作用、用法、常见不良反应
	□ 管路管理：告知各种管路的观察及保护、拔管前后的注意事项等
	□ 功能锻炼：指导患者尽早开始趾间关节和足部关节的屈伸活动，行股四头肌等长舒缩运动及髌骨的被动活动，有石膏外固定者可进行膝关节及踝关节活动
	□ 其他：告知疾病恢复期的注意事项，如出现任何不适，患者及家属及时告知医务人员
	按分级护理原则巡视，评估措施落实效果，并做好记录
	□ 根据分级护理原则巡视病房，观察生命体征、下肢肌力及感觉、足背动脉搏动、切口敷料有无渗血、引流管是否通畅、引流液（颜色、性状、量）、患肢末梢循环情况，如有异常，及时告知医生
出院当天	□ 复核住院费用，告知出院流程，发放出院小结及出院带药
	□ 告知复诊、随诊、康复训练、饮食、血压监测、血糖监测等注意事项，完成出院准备度调查
	□ 特殊用药指导：口服抗凝药时定时监测凝血功能，观察有无消化道出血、皮下出血、牙龈出血等
	□ 告知患者切口出现红、肿、热、痛、渗液等感染征象或夹板、石膏、外固定器械松动等时，不要擅自处理，到正规医院就诊

续表

时间	护理工作
出院延伸	□ 出院 2 周内电话回访
	□ 血栓中高危患者出院 2 周、1 个月、3 个月电话回访
	□ 留置导尿管的患者及皮肤压力性损伤的患者，定期居家护理
	□ 下肢骨折患者专人管理，定期通知复查

第三节　半月板损伤手术临床护理路径

时间	护理工作
入院时	评估与紧急处理
	□ 首次评估患者症状体征（生命体征、意识、营养、疼痛、压力性损伤等）、辅助检查结果并记录
	立即告知医生进行病情综合评估
	□ 完善相关辅助检查，积极配合治疗
	□ 评估患者健康史（一般情况、既往史、家族史、用药史）、心理 – 社会状况
	准确执行医嘱
	□ 遵医嘱执行一般护理常规，给予消肿镇痛等对症治疗，联合或单独采用循经推拿、穴位刺激、手术区以外的中药外敷等
入院第一天	评估与处理
	□ 观察膝关节疼痛、肿胀、活动情况，如有异常，告知医生
	□ 6h 内完成相关护理评估（生命体征、意识、营养、疼痛、ADL、压力性损伤、血栓风险等）
	□ 询问患者是否长期服用抗凝药、降压药（若服用，及时告知医生）
	准确执行医嘱
	□ 遵医嘱执行一般护理常规，给予消肿镇痛等对症治疗，联合或单独采用循经推拿、穴位刺激、手术区以外的中药外敷等
	健康教育
	□ 环境介绍：病区环境、病室规范、呼叫器的使用、人员介绍（主管医生、病区主任、护士长、责任护士）
	□ 饮食：根据营养风险筛查结果给予饮食相关指导
	□ 药物：告知口服药、静脉药、雾化药、外用药等的名称、剂量、作用、用法、不良反应及注意事项等
	□ 康复：根据手术部位对患者进行预功能锻炼指导

续表

时间	护理工作
入院第一天	□ 特殊检查治疗前指导：告知目的、配合事项及注意事项（MRA、心电监护、吸氧、石膏固定等）
	□ 安全风险防范指导：预防跌倒、坠床、压疮、肺部感染、深静脉血栓、管道滑脱、自伤及伤人，告知电源及微波炉的正确使用、防火防盗等
	按分级护理原则巡视，评估措施落实效果，并做好记录
	□ 根据分级护理原则巡视病房，观察膝关节疼痛情况，观察生命体征、肢体肿胀程度、肌力、动脉搏动及肢体活动情况，密切观察患肢末梢血液循环情况，如有异常，告知医生
手术前一天	评估与处理
	□ 评估有无阳性体征及有无口服抗血小板药物、抗凝药物，查看患者相关血液检查（如血糖、肝肾功能）结果、心电图结果，如有异常，及时告知医生并记录
	准确执行医嘱
	□ 遵医嘱协助患者完成术前检查
	□ 术前遵医嘱备血、皮试
	健康教育
	□ 术前禁食 6h、禁水 2h，不禁药，备好患服、中单、便盆、便壶，训练床上大小便，告知患者取首饰、眼镜、义齿
	□ 术前保持良好睡眠，预防感染，做好个人卫生
	按分级护理原则巡视，评估措施落实效果，并做好记录
	□ 根据分级护理原则巡视病房，观察膝关节疼痛情况、生命体征、肢体肿胀程度、肌力、动脉搏动及肢体活动情况，密切观察患肢末梢血液循环情况，如有异常，告知医生
手术当天	术前
	□ 确认患者是否空腹、是否在生理期，摘除患者各种活动性物品及义齿，遵医嘱导尿
	□ 测量生命体征（体温、心率、血压、血氧饱和度）
	□ 查看手术部位标识、术中带药是否齐全
	□ 与手术室护士核对患者基本信息，交接术中用药，填写手术转运交接单
	术后
	评估与紧急处理
	□ 立即给予心电监护、氧气吸入，术后观察生命体征、切口敷料有无渗血、患肢有无肿胀和麻木，患肢动脉搏动、感觉、肌力、肢体活动情况等，如有异常，及时告知医生
	□ 妥善固定引流管，保持引流管通畅，观察引流液量及性质，如切口敷料渗血，及时更换
	□ 查看患者电解质、凝血功能、血糖情况，如有异常，告知医生并记录
	□ 完成其他基础护理评估
	准确执行医嘱
	□ 遵医嘱指导患者抬高患肢，加强巡视及病情观察，遵医嘱使用脱水、消肿、镇痛等药物，联合或单独采用循经推拿、穴位刺激、手术区以外的中药外敷等

续表

时间	护理工作
手术当天	□ 麻醉恢复后遵医嘱指导并协助患者进行踝泵运动、股四头肌等长收缩运动
	健康教育
	□ 告知监护仪管理及吸氧注意事项
	□ 根据病情行术后饮食、体位、康复锻炼指导，告知可能出现的情况及应对方式
	□ 告知患者及家属如出现任何不适，及时告知医务人员
	□ 指导患者术后 2h 无不适可饮水，4h 可进食易消化食物，麻醉清醒后可进行肌肉等长收缩训练及临近关节活动
	按分级护理原则巡视，评估措施落实效果，并做好记录
	□ 根据分级护理原则巡视病房，观察生命体征、肢体肿胀程度、肌力、动脉搏动、肢体活动情况、切口敷料有无渗血、引流管是否通畅、末梢循环情况，如有异常，告知医生
术后第一天至出院前一天	评估与处理
	□ 观察生命体征、切口敷料有无渗血、患肢有无肿胀和麻木、患肢动脉搏动、感觉、肌力、肢体活动情况等，如有异常，及时告知医生并记录
	准确执行医嘱
	□ 遵医嘱指导抬高患肢，利于消肿，遵医嘱使用脱水、消肿、镇痛等药物，联合或单独采用循经推拿、穴位刺激、手术区以外的中药外敷等
	健康教育
	□ 保持切口敷料清洁干燥，勿打湿，若渗出明显，及时更换
	□ 康复锻炼：遵医嘱指导并协助患者进行膝关节屈曲训练（患肢行支具固定或其他特殊情况除外），膝关节置换患者应加强重建膝关节功能的锻炼，协助患者首次下床及使用助行器械行走锻炼
	□ 饮食：根据营养风险筛查结果给予饮食相关指导
	□ 安全风险防范：预防跌倒、坠床、压疮、肺部感染、深静脉血栓、管道滑脱、自伤及伤人等
	□ 用药指导：告知药物名称、作用、用法、常见不良反应
	□ 积极预防并发症
	□ 其他：告知疾病恢复期的注意事项
	□ 告知患者及家属如出现任何不适，及时告知医务人员
	按分级护理原则巡视，评估措施落实效果，并做好记录
	□ 根据分级护理原则巡视病房，观察生命体征、肢体肿胀程度、肌力、动脉搏动、肢体活动情况、切口敷料有无渗血、引流管是否通畅、末梢循环情况，如有异常，告知医生
出院当天	□ 复核住院费用，发放出院须知，讲解并签字，发放出院小结及出院带药
	□ 特殊用药指导：口服抗凝药物时定时复查凝血功能，观察有无消化道出血、皮下出血、牙龈出血等
	□ 切口出现红、肿、热、痛，立即就医，术后 1 个月、3 个月、6 个月复诊
	□ 给予出院指导（遵医嘱复诊、服药指导、功能锻炼指导、不适随诊），完成出院准备度调查，送患者出病区

续表

时间	护理工作
出院后延伸	□ 出院 2 周内电话回访
	□ 血栓高危患者出院 2 周、1 个月、3 个月电话回访
	□ 出院后 3 ～ 6 周，进行支具保护性肌肉锻炼、非负重状态全范围活动和行走、固定自行车练习；7 ～ 12 周，膝关节屈曲，活动范围与健侧一致，伸膝与抗阻力伸膝，12 周末负重练习；12 周后跪坐练习、蹬踏练习（膝关节置换患者应加强重建膝关节功能的锻炼）

第四节　重度膝关节骨性关节炎临床护理路径

时间	护理工作
入院时	评估与紧急处理
	□ 首次评估患者症状体征（生命体征、意识、营养、疼痛等）、辅助检查结果并记录
	立即告知医生进行病情综合评估
	□ 完善相关辅助检查，积极配合治疗
	□ 评估患者健康史（一般情况、既往史、家族史、用药史）、心理－社会状况
	准确执行医嘱
	□ 遵医嘱执行一般护理常规，给予消肿镇痛等对症治疗，联合或单独采用循经推拿、穴位刺激、手术区以外的中药外敷等
入院第一天	评估与处理
	□ 观察膝关节疼痛情况，如有异常，告知医生
	□ 6h 内完成相关护理评估（生命体征、意识、营养、疼痛、ADL、压力性损伤、血栓风险评估等）
	□ 询问患者是否长期服用抗凝药、降压药（若服用，及时告知医生）
	准确执行医嘱
	□ 遵医嘱执行一般护理常规，给予消肿镇痛等对症治疗，联合或单独采用循经推拿、穴位刺激、手术区以外的中药外敷等
	健康教育
	□ 环境介绍：病区环境、病室规范、呼叫器的使用、人员介绍（主管医生、病区主任、护士长、责任护士）
	□ 康复：根据手术部位对患者进行预功能锻炼指导
	□ 饮食：根据营养风险筛查结果给予饮食相关指导

续表

时间	护理工作
入院第一天	□ 药物：告知口服药、静脉药、雾化药、外用药等的名称、剂量、作用、用法、不良反应及注意事项等
	□ 特殊检查治疗前指导：告知目的、配合事项及注意事项（MRA、心电监护、吸氧、石膏固定等）
	□ 安全风险防范指导：预防跌倒、坠床、压疮、肺部感染、深静脉血栓、管道滑脱、自伤及伤人，告知电源及微波炉的正确使用、防火防盗等
	按分级护理原则巡视，评估措施落实效果，并做好记录
	□ 根据分级护理原则巡视病房，观察膝关节疼痛情况、生命体征、肢体肿胀程度、肌力、动脉搏动、肢体活动情况患肢末梢血液循环情况，如有异常，告知医生
手术前一天	评估与处理
	□ 评估有无阳性体征及有无口服抗血小板药物、抗凝药物，查看患者相关血液检查（如血糖、肝肾功能）结果、心电图结果，如有异常，及时告知医生并记录
	准确执行医嘱
	□ 遵医嘱协助患者完成术前检查
	□ 术前遵医嘱备血、皮试
	健康教育
	□ 术前禁食 6h、禁水 2h，不禁药，备好患服、中单、便盆、便壶，训练床上大小便，告知患者取首饰、眼镜、义齿
	□ 术前保持良好睡眠，预防感染，做好个人卫生
	按分级护理原则巡视，评估措施落实效果，并做好记录
	□ 根据分级护理原则巡视病房，观察膝关节疼痛情况、生命体征、肢体肿胀程度、肌力、动脉搏动、肢体活动情况、患肢末梢血液循环情况，如有异常，告知医生
手术当天	术前
	□ 确认患者是否空腹、是否在生理期，摘除患者各种活动性物品及义齿，遵医嘱导尿
	□ 测量生命体征（体温、心率、血压、血氧饱和度）
	□ 查看手术部位标识、术中带药是否齐全
	□ 与手术室护士核对患者基本信息，交接术中用药，填写手术转运交接单
	术后
	评估与紧急处理
	□ 立即给予心电监护、氧气吸入，术后观察生命体征、切口敷料有无渗血、患肢有无肿胀和麻木、患肢动脉搏动、感觉、肌力、肢体活动情况等，如有异常，及时告知医生
	□ 妥善固定引流管，保持引流管通畅，观察引流液量及性质，如切口敷料渗血，及时更换
	□ 查看患者电解质、凝血功能、血糖情况，如有异常，告知医生并记录
	□ 完成其他基础护理评估

续表

时间	护理工作
手术当天	准确执行医嘱
	□ 遵医嘱指导患者抬高患肢，加强巡视及病情观察，遵医嘱使用脱水、消肿、镇痛等药物，联合或单独采用循经推拿、穴位刺激、手术区以外的中药外敷等
	□ 麻醉恢复后遵医嘱指导并协助患者进行踝泵运动、股四头肌等长收缩运动和膝关节伸屈运动
	健康教育
	□ 告知监护仪管理及吸氧注意事项
	□ 根据病情行术后饮食、体位、康复锻炼指导，告知可能出现的情况及应对方式
	□ 告知患者及家属如出现任何不适，及时告知医务人员
	□ 指导患者术后 2h 无不适可饮水，4h 可进食易消化食物，麻醉清醒后可进行肌肉等长收缩训练及临近关节活动
	按分级护理原则巡视，评估措施落实效果，并做好记录
	□ 根据分级护理原则巡视病房，观察生命体征、肢体肿胀程度、肌力、动脉搏动、肢体活动情况、切口敷料有无渗血、引流管是否通畅、末梢循环情况，如有异常，告知医生
术后第一天至出院前一天	评估与处理
	□ 观察生命体征、切口敷料有无渗血、患肢有无肿胀和麻木，患肢动脉搏动、感觉、肌力和肢体活动情况等，如有异常，及时告知医生并记录
	准确执行医嘱
	□ 遵医嘱指导抬高患肢，利于消肿，遵医嘱使用脱水、消肿、镇痛等药物，联合或单独采用循经推拿、穴位刺激、手术区以外的中药外敷等
	健康教育
	□ 保持切口敷料清洁干燥，勿打湿，若渗出明显，及时给予更换
	□ 康复锻炼：根据手术部位指导患者进行踝泵运动、肌肉静力收缩、直腿抬高运动、膝关节屈曲运动，每次 20 ～ 30 个，3 次 /d；引流管拔出当天，遵医嘱调节 CPM 机角度，进行膝关节屈曲被动锻炼；术后 3 ～ 7d，指导患者进行患肢内收及外展运动，在床边练习屈伸同时进行适当抗阻力内收与外展等长肌力训练；术后 7 ～ 21d 逐渐进行下地活动、上下楼梯、下蹲等下肢力量训练活动
	□ 饮食：根据营养风险筛查结果给予饮食相关指导
	□ 安全风险防范：预防跌倒、坠床、压疮、肺部感染、深静脉血栓、管道滑脱、自伤及伤人等
	□ 用药指导：告知药物名称、作用、用法、常见不良反应
	□ 积极预防并发症
	□ 其他：告知疾病恢复期的注意事项
	□ 告知患者及家属如出现任何不适，及时告知医务人员
	按分级护理原则巡视，评估措施落实效果，并做好记录
	□ 根据分级护理原则巡视病房，观察生命体征、肢体肿胀程度、肌力、动脉搏动、肢体活动情况、切口敷料有无渗血、引流管是否通畅、末梢循环情况，如有异常，告知医生

续表

时间	护理工作
出院当天	□ 复核住院费用，发放出院须知，讲解并签字，发放出院小结及出院带药
	□ 特殊用药指导口服抗凝药物时定时复查凝血功能，观察有无消化道出血、皮下出血、牙龈出血等
	□ 切口出现红、肿、热、痛，立即就医，术后 1 个月、3 个月、6 个月复诊
	□ 给予出院指导（遵医嘱复诊、服药指导、功能锻炼指导、不适随诊），完成出院准备度调查，送患者出病区；维持体重，减轻关节负重，减少剧烈运动，防止再次受伤，避免手术初期长途旅行
出院后延伸	□ 出院 2 周内电话回访
	□ 血栓高危患者出院 2 周、1 个月、3 个月电话回访

第五节　髋关节病临床护理路径

时间	护理工作
入院时	评估与紧急处理
	□ 测量生命体征并记录
	□ 协助患者卧床休息，患肢制动
	立即告知医生进行病情综合评估
	□ 完善相关辅助检查，积极配合治疗
	□ 评估患者健康史（一般情况、既往史、家族史、用药史）、心理－社会状况
	准确执行医嘱
	□ 遵医嘱予患者镇痛药
	□ 遵医嘱协助患者行患肢皮肤牵引术
	□ 遵医嘱予患肢冰敷
入院第一天	评估与处理
	□ 6h 内完成相关护理评估、健康指导及安全教育（ADL、跌倒、坠床、压力性损伤、烫伤、深静脉血栓、疼痛、营养等）
	□ 询问患者是否长期服用抗凝药、降压药（若服用，及时告知医生）
	准确执行医嘱
	□ 遵医嘱予镇痛治疗
	□ 协助患者完善术前检查

续表

时间	护理工作
入院第一天	健康教育
	□ 环境介绍：病区环境、病室规范、呼叫器的使用、人员介绍（主管医生、病区主任、护士长、责任护士）
	□ 饮食：戒烟忌酒，多食新鲜蔬菜、水果，多饮水，每日至少 2000mL
	□ 康复：保持患肢外展中立位，行踝泵运动及股四头肌锻炼
	□ 特殊检查治疗前指导：告知目的、配合事项及注意事项（MRA、心电监护、吸氧、石膏固定等）
	□ 安全风险防范指导：预防跌倒、坠床、压疮、肺部感染、深静脉血栓、管道滑脱、自伤及伤人，告知电源及微波炉的正确使用、防火防盗等
	按分级护理原则巡视，评估措施落实效果，并做好记录
	□ 观察患者生命体征及大小便情况
	□ 密切观察患肢末梢血液循环、双下肢感觉运动情况
手术前一天	评估与处理
	□ 评估有无阳性体征及有无口服抗血小板药物、抗凝药物，查看患者相关血液检查（如血糖、肝肾功能）结果、心电图结果，如有异常，及时告知医生并记录
	准确执行医嘱
	□ 遵医嘱予术前准备，备好术中用药、备血
	健康教育
	□ 术前禁食 6h、禁水 2h，不禁药
	□ 备好患服及术后用物（大 / 小便器、中单、约束带、吸管、丁字鞋等）
	□ 训练床上大小便、床上主动运动、被动运动，每天 3 次，每次 30 组
	□ 术前保持良好睡眠
	按分级护理原则巡视，评估措施落实效果，并做好记录
	□ 按分级护理原则巡视病房，密切观察患肢末梢血液循环、双下肢感觉运动情况
手术当天	术前
	□ 确认患者是否空腹、是否在生理期，摘除患者各种活动性物品及义齿
	□ 查看手术部位标识、完成术区皮肤清洁，遵医嘱留置导尿管
	□ 测量并记录生命体征
	□ 与手术室护士核对患者基本信息，交接术中用药，并填写手术转运交接单
	术中
	□ 准备患者床单位，备好心电监护及氧气，调节好基本信息及参数
	术后
	评估与紧急处理
	□ 立即给予心电监护、氧气吸入，测量生命体征、血氧饱和度，意识、肌力

续表

时间	护理工作
手术当天	□ 观察生命体征、患肢切口敷料、引流管、足背动脉搏动及末梢循环情况
	□ 指导患肢外展中立位，两腿间放软枕，脚尖向上或穿丁字鞋
	□ 完成其他基础护理评估
	准确执行医嘱
	□ 遵医嘱使用镇痛药及抗感染药物
	健康教育
	□ 告知心电监护仪、管路功能及注意事项
	□ 根据病情行术后饮食、体位、康复锻炼指导，告知可能出现的情况及应对方式
	□ 告知患者及家属如出现任何不适，及时告知医务人员
	按分级护理原则巡视，评估措施落实效果，并做好记录
	□ 根据分级护理原则巡视病房，观察生命体征、血氧饱和度、尿量、下肢肌力及感觉、足背动脉搏动、切口敷料有无渗血、引流管是否通畅、引流液（颜色、性状、量）、患肢末梢循环情况，如有异常，及时告知医生
术后第一天至出院前一天	评估与处理
	□ 观察患者生命体征及引流管是否通畅，记录引流液颜色、性状、量
	□ 观察切口敷料有无渗血渗液情况，必要时换药处理
	准确执行医嘱
	□ 遵医嘱停止心电监护及氧气吸入
	□ 遵医嘱停止留置导尿管
	□ 遵医嘱使用预防静脉血栓药物
	健康教育
	□ 体位管理：患肢外展中立位，两腿间放软枕，脚尖向上或穿丁字鞋
	□ 饮食管理：戒烟忌酒，高蛋白饮食，多食新鲜蔬菜、水果，多饮水，每日至少 2000mL
	□ 安全风险防范：预防跌倒、坠床、压疮、肺部感染、深静脉血栓、管道滑脱等
	□ 用药指导：告知药物名称、作用、用法、常见不良反应
	□ 管路管理：告知各种管路的观察及保护、拔管前后的注意事项等
	□ 功能锻炼：指导患者开展肌力训练，包括踝关节背伸、趾屈以及股四头肌和髋部肌肉的收缩舒张运动，之后逐渐开展髋关节外展、膝关节和髋关节屈伸、抬臀、直腿抬高运动训练
	□ 其他：告知疾病恢复期的注意事项，告知患者及家属如出现任何不适，及时告知医务人员
	按分级护理原则巡视，评估措施落实效果，并做好记录
	□ 根据分级护理原则巡视病房，观察生命体征、下肢肌力及感觉、足背动脉搏动、切口敷料有无渗血、引流管是否通畅、引流液（颜色、性状、量）、患肢末梢循环情况，如有异常，及时告知医生

续表

时间	护理工作
出院当天	□ 复核住院费用，告知出院流程，发放出院小结及出院带药
	□ 告知复诊、随诊、康复训练、饮食、血压监测、血糖监测等注意事项，完成出院准备度调查
	□ 特殊用药指导：口服抗凝药时定时监测凝血功能，观察有无消化道出血、皮下出血、牙龈出血等
	□ 告知患者切口出现红、肿、热、痛、渗液等感染征象，到正规医院就诊
	□ 告知患者预防关节脱位：避免下蹲、坐矮凳、坐沙发、跪姿、过度弯腰拾物、盘腿、交叉腿站立、跷二郎腿或坐位时向侧方弯腰等动作；侧卧时应健肢在下，患肢在上，两腿间夹枕头；患者平时应坐高椅，排便时使用坐便器，上楼时健肢先上，下楼时患肢先下
出院后延伸	□ 出院 2 周内电话回访
	□ 血栓中高危患者出院 2 周、1 个月、3 个月电话回访
	□ 留置导尿管的患者及皮肤压力性损伤的患者，定期居家护理
	□ 髋关节置换患者专人管理，定期通知复查，随时答疑解惑

第六节　颈椎病临床护理路径

时间	护理工作
入院时	评估与紧急处理
	□ 测量生命体征，首次评估患者症状体征（生命体征、意识、营养、疼痛、肢体感觉、运动、肌力）
	□ 指导颈托佩戴
	立即告知医生进行病情综合评估
	□ 完善相关辅助检查，积极配合治疗
	□ 评估患者健康史（一般情况、既往史、家族史、用药史）、心理 – 社会状况
	□ 了解患者特殊服药情况
	准确执行医嘱
	□ 遵医嘱给予止痛药、营养神经药等
入院第一天	评估与处理
	□ 密切观察患者的感觉、运动、肌力情况，如有异常，及时报告医生并记录
	□ 6h 内完善相关护理评估（ADL、跌倒、坠床、压力性损伤、烫伤、深静脉血栓、管路、疼痛、营养、镇静、走失等）
	准确执行医嘱

续表

时间	护理工作
入院第一天	□ 遵医嘱正确用药，控制生命体征在正常范围，完善相关检查
	□ 遵医嘱监测血糖，维持血糖在 8 ～ 10mmol/L，避免较低血糖（< 4.4mmol/L）
	健康教育
	□ 环境介绍：病区环境、病室规范、呼叫器的使用、人员介绍（主管医生、病区主任、护士长、责任护士）
	□ 饮食：戒烟忌酒，高蛋白饮食，多食新鲜蔬菜、水果，多饮水，每日至少 2000mL
	□ 药物：告知口服药、静脉药、雾化药、外用药等的名称、剂量、作用、用法、不良反应及注意事项等，高血压患者规律服药，切忌血压忽高忽低，遵医嘱服用降糖药物、降脂药物
	□ 阳性体征：指导家属关注患者意识、肢体活动、言语，出现任何不适，及时告知医务人员
	□ 康复：床上主动运动、被动运动训练指导；卧床休息，保持安静，减少外界刺激，无禁忌者抬高床头 20° ～ 30°，训练床上大小便
	□ 心理：告知保持良好心态，避免情绪激动
	□ 特殊检查治疗前指导：告知目的、配合事项及注意事项（CTA、MRA 等）
	□ 安全风险防范指导：预防跌倒、坠床、压疮、肺部感染、深静脉血栓、自伤及伤人，告知电源及微波炉的正确使用、防火防盗等；避免任何不良刺激如垫高枕、颈部扭曲、长时间低头玩手机等易诱发颈椎病的因素
	按分级护理原则巡视，评估措施落实效果，并做好记录
	□ 按分级护理原则巡视病房，密切关注患者的感觉、运动、肌力情况
手术前一天	评估与处理
	□ 查看患者相关血液检查（如血糖、肝肾功能）结果、心电图结果，如有异常，及时告知医生并记录
	准确执行医嘱
	□ 遵医嘱备血、皮试
	□ 遵医嘱指导颈前路手术者气管推移训练，10 ～ 20min/ 次，逐渐增加至 30 ～ 60min/ 次；对颈后路手术者备皮
	健康教育
	□ 术前禁食 6h、禁水 2h，不禁药，备好患服
	□ 呼吸功能锻炼：指导患者深呼吸、有效咳嗽、吹气球等锻炼肺功能
	□ 术前洗头洗澡，更换患服，按需禁食水，检查腕带，摘除首饰、活动性物品及义齿，练习卧位进食及床上大小便，排空大便
	□ 颈后路手术者进行俯卧位体位训练
	□ 术前预防感冒，保持良好睡眠
	□ 备齐术后用物（大 / 小便器、中单、约束带、吸管等）
	按分级护理原则巡视，评估措施落实效果，做好记录
	□ 按分级护理原则巡视病房，密切关注患者的感觉、肌力、生命体征、睡眠

续表

时间	护理工作
手术当天	术前
	□ 术前禁食 6h、禁水 2h，不禁药，导尿，摘除患者各种活动性物品及义齿
	□ 测量生命体征（体温、心率、血压、血氧饱和度）
	□ 查看手术部位标识、术中带药、手术转运交接单是否完善
	□ 导尿
	术后
	评估与紧急处理
	□ 立即给予心电监护、氧气吸入，测量生命体征、血氧饱和度，意识、肌力并记录
	□ 绝对卧床休息，颈部颈托固定，管道妥善固定，勿牵拉、打折，保持会阴部及尿道清洁
	□ 查看患者电解质、凝血功能、血糖、下肢动静脉彩超等结果，如有异常，告知医生并记录
	□ 完成其他基础护理评估及护理记录
	准确执行医嘱
	□ 遵医嘱给予抗感染、止血、止痛、脱水等药物治疗
	健康教育
	□ 告知心电监护仪、管路功能，告知患者及家属防脱管、防感染注意事项
	□ 根据病情行术后饮食、体位、康复锻炼指导，麻醉清醒后经过医护评估可以饮水，每半小时不超过 50mL，无呕吐不适，适量增加，告知可能出现的情况及应对方式
	□ 告知患者及家属如出现任何不适，及时告知医务人员
	按分级护理原则巡视，评估措施落实效果，做好记录
	□ 按分级护理原则巡视病房，观察生命体征，妥善固定引流管，观察切口敷料及引流液颜色、量和性状
	□ 观察神经损伤（风险点）：出现四肢肌力进行性减退、肢体疼痛和麻木较术前加重或鞍区感觉障碍等时，立即通知医生
术后第一天至出院前一天	评估与处理
	□ 观察切口敷料情况，引流液颜色、量和性状，管道是否通畅
	□ 观察患者的感觉、运动及肌力
	准确执行医嘱
	□ 遵医嘱给予抗感染、止血、止痛、脱水等药物治疗
	健康教育
	□ 避免切口出血：翻身宜轻柔，勿坐起及站立
	□ 康复：指导四肢功能锻炼，直腿抬高 60° ～ 120°，3 ～ 4 组 /d，30 次 / 组，双手握拳锻炼，双上肢及双下肢等长功能锻炼，5 ～ 10min/ 组，3 ～ 4 组 /d；呼吸功能锻炼，缩唇呼吸、腹式呼吸及吹气球训练，锻炼肺功能
	□ 饮食：术后高蛋白、清淡、易消化饮食

续表

时间	护理工作
术后第一天至出院前一天	□ 用药指导：告知药物名称、作用、用法、常见不良反应
	□ 管路指导：告知各种管路的观察及保护、拔管前后的注意事项等
	□ 翻身指导：妥善佩戴颈托，指导患者家属轴线翻身，预防皮肤受压
	□ 其他：告知疾病恢复期的注意事项，病情允许时遵医嘱指导患者首次下床，行长期卧床患者下肢深静脉血栓、压疮的预防、观察及护理
	□ 术后遵医嘱佩戴颈托或支具下床活动，10min/ 次，3 ～ 4 次 /d；下床活动时，卧位到坐位练习 3min—床边站立 3min，预防直立性低血压—他人协助行走，或使用助行器行走，预防跌倒
	□ 告知患者及家属如出现任何不适，及时告知医务人员
	按分级护理原则巡视，评估措施落实效果，做好记录
	□ 根据分级护理原则巡视病房，观察生命体征、四肢肌力，有异常或者动态变化时告知医生并记录
	□ 观察神经损伤（风险点）：出现四肢肌力进行性减退、鞍区感觉障碍等，立即通知医生
出院当天	□ 复核住院费用，发放出院告知书，讲解并签字，发放出院小结及出院带药
	□ 给予出院指导（遵医嘱复诊、服药指导、康复训练、血压血糖监测、不适随诊），让患者及家属口述服药及康复注意事项
	□ 完成满意度调查、出院准备度调查，送患者出病区
出院后延伸	□ 出院 2 周内回访
	□ 血栓高危患者出院 2 周、1 个月、3 个月电话回访
	□ 告知患者突然出现颈部及四肢疼痛、麻木、乏力和四肢肌力下降时，及时就诊，指导佩戴支具至少 3 个月，定期复查，不适随诊

第七节　颈椎骨折临床护理路径

时间	护理工作
入院时	评估与紧急处理
	□ 绝对卧床休息，佩戴颈托固定，给予心电监测、氧气吸入，测量生命体征、血氧饱和度并记录，对排尿困难者给予导尿
	□ 首次评估患者症状体征（生命体征、意识、营养、疼痛、肢体感觉、运动、肌力、颈部疼痛、肿胀等）
	□ 指导佩戴颈托及轴线翻身
	立即告知医生进行病情综合评估
	□ 完善相关辅助检查，积极配合治疗

续表

时间	护理工作
入院时	□ 评估患者健康史（一般情况、既往史、家族史、用药史）、心理－社会状况
	□ 了解患者特殊服药情况
	准确执行医嘱
	□ 遵医嘱给予止血、止痛、营养神经等药物治疗
入院第一天	评估与处理
	□ 密切观察患者的颈部疼痛、肿胀、感觉、运动、肌力情况，如有异常，及时报告医生并记录
	□ 6h 内完善相关护理评估（ADL、跌倒、坠床、压力性损伤、烫伤、深静脉血栓、管路、疼痛、营养、镇静、走失等）
	准确执行医嘱
	□ 遵医嘱正确用药，监测生命体征在正常范围，完善相关检查
	□ 遵医嘱监测血常规，避免出血
	□ 遵医嘱行枕颌带牵引或颅骨牵引
	健康教育
	□ 环境介绍：病区环境、病室规范、呼叫器的使用、人员介绍（主管医生、病区主任、护士长、责任护士）
	□ 康复：四肢功能锻炼，双手握拳锻炼，双上肢及双下肢等长功能锻炼，5～10min/组，3～4 组 /d；呼吸功能锻炼，缩唇呼吸、腹式呼吸及吹气球训练，锻炼肺功能；牵引期间指导患者颈、肩、背、臀呈一直线，保证有效牵引，勿随意松动，颅骨牵引时注意穿刺点皮肤消毒，防止感染
	□ 饮食：根据营养及实际情况给予饮食相关指导，戒烟酒，清淡、易消化饮食
	□ 药物：告知口服药、静脉药、雾化药、外用药等的名称、剂量、作用、用法、不良反应及注意事项等，高血压患者规律服药，切忌血压忽高忽低，遵医嘱服用降糖药物、降脂药物
	□ 阳性体征：指导家属关注患者意识、肢体活动、言语，如出现任何不适，及时告知医务人员
	□ 心理：告知保持良好心态，避免情绪激动
	□ 特殊检查治疗前指导：告知目的、配合事项及注意事项（X 线、CT、MRA、心电图、彩超等）
	□ 安全风险防范指导：预防跌倒、坠床、压疮、肺部感染、深静脉血栓、管道滑脱、自伤及伤人，告知电源及微波炉的正确使用、防火防盗等；头、颈、肩呈一直线，避免增加神经受损的风险
	按分级护理原则巡视，评估措施落实效果，并做好记录
	□ 按分级护理原则巡视病房，密切关注患者的颈部疼痛、肿胀及肢体感觉、运动、肌力情况
手术前一天	评估与处理
	□ 评估患者有无阳性体征及有无口服抗凝药，查看患者相关血液检查（如血糖、肝肾功能情况）结果、心电图结果，如有异常，及时告知医生并记录
	准确执行医嘱
	□ 遵医嘱备血、皮试

续表

时间	护理工作
手术前一天	□ 遵医嘱指导颈前路手术者气管推移训练，10 ～ 20min/ 次，逐渐增加至 30 ～ 60min/ 次；颈后路手术部位备皮
	健康教育
	□ 术前禁食 6h、禁水 2h，不禁药，备好患服
	□ 呼吸功能锻炼：指导患者深呼吸、有效咳嗽、吹气球等锻炼肺功能
	□ 术前洗头洗澡，更换患服，按需禁食水，检查腕带，摘除活动性物品及义齿，练习卧位进食及床上大小便，排空大便
	□ 颈后路手术者进行俯卧位体位训练
	□ 术前预防感冒，保持良好睡眠
	□ 备齐术后用物（大 / 小便器、中单、约束带、吸管等）
	按分级护理原则巡视，评估措施落实效果，做好记录
	□ 按分级护理原则巡视病房，密切关注患者的颈部有无疼痛、肿胀及肢体感觉、肌力、生命体征
手术当天	术前
	□ 术前禁食 6h、禁水 2h，不禁药，导尿，摘除患者各种活动性物品及义齿
	□ 测量生命体征（体温、心率、血压、血氧饱和度）
	□ 查看手术部位标识、术中带药是否齐全
	□ 询问患者禁食水情况、是否排尿排便
	□ 与手术室护士核对患者基本信息，交接术中用药，将患者转出病区
	术后
	评估与紧急处理
	□ 立即给予心电监护、氧气吸入，测量生命体征、血氧饱和度，意识、肌力并记录
	□ 患者床边备气管切开包、吸引器等抢救物品，如患者颈部肿胀、呼吸困难、四肢疼痛麻木加重，立即通知医生床旁进行抢救
	□ 绝对卧床休息，颈部用颈托固定，管道妥善固定，勿牵拉、打折，保持会阴部及尿道清洁
	□ 查看患者电解质、凝血功能、血糖、下肢动静脉彩超等结果，如有异常，告知医生并记录
	□ 完成其他基础护理评估
	准确执行医嘱
	□ 遵医嘱给予抗感染、止血、止痛、脱水等药物治疗
	健康教育
	□ 告知心电监护仪、管路功能，告知患者及家属防脱管、防感染注意事项
	□ 根据病情行术后饮食、体位、康复锻炼指导，麻醉清醒后经过医护评估，可以饮水，每半小时不超过 50mL，无呕吐不适时适量增加，告知可能出现的情况及应对方式
	□ 告知患者及家属如出现任何不适，及时告知医务人员
	按分级护理原则巡视，评估措施落实效果，做好记录

续表

时间	护理工作
手术当天	□ 按分级护理原则巡视病房，妥善固定引流管，观察切口敷料情况及引流液颜色、量和性状
	□ 观察生命体征、血氧饱和度、意识、肌力、手术切口敷料有无渗血，如有异常，告知医生并记录
	□ 观察神经损伤（风险点）：出现四肢肌力进行性减退、肢体疼痛和麻木较术前加重或鞍区感觉障碍等时，立即通知医生
术后第一天至出院前一天	评估与处理
	□ 观察切口敷料情况及引流液颜色、量和性状，管道是否通畅
	□ 观察患者的感觉、运动及肌力
	准确执行医嘱
	□ 遵医嘱给予抗感染、止血、止痛、脱水等药物治疗
	健康教育
	□ 避免切口出血：翻身宜轻柔，勿坐起及站立
	□ 康复锻炼：呼吸功能锻炼，缩唇呼吸、腹式呼吸及吹气球训练，锻炼肺功能；指导四肢功能锻炼，直腿抬高 60° ～ 120°，3 ～ 4 组 /d，30 次 / 组，双手握拳锻炼，双上肢及双下肢等长功能锻炼，5 ～ 10min/ 组，3 ～ 4 组 /d
	□ 饮食：术后高蛋白、清淡、易消化饮食
	□ 用药指导：告知药物名称、作用、用法、不良反应
	□ 管路指导：告知各种管路的观察及保护、拔管前后的注意事项等
	□ 翻身指导：妥善佩戴颈托，指导患者家属轴线翻身，预防皮肤受压
	□ 其他：告知疾病恢复期的注意事项，病情允许时遵医嘱指导患者首次下床，进行长期卧床患者下肢深静脉血栓、压疮的预防、观察及护理
	□ 术后遵医嘱佩戴颈托或支具下床活动，10min/ 次，3 ～ 4 次 /d；下床活动时，卧位到坐位练习 3min—床边站立 3min，预防直立性低血压—他人协助行走，或使用助行器行走，预防跌倒
	□ 告知患者及家属如出现任何不适，及时告知医务人员
	按分级护理原则巡视，评估措施落实效果，做好记录
	□ 根据分级护理原则巡视病房，观察生命体征、四肢肌力，有异常或者动态变化时告知医生并记录
	□ 观察神经损伤（风险点）：出现四肢肌力进行性减退、鞍区感觉障碍等时，立即通知医生
出院当天	□ 复核住院费用，发放出院告知书，讲解并签字，发放出院小结及出院带药
	□ 给予出院指导（遵医嘱复诊、服药指导、康复训练、血压血糖监测、不适随诊），让患者及家属口述服药及康复注意事项，完成出院准备度调查
	□ 完成满意度调查，送患者出病区
出院后延伸	□ 出院 2 周内回访
	□ 血栓高危患者出院 2 周、1 个月、3 个月电话回访
	□ 告知患者突然出现颈部及四肢疼痛、麻木、乏力和四肢肌力下降时及时就诊，指导佩戴支具至少 3 个月，定期复查，不适随诊

第八节　胸腰椎骨折临床护理路径

<table>
<tr><th>时间</th><th>护理工作</th></tr>
<tr><td rowspan="11">入院时</td><td>评估与紧急处理</td></tr>
<tr><td>□ 绝对卧床休息，给予心电监护、氧气吸入，测量生命体征、血氧饱和度并记录，对排尿困难者给予导尿</td></tr>
<tr><td>□ 首次评估患者症状体征（生命体征、意识、营养、疼痛、肢体感觉、运动、肌力、腰背部疼痛等）</td></tr>
<tr><td>□ 一般护理常规，指导轴线翻身</td></tr>
<tr><td>立即告知医生进行病情综合评估</td></tr>
<tr><td>□ 完善相关辅助检查，积极配合治疗</td></tr>
<tr><td>□ 评估患者健康史（一般情况、既往史、家族史、用药史）、心理－社会状况</td></tr>
<tr><td>□ 了解患者特殊服药情况</td></tr>
<tr><td>准确执行医嘱</td></tr>
<tr><td>□ 遵医嘱给予止血、止痛、营养神经等药物治疗</td></tr>
<tr><td> </td></tr>
<tr><td rowspan="16">入院第一天</td><td>评估与处理</td></tr>
<tr><td>□ 密切观察患者的腰部疼痛和肢体感觉、运动、肌力情况，如有异常，及时报告医生并记录</td></tr>
<tr><td>□ 6h 内完善相关护理评估</td></tr>
<tr><td>准确执行医嘱</td></tr>
<tr><td>□ 遵医嘱正确用药，监测生命体征在正常范围，完善相关检查</td></tr>
<tr><td>□ 遵医嘱监测血常规，避免出血</td></tr>
<tr><td>健康教育</td></tr>
<tr><td>□ 环境介绍：病区环境、病室规范、呼叫器的使用、人员介绍（主管医生、病区主任、护士长、责任护士）</td></tr>
<tr><td>□ 康复：四肢功能锻炼，双手握拳锻炼，双上肢及双下肢等长功能锻炼，5 ～ 10min/ 组，3 ～ 4 组 /d；呼吸功能锻炼，缩唇呼吸、腹式呼吸及吹气球训练，锻炼肺功能</td></tr>
<tr><td>□ 饮食：根据营养及实际情况给予饮食相关指导，戒烟酒，清淡、易消化饮食</td></tr>
<tr><td>□ 药物：告知口服药、静脉药、雾化药、外用药等的名称、剂量、作用、用法、不良反应及注意事项等，高血压患者规律服药，切忌血压忽高忽低，遵医嘱服用降糖药物、降脂药物</td></tr>
<tr><td>□ 康复：牵引期间指导患者颈、肩、背、臀呈一直线，保证有效牵引，勿随意松动，颅骨牵引时注意穿刺点皮肤消毒，防止感染</td></tr>
<tr><td>□ 阳性体征：指导家属关注患者意识、肢体活动、言语，出现任何不适，及时告知医务人员</td></tr>
<tr><td>□ 心理：告知保持良好心态，避免情绪激动</td></tr>
<tr><td>□ 特殊检查治疗前指导：告知目的、配合事项及注意事项（X 线、CT、MRA、心电图、彩超等）</td></tr>
</table>

续表

时间	护理工作
入院第一天	□ 安全风险防范指导：预防跌倒、坠床、压疮、肺部感染、深静脉血栓、管道滑脱、自伤及伤人，告知电源及微波炉的正确使用、防火防盗等；保持头、颈、肩呈一直线，避免增加神经受损的风险
	□ 告知患者及家属如出现任何不适，及时告知医务人员
	按分级护理原则巡视，评估措施落实效果，并做好记录
	□ 按分级护理原则巡视病房，密切关注患者的颈部疼痛、肿胀及肢体感觉、运动、肌力情况
手术前一天	评估与处理
	□ 评估患者有无阳性体征及有无口服抗凝药，查看患者相关血液检查（如血糖、肝肾功能）结果、心电图结果，如有异常，及时告知医生并记录
	准确执行医嘱
	□ 遵医嘱备血、皮试
	健康教育
	□ 术前禁食 6h、禁水 2h，备好患服，备齐术后用物（大 / 小便器、中单、翻身枕、吸管等）
	□ 呼吸功能锻炼：指导患者深呼吸、有效咳嗽、吹气球等锻炼肺功能
	□ 术前宣教：洗头洗澡，按需禁食水，更换患服，检查腕带，摘除活动性义齿，四肢功能锻炼，双手握拳锻炼，双上肢及双下肢等长功能锻炼，5 ～ 10min/ 组，3 ～ 4 组 /d，术前 1d 少量进流食，排空大便
	□ 术前预防感冒，保持良好睡眠
	按分级护理原则巡视，评估措施落实效果，做好记录
	□ 按分级护理原则巡视病房，密切关注患者的腰背部疼痛、肢体感觉、肌力、生命体征、睡眠情况
手术当天	术前
	□ 术前禁食 6h、禁水 2h，不禁药，导尿，摘除患者各种活动性物品及义齿
	□ 测量生命体征（体温、心率、血压、血氧饱和度）
	□ 查看手术部位标识、术中带药是否齐全
	□ 询问患者禁食水情况，是否排尿排便
	□ 与手术室护士核对患者基本信息，交接术中用药，填写手术转运交接单
	术后
	评估与紧急处理
	□ 立即给予心电监护、氧气吸入，测量生命体征、血氧饱和度，意识、肌力并记录
	□ 绝对卧床休息，管道妥善固定，勿牵拉、打折，保持会阴部及尿道清洁
	□ 查看患者电解质、凝血功能、血糖、下肢动静脉彩超等结果，如有异常，告知医生并记录
	□ 完成其他基础护理评估及护理记录
	准确执行医嘱

续表

时间	护理工作
手术当天	□ 遵医嘱给予抗感染、止血、止痛、脱水等药物治疗
	健康教育
	□ 告知心电监护仪、管路功能，告知患者及家属防脱管、防感染注意事项
	□ 根据病情行术后饮食、体位、康复锻炼指导，麻醉清醒后经过医护评估，可以饮水，每半小时不超过 50mL，无呕吐不适时适量增加，告知可能出现的情况及应对方式
	□ 告知患者及家属如出现任何不适，及时告知医务人员
	按分级护理原则巡视，评估措施落实效果，做好记录
	□ 按分级护理原则巡视病房，妥善固定引流管，观察切口敷料情况及引流液颜色、量和性状
	□ 观察生命体征、血氧饱和度、意识、肌力、手术切口敷料有无渗血，如有异常，告知医生并记录
	□ 观察神经损伤(风险点)：出现四肢肌力进行性减退，肢体疼痛、麻木较术前加重或鞍区感觉障碍等，立即通知医生
术后第一天至出院前一天	评估与处理
	□ 观察切口敷料情况及引流液颜色、量和性状，管道是否通畅
	□ 观察患者的感觉、运动及肌力
	准确执行医嘱
	□ 遵医嘱给予抗感染、止血、止痛、脱水等药物治疗
	健康教育
	□ 避免切口出血：翻身宜轻柔，勿坐起及站立
	□ 康复锻炼：指导四肢功能锻炼，直腿抬高 60° ～ 120°，3 ～ 4 组 /d，30 次 / 组，双手握拳锻炼，双上肢及双下肢等长功能锻炼，5 ～ 10min/ 组，3 ～ 4 组 /d；呼吸功能锻炼，缩唇呼吸、腹式呼吸及吹气球训练，锻炼肺功能
	□ 饮食：术后高蛋白、清淡、易消化饮食
	□ 用药指导：告知药物名称、作用、用法、不良反应
	□ 翻身指导：妥善佩戴颈托，指导患者家属轴线翻身，避免皮肤受压
	□ 管路指导：告知各种管路的观察及保护、拔管前后的注意事项等
	□ 安全风险防范：遵医嘱指导患者首次下床，预防跌倒、坠床、压疮、肺部感染、深静脉血栓、管道滑脱、自伤及伤人等
	□ 术后遵医嘱佩戴腰围或支具下床活动：10min/ 次，3 ～ 4 次 /d；下床活动时，卧位到坐位练习 3min—床边站立 3min，预防直立性低血压—他人协助行走，或使用助行器行走，预防跌倒
	□ 告知患者及家属如出现任何不适，及时告知医务人员
	按分级护理原则巡视，评估措施落实效果，做好记录
	□ 根据分级护理原则巡视病房，观察生命体征、四肢肌力，有异常或者动态变化时告知医生并记录
	□ 观察神经损伤(风险点)：出现四肢肌力进行性减退、鞍区感觉障碍等，立即通知医生

续表

时间	护理工作
出院当天	□ 复核住院费用，发放出院告知书，讲解并签字，发放出院小结及出院带药
	□ 给予出院指导（遵医嘱复诊、服药指导、康复训练、血压血糖监测、不适随诊），让患者及家属口述服药及康复注意事项，完成出院准备度调查
	□ 完成满意度调查，送患者出病区
出院后延伸	□ 出院 2 周内回访
	□ 血栓高危患者出院 2 周、1 个月、3 个月电话回访
	□ 告知患者突然出现颈部及四肢疼痛、麻木、乏力、四肢肌力下降时，及时就诊，指导佩戴腰围或支具至少 3 个月，定期复查，不适随诊

第九节　腰椎间盘突出临床护理路径

时间	护理工作
入院时	评估与紧急处理
	□ 测量生命体征并记录
	□ 让患者平卧硬板床，绝对卧床休息，指导患者轴线翻身
	立即告知医生进行病情综合评估
	□ 完善相关辅助检查，积极配合治疗
	□ 评估患者健康史（一般情况、既往史、家族史、用药史）、心理 – 社会状况
	准确执行医嘱
	□ 遵医嘱予患者镇痛药
	□ 遵医嘱指导患者绝对卧床休息，轴线翻身
入院第一天	评估与处理
	□ 6h 内完成相关护理评估、健康指导及安全教育（ADL、跌倒、坠床、压力性损伤、烫伤、深静脉血栓、疼痛、营养等）
	□ 询问患者是否长期服用抗凝药、降压药（若服用，及时告知医生）
	准确执行医嘱
	□ 遵医嘱予镇痛治疗
	□ 协助患者完善术前检查
	健康教育

续表

时间	护理工作
入院第一天	□ 环境介绍：病区环境、病室规范、呼叫器的使用、人员介绍（主管医生、病区主任、护士长、责任护士）
	□ 康复：四肢功能锻炼，双手握拳锻炼，双上肢及双下肢等长功能锻炼，5 ～ 10min/ 组，3 ～ 4 组 /d；呼吸功能锻炼，缩唇呼吸、腹式呼吸及吹气球训练，锻炼肺功能
	□ 饮食：根据营养及实际情况给予饮食相关指导，戒烟酒，清淡、易消化饮食
	□ 药物：告知口服药、静脉药、雾化药、外用药等的名称、剂量、作用、用法、不良反应及注意事项等，高血压患者规律服药，切忌血压忽高忽低，遵医嘱服用降糖药物、降脂药物
	□ 心理：告知保持良好心态，避免情绪激动
	□ 特殊检查治疗前指导：告知目的、配合事项及注意事项（X 线、CT、MRA、心电图、彩超等）
	□ 安全风险防范指导：预防跌倒、坠床、压疮、肺部感染、深静脉血栓、管道滑脱、自伤及伤人，告知电源及微波炉的正确使用、防火防盗等；避免任何不良刺激如脊柱扭曲、未轴线翻身等增加神经受损风险的因素
	□ 告知患者及家属如出现任何不适，及时告知医务人员
	按分级护理原则巡视，评估措施落实效果，并做好记录
	□ 观察患者生命体征及大小便情况
	□ 密切观察患者双下肢感觉、运动情况，如有异常，告知医生并记录
手术前一天	评估与处理
	□ 评估有无阳性体征及有无口服抗血小板药物、抗凝药物，查看患者相关血液检查（如血糖、肝肾功能）结果、心电图结果，如有异常，及时告知医生并记录
	准确执行医嘱
	□ 遵医嘱予术前准备，备好术中用药、备血
	健康教育
	□ 术前禁食 6h、禁水 2h，不禁高血压药
	□ 备好患服及术后用物（中单、约束带、吸管等）
	□ 行俯卧位通气练习
	□ 术前保持良好睡眠
	按分级护理原则巡视，评估措施落实效果，并做好记录
	□ 按分级护理原则巡视病房，密切观察患者双下肢感觉、运动及大小便情况
手术当天	术前
	□ 查看手术部位标识，完成术区皮肤清洁，遵医嘱留置导尿管
	□ 测量并记录生命体征
	□ 与手术室护士核对患者基本信息，交接术中用药
	术后
	评估与紧急处理

续表

时间	护理工作
手术当天	□ 立即给予心电监护、氧气吸入，测量生命体征、血氧饱和度，观察意识
	□ 指导患者平卧硬板床休息
	□ 观察生命体征、切口敷料、引流管及导尿管的情况，保持引流通畅，观察双下肢肌力及感觉、运动情况
	□ 完成其他基础护理评估
	准确执行医嘱
	□ 遵医嘱使用镇痛药及抗感染药
	健康教育
	□ 告知监护仪设置、管路功能及注意事项
	□ 根据病情行术后饮食、体位、康复锻炼指导，告知可能出现的情况及应对方式
	□ 告知患者及家属如出现任何不适，及时告知医务人员
	按分级护理原则巡视，评估措施落实效果，并做好记录
	□ 根据分级护理原则巡视病房，观察生命体征、血氧饱和度、尿量、双下肢肌力及感觉、切口敷料有无渗血、引流管是否通畅、引流液（颜色、性状、量），如有异常，及时告知医生
术后第一天至出院前一天	评估与处理
	□ 观察患者生命体征及引流管是否通畅，记录引流液颜色、性状、量
	□ 观察患者双下肢肌力及感觉、运动情况
	□ 观察切口敷料有无渗血渗液情况，必要时换药处理
	准确执行医嘱
	□ 遵医嘱停止心电监护及氧气吸入
	□ 遵医嘱停止留置导尿管
	□ 遵医嘱使用预防静脉血栓药物
	健康教育
	□ 体位管理：平卧硬板床
	□ 饮食管理：戒烟忌酒，高蛋白饮食，多食新鲜蔬菜、水果，多饮水，每日至少 2000mL
	□ 安全风险防范：预防跌倒、坠床、压疮、肺部感染、深静脉血栓、管道滑脱等
	□ 用药指导：告知药物名称、作用、用法、常见不良反应
	□ 管路指导：告知各种管路的观察及保护、拔管前后的注意事项等
	□ 康复锻炼：指导患者进行四肢肌肉锻炼、关节的功能锻炼、直腿抬高锻炼、腰背肌锻炼
	□ 其他：告知疾病恢复期的注意事项，告知患者及家属如出现任何不适，及时告知医务人员
	按分级护理原则巡视，评估措施落实效果，并做好记录
	□ 根据分级护理原则巡视病房，观察生命体征、双下肢肌力及感觉、切口敷料有无渗血、引流管是否通畅、引流液（颜色、性状、量），如有异常，及时告知医生

续表

时间	护理工作
出院当天	□ 复核住院费用，告知出院流程，发放出院小结及出院带药
	□ 告知复诊、随诊、康复训练、饮食、血压监测、血糖监测等注意事项，完成出院准备度调查
	□ 特殊用药指导：口服抗凝药时定时监测凝血功能，观察有无消化道出血、皮下出血、牙龈出血等
	□ 告知患者切口出现红、肿、热、痛、渗液等感染征象时，到正规医院就诊
	□ 告知患者卧床 2 周后，佩戴腰围下地活动
出院后延伸	□ 出院 2 周内电话回访
	□ 血栓中高危患者出院 2 周、1 个月、3 个月电话回访
	□ 留置导尿管的患者及皮肤压力性损伤的患者，定期居家护理
	□ 腰椎间盘突出症患者专人管理，定期通知复查，随时答疑解惑

第九章

眼耳鼻喉口腔科常见疾病临床护理路径

第一节　老年性白内障临床护理路径

时间	护理工作
入院时	评估与紧急处理
	□ 测量生命体征并记录
	□ 首次评估患者症状体征（视力、视野、畏光、流泪、眼红、眼痛）、辅助检查结果并记录
	立即告知医生进行综合评估
	□ 完善相关辅助检查，积极配合治疗
	□ 评估患者一般情况、既往史、用药史、血压血糖异常病史、心理－社会状况
	准确执行医嘱
	□ 遵医嘱完善心电图检查、泪道冲洗，必要时急查血
入院第一天	评估与处理
	□ 协助进行视力检查、眼压检查、裂隙灯检查、眼底检查
	□ 6h 内完成相关护理评估（ADL、跌倒、坠床、压力性损伤、深静脉血栓、管路、疼痛、营养等）
	准确执行医嘱
	□ 遵医嘱正确点眼药水，合并全身病（高血压、糖尿病等）的患者坚持全身病用药
	□ 遵医嘱行血液检查（血常规、凝血四项、肝功、生化、血糖、血脂、输血前一套）
	□ 完善术前专科检查：晶体度数、前房深度、角膜曲率、眼部 A 超等
	健康教育
	□ 环境介绍：病区环境、病室规范、呼叫器的使用、人员介绍（主管医生、病区主任、护士长、责任护士）
	□ 饮食：清淡、易消化饮食，避免辛辣、刺激食物
	□ 药物：告知口服药、静脉药、雾化药、外用药等的名称、剂量、作用、用法、不良反应及注意事项等，对有高血压、糖尿病的患者监测血压、血糖，并规律服药

续表

时间	护理工作
入院第一天	□ 阳性体征：指导家属关注患者视物模糊、眼痛情况，防止眼部碰撞，如出现任何不适，及时告知医务人员
	□ 心理：告知疾病相关知识，保持良好心态，避免焦虑
	□ 特殊检查治疗前指导：告知目的、配合事项及注意事项（眼底荧光素血管造影检查、散瞳等）
	□ 安全风险防范指导：评估患者安全状况、深静脉血栓，预防跌倒、坠床及眼部碰撞，避免用力排便等，告知电源及微波炉的正确使用、防火防盗等
	按分级护理原则巡视，评估措施落实效果，并做好记录
	□ 按分级护理原则巡视病房，观察患者安全状况、生命体征、阳性体征
手术前一天	评估与处理
	□ 评估有无阳性体征及有无口服抗血小板药物、抗凝药物，查看患者相关血液检查（如血糖、血压）结果、心电图结果、晶体度数，如有异常，及时告知医生并记录
	准确执行医嘱
	□ 遵医嘱为患者剪睫毛，发患服
	□ 查看术前抗菌药物、眼药水使用频次是否到位
	健康教育
	□ 局部麻醉患者术前正常饮食
	□ 做好个人卫生，洗澡洗头，修剪指甲，剃胡须，取下首饰等，做好面部清洁
	□ 术前保持良好睡眠
	按分级护理原则巡视，评估措施落实效果，并做好记录
	□ 按分级护理原则巡视病房，观察患者安全状况、生命体征、阳性体征
手术当天	术前
	□ 进行术前准备：冲洗结膜囊、散瞳
	□ 确认女性患者未在生理期
	□ 核对患者床号、姓名、性别、眼别、手术名称，查看手术部位标识、瞳孔是否扩大，摘除患者各种活动性物品及义齿
	□ 携带病历及术中用药，护送患者入手术室
	术后
	评估与紧急处理
	□ 测量生命体征、血氧饱和度，评估患者意识，切口敷料有无渗血、渗液，有无术眼胀痛、恶心、呕吐等高眼压症状，有无异物感等角膜水肿症状，有异常或者动态变化时及时告知医生并做好记录
	□ 注重血压、血糖管理，遵医嘱控制血压、血糖在适当范围
	□ 完成其他基础护理评估

续表

时间	护理工作
手术当天	准确执行医嘱
	□ 患者疼痛不能耐受时，遵医嘱直肠给药（双氯芬酸钠栓）
	健康教育
	□ 避免揉擦、碰撞术眼，以防晶体移位或脱位
	□ 给予术后相关饮食、休息、用药及健康指导，进行跌倒、坠床风险评估与宣教，咳嗽、便秘时及时处理
	□ 术后卧床休息 2h 后，可进行一般的起居活动
	□ 告知患者及家属如出现任何不适，及时告知医务人员
	按分级护理原则巡视，评估措施落实效果，并做好记录
	□ 按分级护理原则巡视病房，观察患者安全状况、生命体征、阳性体征、眼痛及眼部敷料情况
术后第一天至出院前一天	评估与处理
	□ 评估术侧眼红、角膜水肿、疼痛、分泌物、眼压、视力症状
	准确执行医嘱
	□ 更换眼部敷料，清洁消毒
	□ 观察患者有无术眼胀痛、恶心、呕吐等高眼压症状
	□ 观察有无异物感等角膜水肿症状
	□ 观察有无视力急剧下降等感染症状，有异常或者动态变化时及时告知医生并做好记录
	□ 遵医嘱术眼点抗生素滴眼液
	健康教育
	□ 进食营养丰富、易消化食物
	□ 看书、写字、看电视、看手机、看电脑的时间，应适当控制
	□ 告知疾病恢复期的注意事项
	□ 教会患者滴眼药和涂眼膏的正确方法
	□ 告知患者及家属如出现任何不适，及时告知医护人员
	按分级护理原则巡视，评估措施落实效果，并做好记录
	□ 按分级护理原则巡视病房，观察患者安全状况、生命体征、阳性体征、眼痛及眼部敷料情况
出院当天	□ 复核住院费用，发放出院须知，讲解并签字，发放出院小结及出院带药
	□ 告知复诊、随诊、饮食、血压监测、血糖监测等注意事项，完成出院准备度调查
	□ 滴眼液使用指导（滴眼液使用频次、顺序、保存方法），强调手卫生及眼部清洁
	□ 出院宣教：术后 1 周内避免污水入眼，1 个月内避免剧烈运动和负重，咳嗽和便秘者宜用药物控制，人工晶体植入术后 3 个月内避免咳嗽、打喷嚏、剧烈运动、负重及重体力劳动，避免揉擦、碰撞术眼，以防晶体移位或脱位，不适随诊
	□ 完成满意度调查，送患者出病区

续表

时间	护理工作
出院后延伸	□ 出院 2 周内电话回访
	□ 血栓高危患者出院 2 周、1 个月、3 个月电话回访
	□ 早期治疗葡萄膜炎，以防白内障的发生
	□ 定期复查，不适随诊

第二节　青光眼临床护理路径

时间	护理工作
入院时	评估与紧急处理
	□ 测量生命体征并记录
	□ 首次评估患者症状体征（头痛、眼痛、视力、视野、畏光、流泪、眼红）、辅助检查结果并记录
	立即告知医生进行综合评估
	□ 观察有无眼痛、高眼压、前房深浅、眼胀、眼红、虹视、视物模糊，伴头痛及恶心、呕吐等
	□ 评估患者一般情况、既往史、用药史、血压血糖异常病史、心理－社会状况
	准确执行医嘱
	□ 监测眼压，根据病情遵医嘱行甘露醇静脉滴注、降眼压滴眼液点眼、抗生素滴眼液点眼
	□ 观察患者恶心、呕吐、眼部畏光等症状，同时监测心率，对症处理
	□ 遵医嘱完善心电图检查、泪道冲洗、眼压测量，必要时急查血
入院第一天	评估与处理
	□ 协助进行视力检查、眼压检查、裂隙灯检查、眼底检查
	□ 6h 内完成相关护理评估（ADL、跌倒、坠床、压力性损伤、深静脉血栓、管路、疼痛、营养等）
	准确执行医嘱
	□ 遵医嘱正确点眼药水，合并全身病（高血压、糖尿病等）的患者坚持全身病用药
	□ 遵医嘱进行血液检查（血常规、凝血四项、肝功、生化、血糖、血脂、输血前一套）
	□ 完善术前专科检查：UBM、前房深度测量、角膜厚度检查、视盘 OCT、眼 B 超、扫描激光眼底检查等
	健康教育

续表

时间	护理工作
入院第一天	□ 环境介绍：病区环境、病室规范、呼叫器的使用、人员介绍（主管医生、病区主任、护士长、责任护士）
	□ 饮食：清淡、易消化饮食，避免辛辣、刺激食物，不饮酒，不喝浓茶、咖啡，一次性饮水量不超过 300mL
	□ 药物：告知口服药、静脉药、雾化药、外用药等的名称、剂量、作用、用法、不良反应及注意事项等，对有高血压、糖尿病的患者监测血压、血糖，并规律服药
	□ 阳性体征：指导家属关注患者视物模糊、眼痛情况，如出现任何不适，及时告知医务人员
	□ 心理：告知保持良好心态，避免情绪激动引起眼压升高
	□ 特殊检查治疗前指导：告知目的、配合事项及注意事项（散瞳等）
	□ 安全风险防范指导：评估患者安全状况、深静脉血栓，预防跌倒、坠床及眼部碰撞，避免用力排便，不宜在暗室或黑暗环境久留，衣服不宜过紧，避免长时间低头、弯腰等，告知电源及微波炉的正确使用、防火防盗等
	按分级护理原则巡视，评估措施落实效果，并做好记录
	□ 按分级护理原则巡视病房，观察患者安全状况、生命体征、阳性体征、眼痛
手术前一天	评估与处理
	□ 评估有无阳性体征及有无口服抗血小板药物、抗凝药物，查看患者相关血液检查（如血糖、血压）结果、心电图结果、眼压，如有异常，及时告知医生并记录
	准确执行医嘱
	□ 行积极降眼压对症治疗，局部抗感染对症治疗：术前使用抗菌药物、眼药水、缩瞳剂、降眼压眼药水，4 ～ 6 次 /d
	□ 遵医嘱剪睫毛，发患服
	健康教育
	□ 局部麻醉患者术前正常饮食
	□ 做好个人卫生，洗澡洗头，修剪指甲，剃胡须，取下首饰等，做好面部清洁
	□ 术前保持良好睡眠
	按分级护理原则巡视，评估措施落实效果，并做好记录
	□ 按分级护理原则巡视病房，观察患者安全状况、生命体征、阳性体征、眼痛
手术当天	术前
	□ 进行术前准备：冲洗结膜囊、甘露醇静脉滴注、散瞳（慎用扩瞳剂）
	□ 确认女性患者未在生理期
	□ 核对患者床号、姓名、性别、眼别、手术名称，查看手术部位标识、瞳孔是否扩大，摘除患者各种活动性物品及义齿，预防直立性低血压
	□ 携带病历及术中用药，护送患者入手术室
	术后
	评估与紧急处理

续表

时间	护理工作
手术当天	□ 测量生命体征、血氧饱和度，评估患者意识，切口敷料有无渗血渗液，有无术眼胀痛、恶心、呕吐等高眼压症状，有无异物感等角膜水肿症状，有异常或者动态变化时及时告知医生并做好记录
	□ 注重血压、血糖管理，遵医嘱控制血压、血糖在适当范围
	□ 完成其他基础护理评估
	准确执行医嘱
	□ 患者疼痛不能耐受时，遵医嘱直肠给药（双氯芬酸钠栓）
	健康教育
	□ 避免揉擦、碰撞术眼，勿在强光下、暗室长时间停留
	□ 给予术后相关饮食、休息、用药及健康指导，进行跌倒、坠床风险评估与宣教，咳嗽、便秘时及时处理
	□ 术后卧床休息 2h 后，可行一般的起居活动
	□ 保持愉快心情，衣领不宜过紧，不长时间低头工作，避免因颈静脉回流受阻致房水循环障碍，引起眼压升高
	□ 告知患者及家属如出现任何不适，及时告知医务人员
	按分级护理原则巡视，评估措施落实效果，并做好记录
	□ 按分级护理原则巡视病房，观察患者安全状况、生命体征、阳性体征、眼痛及眼部敷料情况
术后第一天至出院前一天	评估与处理
	□ 评估术侧眼红、角膜水肿、疼痛、分泌物、眼压、视力症状
	准确执行医嘱
	□ 监测眼压，观察患者有无术眼胀痛、恶心、呕吐等高眼压症状
	□ 有无术眼突发性剧烈疼痛、视力急剧下降等感染症状
	□ 对非手术眼的眼压、视野进行监测及治疗
	□ 遵医嘱点抗生素滴眼液，出现虹视、视力模糊及其他不适时，及时告知医护人员
	健康教育
	□ 进食营养丰富、易消化食物
	□ 看书、写字、看电视、看手机、看电脑时间，应适当控制
	□ 告知疾病恢复期的注意事项
	□ 教会患者滴眼药和涂眼膏的正确方法、指测眼压方法
	□ 告知患者及家属如出现任何不适，及时告知医护人员
	按分级护理原则巡视病房，评估措施落实效果，并做好记录
	□ 按分级护理原则巡视病房，观察患者安全状况、生命体征、阳性体征、眼痛、眼压及眼部敷料情况

续表

时间	护理工作
出院当天	□ 复核住院费用，发放出院须知，讲解并签字，发放出院小结及出院带药
	□ 告知复诊、随诊、饮食、眼压监测、血压监测、血糖监测等注意事项，完成出院准备度调查
	□ 滴眼液使用指导（滴眼液使用频次、顺序、保存方法），强调手卫生及眼部清洁
	□ 出院宣教：告知患者不宜在暗室、强光下停留过久，衣领不宜过紧，不宜长时间低头，避免用眼过度，一次饮水量不超过 300mL，避免剧烈运动，避免长时间使用电子产品；监测眼压、视功能和视野变化，视野缺损者不宜骑自行车和驾驶车辆；保证充足的睡眠，避免因失眠引起交感神经兴奋，导致眼压升高
	□ 完成满意度调查，送患者出病区
出院后延伸	□ 出院 2 周内电话回访
	□ 血栓高危患者出院 2 周、1 个月、3 个月电话回访
	□ 在微信群定期推送相关健康知识，随时答疑解惑
	□ 定期复查视野、眼压等，不适随诊

第三节　视网膜动脉阻塞临床护理路径

时间	护理工作
入院时	评估与紧急处理
	□ 测量生命体征并记录
	□ 首次评估患者症状体征（视力、视野、畏光、流泪、眼红、眼痛）、辅助检查结果并记录
	立即告知医生进行综合评估
	□ 完善相关辅助检查，积极配合治疗
	□ 评估患者一般情况、既往史、用药史、血压血糖异常病史、心理－社会状况
	准确执行医嘱
	□ 快速抢救（舌下含服硝酸甘油，心脏病患者慎用）
	□ 立即吸氧，遵医嘱使用血管扩张剂
	□ 使用降眼压药物，监测眼压变化
	□ 监测血压，遵医嘱降血压治疗
	□ 遵医嘱完善心电图检查、泪道冲洗，必要时急查血
入院第一天	评估与处理
	□ 协助进行视力检查、眼压检查、裂隙灯检查、房角镜检查及眼底检查

续表

时间	护理工作
入院第一天	□ 6h 内完成相关护理评估（ADL、跌倒、坠床、压力性损伤、深静脉血栓、管路、疼痛、营养等）
	准确执行医嘱
	□ 遵医嘱给予营养神经药物治疗
	□ 按摩眼球（食指、中指中等度用力压迫眼球 5s，放松 5s，间断 5 ～ 10s，反复操作），改善眼部灌注，每天 2 次氧气吸入
	□ 遵医嘱正确点眼药水，对疑血管炎者给予糖皮质激素
	□ 积极查找原因，注意检查和治疗内科病，如高血压、高血脂、动脉硬化
	□ 遵医嘱进行血液检查（血常规、凝血四项、肝功、生化、血糖、血脂、输血前一套）
	□ 完善术前专科检查：眼底荧光素血管造影、视网膜电图（ERG）、黄斑 OCT 等
	健康教育
	□ 环境介绍：病区环境、病室规范、呼叫器的使用、人员介绍（主管医生、病区主任、护士长、责任护士）
	□ 饮食：均衡饮食，低盐低脂，限制饮酒，避免刺激性饮料
	□ 药物：告知口服药、静脉药、雾化药、外用药等的名称、剂量、作用、用法、不良反应及注意事项等，对有高血压、糖尿病的患者监测血压、血糖，并规律服药
	□ 阳性体征：指导家属关注患者视物模糊、眼痛情况，如出现任何不适，及时告知医务人员
	□ 心理：告知保持良好心态，避免紧张、情绪波动
	□ 特殊检查治疗前指导：告知目的、配合事项及注意事项（眼底荧光素血管造影检查、散瞳等）
	□ 安全风险防范指导：评估患者安全状况、深静脉血栓，预防跌倒、坠床及眼部碰撞，避免用力排便等，告知电源及微波炉的正确使用、防火防盗等
	按分级护理原则巡视，评估措施落实效果，并做好记录
	□ 按分级护理原则巡视病房，观察患者安全状况、生命体征、阳性体征、血压、眼压、疼痛等
入院第二天至出院前一天	评估与处理
	□ 遵医嘱持续吸氧，缓解视网膜缺氧状态
	准确执行医嘱
	□ 根据病情需要应用抗凝剂、动脉溶栓治疗
	□ 监测眼压，必要时协助医生行前房穿刺术，减少视功能受损范围
	□ 监测血压、视力
	□ 给患者及家属讲解该疾病的相关知识，缓解焦虑
	健康指导
	□ 关注用药后的反应，预防直立性低血压
	□ 进食营养丰富、易消化食物
	□ 告知患者行眼底荧光素造影检查的注意事项

续表

时间	护理工作
入院第二天至出院前一天	□ 告知疾病恢复期的注意事项，教会患者自我监测视力
	□ 告知患者及家属如出现任何不适，及时告知医护人员
	按分级护理原则巡视，评估措施落实效果，并做好记录
	□ 按分级护理原则巡视病房，观察患者安全状况、生命体征、阳性体征、血压、眼压、疼痛等
出院当天	□ 复核住院费用，发放出院须知，讲解并签字，发放出院小结及出院带药
	□ 告知复诊、随诊、饮食、血压监测、血糖监测等注意事项，完成出院准备度调查
	□ 滴眼液使用指导（滴眼液使用频次、顺序、保存方法），强调手卫生及眼部清洁
	□ 出院宣教：控制基础疾病，定期检查血糖、血压、心脏病等，戒烟酒，适当运动，保持心情舒畅，学会自行按摩眼球
	□ 完成满意度调查，送患者出病区
出院后延伸	□ 出院 2 周内电话回访
	□ 血栓高危患者出院 2 周、1 个月、3 个月电话回访
	□ 若出现无痛性视力下降、复发或另一眼发病，及时就医
	□ 定期复查，不适随诊

第四节　视网膜脱离临床护理路径

时间	护理工作
入院时	评估与紧急处理
	□ 测量生命体征并记录
	□ 首次评估患者症状体征（飞蚊症、闪光感、视物变形、视力、视野、畏光、流泪、眼红、眼痛）、辅助检查结果并记录
	立即告知医生进行综合评估
	□ 完善相关辅助检查，积极配合治疗
	□ 评估患者一般情况、既往史、用药史、血压血糖异常病史、心理 – 社会状况
	准确执行医嘱
	□ 卧床休息，减少头部活动
	□ 以裂孔处于最低位为原则，前房积血患者取半卧位
	□ 遵医嘱点抗生素眼药水
	□ 遵医嘱完善心电图检查、泪道冲洗，必要时急查血

续表

时间	护理工作
入院第一天	评估与处理
	□ 协助进行视力检查、眼压检查、裂隙灯检查、眼底检查
	□ 6h 内完成相关护理评估（ADL、跌倒、坠床、压力性损伤、深静脉血栓、管路、疼痛、营养等）
	准确执行医嘱
	□ 根据视网膜脱离位置保持正确体位
	□ 遵医嘱正确点眼药水，合并全身病（高血压、糖尿病等）的患者坚持全身病用药
	□ 遵医嘱进行血液检查（如血常规、凝血四项、肝功、生化、血糖、血脂、输血前一套）
	□ 完善术前专科检查：黄斑 OCT、视盘 OCT、眼 B 超、眼底荧光素血管造影、扫描激光眼底检查等
	健康教育
	□ 环境介绍：病区环境、病室规范、呼叫器的使用、人员介绍（主管医生、病区主任、护士长、责任护士）
	□ 饮食：清淡、易消化饮食，避免辛辣、刺激食物
	□ 药物：告知口服药、静脉药、雾化药、外用药等的名称、剂量、作用、用法、不良反应及注意事项等，有高血压、糖尿病的患者监测血压、血糖，并规律服药
	□ 阳性体征：指导家属关注患者视物模糊，防止眼部碰撞，如出现任何不适，及时告知医务人员
	□ 心理：告知疾病相关知识，保持良好心态，避免焦虑
	□ 特殊检查治疗前指导：告知目的、配合事项及注意事项（眼底荧光素血管造影、散瞳等）
	□ 安全风险防范指导：评估患者安全状况、深静脉血栓，预防跌倒、坠床及眼部碰撞，避免用力排便，告知电源及微波炉的正确使用、防火防盗等
	按分级护理原则巡视，评估措施落实效果，并做好记录
	□ 按分级护理原则巡视病房，观察患者安全状况、生命体征、阳性体征
手术前一天	评估与处理
	□ 评估有无阳性体征及有无口服抗血小板药物、抗凝药物，查看患者相关血液检查（如血糖、血压）结果、心电图结果，如有异常，及时告知医生并记录
	准确执行医嘱
	□ 遵医嘱为患者剪睫毛，发患服
	□ 查看术前抗菌药物眼药水频次是否到位
	健康教育
	□ 局部麻醉患者术前正常饮食
	□ 做好个人卫生，洗澡洗头，修剪指甲，剃胡须，取下首饰等，做好面部清洁
	□ 术前保持良好睡眠
	按分级护理原则巡视，评估措施落实效果，并做好记录
	□ 按分级护理原则巡视病房，观察患者安全状况、生命体征、阳性体征

续表

时间	护理工作
手术当天	术前
	□ 不宜饱食，以免加重术后恶心、呕吐
	□ 进行术前准备：冲洗结膜囊、散瞳
	□ 确认女性患者未在生理期
	□ 核对患者床号、姓名、性别、眼别、手术名称，查看手术部位标识、瞳孔是否扩大，摘除患者各种活动性物品及义齿
	□ 携带病历及术中用药，护送患者入手术室
	术后
	评估与紧急处理
	□ 测量生命体征、血氧饱和度，评估患者意识，切口敷料有无渗血渗液，有无术眼胀痛、恶心、呕吐等高眼压症状，有无异物感等角膜水肿症状，有异常或者动态变化时及时告知医生并做好记录
	□ 注重血压、血糖管理，遵医嘱控制血压、血糖在适当范围
	□ 完成其他基础护理评估
	准确执行医嘱
	□ 遵医嘱指导患者保持正确的体位，行视网膜脱离外路手术时裂孔处于最低位，玻璃体腔注气或注硅油时裂孔处于最高位
	健康教育
	□ 避免揉擦、碰撞术眼，减少活动，卧床休息，不负重，避免头部用力及震动
	□ 给予术后相关饮食、休息、用药及健康指导，行跌倒、坠床风险评估与宣教
	□ 保证睡眠，防止感冒，避免因感冒、咳嗽影响手术后切口愈合
	□ 告知患者及家属如出现任何不适，及时告知医务人员
	按分级护理原则巡视，评估措施落实效果，并做好记录
	□ 按分级护理原则巡视病房，观察患者安全状况、生命体征、阳性体征、眼部敷料情况
术后第一天至出院前一天	评估与处理
	□ 监测眼压，观察患者有无头痛、眼胀痛、恶心、呕吐等高眼压症状
	□ 观察反应性葡萄膜炎症状、角膜上皮缺损症状
	□ 有无术眼突发性剧烈疼痛、视力急剧下降等感染症状
	准确执行医嘱
	□ 更换眼部敷料，清洁消毒
	□ 观察有无眼痛、头痛、眼部刺激症状、视力严重下降等，有异常或者动态变化时及时告知医生并做好记录
	□ 遵医嘱术眼点抗生素滴眼液
	□ 术后卧床休息，保持正确体位，预防压力性损伤

续表

时间	护理工作
术后第一天至出院前一天	健康教育
	□ 指导眼内注气和硅油的患者，术后应保持裂孔位于最高位；在保证有效的顶压作用下，协助患者变换体位休息，提高患者的舒适度
	□ 指导患者注意用眼卫生，避免碰撞或揉擦术眼，减少头部活动，避免剧烈运动
	□ 进食营养丰富、易消化的食物
	□ 教会患者滴眼药和涂眼膏的正确方法
	□ 告知患者及家属如出现任何不适，及时告知医护人员
	按分级护理原则巡视，评估措施落实效果，并做好记录
	□ 按分级护理原则巡视病房，观察患者安全状况、生命体征、阳性体征、眼部敷料情况
出院当天	□ 复核住院费用，发放出院须知，讲解并签字，发放出院小结及出院带药
	□ 告知复诊、随诊、饮食、血压监测、血糖监测等注意事项，完成出院准备度调查
	□ 滴眼液使用指导（滴眼液使用频次、顺序、保存方法），强调手卫生及眼部清洁
	□ 遵医嘱取治疗体位
	□ 出院宣教：不要用眼过度，避免屏气、用力咳嗽及头部震动；术后 3 ～ 6 个月避免重体力劳动及剧烈运动；玻璃体腔注气者 1 个月内避免乘飞机
	□ 完成满意度调查，送患者出病区
出院后延伸	□ 出院 2 周内电话回访
	□ 血栓高危患者出院 2 周、1 个月、3 个月电话回访
	□ 对注入硅油者，定期了解视网膜复位情况
	□ 定期复查双侧眼底，不适随诊

第五节　翼状胬肉护理路径

时间	护理工作
入院时	评估与紧急处理
	□ 测量生命体征并记录
	□ 首次评估患者症状体征（视力、视野、畏光、流泪、眼红、疼痛、异物感、眼球运动障碍）、辅助检查结果并记录
	立即告知医生进行综合评估
	□ 完善相关辅助检查，积极配合治疗

续表

时间	护理工作
入院时	□ 评估患者一般情况、既往史、用药史、血压血糖异常病史、心理－社会状况
	准确执行医嘱
	□ 遵医嘱完善心电图检查、泪道冲洗，必要时急查血
入院第一天	评估与处理
	□ 协助进行视力检查、眼压检查、裂隙灯检查
	□ 6h 内完成相关护理评估（ADL、跌倒、坠床、压力性损伤、深静脉血栓、管路、疼痛、营养等）
	准确执行医嘱
	□ 遵医嘱正确点眼药水，合并全身病（高血压、糖尿病等）的患者坚持全身病用药
	□ 遵医嘱进行血液检查（血常规、凝血四项、肝功、生化、血糖、血脂、输血前一套）
	健康教育
	□ 环境介绍：病区环境、病室规范、呼叫器的使用、人员介绍（主管医生、病区主任、护士长、责任护士）
	□ 饮食：进食营养丰富、易消化的食物，多吃青菜、水果，忌食辛辣、烟酒等，保持大便通畅
	□ 药物：告知口服药、静脉药、雾化药、外用药等的名称、剂量、作用、用法、不良反应及注意事项等，对有高血压、糖尿病的患者监测血压、血糖，并规律服药
	□ 阳性体征：指导家属关注患者视物模糊、磨痛、异物感情况，防止眼部碰撞，外出活动时佩戴防风沙及紫外线的眼镜，出现任何不适，及时告知医务人员，
	□ 心理：告知疾病相关知识，保持良好心态，避免焦虑
	□ 安全风险防范指导：评估患者安全状况、深静脉血栓，预防跌倒、坠床及眼部碰撞等，告知电源及微波炉的正确使用、防火防盗等
	按分级护理原则巡视，评估措施落实效果，并做好记录
	□ 按分级护理原则巡视病房，观察患者安全状况、生命体征、阳性体征、磨痛、异物感
手术前一天	评估与处理
	□ 评估有无阳性体征及有无口服抗血小板药物、抗凝药物，查看患者相关血液检查（如血糖、血压）结果、心电图结果，如有异常，及时告知医生并记录
	准确执行医嘱
	□ 遵医嘱为患者剪睫毛，发患服
	□ 查看术前抗菌药物眼药水频次是否到位
	健康教育
	□ 局部麻醉患者术前正常饮食
	□ 做好个人卫生，洗澡洗头，修剪指甲，剃胡须，取下首饰等，做好面部清洁
	□ 术前保持良好睡眠
	按分级护理原则巡视，评估措施落实效果，并做好记录
	□ 按分级护理原则巡视病房，观察患者安全状况、生命体征、阳性体征

续表

时间	护理工作
手术当天	术前
	□ 进行术前准备：冲洗结膜囊
	□ 确认女性患者未在生理期
	□ 核对患者床号、姓名、性别、眼别、手术名称，查看手术部位标识，摘除患者各种活动性物品及义齿
	□ 携带病历及术中用药，护送患者入手术室
	术后
	评估与紧急处理
	□ 测量生命体征、血氧饱和度，评估患者意识、切口敷料有无渗血渗液、分泌物是否增多，有异常或者动态变化时告知医生并做好记录
	□ 注重血压、血糖管理，遵医嘱控制血压、血糖在适当范围
	□ 完成其他基础护理评估
	准确执行医嘱
	□ 患者疼痛不能耐受时，遵医嘱直肠给药（双氯芬酸钠栓）
	健康教育
	□ 避免揉擦、碰撞术眼
	□ 给予术后相关饮食、休息、用药及健康指导，进行跌倒、坠床风险评估与宣教
	□ 术后卧床休息 2h 后，可行一般的起居活动
	□ 告知患者及家属如出现任何不适，及时告知医务人员
	按分级护理原则巡视，评估措施落实效果，并做好记录
	□ 按分级护理原则巡视病房，观察患者安全状况、生命体征、阳性体征、眼痛及眼部敷料情况
术后第一天至出院前一天	评估与处理
	□ 观察术眼敷料是否清洁、干燥，有无渗血渗液，分泌物是否增多
	准确执行医嘱
	□ 更换眼部敷料，清洁消毒
	□ 观察有无异物感等角膜水肿症状
	□ 观察有无视力急剧下降等感染症状，有异常或者动态变化时及时告知医生并做好记录
	□ 遵医嘱术眼点抗生素滴眼液
	健康教育
	□ 进食营养丰富、易消化的食物
	□ 观察有无出现红、肿、痛、畏光、异物感、分泌物增多、视力下降等症状
	□ 外出活动时佩戴防风沙及紫外线的眼镜，避免风沙、灰尘、阳光刺激，积极防治慢性结膜炎
	□ 告知疾病恢复期的注意事项

续表

时间	护理工作
术后第一天至出院前一天	□ 教会患者滴眼药和涂眼膏的正确方法
	□ 告知患者及家属如出现任何不适，及时告知医护人员
	按分级护理原则巡视，评估措施落实效果，并做好记录
	□ 按分级护理原则巡视病房，观察患者安全状况、生命体征、阳性体征、眼痛及眼部敷料情况
出院当天	□ 复核住院费用，发放出院须知，讲解并签字，发放出院小结及出院带药
	□ 告知复诊、随诊、饮食、血压监测、血糖监测等注意事项，完成出院准备度调查
	□ 滴眼液使用指导（滴眼液使用频次、顺序、保存方法），强调手卫生及眼部清洁
	□ 出院宣教：保持术眼干净，1 周内避免污水入眼，避免紫外线、强光、风沙等刺激，防止复发，7 ～ 10d 后拆除缝线
	□ 完成满意度调查，送患者出病区
出院后延伸	□ 出院 2 周内电话回访
	□ 血栓高危患者出院 2 周、1 个月、3 个月电话回访
	□ 定期复查，不适随诊

第六节　突发性耳聋临床护理路径

时间	护理工作
入院时	评估与处理
	□ 测量生命体征，观察患者有无耳鸣、眩晕、呕吐等症状并记录
	□ 首次评估患者症状体征（ADL、跌倒、坠床、压力性损伤、深静脉血栓、疼痛、营养等）、辅助检查结果并记录
	立即告知医生进行病情综合评估
	□ 完善相关辅助检查，积极配合治疗
	□ 评估患者健康史（一般情况、既往史、家族史、用药史）、心理 – 社会状况
	准确执行医嘱
	□ 遵医嘱使用糖皮质激素、改善血液循环药物、营养神经药物等，完成心电图检查、血液检查、MRI、听力检测等
入院第一天	评估与处理
	□ 观察患者生命体征
	□ 6h 内完成相关护理评估（ADL、跌倒、坠床、压力性损伤、深静脉血栓、营养等）

续表

时间	护理工作
入院第一天	准确执行医嘱
	□ 遵医嘱正确用药，完善相关检查
	□ 关注患者肝肾功能、血尿常规，纠正代谢性紊乱（如空腹血糖＞ 8mmol/L 等）
	健康教育
	□ 环境介绍：病区环境、病室规范、呼叫器的使用、人员介绍（主管医生、病区主任、护士长、责任护士）
	□ 饮食：进食低盐、低脂、清淡、易消化的食物，避免饥饿
	□ 药物：告知口服药、静脉药等的名称、剂量、作用、用法、不良反应及注意事项等，高血压患者规律服药，切忌血压忽高忽低，遵医嘱服用降糖药物、降脂药物
	□ 阳性体征：指导家属关注患者眩晕情况，如出现任何不适，及时告知医务人员
	□ 康复：予眩晕患者床上主动运动、踝泵训练指导
	□ 心理：保持良好心态，避免情绪激动
	□ 特殊检查治疗前指导：告知目的、配合事项及注意事项（听力检查、MRI、耳内注射等）
	□ 安全风险防范指导：预防跌倒、坠床、压疮、深静脉血栓，告知电源及微波炉的正确使用、防火防盗等
	按分级护理原则巡视，评估措施落实效果，并做好记录
	□ 密切关注患者生命体征、血糖情况
入院第二天至出院前一天	评估与处理
	□ 评估患者耳聋程度及有无眩晕等伴随症状
	□ 眩晕发作而呕吐时指导患者头偏向一侧，吐出口内分泌物，警惕窒息发生，并做好记录
	准确执行医嘱
	□ 遵医嘱协助医生鼓室内注射激素等药物以及行高压氧舱治疗，观察疗效并记录
	健康教育
	□ 在眩晕急性期，避免声光刺激，床两侧均拉起床栏，防坠床；床旁桌上不放热水瓶、玻璃杯等危险物品；如厕时严禁锁门，防跌倒，家属全程陪护
	□ 康复锻炼：指导长期卧床患者行床上主动运动、踝泵运动
	□ 饮食：进食低盐、低脂、清淡的食物，避免辛辣刺激性食物；戒烟酒，少饮浓茶、咖啡等刺激性饮料
	□ 安全风险防范：预防压疮、深静脉血栓等
	□ 用药指导：告知药名、作用、用法、常见不良反应
	□ 告知患者及家属如出现任何不适，及时告知医务人员
	□ 其他：告知疾病恢复期注意事项
	按分级护理原则巡视，评估措施落实效果，并做好记录
	□ 观察生命体征、阳性体征

续表

时间	护理工作
出院当天	□ 复核住院费用，发放出院须知，讲解并签字，发放出院小结及出院带药
	□ 告知复诊、随诊、康复训练、饮食、服药等注意事项，完成出院准备度调查
	□ 用药指导：遵医嘱坚持规律用药，切忌突然停药、减药、漏服及自行换药；定期复查肝肾功能及血糖；观察有无胃肠道反应
	□ 完成满意度调查，送患者出病区
出院后延伸	□ 出院 2 周内电话回访
	□ 血栓中高危患者出院 2 周、1 个月、3 个月电话回访

第七节 慢性化脓性中耳炎临床护理路径

时间	护理工作
入院时	评估与处理
	□ 测量生命体征并记录
	□ 首次评估患者症状体征（耳部流脓、听力下降、耳鸣、眩晕等）、辅助检查结果并记录
	立即告知医生进行病情综合评估
	□ 完善相关辅助检查，积极配合治疗
	□ 评估患者健康史（一般情况、既往史、家族史、用药史）、心理－社会状况
	准确执行医嘱
	□ 完成心电图、胸部 X 线、血液检查，遵医嘱使用抗生素
入院第一天	评估与处理
	□ 观察患者生命体征
	□ 6h 内完成相关护理评估（ADL、跌倒、坠床、压力性损伤、深静脉血栓、疼痛、营养等）
	准确执行医嘱
	□ 遵医嘱正确用药，完善相关检查
	健康教育
	□ 环境介绍：病区环境、病室规范、呼叫器的使用、人员介绍（主管医生、病区主任、护士长、责任护士）
	□ 饮食：进食清淡、易消化的食物
	□ 药物：告知口服药、静脉药等的名称、剂量、作用、用法、不良反应及注意事项等
	□ 阳性体征：指导家属关注患者耳部流脓、听力下降、耳鸣、眩晕情况，如出现任何不适，及时告知医务人员

续表

时间	护理工作
入院第一天	□ 康复：予床上主动运动、被动运动、踝泵运动指导
	□ 心理：告知保持良好心态，避免情绪激动
	□ 特殊检查治疗前指导：告知目的、配合事项及注意事项（MRI、听力检查等）
	□ 安全风险防范指导：眩晕发作期间，避免声光刺激；预防跌倒、坠床、压疮、深静脉血栓；告知电源及微波炉的正确使用、贵重物品保管等
	按分级护理原则巡视，评估措施落实效果，并做好记录
	□ 关注患者生命体征、阳性体征
手术前一天	评估与处理
	□ 评估有无阳性体征，查看患者血液检查、心电图、听力检查、胸部 X 线、CT、MRI 等结果，如有异常，及时告知医生并记录
	准确执行医嘱
	□ 遵医嘱给予抗感染药物治疗，观察药物疗效及不良反应
	□ 遵医嘱皮试
	健康教育
	□ 术前禁食 6h、禁水 2h，不禁药，备好患服
	□ 术前保持良好睡眠
	□ 备齐术后用物（大 / 小便器、中单、吸管等）
	按分级护理原则巡视，评估措施落实效果，并做好记录
	□ 按分级护理原则巡视病房，密切关注患者生命体征、阳性体征
手术当天	术前
	□ 确认患者是否空腹、是否在生理期，摘除患者各种活动性物品及义齿
	□ 查看术中带药是否齐全，完善患者手术转运交接单，耳部备皮，查看手术部位标识
	□ 皮肤准备：以耳郭为中心，周围 5 ～ 7cm 范围内剃头发，注意避免皮肤损伤
	□ 建立静脉通路，导尿
	术后
	评估与紧急处理
	□ 立即给予心电监护、氧气吸入，测量生命体征、血氧饱和度并记录
	□ 卧床休息，平卧位或头偏向健侧，呕吐时头偏向一侧，吐出口内分泌物，警惕窒息发生
	□ 观察耳部切口渗血渗液情况，保持绷带固定、不移位
	□ 妥善固定导尿管，观察尿液的颜色、量及性质
	□ 完成其他基础护理评估
	准确执行医嘱
	□ 遵医嘱给予抗感染、止血、护胃、补液的药物

续表

时间	护理工作
手术当天	健康教育
	□ 告知心电监护仪、氧气吸入及注意事项
	□ 告知患者及家属如出现任何不适，及时告知医务人员
	按分级护理原则巡视，评估措施落实效果，并做好记录
	□ 观察生命体征、血氧饱和度、疼痛、管道、切口敷料有无渗血，如有异常，告知医生并记录
术后第一天至出院前一天	评估与处理
	□ 观察生命体征、阳性体征
	□ 观察切口敷料有无渗血、松动，协助医生及时更换耳部敷料；观察患者有无眩晕、恶心、呕吐、面瘫等并发症，评估眩晕程度，及时告知医生并记录
	准确执行医嘱
	□ 遵医嘱给予抗感染、止血、营养神经的药物，并观察药物不良反应
	□ 遵医嘱拔除导尿管
	健康教育
	□ 行人工听骨置入的患者，避免头部剧烈运动，尽量勿用力咳嗽、打喷嚏，进食时用健侧咀嚼
	□ 康复锻炼：鼓励患者早期进行床上运动（翻身、坐起等），渐进下床
	□ 饮食：少量多餐，给予高热量、高蛋白、易消化的半流食或软食，避免坚硬、刺激性食物，增加营养摄入，提高机体抵抗力
	□ 安全风险防范：告知患者滴耳方法，洗浴时可用干燥棉球堵耳，防止耳内进水；预防跌倒、坠床、压疮、深静脉血栓等
	□ 用药指导：告知药物名称、作用、用法、常见不良反应
	□ 管路指导：告知导尿管的观察及保护、拔管前后的注意事项等
	□ 其他：告知疾病恢复期的注意事项
	□ 告知患者及家属如出现任何不适，及时告知医务人员
	按分级护理原则巡视，评估措施落实效果，并做好记录
	□ 观察生命体征、阳性体征、耳部切口渗血渗液情况，有异常或动态变化时告知医生并记录
出院当天	□ 复核住院费用，发放出院须知，讲解并签字，发放出院小结及出院带药
	□ 告知患者患耳保护方法，勿随意挖耳，术后 3 个月耳道有渗液属正常现象，观察渗液颜色、气味，若有异常，及时就医；尽量勿用力打喷嚏、咳嗽
	□ 告知复诊、随诊、康复训练、饮食、服药等注意事项，完成出院准备度调查
	□ 用药指导：遵医嘱规律用药，观察有无药物不良反应
	□ 完成满意度调查，送患者出病区
出院后延伸	□ 出院 2 周内电话回访
	□ 血栓高危患者出院 2 周、1 个月、3 个月电话回访
	□ 遵医嘱按时于门诊行耳内镜下耳部换药

第八节　鼻出血临床护理路径

时间	护理工作
入院时	评估与紧急处理
	□ 半卧位休息，立即给予氧气吸入、心电监护，测量血压、脉搏、血氧饱和度等
	□ 首次评估患者症状体征（意识、精神状态、出血量、出血时间、出血部位、面色、口唇颜色），查看门诊检查结果并记录
	立即告知医生进行病情综合评估
	□ 完善相关辅助检查，积极配合治疗
	□ 评估患者健康史（一般情况、既往史、家族史、用药史）、心理 – 社会状况
	准确执行医嘱
	□ 协助医生行鼻腔止血，遵医嘱给予止血药物，观察出血量，监测生命体征变化；当患者血压持续下降，有休克症状时，协助患者平卧且头低足高，开放 2 条静脉通道，快速补液，补充血容量；急查血常规、血型、输血前一套，遵医嘱输液、输血
入院第一天	评估与处理
	□ 观察患者鼻腔渗血情况、血压、意识等
	□ 6h 内完成相关护理评估（ADL、跌倒、坠床、压力性损伤、深静脉血栓、疼痛、营养等）
	准确执行医嘱
	□ 遵医嘱正确使用止血药、抗生素，控制血压，完善相关检查
	健康教育
	□ 环境介绍：病区环境、病室规范、呼叫器的使用、人员介绍（主管医生、病区主任、护士长、责任护士）
	□ 饮食：进食清淡、易消化、温凉、富含粗纤维的食物，禁食过热、辛辣刺激性食物
	□ 药物：告知口服药、静脉药等的名称、剂量、作用、用法、不良反应及注意事项等，高血压患者规律服药，切忌血压忽高忽低，遵医嘱服用降糖药物、降脂药物
	□ 阳性体征：指导家属关注患者鼻腔出血的量、时间，如出现任何不适，及时告知医务人员
	□ 康复：活动期予床上主动运动、被动运动、踝泵运动训练指导
	□ 心理：告知保持良好心态，避免情绪激动
	□ 特殊检查治疗前指导：告知目的、配合事项及注意事项（鼻咽内窥镜检、CT、鼻腔填塞、电凝止血等）
	□ 安全风险防范指导：预防跌倒、坠床、压疮、肺部感染、深静脉血栓、管道滑脱，告知电源及微波炉的正确使用、防火防盗等
	按分级护理原则巡视，评估措施落实效果，并做好记录
	□ 关注患者鼻腔渗血情况、意识、生命体征、阳性体征

续表

时间	护理工作
入院第二天至出院前一天	评估与处理
	□ 观察患者鼻腔渗血情况、血压、疼痛、意识等
	□ 患者鼻腔有活动性出血时协助医生鼻腔止血，遵医嘱给予止血药物，观察出血量、生命体征变化，记录出血情况
	准确执行医嘱
	□ 遵医嘱使用止血药、镇痛药、抗生素，协助医生进行鼻腔换药，控制血压，完善相关检查
	健康教育
	□ 半卧位休息，控制危险因素（高血压、受热、打喷嚏、情绪激动、吸烟、酗酒、便秘等），高血压患者规律服药，告知情绪稳定的重要性。避免热水泡脚、面部受热、洗热水澡等受热因素
	□ 康复锻炼：病情恢复期下床活动，执行渐进下床
	□ 饮食：进食清淡、易消化、温凉、富含粗纤维的食物，禁食过热、辛辣刺激性食物
	□ 安全风险防范：预防跌倒、坠床、深静脉血栓等
	□ 用药指导：告知药名、作用、用法、常见不良反应
	□ 其他：告知疾病恢复期注意事项
	□ 告知患者及家属如出现任何不适，及时告知医务人员
	按分级护理原则巡视，评估措施落实效果，并做好记录
	□ 观察患者鼻腔渗血情况、意识、生命体征、阳性体征
出院当天	□ 复核住院费用，发放出院须知，讲解并签字，发放出院小结及出院带药
	□ 告知复诊、随诊、饮食、服药等注意事项，完成出院准备度调查
	□ 用药指导：遵医嘱坚持长期、规律服药，切忌突然停药、减药、漏服及自行换药；指导滴鼻剂及鼻喷雾剂用法
	□ 完成满意度调查，送患者出病区
出院后延伸	□ 出院 2 周内电话回访
	□ 血栓高危患者出院 2 周、1 个月、3 个月电话回访

第九节　鼻窦炎临床护理路径

时间	护理工作
入院时	评估与紧急处理
	□ 测量生命体征并记录

续表

时间	护理工作
入院时	□ 首次评估患者症状体征（精神不振、乏力、咳嗽、记忆力减退、注意力不集中、流涕、鼻塞、嗅觉功能减退等）、辅助检查结果并记录
	立即告知医生进行病情综合评估
	□ 完善相关辅助检查，积极配合治疗
	□ 评估患者健康史（一般情况、既往史、家族史、用药史）、心理 - 社会状况
	准确执行医嘱
	□ 遵医嘱正确使用鼻用糖皮质激素、黏膜促排剂；完成心电图、血液检查、胸部 X 线、CT 检查
入院第一天	评估与处理
	□ 观察患者全身症状（精神不振、乏力、咳嗽、记忆力减退、注意力不集中等）和局部症状（鼻塞、流涕、头痛等）
	□ 6h 内完成相关护理评估（ADL、跌倒、坠床、压力性损伤、深静脉血栓、疼痛、营养等）
	准确执行医嘱
	□ 遵医嘱正确用药，改善鼻腔通气和引流，完善相关检查
	□ 关注患者血液检查、心电图、胸部 X 线、CT 检查结果
	健康教育
	□ 环境介绍：病区环境、病室规范、呼叫器的使用、人员介绍（主管医生、病区主任、护士长、责任护士）
	□ 饮食：进高蛋白、高维生素、清淡、易消化的食物
	□ 药物：告知口服药、静脉药、雾化药、外用药等的名称、剂量、作用、用法、不良反应及注意事项等，高血压患者规律服药，切忌血压忽高忽低，遵医嘱服用降糖药物、降脂药物
	□ 阳性体征：指导家属关注患者鼻塞、头疼情况，如出现任何不适，及时告知医务人员
	□ 康复：练习张口呼吸，正确擤鼻，予床上主动运动、被动运动、踝泵运动训练指导
	□ 心理：告知保持良好心态，避免情绪激动
	□ 特殊检查治疗前指导：告知目的、配合事项及注意事项（CT、MRI、鼻内镜检查、鼻阻力测定、鼻腔冲洗、滴鼻等）
	□ 安全风险防范指导：避免上呼吸道感染，预防跌倒、坠床、深静脉血栓，告知电源及微波炉的正确使用、防火防盗等
	按分级护理原则巡视，评估措施落实效果，并做好记录
	□ 密切关注患者生命体征、阳性体征
手术前一天	评估与处理
	□ 评估有无阳性体征，查看患者血液检查、心电图、胸部 X 线、CT 检查结果，如有异常，及时告知医生并记录
	准确执行医嘱
	□ 遵医嘱采取控制血压、血糖措施，观察药物疗效及不良反应

续表

时间	护理工作
手术前一天	□ 遵医嘱皮试
	健康教育
	□ 向患者介绍手术目的、意义及术后注意事项，减轻患者紧张情绪
	□ 术前禁食 6h、禁水 4h，不禁药，备好患服
	□ 术前保持良好睡眠，训练床上大小便、床上主动运动、被动运动
	□ 备齐术后用物（大 / 小便器、中单、吸管等）
	按分级护理原则巡视，评估措施落实效果，并做好记录
	□ 按分级护理原则巡视病房，密切关注患者生命体征、阳性体征
手术当天	术前
	□ 确认患者是否空腹、是否在生理期，摘除患者各种活动性物品及义齿
	□ 查看术中带药是否齐全，完善患者手术转运交接单，剪鼻毛，查看手术部位标识
	□ 建立静脉通路
	术后
	评估与紧急处理
	□ 立即给予心电监护、氧气吸入，测量生命体征、血氧饱和度并记录
	□ 术后平卧 6h，行床上主动运动、被动运动，6h 后协助患者取半卧位
	□ 观察患者鼻腔渗血渗液的颜色、量及性质，有活动性出血时及时报告医生并处理
	□ 观察鼻部肿胀情况，对肿胀部位局部冷敷
	□ 评估疼痛的部位、性质及程度，讲解引起疼痛的原因、持续时间及缓解办法，必要时遵医嘱使用镇痛药物
	□ 观察患者术后眶周淤血及青紫情况，注意有无视力减退、失明、复视、溢泪、视野缺损、眼球外突或眼球运动障碍等异常表现
	□ 完成其他基础护理评估
	准确执行医嘱
	□ 遵医嘱给予抗生素、糖皮质激素、黏膜促排剂、止血药、镇痛药，观察药物疗效并记录
	健康教育
	□ 告知心电监护仪、氧气吸入及鼻腔填塞注意事项
	□ 根据病情行术后饮食、体位、康复锻炼指导，告知可能出现的情况及应对方式
	□ 告知患者避免用力咳嗽、打喷嚏、擤鼻、过分低头，防止鼻腔填塞物脱出，导致出血
	□ 告知患者及家属如出现任何不适，及时告知医务人员
	按分级护理原则巡视，评估措施落实效果，并做好记录
	□ 观察生命体征、疼痛、局部肿胀、敷料渗血情况，如有异常，告知医生并记录

续表

时间	护理工作
术后第一天至出院前一天	评估与处理
	□ 观察患者鼻腔渗血渗液的颜色、量及性质，有活动性出血时及时报告医生处理
	□ 观察鼻部肿胀情况，对肿胀部位局部冷敷
	□ 评估疼痛的部位、性质和程度，讲解引起疼痛的原因、持续时间及缓解办法，必要时遵医嘱使用镇静药、止痛药
	□ 观察患者术后眶周淤血及青紫情况，注意有无视力减退、失明、复视、溢泪、视野缺损、眼球外突或眼球运动障碍等异常表现
	□ 监测患者体温变化，观察切口有无感染征象
	□ 完成其他基础护理评估
	准确执行医嘱
	□ 遵医嘱给予抗生素、糖皮质激素、黏膜促排剂、止血药物等，观察药物疗效并记录
	健康教育
	□ 告知患者鼻腔填塞后的一系列症状如鼻源性头痛、溢泪、张口呼吸、口咽干燥、吞咽困难、耳闷等，24 ～ 48h 后取出填塞物，症状即可缓解，避免挖鼻、碰撞鼻部，用正确的方式擤鼻
	□ 康复锻炼：病情恢复期渐进下床
	□ 饮食：进食高蛋白、高维生素、温热清淡软食，避免进食辛辣、刺激性食物，戒烟酒
	□ 安全风险防范：鼻腔填塞物取出后 2h 内宜卧床休息，减少活动，防止出血；预防跌倒、坠床、深静脉血栓等
	□ 用药：告知药名、作用、用法、常见不良反应
	□ 其他：告知疾病恢复期注意事项
	□ 告知患者及家属如出现任何不适，及时告知医务人员
	按分级护理原则巡视，评估措施落实效果，并做好记录
	□ 观察生命体征、阳性体征，有异常或者动态变化时告知医生并记录
出院当天	□ 复核住院费用，发放出院须知，讲解并签字，发放出院小结及出院带药
	□ 告知复诊、随诊、康复训练、饮食、服药等注意事项，完成出院准备度调查
	□ 用药指导：遵医嘱规律用药，观察用药效果及不良反应
	□ 完成满意度调查，送患者出病区
出院后延伸	□ 出院 2 周内电话回访
	□ 血栓高危患者出院 2 周、1 个月、3 个月电话回访
	□ 遵医嘱按时于门诊行鼻内镜下鼻腔换药

第十节　慢性扁桃体炎临床护理路径

时间	护理工作
入院时	评估与处理
	□ 测量生命体征并记录
	□ 首次评估患者症状体征（咽痛、口臭、呼吸不畅等）、辅助检查结果并记录
	立即告知医生进行病情综合评估
	□ 完善相关辅助检查，积极配合治疗
	□ 评估患者健康史（一般情况、既往史、家族史、用药史）、心理 – 社会状况
	准确执行医嘱
	□ 遵医嘱给药，完成心电图、胸部 X 线、血液检查
入院第一天	评估与处理
	□ 观察患者全身症状（头痛、乏力、低热等）和局部症状（咽痛、口臭、呼吸不畅等）
	□ 6h 内完成相关护理评估（ADL、跌倒、坠床、压力性损伤、深静脉血栓、疼痛、营养等）
	准确执行医嘱
	□ 遵医嘱正确用药，完善相关检查
	□ 关注患者血液检查、心电图、胸部 X 线检查的结果
	健康教育
	□ 环境介绍：病区环境、病室规范、呼叫器的使用、人员介绍（主管医生、病区主任、护士长、责任护士）
	□ 饮食：进食清淡、无刺激性、易消化的食物
	□ 药物：告知口服药、静脉药、雾化药等的名称、剂量、作用、用法、不良反应及注意事项等
	□ 阳性体征：指导家属关注患者呼吸情况，出现任何不适，及时告知医务人员
	□ 康复：予床上主动运动、被动运动、踝泵运动训练指导
	□ 心理：告知保持良好心态，避免情绪激动
	□ 特殊检查治疗前指导：告知目的、配合事项及注意事项（CT、MRI、间接喉镜检查等）
	□ 安全风险防范指导：进行防跌倒、坠床、深静脉血栓健康宣教；告知电源及微波炉的正确使用、防火防盗等
	按分级护理原则巡视，评估措施落实效果，并做好记录
	□ 密切关注患者生命体征、阳性体征
手术前一天	评估与处理
	□ 评估有无阳性体征，查看患者血液检查、心电图、胸部 X 线结果，如有异常，及时告知医生并记录
	准确执行医嘱
	□ 遵医嘱皮试

续表

时间	护理工作
手术前一天	健康教育
	□ 术前禁食 6h、禁水 2h，不禁药，备好患服
	□ 术前保持良好睡眠
	□ 备齐术后用物（大 / 小便器、中单、吸管等）
	按分级护理原则巡视，评估措施落实效果，并做好记录
	□ 按分级护理原则巡视病房，密切关注患者生命体征、阳性体征
手术当天	术前
	确认患者是否空腹、摘除患者各种活动性物品及义齿
	□ 查看术中带药是否齐全，完善患者手术转运交接单，查看手术部位标识
	□ 建立静脉通路
	术后
	评估与紧急处理
	□ 立即给予心电监护、氧气吸入，评估生命体征、血氧饱和度，疼痛、深静脉血栓并记录
	□ 观察咽部切口渗血情况，如有异常，告知医生并记录
	□ 完成其他基础护理评估
	准确执行医嘱
	□ 遵医嘱应用抗生素、止血药、镇痛药，观察药物疗效及不良反应
	健康教育
	□ 告知心电监护仪、氧气吸入及注意事项
	□ 术后平卧 6h，头偏向一侧，及时吐出口腔里的唾液、血液，防止误吸或窒息；冰袋冰敷两侧颌下部，减少出血，减轻疼痛；全身麻醉清醒 6h 后进冷流食；手术当天不漱口
	□ 告知患者及家属如出现任何不适，及时告知医务人员
	按分级护理原则巡视，评估措施落实效果，并做好记录
	□ 观察生命体征、疼痛、咽部切口渗血情况，如有异常，告知医生并记录
术后第一天至出院前一天	评估与处理
	□ 观察患者生命体征，口内吐出分泌物的颜色、性质及量，如有异常，告知医生并记录
	□ 评估患者疼痛程度，鼓励患者采取分散注意力的方法缓解疼痛
	准确执行医嘱
	□ 遵医嘱给予抗生素、止血药、镇痛药，观察用药效果及不良反应
	健康教育
	□ 告知患者术后第 2 天多说话，多进食，促进切口愈合，防止瘢痕挛缩；术后当天不漱口，术后第 2 天开始漱口，注意保持口腔清洁，漱口时力度不可过大，以免损伤创面；告知患者术后会形成一层具有保护作用的白膜，勿用力擦拭，以免出血，如有异常，及时告知医护人员
	□ 康复锻炼：行张口伸舌运动，病情恢复期渐进下床

续表

时间	护理工作
术后第一天至出院前一天	□ 饮食：术后 1 ～ 3d 进流食，4 ～ 6d 进半流食，7 ～ 14d 进软食，14d 后正常饮食；避免辛辣刺激、带渣、生硬、过热的食物
	□ 安全风险防范：预防跌倒、坠床、深静脉血栓等
	□ 用药指导：告知药物名称、作用、用法、常见不良反应
	□ 其他：告知疾病恢复期的注意事项
	□ 告知患者及家属如出现任何不适，及时告知医务人员
	按分级护理原则巡视，评估措施落实效果，并做好记录
	□ 观察生命体征、疼痛评分、白膜脱落情况，有异常时告知医生并记录
出院当天	□ 复核住院费用，发放出院须知，讲解并签字，发放出院小结及出院带药
	□ 告知复诊、随诊、饮食、服药等注意事项，完成出院准备度调查
	□ 用药指导：遵医嘱规律用药，定期复查
	□ 完成满意度调查，送患者出病区
出院后延伸	□ 出院 2 周内电话回访
	□ 血栓高危患者出院 2 周、1 个月、3 个月电话回访

第十一节　腺样体肥大临床护理路径

时间	护理工作
入院时	评估与处理
	□ 测量生命体征并记录
	□ 首次评估患者症状体征（ADL、跌倒、坠床、压力性损伤、疼痛、营养等）、辅助检查结果并记录
	立即告知医生进行病情综合评估
	□ 完善相关辅助检查，积极配合治疗
	□ 评估患者健康史（一般情况、既往史、家族史、用药史）、心理 – 社会状况
	准确执行医嘱
	□ 遵医嘱进行血液检查、心电图、胸部 X 线、CT 检查
入院第一天	评估与处理
	□ 观察生命体征，有无鼻咽部隐痛、头痛、全身不适等症状，如有异常，及时告知医生并记录

续表

时间	护理工作
入院第一天	□ 6h 内完成相关护理评估（ADL、跌倒、坠床、压力性损伤、疼痛、营养等）
	准确执行医嘱
	□ 遵医嘱完善相关检查
	健康教育
	□ 环境介绍：病区环境、病室规范、呼叫器的使用、人员介绍（主管医生、病区主任、护士长、责任护士），告知电源及微波炉的正确使用、贵重物品保管等
	□ 饮食：进食高蛋白、高维生素、易消化、清淡软食
	□ 药物：告知静脉药、雾化药等的名称、剂量、作用、用法、不良反应及注意事项等
	□ 阳性体征：指导家属关注患者呼吸、睡眠中打鼾憋气情况，如出现任何不适，及时告知医务人员
	□ 康复：予呼吸方式的指导
	□ 心理：告知保持良好心态，避免情绪激动
	□ 特殊检查治疗前指导：告知目的、配合事项及注意事项（鼻咽侧位 X 线、CT、纤维鼻咽镜等）
	□ 安全风险防范指导：预防跌倒、坠床、烫伤，告知电源及微波炉的正确使用、防火防盗等
	按分级护理原则巡视，评估措施落实效果，并做好记录
	□ 密切关注患者生命体征、阳性体征
手术前一天	评估与处理
	□ 评估有无阳性体征，查看患者血液检查、心电图、胸部 X 线、CT 的结果，如有异常，及时告知医生并记录
	准确执行医嘱
	□ 遵医嘱皮试
	健康教育
	□ 术前禁食 6h、禁水 2h，不禁药，备好患服
	□ 术前保持良好睡眠
	□ 备齐术后用物（大 / 小便器、中单等）
	按分级护理原则巡视，评估措施落实效果，并做好记录
	□ 按分级护理原则巡视病房，密切关注患者生命体征、阳性体征
手术当天	术前
	□ 确认患者是否空腹，摘除患者各种活动性物品及义齿
	□ 查看术中带药是否齐全，完善患者手术转运交接单，查看手术部位标识
	□ 建立静脉通路

续表

时间	护理工作
手术当天	术后
	评估与紧急处理
	□ 立即给予心电监护、氧气吸入，测量生命体征、血氧饱和度并记录
	□ 观察切口渗血情况，有异常时告知医生并记录
	□ 完成其他基础护理评估
	准确执行医嘱
	□ 遵医嘱应用抗生素、止血药，观察药物疗效及不良反应
	健康教育
	□ 告知心电监护仪、氧气吸入等注意事项
	□ 全身麻醉清醒 6h 后进食高蛋白、高维生素、易消化、温凉的半流食，告知可能出现的情况及应对方式
	□ 告知患者及家属如出现任何不适，及时告知医务人员
	按分级护理原则巡视，评估措施落实效果，并做好记录
	□ 观察生命体征、血氧饱和度、疼痛、手术创面有无渗血，如有异常，告知医生并记录
术后第一天至出院前一天	评估与处理
	□ 观察切口渗血渗液及呼吸情况，如有异常，告知医生并记录
	准确执行医嘱
	□ 遵医嘱应用抗生素、止血药、雾化吸入，观察药物疗效及不良反应
	健康教育
	□ 饮食：进食高蛋白、高维生素、易消化、清淡软食
	□ 安全风险防范：预防跌倒、坠床、压疮、烫伤等
	□ 用药指导：告知药物名称、作用、用法、常见不良反应
	□ 生活指导：预防上呼吸道感染，适当锻炼，增强机体抵抗力
	□ 其他：告知疾病恢复期的注意事项
	□ 告知患者及家属如出现任何不适，及时告知医务人员
	按分级护理原则巡视，评估措施落实效果，并做好记录
	□ 观察生命体征、切口渗血情况等，有异常或动态变化时告知医生并记录
出院当天	□ 复核住院费用，发放出院须知，讲解并签字，发放出院小结及出院带药
	□ 告知复诊、随诊、饮食等注意事项，完成出院准备度调查
	□ 完成满意度调查，送患者出病区
出院后延伸	□ 出院 2 周内电话回访

第十二节　咽部脓肿临床护理路径

时间	护理工作
入院时	评估与紧急处理
	□ 卧床休息，测量生命体征；对呼吸困难者予心电监护、氧气吸入，床旁备气管切开包
	□ 首次评估患者症状体征（全身症状，有无畏寒、高热、头痛、肌酸痛、全身乏力、食欲减退等；局部症状，有无吞咽障碍、言语不清、张口困难、颈部僵直、呼吸困难等）、辅助检查结果并记录
	立即告知医生进行病情综合评估
	□ 完善相关辅助检查，积极配合治疗
	□ 评估患者健康史（一般情况、既往史、家族史、用药史）、心理 - 社会状况
	准确执行医嘱
	□ 遵医嘱给予足量的抗生素及激素；完成心电图、血液检查、胸部 X 线、CT、间接喉镜等检查
入院第一天	评估与处理
	□ 观察患者呼吸、体温、咽痛等
	□ 6h 内完成相关护理评估（ADL、跌倒、坠床、压力性损伤、深静脉血栓、疼痛、营养等）
	准确执行医嘱
	□ 遵医嘱正确用药，完善相关检查
	□ 关注患者血常规、血生化、颈部 B 超、颈部 X 线、CT 的结果，必要时行 MRI 检查
	健康教育
	□ 环境介绍：病区环境、病室规范、呼叫器的使用、人员介绍（主管医生、病区主任、护士长、责任护士）
	□ 饮食：进清淡、流食或半流食
	□ 药物：告知口服药、静脉药、雾化药等的名称、剂量、作用、用法、不良反应及注意事项等，高血压患者规律服药，切忌血压忽高忽低，遵医嘱服用降糖药物、降脂药物
	□ 阳性体征：指导家属关注患者咽痛、呼吸情况，如出现任何不适，及时告知医务人员
	□ 康复：予床上主动运动、被动运动、踝泵运动训练指导
	□ 心理：告知保持良好心态，避免情绪激动
	□ 特殊检查治疗前指导：告知目的、配合事项及注意事项（颈部B超、穿刺抽脓、切开排脓等）
	□ 安全风险防范指导：预防跌倒、坠床、压疮、肺部感染、深静脉血栓、管道滑脱等；告知吸氧安全、微波炉正确使用、防滑防盗等
	按分级护理原则巡视，评估措施落实效果，并做好记录
	□ 密切关注患者生命体征、阳性体征

续表

时间	护理工作
入院第二天至出院前一天	评估与处理
	□ 观察患者呼吸、体温、咽痛、引流等
	□ 协助医生行脓肿穿刺或切开排脓，确保引流通畅，必要时行脓液涂片，行病原体联合检测、抗酸杆菌涂片等检查
	准确执行医嘱
	□ 按特殊治疗需求准备用物，协助医生进行脓肿穿刺或切开排脓；遵医嘱给予足量抗生素及激素，必要时给予止血药物，并观察用药疗效及不良反应；给予患者支持治疗，评估患者的摄入量，保持水电解质的平衡
	健康教育
	□ 保持呼吸道通畅：对脓腔形成者，谨防脓肿破溃。观察呼吸、血氧饱和度的变化，必要时吸氧、床旁备急救用物，警惕窒息发生
	□ 穿刺抽脓和切开排脓者：注意观察口腔内和颈外切口有无渗血渗液、流脓性分泌物
	□ 体位：对于从口咽部入路、需多次排脓的患者，建议取侧卧位或俯卧位以引流脓液，避免误吸；颈外侧入路引流者，可以取半卧位
	□ 管路指导：妥善固定引流管，保持引流通畅，观察引流液的颜色、性质及量，做好防脱管指导
	□ 饮食：进清淡、易消化、高营养的温凉流食或软食，避免辛辣刺激性食物。对于合并糖尿病者，尤应加强饮食宣教
	□ 口腔护理：对于口咽部切开排脓和穿刺抽脓的患者，指导其吐出口中分泌物，勿咽下，及时用漱口液漱口
	□ 发热护理：观察体温变化，调节室内温湿度，保持空气流通，及时发现和处理高热
	□ 康复锻炼：病情允许时可下床活动，渐进下床，活动量随耐力增加而增加
	□ 安全风险防范：预防跌倒、坠床、深静脉血栓、管道滑脱等；指导糖尿病患者规范治疗，以免感染难以控制；咽喉部有异物时及时就医取出；积极防治颈部外伤及异物残留；扁桃体炎急性发作致扁桃体周围脓肿者，待病情稳定，需视情况行扁桃体切除手术
	□ 用药指导：告知药名、作用、用法、常见不良反应
	□ 告知患者及家属如出现任何不适，及时告知医务人员
	按分级护理原则巡视，评估措施落实效果，并做好记录
	□ 观察患者生命体征、阳性体征、疼痛情况、引流情况
出院当天	□ 复核住院费用，发放出院须知，讲解并签字，发放出院小结及出院带药
	□ 告知复诊、随诊、饮食、服药等注意事项，完成出院准备度调查
	□ 生活指导：指导患者合理休息，加强锻炼，增强抵抗力；忌食辛辣刺激、坚硬、带刺食物
	□ 完成满意度调查，送患者出病区
出院后延伸	□ 出院 1 周内电话回访
	□ 血栓中高危患者出院 2 周、1 个月、3 个月电话回访
	□ 根据在院期间检测结果，必要时复查血生化

第十三节　急性会厌炎临床护理路径

时间	护理工作
入院时	评估与紧急处理
	□ 测量生命体征、血氧饱和度并记录；呼吸困难者半卧位休息，减少活动，予心电监护、氧气吸入、床旁备气管切开包
	□ 首次评估患者症状体征（发音、吞咽、呼吸、疼痛、营养等）、辅助检查结果并记录
	立即告知医生进行病情综合评估
	□ 完善相关辅助检查，积极配合治疗
	□ 评估患者健康史（一般情况、既往史、家族史、用药史）、心理－社会状况
	准确执行医嘱
	□ 遵医嘱使用地塞米松或氢化可的松琥珀酸钠等糖皮质激素及头孢类或青霉素类抗生素静脉输入，吸入用乙酰半胱氨酸溶液、吸入用布地奈德混悬液雾化吸入；完成心电图、胸部 X 线及血液检查
入院第一天	评估与处理
	□ 观察患者生命体征（发音、吞咽、呼吸、疼痛等），严重呼吸困难时协助医生行气管切开
	□ 6h 内完成相关护理评估（ADL、跌倒、坠床、压力性损伤、深静脉血栓、疼痛、营养等）
	准确执行医嘱
	□ 遵医嘱正确用药，完善相关检查
	□ 关注患者肝肾功能、血尿常规，纠正代谢性紊乱（如血糖< 4.4mmol/L）
	健康教育
	□ 环境介绍：病区环境、病室规范、呼叫器的使用、人员介绍（主管医生、病区主任、护士长、责任护士）
	□ 饮食：进清淡、易消化的流食或半流食，减少会厌刺激
	□ 药物：告知口服药、静脉药、雾化药等的名称、剂量、作用、用法、不良反应及注意事项等，高血压患者规律服药，切忌血压忽高忽低，遵医嘱服用降糖药物、降脂药物
	□ 阳性体征：指导家属关注患者呼吸情况，如出现任何不适，及时告知医务人员
	□ 康复：适当下床活动，呼吸困难者予床上主动运动、被动运动、踝泵运动训练指导
	□ 心理：告知保持良好心态，避免情绪激动
	□ 特殊检查治疗前指导：告知目的、配合事项及注意事项（间接喉镜检查、CT、咽部特殊治疗等）
	□ 安全风险防范指导：禁止外出外宿，预防跌倒、坠床、压疮、深静脉血栓，告知电源及微波炉的正确使用、防火防盗等
	按分级护理原则巡视，评估措施落实效果，并做好记录
	□ 密切关注患者生命体征、阳性体征

续表

时间	护理工作
入院第二天至出院前一天	评估与处理
	□ 观察患者体温、呼吸、血氧饱和度、咽痛症状
	□ 高热时给予退热处理；呼吸困难时给予氧气吸入，必要时协助医生行气管切开；咽痛时给予镇痛药并做好记录
	准确执行医嘱
	□ 遵医嘱使用头孢类或青霉素类药物、地塞米松或氢化可的松琥珀酸钠静脉点滴，吸入用乙酰半胱氨酸溶液、吸入用布地奈德混悬液雾化吸入，观察有无胃肠道反应及皮疹
	健康教育
	□ 帮助患者了解发病原因、治疗方法及预后，消除患者紧张、焦虑情绪
	□ 预防口腔感染：做好口腔护理，进食后予漱口液漱口
	□ 饮食：进清淡流食或半流食，避免辛辣刺激性食物；戒烟酒、浓茶、咖啡
	□ 安全风险防范：避免外出外宿，预防跌倒、坠床、压疮、深静脉血栓等
	□ 用药指导：告知药名、作用、用法、常见不良反应
	□ 告知患者及家属如出现任何不适，及时告知医务人员
	□ 其他：告知疾病恢复期注意事项
	按分级护理原则巡视，评估措施落实效果，并做好记录
	□ 观察生命体征、阳性体征
出院当天	□ 复核住院费用，发放出院须知，讲解并签字，发放出院小结及出院带药
	□ 告知复诊、随诊、饮食、服药等注意事项，完成出院准备度调查
	□ 用药指导：遵医嘱坚持规律用药，观察有无胃肠道反应
	□ 完成满意度调查，送患者出病区
出院后延伸	□ 出院 2 周内电话回访
	□ 血栓中高危患者出院 2 周、1 个月、3 个月电话回访

第十四节　喉癌临床护理路径

时间	护理工作
入院时	评估与处理
	□ 测量生命体征、血氧饱和度并记录；呼吸困难者卧床休息，减少活动，予心电监护、氧气吸入，床旁备气管切开包
	□ 首次评估患者症状体征（声嘶、咳嗽、吞咽、呼吸、营养等）、辅助检查结果并记录

续表

时间	护理工作
入院时	立即告知医生进行病情综合评估
	□ 完善相关辅助检查，积极配合治疗
	□ 评估患者健康史（一般情况、既往史、家族史、用药史）、心理－社会状况
	准确执行医嘱
	□ 遵医嘱使用抗感染药物、类固醇皮质激素等，完成血液检查、心电图、胸部 X 线、CT 等检查
入院第一天	评估与处理
	□ 观察患者生命体征、血氧饱和度、阳性体征，如有异常，及时告知医生并记录
	□ 6h 内完成相关护理评估（ADL、跌倒、坠床、压力性损伤、深静脉血栓、疼痛、营养等）
	准确执行医嘱
	□ 遵医嘱正确用药，完善相关检查
	□ 关注患者血液检查、电子喉镜、CT 等结果
	健康教育
	□ 环境介绍：病区环境、病室规范、呼叫器的使用、人员介绍（主管医生、病区主任、护士长、责任护士）
	□ 饮食：根据营养及吞咽功能筛查结果给予相关的饮食指导
	□ 药物：告知静脉药、雾化药等的名称、剂量、作用、用法、不良反应及注意事项等
	□ 阳性体征：指导家属关注患者呼吸情况，如出现任何不适，及时告知医务人员
	□ 康复：予床上主动运动、被动运动、踝泵运动训练指导及呼吸功能锻炼
	□ 心理：告知保持良好心态，避免情绪激动
	□ 特殊检查治疗前指导：告知目的、配合事项及注意事项（电子喉镜、肺功能、MRI、B 超、术后气道管理等）
	□ 安全风险防范指导：预防跌倒、坠床、压疮、肺部感染、深静脉血栓、管道滑脱，告知电源及微波炉的正确使用、防火防盗等
	按分级护理原则巡视，评估措施落实效果，并做好记录
	□ 密切关注患者生命体征、血氧饱和度、阳性体征
	评估与处理
	□ 观察患者生命体征、血氧饱和度、阳性体征，如有异常，及时告知医生并记录
手术前一天	评估与处理
	□ 评估有无阳性体征及有无口服抗血小板药物、抗凝药物，查看患者相关血液检查、心电图、胸部 X 线、CT、肺功能、B 超等结果，如有异常，及时告知医生并记录
	准确执行医嘱
	□ 遵医嘱给予抗感染药物治疗，观察药物疗效及不良反应
	□ 遵医嘱备血、皮试
	健康教育

续表

时间	护理工作
手术前一天	□ 术前禁食 6h、禁水 2h，不禁药，备好患服
	□ 注意休息，予床上大小便、深呼吸、拍背排痰、床上主动运动、被动运动、踝泵运动训练指导
	□ 术前保持良好睡眠
	□ 备齐术后用物（大 / 小便器、中单、纸巾、纸笔、小镜子等）
	按分级护理原则巡视，评估措施落实效果，并做好记录
	□ 按分级护理原则巡视病房，密切关注患者生命体征、血氧饱和度、阳性体征
手术当天	术前
	□ 确认患者是否空腹、是否在生理期，摘除患者各种活动性物品及义齿
	□ 查看术中带药是否齐全，完善患者手术转运交接单，术区备皮，查看手术部位标识
	□ 皮肤准备：剃胡须，颈部淋巴结清扫患者剃头发至少至耳后 4 横指处，取皮区备皮，避免皮肤损伤
	□ 建立静脉通路、导尿
	术后
	评估与紧急处理
	□ 立即给予心电监护、氧气吸入，测量生命体征、血氧饱和度并记录
	□ 注重气道管理，保持气管内套管 / 喉套管通畅
	□ 卧床休息，行床上主动运动、被动运动，每天 3 次
	□ 观察颈部切口渗血渗液情况；观察套管周围有无皮下气肿；观察痰液分泌；监测体温变化
	□ 妥善固定引流管，观察引流液的颜色、量及性质
	□ 完成其他基础护理评估
	准确执行医嘱
	□ 遵医嘱给予抗感染、止血、护胃、稀释痰液的药物
	健康教育
	□ 告知心电监护仪、氧气吸入、管路功能及注意事项
	□ 根据病情给予鼻饲饮食、体位、康复锻炼指导，告知可能出现的情况及应对方式
	□ 告知患者及家属如出现任何不适，及时告知医务人员
	按分级护理原则巡视，评估措施落实效果，并做好记录
	□ 观察生命体征、血氧饱和度、疼痛情况、各管道情况、手术切口敷料有无渗血，如有异常，告知医生并记录
术后第一天至出院前一天	评估与处理
	□ 观察生命体征、颈部切口有无渗血渗液、套管周围有无皮下气肿，如有异常，告知医生并记录
	□ 观察各引流管是否通畅、密闭及引流液的颜色、量、性质，遵医嘱拔除导尿管
	准确执行医嘱

续表

时间	护理工作
术后第一天至出院前一天	□ 遵医嘱给予抗感染、止血、护胃、稀释痰液的药物，雾化吸入，气道湿化，颈部切口换药，更换气管内套管
	健康教育
	□ 呼吸道管理：保持室内温度 22 ～ 24℃，湿度 70% ～ 90%（天气干燥时可加强空气湿化），鼓励患者深呼吸和有效咳嗽，有异常时及时告知医护人员
	□ 防止切口出血：观察患者血压、心率变化；切口加压包扎；吸痰动作轻柔；观察出血量，包括敷料渗透情况、痰液性状、口鼻有无血性分泌物和负压引流液的颜色、量及性质
	□ 预防感染和咽瘘：观察体温变化；换药或吸引时注意无菌操作；切口纱布污染时及时更换；每日更换气管内套管；保持负压引流管通畅；做好口腔护理；勿将痰液、分泌物咽下，全喉切除者术后 7 ～ 10d 尽量不做吞咽动作
	□ 康复锻炼：鼓励患者早期进行床上运动（翻身、坐起等），渐进下床；后期指导患者进行吞咽功能训练
	□ 饮食：术后禁食，给予胃肠减压 24 ～ 48h，停止胃肠减压后根据手术方式给予鼻饲流食 7 ～ 14d；给予高热量、高蛋白质、高维生素、易消化的清淡食物等；少量多餐，防止营养摄入不足；鼻饲饮食发生不适，如出现腹胀、打嗝等，应及时处理；术后 7 ～ 14d 试经口进食（部分喉切除者进食团状食物，全喉切除者进食流食），进食顺利后拔除胃管，给予高热量、易消化的半流食或软食，避免粗糙、刺激性食物，增加营养摄入，提高机体抵抗力
	□ 安全风险防范：预防跌倒、坠床、压疮、肺部感染、深静脉血栓、管道滑脱、咽瘘等
	□ 用药指导：告知药物名称、作用、用法、常见不良反应
	□ 管路指导：告知各管路的观察及保护、拔管前后的注意事项等
	□ 其他：告知疾病恢复期的注意事项
	□ 告知患者及家属如出现任何不适，及时告知医务人员
	按分级护理原则巡视，评估措施落实效果，并做好记录
	□ 观察生命体征、血氧饱和度、颈部切口渗血渗液情况、各管道固定及引流情况，有异常或动态变化时告知医生并记录
出院当天	□ 复核住院费用，发放出院须知，讲解并签字，发放出院小结及出院带药
	□ 告知复诊、随诊、康复训练、饮食、血压监测、血糖监测等注意事项，完成出院准备度调查
	□ 给予专科指导（包括颈部换药指导、气管内套管的清洗与消毒指导、饮食指导、运动指导、康复指导、预防脱管及紧急处理指导），让患者及家属示范颈部切口换药、换套管及复述康复注意事项
	□ 完成满意度调查，送患者出病区
出院后延伸	□ 出院后电话回访：1 个月内每 2 周 1 次，3 个月内每个月 1 次，1 年内每 3 个月 1 次，1 年后每半年 1 次。如发现造瘘口出血、呼吸困难、造瘘口有新生物或颈部扪及肿块等情况，立即就诊，随诊 5 年
	□ 血栓高危患者出院 2 周、1 个月、3 个月电话回访
	□ 留置套管、鼻饲管的患者定期居家护理
	□ 给予全喉切除的患者发音康复训练指导

第十五节　甲状舌管囊肿临床护理路径

时间	护理工作
入院时	评估与处理
	□ 测量生命体征并记录
	□ 首次评估患者症状体征（ADL、跌倒、坠床、压力性损伤、深静脉血栓、疼痛、营养等）、辅助检查结果并记录
	立即告知医生进行病情综合评估
	□ 完善相关辅助检查，积极配合治疗
	□ 评估患者健康史（一般情况、既往史、家族史、用药史）、心理－社会状况
	准确执行医嘱
	□ 遵医嘱进行血液检查、心电图、胸部 X 线检查
入院第一天	评估与处理
	□ 观察生命体征、阳性体征，如有异常，及时告知医生并记录
	□ 6h 内完成相关护理评估（ADL、跌倒、坠床、压力性损伤、深静脉血栓、疼痛、营养等）
	准确执行医嘱
	□ 遵医嘱完善相关检查
	健康教育
	□ 环境介绍：病区环境、病室规范、呼叫器的使用、人员介绍（主管医生、病区主任、护士长、责任护士）
	□ 饮食：进清淡、易消化食物
	□ 药物：告知口服药、静脉药、雾化药等的名称、剂量、作用、用法、不良反应及注意事项等
	□ 康复：予床上主动运动、被动运动、踝泵运动训练指导
	□ 心理：告知保持良好心态，避免情绪激动
	□ 特殊检查治疗前指导：告知目的、配合事项及注意事项（B 超、CT、MRI 等）
	□ 安全风险防范指导：预防跌倒、坠床、深静脉血栓，告知电源及微波炉的正确使用、防火防盗等
	按分级护理原则巡视，评估措施落实效果，并做好记录
	□ 密切关注患者生命体征、阳性体征
手术前一天	评估与处理
	□ 评估有无阳性体征，查看患者相关血液检查、心电图、B 超等结果，如有异常，及时告知医生并记录
	准确执行医嘱
	□ 遵医嘱采取控制血压、血糖的措施，观察药物疗效及不良反应
	健康教育

续表

时间	护理工作
手术前一天	□ 术前禁食 6h、禁水 2h，不禁药，备好患服
	□ 训练床上大小便、床上主动运动、被动运动、踝泵运动
	□ 术前保持良好睡眠
	□ 备齐术后用物（大 / 小便器、中单等）
	按分级护理原则巡视，评估措施落实效果，并做好记录
	□ 按分级护理原则巡视病房，密切关注患者生命体征、阳性体征
手术当天	术前
	确认患者是否空腹，摘除患者各种活动性物品及义齿
	□ 查看术中带药是否齐全，完善患者手术转运交接单，查看手术部位标识
	□ 术区备皮：上至下颌角，下至第 3 肋间，两侧至胸锁乳突肌，男性患者需剃除胡须
	□ 建立静脉通路
	术后
	评估与紧急处理
	□ 立即给予心电监护、氧气吸入，测量生命体征、血氧饱和度并记录
	□ 观察切口有无渗血渗液，询问患者切口局部有无胀痛感，观察患者有无声音嘶哑、呼吸困难等喉返神经损伤的表现，如有异常，告知医生并记录
	□ 管道管理：评估引流管是否通畅，观察引流液颜色、性状、量等情况，观察引流球（壶）是否呈负压状态，一旦发现引流球（壶）鼓起无负压，应立即通知医生处理
	□ 完成其他基础护理评估
	准确执行医嘱
	□ 遵医嘱应用止血药、镇痛药，观察药物疗效及不良反应
	健康教育
	□ 告知心电监护仪、氧气吸入、管路功能及注意事项
	□ 体位：术后平卧 6h，全身麻醉清醒后改为半卧位，抬高床头 30° ～ 45°，避免颈部过伸而引起切口撕裂
	□ 饮食：全身麻醉清醒 6h 后进高热量、高蛋白、高维生素、清淡的半流食或软食，避免进食辛辣、刺激性食物
	□ 指导有效咳嗽，鼓励早期下床活动
	□ 告知患者及家属如出现任何不适，及时告知医务人员
	按分级护理原则巡视，评估措施落实效果，并做好记录
	□ 观察生命体征、血氧饱和度、疼痛情况、管道情况、颈部敷料有无渗血，如有异常，告知医生并记录
术后第一天至出院前一天	评估与处理
	□ 观察切口有无渗血渗液，询问患者切口局部有无胀痛感；观察患者有无声音嘶哑、呼吸困难等喉返神经损伤的表现；有无进食及饮水呛咳、误咽、发音单调、音调低等喉上神经损伤的表现，如有异常，告知医生并记录

续表

时间	护理工作
术后第一天至出院前一天	□ 观察负压引流管是否通畅、密闭及引流液的颜色、性质、量，拔管后询问患者有无不适、局部有无疼痛及肿胀感，如有异常，告知医生并记录
	准确执行医嘱
	□ 遵医嘱给予止血药物
	健康教育
	□ 康复锻炼：术后 2 ～ 3 个月避免颈部剧烈运动
	□ 饮食：进高热量、高蛋白、高维生素、清淡的半流食或软食
	□ 安全风险防范：预防跌倒、坠床、压疮、深静脉血栓、管道滑脱等
	□ 用药指导：告知药物名称、作用、用法、常见不良反应
	□ 管路指导：告知负压引流管的观察及保护、拔管前后的注意事项等
	□ 其他：告知疾病恢复期的注意事项
	□ 告知患者及家属如出现任何不适，及时告知医务人员
	按分级护理原则巡视，评估措施落实效果，并做好记录
	□ 观察生命体征、切口情况、管道情况等，有异常或动态变化时告知医生并记录
出院当天	□ 复核住院费用，发放出院须知，讲解并签字，发放出院小结及出院带药
	□ 告知复诊、随诊、康复训练、饮食、血压监测、血糖监测等注意事项，完成出院准备度调查
	□ 完成满意度调查，送患者出病区
出院后延伸	□ 出院 2 周内电话回访
	□ 血栓中高危患者出院 2 周、1 个月、3 个月电话回访
	□ 遵医嘱按时于门诊行颈部切口换药

第十六节　腮腺肿瘤临床护理路径

时间	护理工作
入院时	评估与紧急处理
	□ 测量生命体征并记录
	□ 首次评估患者症状体征（ADL、跌倒、坠床、压力性损伤、深静脉血栓、疼痛、营养等）、辅助检查结果并记录
	立即告知医生进行病情综合评估
	□ 完善相关辅助检查，积极配合治疗

续表

时间	护理工作
入院时	□ 评估患者健康史（一般情况、既往史、家族史、用药史）、心理－社会状况
	准确执行医嘱
	□ 遵医嘱进行血液检查、心电图、胸部 X 线检查
入院第一天	评估与处理
	□ 观察生命体征及有无张口受限或面瘫加重情况，如有异常，及时告知医生并记录
	□ 6h 内完成相关护理评估（ADL、跌倒、坠床、压力性损伤、深静脉血栓、疼痛、营养等）
	准确执行医嘱
	□ 遵医嘱完善相关检查
	健康教育
	□ 环境介绍：病区环境、病室规范、呼叫器的使用、人员介绍（主管医生、病区主任、护士长、责任护士）
	□ 饮食：根据营养筛查结果给予相关的饮食指导
	□ 药物：告知静脉药、雾化药等的名称、剂量、作用、用法、不良反应及注意事项等
	□ 康复：予床上主动运动、被动运动、踝泵运动训练指导
	□ 心理：告知保持良好心态，避免情绪激动
	□ 特殊检查治疗前指导：告知目的、配合事项及注意事项（B 超、CT、MRI 等）
	□ 安全风险防范指导：预防跌倒、坠床、压疮、肺部感染、深静脉血栓，告知电源及微波炉的正确使用、防火防盗等
	按分级护理原则巡视，评估措施落实效果，并做好记录
	□ 密切关注患者生命体征、阳性体征
手术前一天	评估与处理
	□ 评估有无阳性体征及有无口服抗血小板药物、抗凝药物，查看患者相关血液检查、心电图、B 超等结果，有异常时及时告知医生并记录
	准确执行医嘱
	□ 遵医嘱采取控制血压、血糖的措施，观察药物疗效及不良反应
	健康教育
	□ 术前禁食 6h、禁水 2h，不禁药，备好患服
	□ 指导下肢行踝泵运动训练，上肢行肌肉静力收缩运动训练
	□ 术前保持良好睡眠
	□ 备齐术后用物（大 / 小便器、中单、吸管等）
	按分级护理原则巡视，评估措施落实效果，并做好记录
	□ 按分级护理原则巡视病房，密切关注患者生命体征、阳性体征
手术当天	术前
	确认患者是否空腹、是否在生理期，摘除患者各种活动性物品及义齿

续表

时间	护理工作
手术当天	□ 查看术中带药是否齐全，完善患者手术转运交接单，颈部备皮，查看手术部位标识
	□ 建立静脉通路
	术后
	评估与紧急处理
	□ 立即给予心电监护、氧气吸入，测量生命体征、血氧饱和度，呼吸、意识并记录
	□ 注重管道管理，引流管引流是否通畅，观察引流液颜色、性状、量等情况，观察引流球(壶)是否呈负压状态，一旦发现引流球(壶)鼓起无负压，应立即通知医生处理
	□ 术后观察切口渗血情况，有异常时告知医生并记录
	□ 完成其他基础护理评估
	准确执行医嘱
	□ 遵医嘱应用止血药、镇痛药，观察药物疗效及不良反应
	健康教育
	□ 告知心电监护仪、氧气吸入、管路功能及注意事项
	□ 根据病情行术后体位、饮食、康复锻炼指导，告知可能出现的情况及应对方式
	□ 告知患者及家属如出现任何不适，及时告知医务人员
	按分级护理原则巡视，评估措施落实效果，并做好记录
	□ 观察生命体征、血氧饱和度、疼痛情况、管道情况、手术切口敷料有无渗血，有异常时告知医生并记录
术后第一天至出院前一天	评估与处理
	□ 观察切口渗血渗液及呼吸情况，有异常时告知医生并记录
	□ 观察引流管是否通畅、密闭及引流液的性质、量，有异常时告知医生并记录
	□ 观察患者有无口角歪斜、鼻唇沟变浅、乳糜漏、涎漏等，有异常时告知医生并记录
	准确执行医嘱
	□ 遵医嘱口服糖皮质激素，定时复查血糖和血钾，观察有无消化道溃疡等症状
	□ 遵医嘱使用复方氯己定含漱液漱口
	健康教育
	□ 康复锻炼：床上主动运动，鼓励患者早期下床运动；下肢行踝泵运动训练，上肢行肌肉静力收缩运动训练
	□ 饮食：进食营养丰富的半流食或软食，避免进食酸性食物；减少咀嚼，利于局部组织休息，促进切口愈合等
	□ 安全风险防范：预防跌倒、坠床、压疮、深静脉血栓、管道滑脱等
	□ 用药指导：告知药物名称、作用、用法、常见不良反应
	□ 管路指导：告知管路的观察及保护、拔管前后的注意事项等

续表

时间	护理工作
术后第一天至出院前一天	□ 其他：告知疾病恢复期的注意事项
	□ 告知患者及家属如出现任何不适，及时告知医务人员
	按分级护理原则巡视，评估措施落实效果，并做好记录
	□ 观察生命体征、切口情况、管道情况、呼吸情况、有无面瘫症状等，有异常或者动态变化时告知医生并记录
出院当天	□ 复核住院费用，发放出院须知，讲解并签字，发放出院小结及出院带药
	□ 告知复诊、随诊、康复训练、饮食、血压监测、血糖监测等注意事项，完成出院准备度调查
	□ 完成满意度调查，送患者出病区
出院后延伸	□ 出院 2 周内电话回访
	□ 血栓中高危患者出院 2 周、1 个月、3 个月电话回访

第十七节　颌骨囊肿临床护理路径

时间	护理工作
入院时	评估与紧急处理
	□ 评估局部疼痛、咬合、进食情况
	立即告知医生进行病情综合评估
	□ 完善相关辅助检查，积极配合治疗
	□ 评估患者健康史（一般情况、既往史、家族史、外伤史）、心理－社会状况
	准确执行医嘱
	□ 测量生命体征并记录，完善心电图检查
入院第一天	评估与处理
	□ 6h 内完成相关护理评估、健康指导及安全教育（ADL、跌倒、坠床、压力性损伤、烫伤、深静脉血栓、疼痛、营养等）
	准确执行医嘱
	□ 完善术前相关检查
	□ 询问过敏史，对感染者及时遵医嘱行抗感染治疗
	健康教育

续表

时间	护理工作
入院第一天	□ 环境介绍：病区环境、病室规范、呼叫器的使用、人员介绍（主管医生、病区主任、护士长、责任护士）
	□ 饮食：根据营养及吞咽功能筛查结果给予相应的饮食及吞咽康复训练指导，戒烟酒
	□ 药物：告知口服药、静脉药、雾化药、外用药等的名称、剂量、作用、用法、不良反应及注意事项等
	□ 阳性体征：指导家属关注患者疼痛情况
	□ 心理：告知保持良好心态，避免情绪激动
	□ 特殊检查治疗前指导：告知目的、配合事项及注意事项（囊肿穿刺、X 线等）
	□ 安全风险防范指导：预防跌倒、坠床、压疮、深静脉血栓等，告知电源及微波炉的正确使用、防火防盗等
	按分级护理原则巡视，评估措施落实效果，并做好记录
	□ 观察生命体征及疼痛情况，有异常时告知医生并记录
手术前一天	评估与处理
	□ 查看患者血液检查、胸部 X 线、心电图及颌骨 CT 结果，有异常时告知医生
	准确执行医嘱
	□ 遵医嘱准备术前用药，男性患者须剃须
	□ 遵医嘱用氯己定漱口水行口腔清洁准备
	□ 联系门诊医生对患牙行根管治疗
	□ 测量生命体征，进行术前健康指导，填写手术转运单
	□ 遵医嘱皮试，术区皮肤清洁
	健康教育
	□ 术前禁食 6h、禁水 2h，不禁药，备好患服
	□ 告知患者进手术室之前取下首饰、义齿
	□ 术前保持良好睡眠
	□ 备齐术后用物（大 / 小便器、中单等）
	□ 指导漱口方法
	按分级护理原则巡视，评估措施落实效果，并做好记录
	□ 按分级护理原则巡视病房，密切关注患者生命体征、阳性体征，术前禁食禁水的时间是否掌握
手术当天	术前
	□ 查看手术部位标识、术中带药是否齐全
	□ 填写手术转运交接单

续表

时间	护理工作
手术当天	术后
	□ 术后 6h 床头抬高，半卧位，下肢可行踝泵运动，预防血栓
	□ 立即给予心电监护、氧气吸入，吸痰，测量生命体征、血氧饱和度并记录，观察全身麻醉术后不良反应
	评估与紧急处理
	□ 观察口鼻内渗血、呼吸情况，患侧可冰敷 24h，备吸痰装置
	准确执行医嘱
	□ 遵医嘱用药，监测生命体征
	健康教育
	□ 行饮食指导：24h 内不漱口，保持口腔卫生，温凉流食，忌用吸管，24h 后注意漱口
	按分级护理原则巡视，评估措施落实效果，并做好记录
	□ 勿舔舐伤口，分泌物多时头偏向一侧
术后第一天至出院前一天	评估与处理
	□ 观察生命体征及口内分泌物情况，保持呼吸道通畅，必要时吸痰
	□ 观察面部肿胀情况，24h 内冰敷，抬高床头
	准确执行医嘱
	□ 遵医嘱口腔护理 2 次 /d，进食后及时漱口，氯己定含漱
	□ 根据病情尽早协助患者下床活动
	健康教育
	□ 禁辛辣刺激性食物，进食营养丰富流食
	□ 指导患者做踝泵运动，病情允许时指导患者首次下床及首次进食
	按分级护理原则巡视，评估措施落实效果，并做好记录
	□ 观察口内切口出血及面部肿胀情况，疼痛、肿胀加剧时及时告知医生处理
出院当天	□ 复核住院费用，发放出院须知，讲解并签字，发放出院小结及出院带药，完成出院准备度调查
	□ 告知复诊、随诊、康复训练、饮食、血压监测、血糖监测等注意事项
	□ 疾病指导：保持口腔清洁，早晚刷牙，饭后漱口，每年进行口腔检查 2 次，行口腔 CT 检查 1 次
	□ 完成满意度调查，送患者出病区
出院后延伸	□ 出院 2 周内电话回访
	□ 血栓中高危患者出院 2 周、1 个月、3 个月回访
	□ 提醒患者每半年做 1 次根尖 X 线检查，及时治疗口腔疾病

第十八节　颌骨骨折临床护理路径

时间	护理工作
入院时	评估与紧急处理
	□ 观察意识，保持呼吸道通畅，急查头部、下颌部 CT，排除颅内出血
	□ 评估局部疼痛、肿胀情况，有无呼吸困难、咬合错乱、吞咽功能障碍及感觉异常
	立即告知医生进行病情综合评估
	□ 完善相关辅助检查，积极配合治疗
	□ 评估患者健康史（一般情况、既往史、家族史、外伤史）、心理－社会状况
	准确执行医嘱
	□ 测量生命体征、血氧饱和度并记录，观察意识、瞳孔、咬合关系，根据病情给予心电监护、氧气吸入，完善心电图检查
	□ 床头抬高 30° ～ 40°，保持呼吸道通畅，必要时头偏向一侧，利于引流，吸出创面、口内分泌物（备吸引装置）
入院第一天	评估与处理
	□ 6h 内完成相关护理评估、健康指导及安全教育（ADL、跌倒、坠床、压力性损伤、烫伤、深静脉血栓、疼痛、营养等）
	准确执行医嘱
	□ 保持呼吸道通畅，及时吸出创面、口内分泌物，防舌后坠，并及时记录分泌物颜色、性状、量
	□ 观察鼻腔、外耳道有无脑脊液漏，指导患者勿挖鼻、掏耳朵、填塞，让脑脊液自然流出，以免引起颅内感染
	健康教育
	□ 环境介绍：病区环境、病室规范、呼叫器的使用、人员介绍（主管医生、病区主任、护士长、责任护士）
	□ 饮食：根据营养及吞咽功能筛查结果给予相应的饮食及吞咽康复训练指导，戒烟酒
	□ 药物：告知口服药、静脉药、雾化药、外用药等的名称、剂量、作用、用法、不良反应及注意事项等
	□ 阳性体征：指导家属关注患者意识、肢体活动、言语，脑脊液鼻漏或耳漏的患者严禁堵塞或冲洗，如出现任何不适，及时告知医务人员
	□ 康复：全身多发伤患者不能下床，绝对卧床休息，保持安静，减少外界刺激，抬高床头，保持头部中立位，无禁忌者抬高床头 20° ～ 30°，训练床上大小便
	□ 心理：告知保持良好心态，避免情绪激动
	□ 特殊检查治疗前指导：告知目的、配合事项及注意事项（X 线、CT 三维重建等）

续表

时间	护理工作
入院第一天	□ 安全风险防范指导：预防跌倒、坠床、压疮、肺部感染、深静脉血栓等，告知电源及微波炉的正确使用、防火防盗等
	按分级护理原则巡视，评估措施落实效果，并做好记录
	□ 评估生命体征、意识、瞳孔、深静脉血栓，如有异常，告知医生并记录
手术前一天	评估与处理
	□ 查看患者血液检查、胸部 X 线、心电图及颌骨 CT 结果，有异常时告知医生
	准确执行医嘱
	□ 遵医嘱准备术前用药，男性患者须剃须
	□ 遵医嘱用氯己定漱口液行口腔清洁准备
	□ 测量生命体征，给予术前健康指导，填写手术转运单
	□ 遵医嘱皮试，术区皮肤清洁
	□ 遵医嘱备血
	健康教育
	□ 术前禁食 6h、禁水 2h，不禁药，备好患服
	□ 告知患者进手术室之前取下首饰、义齿
	□ 术前保持良好睡眠
	□ 备齐术后用物（大 / 小便器、中单、吸管等）
	□ 指导漱口方法
	按分级护理原则巡视，评估措施落实效果，并做好记录
	□ 按分级护理原则巡视病房，密切关注患者意识、瞳孔、生命体征、阳性体征，术前禁食禁水的时间是否掌握
手术当天	术前
	□ 查看手术部位标识、术中带药是否齐全
	□ 填写手术转运交接单
	术后
	□ 术后 6h 患者床头抬高 30° ～ 40°，卧床期间行踝泵运动，预防下肢深静脉血栓形成
	□ 立即给予心电监护、氧气吸入，及时吸痰，测量生命体征、血氧饱和度并记录
	评估与紧急处理
	□ 观察切口有无渗血渗液，保持切口敷料清洁干燥
	□ 手术区域冰敷 24h，观察麻醉术后不良反应并对症处理
	准确执行医嘱

续表

时间	护理工作
手术当天	□ 遵医嘱用药，监测术后生命体征
	健康教育
	□ 术后注意头颈部活动，避免挤压患侧
	□ 饮食指导：温凉流食勿用吸管，用汤匙，24h 不漱口
	按分级护理原则巡视，评估措施落实效果，并做好记录
	□ 观察生命体征、意识、瞳孔及切口敷料有无渗血，有异常时及时告知医生并记录
术后第一天至出院前一天	评估与处理
	□ 观察生命体征及口内分泌物情况，保持呼吸道通畅，必要时吸痰
	□ 术后有引流管者，妥善固定引流管，观察引流液的颜色、性状和量
	准确执行医嘱
	□ 遵医嘱口腔冲洗 2 次 /d，进食后及时漱口，氯己定含漱
	□ 有牙弓夹板固定患者，勿用牙弓夹板固定的牙齿咬硬物，勿晃动患牙
	□ 对留置胃管患者，进行相关护理，张口训练
	健康教育
	□ 术后 7 ～ 10d 行开口训练：开口器放置于患者后磨牙，逐渐加大开口器张口角度。术后 10d 正常训练，5 次 /d，5 ～ 10min/ 次。被动开口至有痛感即可
	□ 严格执行口腔科骨组织围术期饮食宣教清单：术后流食持续 1 周，1 周后逐步过渡到半流食，术后 2 ～ 4 周可根据个人情况逐步向固体食物过渡，术后 2 ～ 3 个月可进食大部分食物，除核桃、坚果等质硬的食物外
	按分级护理原则巡视，评估措施落实效果，并做好记录
	□ 观察生命体征、疼痛、敷料渗血情况，有异常时及时告知医生并记录
出院当天	□ 复核住院费用，发放出院须知，讲解并签字，发放出院小结及出院带药，完成出院准备度调查
	□ 告知复诊、随诊、康复训练、饮食、血压监测、血糖监测等注意事项
	□ 疾病指导：指导患者保持口腔清洁，3 个月勿咬硬物，定时开口训练，避免面部碰撞。1 个月复查并拆除牙弓夹板（下颌 4 ～ 6 周，上颌 3 ～ 4 周）
	□ 结合出院小结给予出院指导（包括遵医嘱复诊、服药指导、饮食指导、康复训练、不适随诊等），让患者及家属口述服药及康复注意事项
	□ 完成满意度调查，送患者出病区
出院后延伸	□ 出院 2 周内电话回访
	□ 血栓中高危患者出院 2 周、1 个月、3 个月回访
	□ 回访患者进食、张口度情况

第十九节　颌面间隙感染临床护理路径

时间	护理工作
入院时	评估与紧急处理
	□ 保持呼吸道通畅，有舌体运动受限、语言不清、吞咽困难时，取半卧位；观察呼吸和意识，有烦躁不安、呼吸困难、不能平卧时，给予氧气吸入，行心电监护；对脓肿形成者应早期行切开减压及引流术；对肿胀严重者，必要时行气管切开（备吸引装置）
	□ 评估患者局部症状（红、肿、热、痛、功能障碍、引流区淋巴肿痛等）及全身症状（发热、头痛、全身不适、乏力、食欲减退、尿量减少等）
	立即告知医生进行病情综合评估
	□ 完善相关辅助检查，积极配合治疗
	□ 评估患者健康史（一般情况、既往史、家族史）、心理 – 社会状况
	准确执行医嘱
	□ 测量生命体征、血氧饱和度并记录，根据病情给予心电监护、氧气吸入（必要时高流量吸入）。询问过敏史，遵医嘱使用抗感染药物。对高热患者行血培养，遵医嘱完善心电图检查
入院第一天	评估与处理
	□ 6h 内完成相关护理评估、健康指导及安全教育（ADL、跌倒、坠床、压力性损伤、烫伤、深静脉血栓、疼痛、营养等）
	准确执行医嘱
	□ 遵医嘱正确用药，监测血氧饱和度和体温，完善相关检查
	健康教育
	□ 环境介绍：病区环境、病室规范、呼叫器的使用、人员介绍（主管医生、病区主任、护士长、责任护士）
	□ 饮食：根据营养及吞咽功能筛查结果给予相应的饮食及吞咽康复训练指导，戒烟酒
	□ 药物：告知口服药、静脉药、雾化药、外用药等的名称、剂量、作用、用法、不良反应及注意事项等
	□ 阳性体征：指导家属关注患者意识、言语、呼吸，如出现任何不适，及时告知医务人员，鼓励患者配合 B 超引导下的深部脓肿穿刺、脓肿切开引流等
	□ 康复：卧床休息，保持安静，减少外界刺激，保持头部中立位，抬高床头 20° ～ 30°
	□ 心理：告知保持良好心态，避免情绪激动
	□ 特殊检查治疗前指导：告知目的、配合事项及注意事项（CT、MRI、脓液涂片及细菌培养等）
	□ 安全风险防范指导：预防跌倒、坠床、压疮、肺部感染、深静脉血栓、管道滑脱，告知电源及微波炉的正确使用、防火防盗等
	按分级护理原则巡视，评估措施落实效果，并做好记录
	□ 对病情严重不能下床的患者，指导其行床上主动运动、被动运动，每天 3 次，床头挂踝泵运动宣教单
	□ 保持呼吸道通畅，及时吸出口内分泌物，并及时记录分泌物的颜色、性状、量

续表

时间	护理工作
入院第二天至出院前一天	评估与处理
	□ 对行切开引流患者评估切口情况和引流液颜色、性状、量，及时记录；观察颈部肿胀是否减轻
	准确执行医嘱
	□ 口腔冲洗 2 次 /d，进食后及时漱口，氯己定含漱
	□ 对引流冲洗患者，0.9% 氯化钠溶液 100 ～ 200mL 间断冲洗，3 次 /d
	□ 鼓励下床活动，减轻颜面部水肿，勿挤压感染部位，以免炎症扩散
	健康教育
	□ 进食高热量、高蛋白、高维生素的流食
	□ 吸氧时注意“四防”；对重症卧床者指导其做踝泵运动，指导患者首次下床三部曲
	按分级护理原则巡视，评估措施落实效果，并做好记录
	□ 密切关注患者意识、呼吸、尿量、生命体征、颈部肿胀程度
出院当天	□ 复核住院费用，发放出院须知，讲解并签字，发放出院小结及出院带药，完成出院准备度调查
	□ 告知复诊、随诊、康复训练、饮食、血压监测、血糖监测等注意事项
	□ 疾病指导：保持口腔清洁，早晚刷牙，饭后漱口，口腔门诊处理病灶牙，每年进行口腔检查 2 次
	□ 完成满意度调查，送患者出病区
出院后延伸	□ 出院 2 周内电话回访
	□ 血栓中高危患者出院 2 周、1 个月、3 个月回访
	□ 指导及时处理病灶牙，做好牙齿保健

第二十节 唇腭裂临床护理路径

时间	护理工作
入院时	评估与紧急处理
	□ 评估患儿年龄、体重、营养、全身发育、饮食能力；测量生命体征、血氧饱和度
	□ 评估患儿口周皮肤有无感染
	立即告知医生进行病情综合评估
	□ 完善相关辅助检查，家属积极配合治疗

续表

时间	护理工作
入院时	□ 评估患儿健康史(唇部裂隙程度及进食、吸吮和发音等功能情况，有无心脏病史和上呼吸道感染)
	准确执行医嘱
	□ 遵医嘱完善术前心电图、心脏彩超和肺部 CT 检查
	健康教育
	□ 环境介绍：病区环境、病室规范、呼叫器的使用、人员介绍(主管医生、病区主任、护士长、责任护士)
	□ 疾病知识介绍：控制危险因素(奶瓶喂养、低龄、低体重等)，口周皮肤感染和上呼吸道感染的患儿需先治疗再手术
	□ 心理指导，鼓励患儿及家属正确认识唇腭裂
	□ 告知患儿及家属如出现任何不适，及时告知医务人员
	按分级护理原则巡视，评估措施落实效果，并做好记录
	□ 观察患儿生命体征，有发热、咳嗽等不适时及时告知医生
入院第一天	评估与处理
	□ 评估患儿生命体征、发热及咳嗽情况，有异常时及时告知医生
	准确执行医嘱
	□ 6h 内完成相关护理评估、健康指导，着重强调小儿安全教育(评估自理能力、跌倒、坠床、压力性损伤、走失、疼痛等)
	□ 遵医嘱空腹完善血液检查
	健康教育
	□ 环境介绍：病区环境、病室规范、呼叫器的使用、人员介绍(主管医生、病区主任、护士长、责任护士)
	□ 饮食：指导患儿饮食及喂养方法，患儿暂停奶瓶喂养和母乳喂养，采用汤勺或滴管喂养，注意保暖，勿感冒
	□ 药物：告知口服药、静脉药、雾化药、外用药等的名称、剂量、作用、用法、不良反应及注意事项等
	□ 阳性体征：指导家属关注患儿体温、呼吸、口周皮肤情况，如出现任何不适，及时告知医务人员
	□ 康复：练习使用汤勺或滴管喂养
	□ 心理：鼓励患者及家属正确认识唇腭裂，保持良好心态
	□ 特殊检查治疗前指导：告知目的、配合事项及注意事项(心脏彩超、肺部 CT 等)
	□ 安全风险防范指导：预防跌倒、坠床、肺部感染，告知电源及微波炉的正确使用、防火防盗等
	按分级护理原则巡视，评估措施落实效果，并做好记录
	□ 关注患儿生命体征，有发热、咳嗽等不适时立即告知医生，术前用汤勺或滴管喂养是否适应

续表

时间	护理工作
手术前一天	评估与处理
	□ 评估患儿生命体征，有发热、咳嗽等不适时立即告知医生
	□ 评估患儿术前检查是否完善，检查结果是否正常
	□ 评估家属对手术的需求及焦虑情绪，安抚家属，讲解唇腭裂手术过程，缓解焦虑
	准确执行医嘱
	□ 遵医嘱准备术前用药，男性患者须剃须
	□ 遵医嘱用氯己定漱口液行口腔清洁准备
	健康教育
	□ 术前禁食 6h、禁水 2h，不禁药，备好患服
	□ 告知患儿家属取下患儿首饰
	□ 术前保持良好睡眠
	□ 备齐术后用物（大 / 小便器、纸尿裤、中单、约束手板等）
	按分级护理原则巡视，评估措施落实效果，并做好记录
	□ 按分级护理原则巡视病房，密切关注患儿生命体征、阳性体征及术前禁食禁水的时间是否掌握
手术当天	术前
	□ 查看手术部位标识、术中带药是否齐全
	□ 填写手术转运交接单
	术后
	评估与紧急处理
	□ 卧床休息，头偏向一侧，防止误吸或窒息，去枕平卧 6h 后取半卧位，床上翻身活动
	□ 立即给予心电监护、氧气吸入，测量生命体征、血氧饱和度，观察意识，给予雾化吸入，预防喉头水肿的发生
	□ 行雾化吸入者，告知其预防喉头水肿发生的目的，雾化完毕后指导或协助患儿漱口
	□ 全身麻醉后常规吸氧，告知心电监护的目的及注意事项
	□ 观察全身情况：每小时观察生命体征、血氧饱和度、意识及疼痛情况
	□ 观察局部：观察切口有无红肿、有无口臭、上腭沙包是否压实
	□ 填写手术转运交接单及麻醉回访单
	准确执行医嘱
	□ 唇腭裂术后防止切口裂开，对唇裂者给予唇弓保护，切口涂红霉素软膏
	健康教育
	□ 避免切口出血或裂开：安抚患儿，避免哭闹，防止搔抓唇部，双手戴保护套

续表

时间	护理工作
手术当天	□ 饮食：用汤勺或滴管喂流食，将患儿抱起，避免呛咳或窒息
	□ 用药指导：告知药物的名称、作用、用法和常见不良反应
	□ 其他：告知疾病恢复期的注意事项
	□ 告知家属，患儿有任何异常时及时告知医生
	按分级护理原则巡视，评估措施落实效果，并做好记录
	□ 观察患儿唇部切口红肿情况、是否清洁、敷料有无污染
术后第一天至出院前一天	评估与处理
	□ 根据分级护理原则巡视病房，观察生命体征、意识，监测体温
	□ 切口红肿时涂红霉素软膏，疼痛哭闹时涂利多卡因凝胶
	□ 腭裂术后口腔有异味的，指导患儿轻轻鼓漱口腔
	准确执行医嘱
	□ 观察唇部或腭部切口有无红肿或局部裂开，有红肿或切口裂开时，立即告知管床医生
	□ 保持唇部清洁干燥，有鼻涕流出时及时用软布巾擦拭
	健康教育
	□ 了解患儿饮食与排便情况，强化饮食和活动指导
	□ 术后 6h 鼓励患儿早期下床活动，首次下床做好渐进下床方法宣教，由家属扶助下床，防止跌倒发生
	按分级护理原则巡视，评估措施落实效果，并做好记录
	□ 观察患儿唇部切口红肿情况、是否清洁；腭裂切口有无分泌物和渗液
出院当日	□ 复核住院费用，发放出院须知，讲解并签字，发放出院小结及出院带药，完成出院准备度调查
	□ 告知复诊、随诊、康复训练、饮食等注意事项
	□ 特殊指导：婴幼儿坚持汤勺流食 1 周，10d 后可吮吸母乳或奶瓶喂养，1 周后进食半流食，半个月后进食软食；腭裂患者 1 ～ 2 个月语音训练、吹气球，唇裂术后 1 个月局部按摩切口，软化瘢痕（食指轻压瘢痕，环形揉动，拇指、食指轻捏唇部，每日数次）
	□ 风险指导：唇裂合并鼻畸形矫治患儿坚持佩戴保持器半年，防意外碰撞和玩具碰触切口，口内勿含玩物
出院后延伸	□ 出院 2 周内电话回访
	□ 血栓中高危患者出院 2 周、1 个月、3 个月回访
	□ 鼓励腭裂患儿坚持语音训练
	□ 了解鼻保持器佩戴依从性
	□ 了解唇裂患儿家属二期整形手术的意愿

第二十一节 口腔恶性肿瘤临床护理路径

时间	护理工作
入院时	评估与紧急处理
	□ 评估瘤体大小，有无波及下颌骨，有波及下颌骨的需要做好健侧的斜面导板
	□ 首次评估患者症状体征（意识、言语、吞咽、发音、营养、认知、疼痛、舌体运动等）、辅助检查结果并记录
	□ 暂时停用抗血小板药物、抗凝药物
	立即告知医生进行病情综合评估
	□ 完善相关辅助检查，积极配合治疗
	□ 评估患者健康史（一般情况、既往史、家族史、吸烟史、咀嚼槟榔不良习惯）、心理－社会状况
	准确执行医嘱
	□ 完善术前相关检查，如心电图检查
	□ 询问过敏史，对感染者及时遵医嘱行抗感染治疗
	□ 遵医嘱保护左前臂，在左前臂佩戴醒目的标记，不在左前臂进行任何穿刺
入院第一天	评估与处理
	□ 密切观察意识、吞咽、疼痛、舌体运动等，有异常时及时告知医生并记录
	□ 6h 内完成相关护理评估（ADL、跌倒、坠床、压力性损伤、烫伤、深静脉血栓、疼痛、吞咽、营养、走失等）
	准确执行医嘱
	□ 遵医嘱正确用药，控制血压、血糖、体温在正常范围，完善相关检查
	□ 口腔卫生欠缺时，行全口牙洁治
	健康教育
	□ 环境介绍：病区环境、病室规范、呼叫器的使用、人员介绍（主管医生、病区主任、护士长、责任护士）
	□ 饮食：根据营养及吞咽功能筛查结果给予相应的饮食及吞咽康复训练指导，戒烟酒
	□ 药物：告知口服药、静脉药、雾化药、外用药等的名称、剂量、作用、用法、不良反应及注意事项等
	□ 阳性体征：指导家属关注患者疼痛、言语、吞咽功能，如出现任何不适，及时告知医务人员
	□ 康复：予以床上大小便、呼吸功能、面神经功能、吞咽功能、床上主动运动、被动运动训练指导
	□ 心理：告知保持良好心态，避免情绪激动
	□ 特殊检查治疗前指导：告知目的、配合事项及注意事项（X 线、CT、MRI 等），告知患者保护左前臂，做任何特殊检查时不允许在左前臂穿刺，为皮瓣移植手术做准备，每日用肥皂液清洗供皮区皮肤

续表

时间	护理工作
入院第一天	□ 安全风险防范指导：预防跌倒、坠床、压疮、肺部感染、深静脉血栓、管道滑脱，告知电源及微波炉的正确使用、防火防盗等
	按分级护理原则巡视，评估措施落实效果，并做好记录
	□ 按分级护理原则巡视病房，密切关注患者意识、疼痛、吞咽和阳性体征
手术前一天	评估与处理
	□ 评估有无阳性体征，查看患者相关血液检查（如血糖、肝肾功能）结果、心电图结果，如有异常，及时告知医生并记录
	□ 评估口腔卫生情况、牙洁治有无完成
	准确执行医嘱
	□ 遵医嘱准备术前用药，男性患者须剃须
	□ 遵医嘱行全口牙洁治，用氯己定漱口液行口腔清洁准备
	□ 测量生命体征，术前健康指导，填写手术转运单
	□ 遵医嘱皮试，术区及供皮区皮肤清洁
	健康教育
	□ 术前禁食 6h、禁水 2h，不禁药，备好患服
	□ 术前保持良好睡眠
	□ 备齐术后用物（大 / 小便器、中单、吸管等）
	□ 指导漱口方法
	按分级护理原则巡视，评估措施落实效果，并做好记录
	□ 按分级护理原则巡视病房，密切关注患者生命体征、阳性体征、术前禁食禁水的时间是否掌握
手术当天	术前
	□ 确认患者是否空腹、是否在生理期，摘除患者各种活动性物品及义齿，导尿
	□ 查看手术部位标识、术中带药是否齐全
	□ 填写手术转运交接单
	术后
	评估与紧急处理
	□ 立即给予心电监护、氧气吸入，测量生命体征、血氧饱和度，观察意识、皮瓣颜色、质地、皮温，并记录；皮瓣肿胀、纹理消失时，立即报告医生处理
	□ 术后 6h 床头抬高 30° ~ 40°，下肢可行踝泵运动，预防血栓
	□ 观察口内分泌物，防止舌后坠；监测皮瓣血运 48h，每 2h 观察 1 次皮瓣颜色、温度、质地、毛细血管充盈度
	□ 颈部制动，观察切口敷料有无渗血、有无颈部肿胀、有无压迫气道影响患者呼吸
	□ 观察引流管是否通畅、是否妥善固定，记录引流液颜色、性状、量（12h 内引流量 < 250mL），保持负压状态，引流壶达 2/3 时及时倾倒

续表

时间	护理工作
入院第一天	□ 观察供皮区皮肤温度、色泽、运动及肿胀情况，并记录
	□ 取左前臂皮瓣的，患者手臂抬高 15° ～ 30°，观察运动、肿胀情况；取肋骨皮瓣的，观察有无呼吸困难和气胸；取髂骨肌皮瓣者，用沙袋或弹性绷带加压止血；取腓骨肌皮瓣者，抬高 15° ～ 30°，保持中立位，观察足趾颜色、温度
	□ 行颈淋巴结清扫的患者上肢置于外展位
	□ 查看患者电解质、凝血功能、血糖情况，如有异常，告知医生并记录
	□ 完成其他基础护理评估
	准确执行医嘱
	□ 皮瓣移植术后需经鼻胃管行肠内营养
	□ 遵医嘱给予活血药物
	健康教育
	□ 告知心电监护仪、管路功能及注意事项
	□ 根据病情行术后饮食、体位、康复锻炼指导，告知可能出现的情况及应对方式
	□ 告知患者及家属如出现任何不适，及时告知医务人员
	□ 颈部两侧需用盐袋固定制动 3 ～ 5d，避免侧卧
	按分级护理原则巡视，评估措施落实效果，并做好记录
	□ 密切观察生命体征、血氧饱和度、意识、瞳孔、肌力、疼痛、皮瓣颜色、供皮区及手术切口敷料有无渗血，如有异常，告知医生并记录
术后第一天至出院前一天	评估与处理
	□ 评估皮瓣颜色，皮温低于正常体温 1℃时局部用烤灯加温
	准确执行医嘱
	□ 留置胃管，口腔冲洗 2 次 /d，雾化吸入 3 次 /d，尽早拔除导尿管
	□ 观察有无皮瓣毛细血管危象，并记录，建立口内皮瓣专科巡视清单
	□ 观察生命体征，及时吸出口内分泌物，观察敷料染血情况、切口渗血和皮下出血情况
	□ 观察引流管是否通畅、固定在位，记录引流液颜色、性状、量，如有异常，及时通知医生
	□ 拔除引流管后给予下巴带加压包扎 1 周
	□ 早期卧床患者行踝泵运动，根据病情尽早协助其下床活动
	□ 营养支持：术后第 1 天联系营养科会诊，尽早落实营养支持
	健康教育
	□ 指导患者做踝泵运动，病情允许时指导患者首次下床及首次进食，对长期卧床患者行下肢深静脉血栓、压疮的观察及护理，预防肺部感染，予以翻身拍背指导
	□ 颈部淋巴结清扫患者行颈部肌肉锻炼：低头抬头、转动颈部、左右屈颈等，肩的升降、背收、上肢前后摆动练习，每个动作重复 10 次为 1 组，2 ～ 3 组 /d
	按分级护理原则巡视，评估措施落实效果，并做好记录
	□ 密切观察生命体征、伸舌、吞咽和抬肩情况，有异常或者动态变化时告知医生并记录

续表

时间	护理工作
出院当天	□ 复核住院费用，发放出院须知，讲解并签字，发放出院小结及出院带药，完成出院准备度调查
	□ 告知复诊、随诊、康复训练、饮食、血压监测、血糖监测等注意事项
	□ 疾病指导：增加优质蛋白摄入，以易吞咽、不引起呛咳的软食为主，细嚼慢咽，防止呛咳引起窒息；忌烟酒，指导患者行颈肩锻炼、张口训练、残舌和再造舌运动锻炼、语音训练等
	□ 完成满意度调查，送患者出病区
出院后延伸	□ 出院 2 周内电话回访
	□ 血栓中高危患者出院 2 周、1 个月、3 个月回访
	□ 追踪患者切口愈合情况，提醒患者到肿瘤科行后续的放疗、化疗等综合治疗

第十章 妇产科常见疾病临床护理路径

第一节　妇科肿瘤临床护理路径

时间	护理工作
入院时	评估与紧急处理
	□ 首次评估患者症状体征（意识、血压、脉搏、认知、疼痛等）、辅助检查结果并记录
	□ 评估患者专科情况（腹痛、腹胀、阴道流血、排液、尿频、尿急等），保持会阴清洁，遇肿瘤蒂扭转患者应告知不应轻易改变体位并记录
	立即告知医生进行综合评估
	□ 及时告知医生评估的异常情况
	□ 完善相关辅助检查，积极配合治疗
	□ 评估患者健康史（月经史、婚育史、性生活史、疾病史、家族史、不良性接触史等）、身心状况、心理－社会状况，关注阳性体征
	准确执行医嘱
	□ 行输血、补液等对症处理，遵医嘱为患者阴道灌洗上药，无性生活者禁止此操作
入院第一天	评估与处理
	□ 每班观察患者阴道流血、排液、腹痛、腹胀、尿频、便秘等情况，若有出血量大、腹痛程度增加等异常情况，及时通知医生
	□ 评估患者心理状态，及时心理护理，按时巡视
	准确执行医嘱
	□ 协助医生完成各种诊断性检查
	□ 腹腔积液者一次放积液 3000mL 左右，不宜过多，避免腹压骤降，患者发生虚脱；这期间严密观察穿刺引流部位有无渗血、渗液，观察并记录引流液性质、颜色、量
	□ 及时查看各项检查（如血常规、CT、白带等）结果，遵医嘱按需补液、输血、抗感染等对症治疗
	□ 阴道准备：一般使用 0.5% 碘伏行阴道灌洗上药，如有阴道炎则遵医嘱加用甲硝唑或硝呋太尔等其他药物

续表

时间	护理工作
入院第一天	健康教育
	□ 环境介绍：病区环境、病室规范、呼叫器的使用、人员介绍（主管医生、病区主任、护士长、责任护士）
	□ 饮食：遵医嘱进食清淡、易消化的食物
	□ 药物：告知口服药、静脉药、外用药等的名称、剂量、作用、用法、不良反应及注意事项等
	□ 心理：告知保持良好心态，避免情绪激动
	□ 特殊检查治疗前指导：告知目的、配合事项及注意事项（妇科检查、MRI 等）
	□ 安全风险防范指导：预防跌倒、坠床、深静脉血栓、肺部感染、管道滑脱、自伤及伤人，告知电源及微波炉的正确使用、防火防盗等
	按分级护理原则巡视，评估措施落实效果，并做好记录
	□ 按分级护理原则巡视病房，观察患者意识、生命体征、阳性体征、阴道流血排液、腹痛、腹胀、心理状况等
手术前一天	评估与处理
	□ 评估有无阳性体征，查看过敏史及相关检查结果（心电图、血压、血糖、肝肾功能等），如有异常，及时告知医生并记录
	□ 询问有无长期服用的口服药，如降压药、降糖药，手术当天遵医嘱服用
	□ 测量生命体征并记录
	准确执行医嘱
	□ 遵医嘱为患者阴道灌洗上药，无性生活者禁止此操作
	□ 皮肤准备（淋浴、剃毛、脐部清洁）
	□ 肠道准备（口服导泻剂或灌肠）
	□ 术中用药准备
	□ 交叉配血
	健康教育
	□ 术前禁食 6h、禁水 2h
	□ 沐浴，去除饰物及义齿，按需备齐术后生活用物（腹带、中单、便盆、卫生巾等）
	□ 术前保持良好睡眠（必要时可遵医嘱服用短效镇静药物），减轻焦虑和恐惧
	□ 训练床上大小便，行踝泵运动训练指导
	按分级护理原则巡视，评估措施落实效果，并做好记录
	□ 按分级护理原则巡视病房，观察生命体征、肠道准备情况、心理状况、睡眠情况
手术当天	术前
	□ 确认患者是否空腹、是否在生理期，摘除患者各种活动性物品及义齿
	□ 遵医嘱留置导尿管，准确记录尿量

续表

时间	护理工作
手术当天	□ 核查生命体征，询问患者感受并记录，如有发热、月经来潮，及时通知医生
	□ 遵医嘱为患者阴道灌洗上药，无性生活者禁止此操作
	□ 与手术室护士当面交接，检查腕带、手术标记、术中带药等，及时、准确填写手术转运交接单
	□ 备心电监护、持续吸氧装置，铺麻醉床
	术后
	评估与紧急处理
	□ 体位：麻醉未清醒前取平卧位，头偏向一侧；清醒后可取低半卧位；4 ～ 6h 后，生命体征平稳，取半卧位
	□ 床边交接：意识、生命体征、皮肤、管路、术中出血及用药、手术范围等
	□ 立即给予心电监护、氧气吸入
	□ 护理评估及记录：完成术后护理评估（ADL、跌倒、坠床、压力性损伤、深静脉血栓、管路、疼痛等），及时准确书写手术转运交接单及护理记录单
	□ 导管护理：妥善固定引流管及导尿管，观察引流液 / 尿量的颜色及性质，保持管路通畅。每小时尿量应达 50mL 以上
	□ 切口护理：开腹术后予沙袋加压，查看患者有无切口渗血渗液，如发现异常，及时报告医生
	□ 疼痛管理：疼痛评估，遵医嘱行个体化镇痛并记录
	□ 心理护理：保护患者隐私，缓解不安情绪
	准确执行医嘱
	□ 准确用药（抗感染、止血、补液、护胃）
	□ 准确指导患者饮食
	健康教育
	□ 告知监护仪管理及吸氧注意事项，监护仪报警时及时告知护士
	□ 根据病情行术后饮食、体位、阴道出血的观察宣教，告知可能出现的情况及应对方式
	□ 引流管注意事项：避免受压、打折、弯曲，注意引流液量及尿量
	□ 协助患者床上大小便，指导行踝泵运动训练
	□ 鼓励患者术后早期下床活动，告知首次下床活动方法
	□ 如出现任何不适，及时告知医务人员
	按分级护理原则巡视，评估措施落实效果，并做好记录
	□ 按分级护理原则巡视病房，观察生命体征、意识、阴道出血、引流液、尿量、疼痛、切口渗血渗液情况，有异常时告知医生并记录
术后第一天至出院前一天	评估与处理
	□ 观察引流管及导尿管是否通畅、妥善固定及引流液的颜色、性质、量
	□ 评估排气、排便情况，评估尿潴留情况

续表

时间	护理工作
术后第一天至出院前一天	□ 观察患者切口有无渗血渗液、血肿、感染、裂开等情况
	□ 动态评估疼痛、深静脉血栓、营养风险，密切关注下肢皮肤情况，进行营养评估
	准确执行医嘱
	□ 遵医嘱用药
	□ 监测生命体征
	□ 预防深静脉血栓：鼓励患者早期床上床下活动，遵医嘱为患者行气压泵治疗及药物治疗
	□ 观察患者排气、排便情况，72h 未排气者及时报告医生，遵医嘱治疗
	□ 保持引流通畅，观察引流液量及性质，有异常时及时告知医生
	□ 依数字评分法，疼痛评分≥ 3 分时遵医嘱镇痛治疗
	□ 保持会阴清洁，留置尿管者，每日外阴擦洗 2 次
	健康教育
	□ 康复锻炼：病情允许时教会患者自我护理方法，如翻身、坐起、穿衣、上下床单位、行走（渐进下床）、踝泵运动、盆底肌恢复运动等
	□ 饮食：遵医嘱指导患者由流食逐渐过渡至普食，避免进食引起腹胀的食物，如牛奶、豆制品、糖类
	□ 安全风险防范：预防跌倒、坠床、压疮、深静脉血栓、管道滑脱、自伤及伤人等
	□ 用药指导：告知药物名称、作用、用法、常见不良反应
	□ 管路指导：宫颈癌患者术后需带 7 ～ 14d 导尿管，长期带导尿管期间告知患者多饮水，每日饮水量大于 2000mL，保持外阴清洁干燥
	□ 其他：告知疾病恢复期的注意事项
	按分级护理原则巡视，评估措施落实效果，并做好记录
	□ 按分级护理原则巡视病房，观察生命体征、疼痛、尿量、引流液情况、下肢皮肤、阴道出血、切口、排气排便情况，有异常或者动态变化时告知医生并记录
出院当天	□ 告知出院流程，发放出院小结及出院带药
	□ 依据病情，结合出院小结给予出院指导（包括复诊时间、服药指导、饮食指导、活动及休息指导、性生活及盆浴指导等），不适随诊
	□ 带导尿管出院者，保持导尿管通畅，每周更换尿袋 1 次，多饮水，保持会阴部清洁干燥
	□ 完成出院准备度调查及满意度调查
出院后延伸	□ 出院 2 周内电话回访
	□ 血栓高危患者出院 2 周、1 个月、3 个月进行电话回访
	□ 在公众号定期推送相关健康知识
	□ 在微信群随时答疑解惑

第二节　黄体破裂临床护理路径

时间	护理工作
入院时	评估与紧急处理
	□ 评估阴道出血及腹痛情况，对血压持续下降者遵医嘱立即建立静脉通路
	□ 首次评估患者症状体征（意识、血压、脉搏、言语、认知、疼痛等）、辅助检查结果并记录
	立即告知医生进行综合评估
	□ 完善相关辅助检查，积极配合治疗
	□ 评估患者健康史（一般情况、既往史、家族史、用药史）、心理－社会状况
	健康教育
	□ 环境介绍：病区环境、病室规范、呼叫器的使用、人员介绍（主管医生、病区主任、护士长、责任护士）
	□ 饮食：暂禁饮食
	□ 阳性体征：指导家属关注患者意识、腹痛及阴道流血情况，如出现任何不适，及时告知医务人员
	□ 心理：告知保持良好心态，避免紧张、焦虑
	□ 特殊检查治疗前指导：告知目的、配合事项及注意事项（腹部彩超等）
	□ 安全风险防范指导：告知电源及微波炉的正确使用、防火防盗、防跌倒等；避免不良刺激如用力排便、用力咳嗽、情绪过分激动等易诱发腹内压升高的因素
入院第一天	准确执行医嘱
	□ 建立静脉通路，给予心电监护、氧气吸入，遵医嘱进行血液检查、心电图等
	□ 遵医嘱完善相关检查，关注阳性体征，动态护理评估
	按分级护理原则巡视，评估措施落实效果，并做好记录
	□ 按分级护理原则巡视病房，观察患者意识、腹痛、阴道出血情况、生命体征、阳性体征，必要时行急诊术前准备
手术当天	术前
	□ 术前宣教，关注心理，消除焦虑和恐惧
	□ 遵医嘱备血、皮试、备好患服
	□ 术前禁食 6h，禁水 2 ～ 4h
	□ 更换手术服；与手术室护士当面交接，检查腕带、手术标记、术中带药等；及时、准确填写手术转运交接单
	□ 备心电监护、持续吸氧装置，铺麻醉床
	术后
	评估与紧急处理
	□ 床边交接患者意识、皮肤、管道等，及时、准确填写手术转运交接单及护理记录单

续表

时间	护理工作
手术当天	□ 观察有无切口渗血渗液、阴道出血、腹痛、腹胀等情况，有异常情况时及时报告医生
	准确执行医嘱
	□ 给予吸氧、心电监护，遵医嘱给予抗感染、止血、补液等对症处理
	健康教育
	□ 告知心电监护仪、管路功能及注意事项
	□ 指导患者床上翻身，根据病情抬高床头，给予管道、饮食、疼痛等健康指导
	按分级护理原则巡视，评估措施落实效果，并做好记录
	□ 按分级护理原则巡视病房，动态评估患者（BI 评分、跌倒评分、Caprini 评分、疼痛等），妥善固定引流管，保持引流管通畅，观察引流液的量及性质，如发现异常，及时告知医生
术后第一天至出院前一天	评估与处理
	□ 观察患者有无眼涩、腹痛、腹胀、肩背疼痛等情况，必要时协助患者适当活动，帮助缓解
	□ 术后观察患者排气、排便情况，48 ～ 72h 未排气者及时报告医生，遵医嘱给予排气、排便药物，指导患者使用并观察效果
	准确执行医嘱
	□ 保持引流通畅，观察引流液颜色、量及性质
	□ 保持会阴清洁，对留置导尿管者，每日擦洗会阴 2 次，拔管后观察是否自解小便
	健康教育
	□ 康复锻炼：病情允许时教会患者自我护理方法，如翻身、坐起、穿衣、上下床单位、行走（渐进下床）等
	□ 饮食：行渐进进食指导（流食 – 半流食 – 普食）
	□ 安全风险防范：预防跌倒、坠床、压疮、肺部感染、深静脉血栓、管道滑脱等
	□ 用药指导：告知药物名称、作用、用法、常见不良反应
	□ 管路指导：告知各种管路的观察及保护、拔管前后的注意事项等
	□ 其他：告知疾病恢复期的注意事项
	按分级护理原则巡视，评估措施落实效果，并做好记录
	□ 按分级护理原则巡视病房，动态评估患者（阴道出血、切口敷料情况、BI 评分、跌倒评分、Caprini 评分、疼痛等）
出院当天	□ 告知出院流程，发放出院小结及出院带药
	□ 结合出院小结给予出院指导（包括遵医嘱复诊、服药指导、饮食指导、不适随诊等）
	□ 术后禁性生活及盆浴 1 个月
	□ 完成满意度及出院准备度调查，送患者出病区
出院后延伸	□ 出院 2 周内电话回访
	□ 血栓高危患者出院 2 周、1 个月、3 个月电话回访
	□ 在公众号定期推送相关健康知识，随时答疑解惑

第三节　子宫脱垂临床护理路径

时间	护理工作
入院时	评估与紧急处理
	□ 测量生命体征
	□ 完成首次护理评估（ADL、跌倒、坠床、压力性损伤、深静脉血栓、管路、疼痛、营养等）
	立即告知医生进行病情综合评估
	□ 完善相关辅助检查，积极配合治疗
	□ 评估患者健康史（一般情况、既往史、家族史、生育史）、心理－社会状况，评估患者有无下坠感、腰背酸痛、阴道脱出肿物程度及有无破溃、感染等，评估患者有无排便困难、排尿困难、尿潴留、压力性尿失禁，有无尿频、尿急、尿痛等
	准确执行医嘱
	□ 遵医嘱行阴道消毒等对症处理；完善心电图检查、血液检查
入院第一天	评估与处理
	□ 观察患者阴道肿物脱出情况，若有破溃、感染、体温升高，及时通知医生
	□ 6h 内完成相关护理评估（ADL、跌倒、坠床、压力性损伤、深静脉血栓、管路、疼痛、营养等）
	准确执行医嘱
	□ 遵医嘱正确阴道用药，一般使用 0.5% 碘伏行阴道擦洗上药，或遵医嘱加用其他药物，完善相关检查
	健康教育
	□ 环境介绍：病区环境、病室规范、呼叫器的使用、人员介绍（主管医生、病区主任、护士长、责任护士）
	□ 饮食：进食易消化食物
	□ 药物：告知口服药、静脉药、外用药等的名称、剂量、作用、用法、不良反应及注意事项等
	□ 心理：告知保持良好心态，避免情绪激动
	□ 特殊检查治疗前指导：告知目的、配合事项及注意事项（妇科检查、MRA 等）
	□ 安全风险防范指导：避免任何不良刺激如用力排便、用力咳嗽、超重负荷（举重、蹲位、长期站立）等加剧子宫脱垂的因素；预防跌倒、坠床、压疮、肺部感染、深静脉血栓、管道滑脱、自伤及伤人，告知电源及微波炉的正确使用、防火防盗等
	按分级护理原则巡视，评估措施落实效果，并做好记录
	□ 按分级护理原则巡视病房，观察患者意识、生命体征、阳性体征、阴道肿物脱出情况
手术前一天	评估与处理
	□ 评估有无阳性体征，查看患者相关血液检查（如血糖、肝肾功能）结果、心电图结果，如有异常，及时告知医生并记录
	准确执行医嘱

续表

<table>
<tr><th>时间</th><th>护理工作</th></tr>
<tr><td rowspan="12">手术前一天</td><td>□ 遵医嘱阴道用药</td></tr>
<tr><td>□ 遵医嘱备血、备皮、脐部护理</td></tr>
<tr><td>□ 遵医嘱为患者行肠道准备</td></tr>
<tr><td>健康教育</td></tr>
<tr><td>□ 术前禁食 6h、禁水 2h，备好患服</td></tr>
<tr><td>□ 遵医嘱肠道准备，服用泻药或灌肠</td></tr>
<tr><td>□ 术前保持良好睡眠，关注心理，消除焦虑和恐惧</td></tr>
<tr><td>□ 沐浴，去除饰物及义齿，备齐术后用物（中单、便盆等）</td></tr>
<tr><td>□ 皮肤及阴道准备</td></tr>
<tr><td>按分级护理原则巡视，评估措施落实效果，并做好记录</td></tr>
<tr><td>□ 按分级护理原则巡视病房，观察患者意识、生命体征、阳性体征、阴道肿物脱出情况、肠道准备情况</td></tr>
<tr><td>术前</td></tr>
<tr><td rowspan="19">手术当天</td><td>□ 确认患者是否空腹、是否在生理期，摘除患者各种活动性物品及义齿</td></tr>
<tr><td>□ 术晨更换患服，遵医嘱术前（手术当日）留置导尿管</td></tr>
<tr><td>□ 与手术室护士当面交接，检查腕带、手术标记、术中带药等，及时、准确填写手术转运交接单</td></tr>
<tr><td>术后</td></tr>
<tr><td>评估与紧急处理</td></tr>
<tr><td>□ 术后床边交接，及时、准确填写手术转运交接单等</td></tr>
<tr><td>□ 立即给予心电监护、氧气吸入，测量生命体征并记录</td></tr>
<tr><td>□ 完成术后其他护理评估（ADL、跌倒、坠床、压力性损伤、深静脉血栓、管路、疼痛、营养等）</td></tr>
<tr><td>□ 向患者及家属做手术后健康宣教</td></tr>
<tr><td>□ 妥善固定引流管，观察引流液量、颜色、性质及尿量</td></tr>
<tr><td>□ 查看患者有无切口流血、阴道出血、阴道排液、腹痛、腹胀等，发现异常时及时报告医生</td></tr>
<tr><td>准确执行医嘱</td></tr>
<tr><td>□ 根据医嘱指导患者饮食</td></tr>
<tr><td>□ 根据医嘱准确用药</td></tr>
<tr><td>健康教育</td></tr>
<tr><td>□ 告知监护仪管理及吸氧注意事项</td></tr>
<tr><td>□ 根据病情行术后饮食、体位、阴道出血及引流液的观察宣教，告知可能出现的情况及应对方式</td></tr>
<tr><td>□ 告知引流管护理注意事项</td></tr>
</table>

续表

时间	护理工作
手术前一天	□ 告知患者床上活动及注意事项
	□ 告知踝泵运动方法以及家属防血栓按摩的方法
	□ 告知患者及家属如出现任何不适，及时告知医务人员
	按分级护理原则巡视，评估措施落实效果，并做好记录
	□ 按分级护理原则巡视病房，观察生命体征、血氧饱和度、意识、阴道出血情况、引流液、疼痛，如有异常，告知医生并记录
术后第一天至出院前一天	评估与处理
	□ 观察引流管是否通畅及引流液的颜色、性质、量
	□ 观察患者排气、排便情况
	准确执行医嘱
	□ 遵医嘱用药
	□ 遵医嘱监测生命体征
	□ 告知患者术后平卧 7 ～ 10d，避免增加腹压，鼓励患者早期床上活动
	□ 观察患者排气、排便情况，72h 未排气者及时报告医生，必要时遵医嘱使用缓泻剂
	□ 保持引流通畅
	□ 依数字评分法，疼痛评分≥ 4 分时遵医嘱用药
	□ 保持会阴清洁，对留置导尿管者，每日外阴擦洗 2 次
	健康教育
	□ 指导患者床上适当运动及首次下床活动
	□ 饮食：避免进食引起腹胀的食物，如牛奶、豆制品、糖类
	□ 安全风险防范：预防跌倒、坠床、压疮、深静脉血栓、管道滑脱、自伤及伤人等
	□ 用药指导：告知药物名称、作用、用法、常见不良反应
	□ 管路指导：告知导尿管及引流管的观察及保护等
	□ 其他：告知疾病恢复期的注意事项
	□ 告知患者及家属如出现任何不适，及时告知医务人员
	按分级护理原则巡视，评估措施落实效果，并做好记录
	□ 按分级护理原则巡视病房，观察生命体征、疼痛、尿量、引流液情况、阴道出血情况，有异常或者动态变化时告知医生并记录
出院当天	□ 复核住院费用，发放出院须知，讲解并签字，发放出院小结及出院带药
	□ 出院后 1 个月后复诊，不适随诊
	□ 告知患者休息 1 个月，注意卫生、休息、营养
	□ 结合出院小结给予出院指导（术后禁性生活及盆浴 3 个月，6 个月内避免重体力劳动），完成出院准备度调查
出院后延伸	□ 出院 2 周内电话回访
	□ 血栓高危患者出院 2 周、1 个月、3 个月电话回访

第四节 排卵障碍性异常子宫出血临床护理路径

时间	护理工作
入院时	评估与紧急处理
	□ 测量生命体征
	□ 观察患者腹痛、阴道出血排液（颜色、性质及量），保持会阴清洁并记录
	立即告知医生进行病情综合评估
	□ 完善相关辅助检查，积极配合治疗
	□ 评估患者健康史（一般情况、月经史、婚育史、避孕措施等）、有无贫血和感染征象、身心状况（有无贫血貌、出血点和其他病态）
	准确执行医嘱
	□ 观察腹痛、阴道出血排液等情况，保持会阴清洁
	□ 遵医嘱完善心电图检查
入院第一天	评估与处理
	□ 6h 内完成相关护理评估（ADL、跌倒、坠床、压力性损伤、深静脉血栓、管路、疼痛、营养等）
	□ 按分级护理原则巡视病房，观察是否为贫血貌，双下肢有无水肿、乏力，有无头晕等不适；重点关注阳性体征如阴道出血、血压异常，告知医生并记录
	准确执行医嘱
	□ 完善术前相关检查
	□ 根据医嘱进行用药指导
	健康教育
	□ 环境介绍：病区环境、病室规范、呼叫器的使用、人员介绍（主管医生、病区主任、护士长、责任护士）
	□ 饮食：多食高蛋白及含铁量高的食物，纠正贫血
	□ 药物：告知口服药、静脉药等的名称、剂量、作用、用法、不良反应及注意事项等，高血压患者规律服药，切忌血压忽高忽低，遵医嘱服用降糖药物、降脂药物
	□ 阳性体征：指导家属关注患者阴道流血量，保持外阴清洁，注意经期卫生，避免感染，如出现任何不适，及时告知医务人员
	□ 心理：告知保持良好心态，避免情绪激动
	□ 特殊检查治疗前指导：告知目的、配合事项及注意事项（MRA、彩超等）
	□ 安全风险防范指导：预防跌倒、坠床、压疮、深静脉血栓、管道滑脱、自伤及伤人，告知电源及微波炉的正确使用、贵重物品保管等
	按分级护理原则巡视，评估措施落实效果，并做好记录
	□ 按分级护理原则巡视病房，观察生命体征、血氧饱和度、意识、阴道出血情况、引流液、疼痛，如有异常，告知医生并记录

续表

时间	护理工作
手术前一天	评估与处理
	□ 评估有无阳性体征及有无口服抗血小板药物、抗凝药物，查看患者相关血液检查（如血糖、肝肾功能）结果、心电图结果，如有异常，及时报告医生并记录
	准确执行医嘱
	□ 根据分级护理原则巡视病房，观察是否为贫血貌，双下肢有无水肿、乏力，有无头晕等不适，如有异常，告知医生并记录
	□ 行术前准备
	健康教育
	□ 术前禁食 6h、禁水 2h，备好患服
	□ 术前保持良好睡眠
	□ 备齐术后用物（大 / 小便器、中单、吸管等）
	按分级护理原则巡视，评估措施落实效果，并做好记录
	□ 按分级护理原则巡视病房，观察生命体征
手术当天	术前
	□ 术前禁食 6h、禁水 2h，不禁药，摘除患者各种活动性物品及义齿
	□ 查看手术部位标识、术中带药是否齐全
	术后
	评估与紧急处理
	□ 立即给予心电监护、氧气吸入，测量生命体征、血氧饱和度，意识
	□ 手术当日床边交接，及时、准确填写手术转运交接单等
	□ 保持引流通畅，观察阴道出血、阴道排液、腹痛、腹胀等，如发现异常，及时报告医生
	□ 指导患者床上适当运动
	准确执行医嘱
	□ 遵医嘱给予药物治疗
	健康教育
	□ 告知心电监护仪、管路功能及注意事项
	□ 根据病情行术后饮食、体位、康复锻炼指导，告知可能出现的情况及应对方式
	□ 告知患者及家属如出现任何不适，及时告知医护人员
	按分级护理原则巡视，评估措施落实效果，并做好记录
	□ 按分级护理原则巡视病房，观察生命体征、血氧饱和度、意识、疼痛、阴道出血情况，如有异常，告知医生并记录
术后第一天至出院前一天	评估与处理
	□ 手术后遵医嘱监测生命体征，观察患者阴道出血情况，保持会阴清洁，对留置导尿管者，每日会阴擦洗 2 次
	准确执行医嘱

续表

时间	护理工作
术后第一天至出院前一天	□ 根据医嘱给予抗感染、止血等对症治疗
	健康教育
	□ 饮食：高蛋白、高维生素、高铁饮食
	□ 鼓励患者早期下床活动
	□ 用药指导：告知药物名称、作用、用法、常见不良反应
	□ 其他：告知疾病恢复期的注意事项
	□ 告知患者及家属如出现任何不适，及时告知医护人员
	按分级护理原则巡视，评估措施落实效果，并做好记录
	□ 按分级护理原则巡视病房，观察生命体征、血氧饱和度、意识、疼痛、阴道出血情况，如有异常，告知医生并记录
出院当天	□ 复核住院费用，发放出院须知，讲解并签字，发放出院小结及出院带药
	□ 结合出院小结给予出院指导(包括遵医嘱复诊、服药指导、饮食指导、康复训练、血压血糖监测、不适随诊等)，让患者及家属口述服药及康复注意事项
	□ 完成满意度调查，送患者出病区
出院后延伸	□ 出院 2 周内电话回访
	□ 血栓高危患者出院 2 周、1 个月、3 个月电话回访

第五节　异位妊娠临床护理路径

时间	护理工作
入院时	评估与紧急处理
	□ 测量生命体征
	□ 观察患者症状体征(腹痛、阴道流血、肛门坠胀感)，保持会阴清洁并记录；向患者详细说明卧床休息、24h 留陪的必要性
	健康教育
	□ 环境介绍：病区环境、病室规范、呼叫器的使用、人员介绍(主管医生、病区主任、护士长、责任护士)
	□ 饮食：暂禁饮食
	□ 阳性体征：指导家属关注患者意识、腹痛及阴道流血情况，如出现任何不适，及时告知医务人员
	□ 心理：告知保持良好心态，避免紧张、焦虑

续表

时间	护理工作
入院时	□ 特殊检查治疗前指导：告知目的、配合事项及注意事项（腹部彩超等）
	□ 安全风险防范指导：告知电源及微波炉的正确使用、防火防盗、预防跌倒等；避免任何不良刺激如用力排便、用力咳嗽、情绪过分激动等易诱发腹内压升高的因素
入院第一天	立即告知医生进行病情综合评估
	□ 6h 内完成相关评估（ADL、跌倒、坠床、压力性损伤、深静脉血栓、管路、疼痛、营养等）
	□ 评估患者健康史（一般情况、既往史、家族史、用药史）、心理 – 社会状况
	□ 遵医嘱给予术前准备，关注心理，消除焦虑和恐惧
	准确执行医嘱
	□ 审核医嘱，告知患者辅助检查预约时间及注意事项，完善心电图检查、血液检查
	□ 观察阴道出血及腹痛情况，保持会阴清洁
	□ 对急诊患者做好腹腔穿刺和床边彩超准备
	□ 禁止阴道及肠道准备，禁性生活
手术当天	□ 术前禁食 6h、禁水 2h，不禁药（急诊手术除外）
	□ 沐浴，脐部清洁，去除饰物及义齿，准备中单、便盆等
	□ 备齐术中使用的甲氨蝶呤
	□ 术晨更换患服，与手术室护士当面交接，检查腕带、手术标记、术中带药等，及时、准确填写手术转运交接单
	术后评估与紧急处理
	□ 术后床边交接，及时、准确填写手术转运交接单等
	□ 心电监护、吸氧 8h，遵医嘱术后 8h 进流食；保持引流通畅，观察有无切口出血、阴道出血、阴道排液、腹痛、腹胀等，如发现异常，及时报告医生
	准确执行医嘱
	□ 根据医嘱给予药物治疗
	□ 手术后遵医嘱监测生命体征，观察患者有无眼涩、肩背疼痛，必要时遵医嘱进行处理
	□ 观察患者排气、排便情况，72h 未排气者及时报告医生，保持引流通畅
	□ 依数字评分法，疼痛评分≥ 4 分时遵医嘱用药
	健康教育
	□ 告知心电监护仪、管道功能及注意事项
	□ 根据病情行术后饮食、体位、康复锻炼指导，告知可能出现的情况及应对方式
	□ 告知患者及家属如出现任何不适，及时告知医务人员
	按分级护理原则巡视，评估措施落实效果，并做好记录
	□ 按分级护理原则巡视病房，观察生命体征、血氧饱和度、意识、疼痛、阴道出血情况，如有异常，告知医生并记录

续表

时间	护理工作
术后第一天	评估与处理
	□ 手术后遵医嘱监测生命体征，鼓励患者早期下床活动，依数字评分法，疼痛评分≥ 4 分时遵医嘱用药，保持会阴清洁
	准确执行医嘱
	□ 根据医嘱给予药物治疗
	健康教育
	□ 鼓励患者早期下床活动
	□ 指导患者行踝泵运动，预防深静脉血栓
	□ 保持会阴清洁，对留置导尿管者，每日擦洗 2 次
	□ 遵医嘱每周定期复查 HCG 及肝功能，关注结果，及时报告医生
	□ 禁性生活及盆浴 1 个月
出院当天	□ 复核住院费用，发放出院须知，讲解并签字
	□ 告知出院流程，发放出院小结及出院带药
	□ 结合出院小结给予出院指导（包括遵医嘱复诊、服药指导、饮食指导、科学避孕、不适随诊等），让患者及家属复述服药及康复注意事项
	□ 完成出院满意度调查，送患者出病区
出院后延伸	□ 出院 2 周内电话回访
	□ 观察腹痛及阴道出血情况，如有异常，及时就诊
	□ 出院后每周复查 HCG 至正常值，1 个月后复诊，不适随诊

第六节　前置胎盘临床护理路径

时间	护理工作
入院时	评估与紧急处理
	□ 询问病史，测量生命体征，行床边心电图，完善首次护理及其他入院评估
	□ 准确记录阴道出血量，行胎心监护，必要时立即建立静脉通路
	立即告知医生进行病情综合评估
	□ 完善相关辅助检查，积极配合治疗
	□ 评估孕妇健康史（一般情况、孕产史、既往史、家族史、用药史）、心理－社会状况
	准确执行医嘱

续表

时间	护理工作
入院时	□ 遵医嘱完善各项生化检查，建立静脉通路，使用宫缩抑制药物
	□ 遵医嘱行专科检查及胎心监护，必要时行术前准备
	按分级护理原则巡视，评估措施落实效果，并做好记录
	□ 密切关注孕妇生命体征、胎心、宫缩、阴道出血量及药物不良反应
	□ 行防坠床、跌倒安全教育，家属留陪
入院第一天	评估与处理
	□ 按分级护理原则巡视病房，观察孕妇生命体征、胎心、宫缩、阴道出血量，如有异常，及时告知医生并记录
	□ 6h 内完成相关护理评估（BI 评分、跌倒、坠床、压力性损伤、深静脉血栓、营养评估、疼痛等）
	准确执行医嘱
	□ 遵医嘱使用宫缩抑制药物，孕周小于 34 周者，遵医嘱肌内注射地塞米松，以促进胎儿肺成熟
	□ 遵医嘱完善相关辅助检查，观察腹痛及阴道出血情况，行会阴擦洗，预防感染
	健康教育
	□ 环境介绍：病区环境、病室规范、呼叫器的使用、人员介绍（主管医生、病区主任、护士长、责任护士）
	□ 饮食：暂禁饮食
	□ 药物：告知口服药、静脉药等的名称、剂量、作用、用法、不良反应及注意事项等
	□ 阳性体征：指导家属关注患者意识、腹痛及阴道流血情况，如出现任何不适，及时告知医务人员
	□ 心理：告知保持良好心态，避免紧张、焦虑
	□ 特殊检查治疗前指导：告知目的、配合事项及注意事项（腹部彩超等）
	□ 安全风险防范指导：告知电源及微波炉的正确使用、防火防盗、防跌倒等，避免任何不良刺激如用力排便、用力咳嗽、情绪过分激动等易诱发腹内压升高的因素
	按分级护理原则巡视，评估措施落实效果，并做好记录
	□ 按分级护理原则巡视病房，观察孕妇生命体征、胎心、宫缩、阴道出血量及 24h 液体出入量
手术当天	术前
	□ 术前 6h 禁食水，备皮，导尿，摘除患者各种饰品
	□ 查看手术部位标识、术中带药是否齐全，准备婴儿车及物品
	评估与处理
	□ 评估孕妇胎心、阴道出血（颜色及量），监测生命体征，做好抢救及术前准备
	准确执行医嘱
	□ 立即给予心电监护、氧气吸入，测量生命体征、血氧饱和度，准备腹部压沙袋
	□ 遵医嘱观察腹部切口敷料有无渗血、子宫收缩情况、阴道出血情况

续表

时间	护理工作
手术当天	□ 遵医嘱促进子宫收缩、预防感染、补充血容量
	□ 注意管道护理，遵医嘱记录出入量，行会阴擦洗
	□ 遵医嘱行乳房按摩、双下肢气压泵治疗
	□ 遵医嘱行新生儿护理
	健康教育
	□ 向产妇及家属讲解术后相关注意事项，注意观察阴道出血量，保持会阴清洁干燥，增加舒适度；留置导尿管期间避免弯折、扭曲及翻身时的拉扯；鼓励多翻身，早期下床活动；观察子宫收缩，进行腹部按摩，促进肠蠕动，预防腹胀发生；术后未排气时进食无糖半流食，少量多餐
	□ 指导母乳喂养（如新生儿转科应指导人工挤奶）
	按分级护理原则巡视，评估措施落实效果，并做好记录
	□ 按分级护理原则巡视病房，观察孕妇生命体征、宫缩、阴道出血量及 24h 液体出入量
术后第一天至出院前一天	评估与处理
	□ 观察生命体征、乳房充盈情况、子宫收缩、阴道出血、24h 液体出入量等，如有不适，及时告知医生并记录
	□ 观察输液通道、尿管是否通畅
	准确执行医嘱
	□ 根据病情给予止血、促排气、促进子宫复旧、补铁、补钙等对症治疗
	□ 遵医嘱复查血常规、凝血功能
	□ 遵医嘱行乳房按摩、双下肢气压泵治疗
	□ 遵医嘱给予维生素 K_1 注射，预防新生儿颅内出血，行新生儿预防接种、新生儿疾病筛查及听力筛查
	健康教育
	□ 观察子宫收缩、阴道出血情况
	□ 饮食指导：术后未排气时进食无糖半流食，排便后进食高热量、高蛋白、高维生素、含铁丰富的食物
	□ 用药指导：告知药物名称、作用、用法、常见不良反应
	□ 拔除导尿管后下床活动，尽早小便（排尿困难者必要时留置导尿管）
	□ 指导产妇喂母乳、新生儿护理，观察黄疸变化，新生儿出生 72h 采足跟血筛查疾病
	按分级护理原则巡视，评估措施落实效果，并做好记录
	□ 按分级护理原则巡视病房，观察患者子宫收缩、阴道出血情况
出院当天	□ 指导患者办理出院手续
	□ 指导患者办理相关证明，如出生医学证明等
	□ 出院健康指导
	□ 告知 1 个月后门诊复诊

续表

时间	护理工作
出院后延伸	□ 出院 2 周内电话回访
	□ 血栓高危患者出院 2 周、1 个月、3 个月电话回访

第七节　产后出血临床护理路径

时间	护理工作
阴道出血≥300mL时	评估与紧急处理
	□ 按分级护理原则巡视病房，观察患者意识、呼吸、血压和脉搏等生命体征，了解患者的既往史、分娩过程和分娩方式等信息，以便更好地判断病情严重程度
	□ 首次评估患者症状体征（意识、瞳孔、认知、疼痛等）、辅助检查结果并记录
	立即告知医生进行病情综合评估
	□ 完善相关辅助检查，积极配合治疗
	□ 评估患者阴道出血量，检查宫底高度，检查有无产道裂伤，检查胎盘是否完整
	准确执行医嘱
	□ 遵医嘱使用缩宫素、前列腺素类药物；子宫按摩；备血，急查凝血功能一套
	健康教育
	□ 饮食：根据出血情况给予相应的饮食指导
	□ 药物：告知口服药、静脉药、外用药等的名称、剂量、作用、用法、不良反应及注意事项等
阴道出血≥300mL时	□ 阳性体征：指导家属关注患者阴道流血，如出现任何不适，及时告知医务人员
	□ 心理：告知保持良好心态，避免情绪激动、紧张、恐惧
	□ 特殊检查治疗前指导：告知目的、配合事项及注意事项（腹部超声等）
	□ 安全风险防范指导：预防跌倒、坠床、压疮、深静脉血栓、管道滑脱、自伤及伤人；避免任何不良刺激，避免过度兴奋，指导产妇母乳喂养，及时排空膀胱，保持会阴清洁干燥，勤换会阴垫，饮食清淡，易消化
	按分级护理原则巡视，评估措施落实效果，并做好记录
	□ 按分级护理原则巡视病房，观察生命体征，保暖、吸氧，做好记录
产后阴道出血≥500mL时	评估与紧急处理
	□ 监测生命体征、出血量及尿量，开放静脉通路，予心电监护、氧气吸入，进行实验室检查（血常规、凝血功能、肝肾功能等）并动态监测
	□ 必要时使用宫腔纱布填塞、子宫压迫缝合术、盆腔血管结扎术、经导管动脉栓塞术、子宫切除术；复查血常规、凝血功能，交叉配血，积极联系血库，申请输血
	准确执行医嘱

续表

时间	护理工作
产后阴道出血≥500mL时	□ 遵医嘱正确用药，积极配合抢救
	□ 关注产妇肝肾功能、凝血功能及尿量；如血红蛋白每下降 10g/L，估计出血量约为 400mL、中心静脉压下降 $2cmH_2O$ 等
	健康教育
	□ 体位：绝对卧床休息，注意保暖并保证足够的睡眠时间，保持室内环境安静
	□ 疾病知识介绍：母亲与新生儿早接触、早吸吮能够促进子宫收缩，减少产后出血，保持外阴清洁，预防感染，产后 4h 内排空膀胱
	□ 饮食：高热量、高蛋白、高维生素、富含铁的饮食为主
	□ 告知患者及家属如出现任何不适，及时告知医务人员
	按分级护理原则巡视，评估措施落实效果，并做好记录
	□ 按分级护理原则巡视病房，观察产妇意识、皮肤颜色、生命体征、宫底高度、子宫收缩、阴道出血量及尿量
出血控制住时	评估与处理
	□ 按分级护理原则巡视病房，观察患者意识、面色及有无头晕、乏力
	□ 产后出血的预防措施：包括产前检查、合理使用缩宫剂、避免产程延长等
	准确执行医嘱
	□ 遵医嘱给予患者补液等对症治疗
	□ 给予心理、饮食营养支持
	健康教育
	□ 产妇应坚持哺乳，母乳喂养有助于减少产后出血和促进子宫复旧
	□ 康复锻炼：产妇在血红蛋白上升、体力恢复正常后方可下床活动，活动应循序渐进，逐渐增加活动量，逐渐恢复自理能力
	□ 饮食：加强营养，以高蛋白、高维生素、高热量及富含胶原蛋白的食物为主，注意补充体液。多食富含铁的食物，如瘦肉、动物内脏等，少食多餐，易消化饮食
	□ 用药指导：告知药名、作用、用法、常见不良反应
	□ 告知患者及家属如出现任何不适，及时告知医务人员
	按分级护理原则巡视，评估措施落实效果，并做好记录
	□ 按分级护理原则巡视病房，观察产妇意识、面色及是否头晕、乏力，并做好记录
出院当天	□ 复核住院费用，发放出院须知，讲解并签字，发放出院小结及出院带药
	□ 告知复诊、随诊、产后康复、饮食、服药等注意事项，完成出院准备度调查
	□ 告知产妇出院后继续观察子宫复旧及恶露情况，产后 42d 禁性生活，并指导产妇选择合适的避孕措施
	□ 完成满意度调查，送患者出病区
出院后延伸	□ 出院 2 周内及 1 个月电话回访
	□ 通过微信群联系，随时答疑解惑
	□ 如出院后血红蛋白低于 70g/L、血小板计数低于 $50 \times 10^9/L$，应及时就医

第十一章 儿科常见疾病临床护理路径

第一节　新生儿窒息临床护理路径

时间	护理工作
入院时	评估与紧急处理
	□ 评估患儿胎龄、羊水、肌张力、哭声或呼吸是否正常
	□ 置患儿于辐射台保暖，测量心率、呼吸频率，将患儿处于鼻吸气体位，畅通气道，必要时清理呼吸道，保持呼吸道通畅，用手轻拍、手指弹新生儿足底或摩擦背部 2 次，诱发自主呼吸
	立即告知医生进行综合评估
	□ 评估患儿呼吸频率、心率，监测血氧饱和度，必要时予正压通气或气管插管，配合医生胸外心脏按压和人工呼吸恢复循环，并给予药物支持
	□ 完善相关辅助检查，积极配合治疗
	□ 评估患儿健康史：个人史、既往史、家族史、用药史、专科情况
	准确执行医嘱
	□ 遵医嘱合理给氧
	□ 遵医嘱完善血气分析、电解质和血糖检查
	□ 遵医嘱静脉采血，建立静脉通路，纠正酸中毒
入院第一天	评估与处理
	□ 密切关注患儿生命体征及血氧饱和度，观察意识、瞳孔、前囟张力、抽搐、大小便等，如有异常，告知医生处理并记录，注意保护性隔离
	□ 6h 内完成相关护理评估（新生儿科首次评估、疼痛评分、皮肤风险评分）
	准确执行医嘱
	□ 遵医嘱将患儿入温箱，维持体温稳定，协助完善相关检查
	□ 根据情况亚低温治疗
	□ 保持呼吸道通畅，做好用氧护理

续表

时间	护理工作
入院第一天	□ 遵医嘱正确用药，改善循环、凝血功能，防治颅内压升高，控制惊厥
	□ 监测电解质和血糖
	□ 监测胆红素水平
	□ 遵医嘱提供足够的热量，给予静脉补液和肠外营养支持
	健康教育
	□ 环境介绍：病区环境、病室规范、呼叫器的使用、人员介绍（主管医生、病区主任、护士长、责任护士），告知电源及微波炉的正确使用、防火防盗等
	□ 药物：向患儿家长介绍静脉药、外用药、口服药等的名称、剂量、作用、用法、不良反应及注意事项等
	□ 心理：向患儿家长解释新生儿窒息的病因、治疗方式、效果、预后，缓解家属焦虑
	按分级护理原则巡视，评估措施落实效果，并做好记录
	□ 密切关注患儿生命体征及血氧饱和度，观察意识、瞳孔、前囟张力、抽搐、大小便等，注意保护性隔离
入院第二天至出院前一天	评估与处理
	□ 密切关注患儿生命体征及血氧饱和度，观察意识、瞳孔、前囟张力、抽搐、呕吐、腹胀、大小便等，如有异常，告知医生处理并记录，注意保护性隔离
	准确执行医嘱
	□ 保持呼吸道通畅，做好用氧护理
	□ 遵医嘱正确用药，改善循环、凝血功能，防治颅内压升高，控制惊厥
	□ 定时监测血糖，维持血糖稳定
	□ 定时监测胆红素水平
	□ 遵医嘱采取合适的喂养方式，给予静脉补液和肠外营养支持
	按分级护理原则巡视，评估措施落实效果，并做好记录
	□ 密切关注患儿生命体征及血氧饱和度，观察意识、瞳孔、前囟张力、抽搐、呕吐、腹胀、大小便等，注意保护性隔离
出院当天	□ 复核住院费用，告知出院流程，发放出院小结及出院带药
	□ 核对患儿信息并交接物品
	□ 结合出院小结给予出院指导，包括遵医嘱复诊、服药指导、饮食指导、不适随诊等
	□ 对疑有功能障碍的患儿，指导家长尽早进行功能训练，嘱定期随访
	□ 指导家长按时做好预防接种
	□ 完成满意度调查，送患儿出病区
出院后延伸	□ 出院后 2 周内专科电话回访

第二节　新生儿呼吸窘迫综合征临床护理路径

时间	护理工作
入院时	评估与紧急处理
	□ 患儿入温箱，将患儿处于鼻吸气体位，清除呼吸道分泌物，测量生命体征，行心电监护、血氧饱和度监测并记录
	□ 首次评估患儿症状体征（如精神反应、呼吸频率、节律、深浅度、胸廓起伏状态、面色、全身皮肤颜色及肌张力等）、辅助检查结果并记录
	立即告知医生进行病情综合评估
	□ 完善血气分析及其他相关辅助检查，积极配合治疗
	□ 评估患儿健康史：个人史、既往史、家族史、用药史、专科情况
	准确执行医嘱
	□ 遵医嘱合理给氧
	□ 遵医嘱静脉采血，建立静脉通路，纠正酸中毒
入院第一天	评估与处理
	□ 密切监测患儿生命体征、呼吸频率、节律、深浅度、胸廓起伏、面色、全身皮肤颜色、肌张力、尿量等，如有异常，告知医生并记录
	□ 6h 内完成相关护理评估（新生儿科首次评估、疼痛评分、皮肤风险评分）
	准确执行医嘱
	□ 做好用氧护理，保持呼吸道通畅，完善相关检查
	□ 遵医嘱正确使用肺泡表面活性物质：用药前清理呼吸道，确定气管插管位置正确后，于气管插管内滴入药液，药液滴入后，遵医嘱用复苏囊加压给氧，原则上给药 6h 内不进行患儿呼吸道清理
	□ 监测血糖，维持血糖稳定
	□ 遵医嘱采取合理的喂养方式，给予静脉补液和肠外营养支持
	健康教育
	□ 环境介绍：病区环境、病室规范、呼叫器的使用、人员介绍（主管医生、病区主任、护士长、责任护士），告知电源及微波炉的正确使用、贵重物品保管等
	□ 药物：向患儿家长介绍静脉药、外用药、口服药等的名称、剂量、作用、用法、不良反应及注意事项等
	□ 心理：向患儿家长解释新生儿呼吸窘迫综合征的病因、治疗方式、效果、预后，缓解家属焦虑
	按分级护理原则巡视，评估措施落实效果，并做好记录
	□ 密切监测患儿生命体征、呼吸频率、节律、深浅度、胸廓起伏、面色、全身皮肤颜色、肌张力、尿量等

续表

时间	护理工作
入院第二天至出院前一天	评估与处理
	□ 密切监测患儿生命体征、呼吸频率、节律、深浅度、胸廓起伏、面色、全身皮肤颜色、肌张力、尿量等，如有异常，告知医生并记录
	准确执行医嘱
	□ 做好用氧护理，保持呼吸道通畅
	□ 遵医嘱正确用药
	□ 监测血糖，维持血糖稳定
	□ 定时监测胆红素水平
	□ 遵医嘱采取合适的喂养方式，给予静脉补液和肠外营养支持
	按分级护理原则巡视，评估措施落实效果，并做好记录
	□ 密切监测患儿生命体征、呼吸频率、节律、深浅度、胸廓起伏、面色、全身皮肤颜色、肌张力、尿量等
出院当天	□ 复核住院费用，告知出院流程，发放出院小结及出院带药
	□ 核对患儿信息并交接物品
	□ 结合出院小结给予出院指导，包括遵医嘱复诊、服药指导、饮食指导、不适随诊等
	□ 指导家长按时做好预防接种
	□ 完成满意度调查，送患儿出病区
出院后延伸	□ 出院后 2 周内专科电话回访

第三节　新生儿黄疸临床护理路径

时间	护理工作
入院时	评估与紧急处理
	□ 患儿入温箱，测量生命体征，监测经皮胆红素值，行心电监护、血氧饱和度监测并记录
	□ 首次评估患儿症状体征（反应、精神状态、吸吮力、肌张力、皮肤黏膜和巩膜的色泽、皮肤黄染的部位和范围）、辅助检查结果并记录
	立即告知医生进行病情综合评估
	□ 完善相关辅助检查，积极配合治疗
	□ 评估患儿健康史：个人史、既往史、家族史、用药史、专科情况

续表

时间	护理工作
入院时	准确执行医嘱
	□ 遵医嘱静脉采血，必要时建立静脉通路
	□ 遵医嘱实施光照疗法
入院第一天	评估与处理
	□ 注意观察患儿生命体征、反应、精神状态、肌张力、皮肤黏膜和巩膜的色泽、皮肤黄染的部位和范围，如出现拒食、嗜睡、肌张力减退等胆红素脑病的早期表现，及时告知医生并记录
	□ 6h 内完成相关护理评估（新生儿科首次评估、疼痛评分、皮肤风险评分）
	准确执行医嘱
	□ 遵医嘱行蓝光光疗，定时监测胆红素水平，协助完成各项检查
	□ 遵医嘱必要时实施换血疗法，使用白蛋白和酶诱导剂，纠正酸中毒
	□ 保证充足的水分和营养供应
	健康教育
	□ 环境介绍：病区环境、病室规范、呼叫器的使用、人员介绍（主管医生、病区主任、护士长、责任护士）
	□ 饮食：提倡母乳喂养，若为母乳性黄疸，可继续母乳喂养。如吃母乳后仍出现黄疸，患儿一般情况差，可考虑暂停母乳喂养，黄疸消退后再恢复母乳喂养
	□ 药物：告知口服药、静脉药、外用药等的名称、剂量、作用、用法、不良反应及注意事项等
	□ 阳性体征：指导家长观察患儿黄疸的范围、程度；有无拒食、嗜睡、肌张力减退等；观察大便颜色及排出情况，做好臀部护理
	□ 蓝光光疗指导：光疗前清洁皮肤，禁忌在皮肤上涂抹粉剂及油类；光疗时随时观察患儿眼罩、尿布有无脱落；注意观察患儿在光疗箱中的位置，及时纠正不良体位；观察光疗过程中患儿有无体温异常、烦躁、嗜睡、皮疹、呕吐、拒奶、腹泻等
	□ 安全风险防范指导：家长照看自己的宝宝，不能离开自己的视线范围，预防丢失、坠床、烫伤、自伤，告知电源及微波炉的正确使用、防火防盗等
	按分级护理原则巡视，评估措施落实效果，并做好记录
	□ 注意观察患儿生命体征、反应、精神状态、肌张力、皮肤黏膜和巩膜的色泽、皮肤黄染的部位和范围
入院第二天至出院前一天	评估与处理
	□ 注意观察患儿生命体征、反应、精神状态、肌张力、皮肤黏膜和巩膜的色泽、皮肤黄染的部位和范围，如出现拒食、嗜睡、肌张力减退等胆红素脑病的早期表现，及时告知医生并记录
	准确执行医嘱
	□ 遵医嘱行蓝光光疗，定时监测胆红素水平
	□ 遵医嘱必要时实施换血疗法，使用白蛋白和酶诱导剂，纠正酸中毒
	□ 保证充足的水分和营养供应

续表

时间	护理工作
入院第二天至出院前一天	健康教育
	□ 疾病知识指导：指导家长观察患儿黄疸的范围、程度；有无拒食、嗜睡、肌张力减退等；指导家长观察大便颜色及排出情况，做好臀部护理
	□ 蓝光光疗指导：光疗前清洁皮肤，禁忌在皮肤上涂抹粉剂及油类；光疗时随时观察患儿眼罩、尿布有无脱落；注意观察患儿在光疗箱中的位置，及时纠正不良体位；观察光疗过程中患儿有无体温异常、烦躁、嗜睡、皮疹、呕吐、拒奶、腹泻等
	□ 饮食：提倡母乳喂养，保证患儿充足的营养供给
	□ 安全风险防范：家长照看自己的宝宝，不能离开自己的视线范围，预防丢失、坠床、烫伤、自伤
	□ 用药指导：告知药物名称、作用、用法、常见不良反应
	□ 告知家长患儿如出现任何不适，及时告知医务人员
	按分级护理原则巡视，评估措施落实效果，并做好记录
	□ 注意观察患儿生命体征、反应、精神状态、肌张力、皮肤黏膜和巩膜的色泽、皮肤黄染的部位和范围
出院当天	□ 复核住院费用，告知出院流程，发放出院小结及出院带药
	□ 核对患儿信息并交接物品
	□ 饮食指导：提倡母乳喂养，若为母乳性黄疸，可继续母乳喂养。如吃母乳后仍出现黄疸，患儿一般情况差，可考虑暂停母乳喂养，黄疸消退后再恢复母乳喂养
	□ 康复指导：对可能有后遗症的患儿，指导家长早期进行功能锻炼，嘱定期随访
	□ 结合出院小结给予出院指导，包括遵医嘱复诊、服药指导、饮食指导、不适随诊等
	□ 指导家长按时做好预防接种
	□ 完成满意度调查，送患儿出病区
出院后延伸	□ 出院后 2 周内专科电话回访

第四节　肺炎临床护理路径

时间	护理工作
入院时	评估与紧急处理
	□ 卧床休息，测量生命体征；建立静脉通路；对呼吸困难者予以氧气吸入，必要时心电监护

续表

时间	护理工作
入院时	□ 首次评估患儿生命体征及症状体征（咳嗽程度、呼吸频率、节律、有无发绀及呼吸困难、意识、面色、精神、血氧饱和度、尿量、末梢循环、营养、疼痛等）、辅助检查结果并记录
	立即告知医生进行综合评估
	□ 完善相关辅助检查，积极配合治疗
	□ 评估患儿健康史（一般情况、既往史、家族史、用药史）、心理 – 社会状况
	准确执行医嘱
	□ 遵医嘱使用抗感染药、抗病毒药、退热药、祛痰药、止咳药、平喘药等对症药物，有缺氧症状时及时吸氧，对喘憋严重者予支气管解痉剂，对腹胀伴低血钾者及时补钾，对中毒性肠麻痹者应禁食和胃肠减压，纠正水、电解质、酸碱平衡紊乱，完成胸部 X 线检查、外周血及病原学检查
入院第一天	评估与处理
	□ 密切观察患者意识、呼吸频率和节律，是否有面色苍白或发绀、呼吸困难、烦躁不安、心率增快、拒食、尿少等心力衰竭、呼吸衰竭的表现。纠正缺氧和二氧化碳潴留（$PaO_2 < 60mmHg$，$PaCO_2 > 50mmHg$）
	□ 6h 内完成相关护理评估（首次评估、疼痛评分，8 岁以上患儿完成 ADL 评分等）
	准确执行医嘱
	□ 遵医嘱正确用药、给氧，避免发生心力衰竭、中毒性脑病、中毒性肠麻痹；完善相关检查，必要时进行血气分析
	□ 关注患者肺部 CT、血气分析、肝肾功能及血液检查中相关感染指标
	健康教育
	□ 环境介绍：病区环境、病室规范、呼叫器的使用、人员介绍（主管医生、病区主任、护士长、责任护士），告知电源及微波炉的正确使用、贵重物品保管等
	□ 饮食：给予足量的维生素和蛋白质，少量多餐。哺喂婴儿时应耐心，每次喂食时须将头部抬高或抱起，以免呛入气管发生窒息。对进食确有困难者，可按医嘱静脉补充营养。鼓励患儿多饮水使呼吸道黏膜湿润，有利于痰液的咳出，有助于黏膜病变的修复，同时预防发热导致的脱水。对重症患儿应准确记录 24h 液体出入量
	□ 药物：遵医嘱行抗生素治疗；观察用药后的不良反应（皮疹、胃肠道反应）
	□ 阳性体征：注意观察患儿生命体征的变化；观察意识、瞳孔、囟门及肌张力等变化；观察有无腹胀、肠鸣音是否减弱或消失、呕吐的性质、是否有便血等；出现任何不适，及时告知医务人员
	□ 心理：告知患儿及家属保持良好心态，避免焦虑不安
	□ 特殊检查治疗前指导：告知目的、配合事项及注意事项（肺部 CT、心电图、心电监护、吸氧、气道管理、机械排痰等）

续表

时间	护理工作
入院第一天	□ 安全风险防范指导：有呼吸困难的患儿绝对卧床休息，床头抬高 30° ～ 45°，遵医嘱准确用药，控制输液速度，集中护理操作，保持环境安静，防止发生呼吸衰竭和心力衰竭；对于用氧患儿，注意用氧效果及用氧安全；做好病室通风及消毒，预防交叉感染
	按分级护理原则巡视，评估措施落实效果，并做好记录
	□ 按分级护理原则巡视病房，观察患儿生命体征和咳嗽、咳痰的性质；观察呼吸的频率、节律、深浅度及有无呼吸困难体征；观察精神、食欲、面色、末梢循环、有无腹胀等循环系统、神经系统、消化系统受累的情况，有异常或者动态变化时告知医生处理并记录
入院第二天至出院前一天	评估与处理
	□ 密切观察患者意识、呼吸频率和节律，是否有面色苍白或发绀、呼吸困难、烦躁不安、心率增快、拒食、尿少等心力衰竭、呼吸衰竭的表现，纠正缺氧和二氧化碳潴留（$PaO_2 < 60mmHg$，$PaCO_2 > 50mmHg$）
	□ 发生呼吸衰竭、心力衰竭时协助医生对症处理，并记录
	准确执行医嘱
	□ 遵医嘱正确用药、给氧，避免发生呼吸衰竭、心力衰竭，完善相关检查
	健康教育
	□ 饮食：给予足量的维生素和蛋白质，少量多餐，哺喂婴儿时应耐心，每次喂食时须将头部抬高或抱起；鼓励患儿多饮水，清淡饮食，避免辛辣刺激性食物；避免过饥过饱、暴饮暴食；避免油炸食物
	□ 安全风险防范：预防痰阻、窒息、跌倒、坠床、外伤等；注意用氧安全；床两侧均拉起床栏，防坠床；床旁桌上不放热水瓶、玻璃杯等危险物品；如厕时严禁锁门，防跌倒，家属全程陪护
	□ 用药指导：告知药名、作用、用法、常见不良反应（心力衰竭患者遵医嘱使用洋地黄类药物，观察心率、心律及胃肠道反应；水钠潴留者使用利尿剂，定时测量体重，记录尿量，观察患儿有无四肢无力、腹胀、心音低钝、心律失常等低血钾表现，注意补钾）
	□ 告知患儿及家属如出现任何不适，及时告知医务人员
	按分级护理原则巡视，评估措施落实效果，并做好记录
	□ 按分级护理原则巡视病房，观察患儿生命体征和咳嗽、咳痰的性质；观察呼吸的频率、节律、深浅度及有无呼吸困难体征；观察精神、食欲、面色、末梢循环、有无腹胀等循环系统、神经系统、消化系统受累的情况，有异常或者动态变化时告知医生处理并记录
出院当天	□ 复核住院费用，发放出院须知，讲解并签字，发放出院小结及出院带药
	□ 告知复诊、随诊、饮食、服药等注意事项，完成出院准备度调查
	□ 特殊用药指导：遵医嘱使用口服抗生素、祛痰、止咳药物，观察有无皮疹、胃肠道反应
	□ 完成满意度调查，送患者出病区
出院后延伸	□ 出院 2 周内电话回访

第五节 热性惊厥临床护理路径

时间	护理工作
入院时	评估与紧急处理
	□ 惊厥发作时将患儿平卧，头偏向一侧（呕吐者可侧卧），解开衣领，及时清除呼吸道分泌物及呕吐物。必要时给予氧气吸入。若惊厥停止后自主呼吸未恢复，应实施人工呼吸。备好吸引器、气管插管等急救用物。建立静脉通道
	□ 首次评估患儿生命体征及症状体征（意识、面色、瞳孔、末梢循环、肌力、言语、吞咽、营养、认知、疼痛等）、辅助检查结果并记录
	立即告知医生进行综合评估
	□ 完善相关辅助检查，积极配合治疗
	□ 评估患者健康史（一般情况、既往史、家族史、用药史）、心理－社会状况
	准确执行医嘱
	□ 遵医嘱使用抗惊厥药物、脱水药物、降颅内压药物、镇静药物；对躁动不安者予保护性约束等对症处理；完成心电图检查、急查血
入院第一天	评估与处理
	□ 密切观察患者意识、瞳孔、呼吸及发作前驱症状（呼之不应、疲乏、麻木、恐惧、无意识动作）
	□ 6h 内完成相关护理评估（首次评估、疼痛评分，8 岁以上患儿完成 ADL 评分等）
	准确执行医嘱
	□ 遵医嘱正确用药，控制惊厥发作，完善相关检查
	□ 关注患者肝肾功能、血尿常规；纠正代谢性紊乱（如血糖 $<$ 3.9mmol/L、血钙 $<$ 2.1mmol/L、血钠 $<$ 135mmol/L 等）
	健康教育
	□ 环境介绍：病区环境、病室规范、呼叫器的使用、人员介绍（主管医生、病区主任、护士长、责任护士）
	□ 饮食：清淡饮食，少量多餐
	□ 药物：遵医嘱必要时用抗惊厥药，观察用药后的不良反应（皮疹、胃肠道反应）
	□ 阳性体征：监测体温，避免劳累、睡眠不足、饥饿、便秘、情绪激动、强烈声光刺激、惊吓等诱发因素，注意劳逸结合，如出现任何不适，及时告知医务人员
	□ 心理：告知保持良好心态，避免情绪激动，指导患儿家长惊厥发作的急救处理（如体位、安全、保持气道通畅等）
	□ 特殊检查治疗前指导：告知目的、配合事项及注意事项（脑电图、MRI、心电监护、吸氧、气道管理、腰穿等）

续表

时间	护理工作
入院第一天	□ 安全风险防范指导：发作期患儿有前驱症状时立即平卧，避免意外受伤；发作时置患儿于平卧位，头偏向一侧，松开衣领和裤带，清除口、鼻腔内分泌物，必要时使用吸引器；就地抢救，专人守护，防止受伤，拉起床栏，移开床上硬物，必要时使用约束带予保护性约束，家属24h留陪。移开周围可能伤害患儿的物品，不可移动患儿或强力按压及约束肢体，不可将物品塞入患儿口中或强力撬开紧闭的牙关，惊厥发作未超过5min可任其自行停止。注意观察生命体征、意识、行为、瞳孔、面色、惊厥发作类型及持续时间等。指导患儿及家长避免诱发惊厥的因素，如闪烁的灯光、睡眠不足、活动过度等；告知电源及微波炉的正确使用、防火防盗等
	按分级护理原则巡视，评估措施落实效果，并做好记录
	□ 按分级护理原则巡视病房，观察患儿意识、瞳孔、面色、末梢循环、肌力、生命体征、阳性体征
入院第二天至出院前一天	评估与处理
	□ 密切观察患儿意识、瞳孔、呼吸及发作前驱症状（呼之不应、疲乏、麻木、恐惧、无意识动作）
	□ 发作时协助医生对症处理，记录发作情况（发作类型、持续时间或间隔时间）
	准确执行医嘱
	□ 用药指导：遵医嘱必要时用抗惊厥药；惊厥持续或躁动不安者遵医嘱使用镇静药，观察有无呼吸抑制；颅内压高者遵医嘱使用脱水剂（甘露醇、甘油果糖），观察有无肾脏损害如血尿；做好视频脑电图检查前准备
	健康教育
	□ 发作间歇期，避免声光刺激，床两侧均拉起床栏，防坠床；床旁桌上不放热水瓶、玻璃杯等危险物品；如厕时严禁锁门，防跌倒，家属全程陪护
	□ 康复锻炼：病情恢复期下床活动，执行渐进下床，告知疾病恢复期注意事项
	□ 饮食营养：清淡饮食，避免辛辣刺激性食物；避免过饥过饱、暴饮暴食；戒烟酒，少饮浓茶、咖啡等刺激性饮料
	□ 安全风险防范：预防窒息、跌倒、坠床、外伤等；外出检查时，家属陪同；不可从事攀高、游泳等在发作时危及自身和他人生命安全的工作
	□ 用药指导：告知药名、作用、用法、常见不良反应
	□ 心理：患儿惊厥发作时允许家长陪伴。指导患儿家长惊厥发作的急救处理（如体位、安全、保持气道通畅等）。讲解惊厥的病因、治疗、预后等知识。指导家长减轻焦虑
	□ 告知患儿及家属如出现任何不适，及时告知医务人员
	按分级护理原则巡视，评估措施落实效果，并做好记录
	□ 按分级护理原则巡视病房，观察患者意识、瞳孔、肌力、生命体征、阳性体征及发作前驱症状
出院当天	□ 复核住院费用，发放出院须知，讲解并签字，发放出院小结及出院带药
	□ 告知复诊、随诊、饮食、服药等注意事项，完成出院准备度调查

续表

时间	护理工作
出院当天	□ 特殊用药指导：遵医嘱必要时使用抗惊厥药；定期复查肝肾功能及血尿常规；观察有无皮疹、胃肠道反应
	□ 完成满意度调查，送患者出病区
出院后延伸	□ 出院 2 周内电话回访

第六节　腹泻临床护理路径

时间	护理工作
入院时	评估与紧急处理
	□ 测量生命体征，建立静脉通路，对脱水患儿遵医嘱行补液治疗。呕吐严重者可暂禁食 4 ～ 6h（不禁水）
	□ 首次评估患者症状体征（意识及精神状态，有无脱水征，观察末梢循环及臀部皮肤状况等）、辅助检查结果并记录
	立即告知医生进行综合评估
	□ 完善相关辅助检查，积极配合治疗
	□ 评估患者健康史（一般情况、既往史、家族史、用药史）、心理 - 社会状况
	准确执行医嘱
	□ 遵医嘱纠正水电解质及酸碱平衡紊乱，给予药物对症支持治疗，急查血
入院第一天	评估与处理
	□ 密切观察意识、精神状态及脱水前驱症状（精神状态稍差或烦躁、皮肤黏膜稍干、弹性稍差、尿量减少、囟门稍凹陷、稍口渴），观察末梢循环及臀部皮肤状况
	□ 6h 内完成相关护理评估（予以首次评估、疼痛评分，8 岁以上患儿行 ADL 评分），向患者及家属发放防跌倒及入院宣教单，做好入院宣教
	准确执行医嘱
	□ 遵医嘱正确用药，正确执行补液疗法，纠正水电解质及酸碱平衡紊乱，完善相关检查
	□ 关注患者生化检查、病原学检查、血常规、大便常规的结果
	健康教育
	□ 环境介绍：病区环境、病室规范、呼叫器的使用、人员介绍（主管医生、病区主任、护士长、责任护士），告知电源及微波炉的正确使用、贵重物品保管等

续表

时间	护理工作
入院第一天	□ 饮食：母乳喂养者可继续哺乳，减少哺乳次数，缩短每次哺乳时间，暂停换乳期食物添加；人工喂养者可喂米汤、酸奶、脱脂奶等，待腹泻次数减少后给予流食或半流食如粥、面条，少量多餐，随着病情稳定和好转，逐步过渡到正常饮食。呕吐严重者，可暂时禁食 4 ～ 6h（不禁水），待好转后继续进食，由少到多，由稀到稠。病毒性肠炎者可能有继发性双糖酶（主要是乳糖酶）缺乏，对疑似病例可以改喂淀粉类食物或无乳糖配方奶粉以减轻腹泻，缩短病程
	□ 药物：使用肠道微生态医疗制剂时注意水的温度不能高，避免与抗生素同服；注意肠黏膜保护剂使用方法，注意药物不良反应如便秘
	□ 阳性体征：注意观察大便性状、次数、量的改变，有无前囟凹陷、泪少、尿少等脱水症状
	□ 安全风险防范指导：防止继续失水，观察末梢循环，预防休克，防止臀部皮肤破损等，预防在厕所虚脱跌倒
	按分级护理原则巡视，评估措施落实效果，并做好记录
	□ 按分级护理原则巡视病房，观察患儿意识、瞳孔、肌力、生命体征、阳性体征
入院第二天至出院前一天	评估与处理
	□ 关注患儿生命体征，评估患儿体重、前囟、眼窝、皮肤黏膜、循环状况和尿量等，评估脱水程度和性质，有无低钾血症和代谢性酸中毒等的症状，检查肛周皮肤有无发红、糜烂、破损
	准确执行医嘱
	□ 遵医嘱纠正水电解质及酸碱平衡紊乱，给予药物对症支持治疗
	健康教育
	□ 控制感染：遵医嘱选用针对病原菌的抗生素，严格消毒隔离，做好手卫生，注意饮食及食具卫生
	□ 饮食：指导调整饮食，合理喂养。腹泻停止后逐渐恢复营养丰富的饮食，并每日加餐 1 次，共 2 周。对少数口服营养物质不能耐受的严重患儿，应加强支持疗法，必要时全静脉营养
	□ 安全风险防范：防止继续失水，观察末梢循环，预防休克，防止臀部皮肤破损等，预防在厕所虚脱跌倒
	□ 用药指导：告知药名、作用、用法、常见不良反应
	□ 保持皮肤完整性：做好臀部护理、会阴部的清洁，预防上行性感染
	□ 告知患儿及家属如出现任何不适，及时告知医务人员
	按分级护理原则巡视，评估措施落实效果，并做好记录
	□ 按分级护理原则巡视病房，观察患儿生命体征、大便情况、全身中毒症状（发热、精神萎靡、嗜睡、烦躁等），观察水、电解质和酸碱平衡紊乱症状
出院当天	□ 复核住院费用，发放出院须知，讲解并签字，发放出院小结及出院带药
	□ 告知复诊、随诊、饮食、服药等注意事项，完成出院准备度调查
	□ 完成满意度调查，送患者出病区
出院后延伸	□ 出院 2 周内电话回访

第七节 肾病综合征临床护理路径

时间	护理工作
入院时	评估与紧急处理
	□ 严重水肿、高血压、低血容量的患儿需卧床休息，应经常变换体位，测量生命体征
	□ 首次评估患儿症状体征，观察患儿面色、水肿、小便等情况，严重水肿患儿卧床休息
	立即告知医生进行病情综合评估
	□ 完善相关辅助检查，积极配合治疗
	□ 评估患儿健康史（一般情况、既往史、家族史、用药史）、心理 – 社会状况
	准确执行医嘱
	□ 遵医嘱静脉采血，建立静脉通路，正确执行医嘱
	□ 记录 24h 液体出入量，对于水肿较重伴尿少者，可配合使用利尿剂
入院第一天	评估与处理
	□ 观察患儿面色、水肿、小便等情况
	□ 6h 内完成相关护理评估（予以首次评估、ADL、跌倒、坠床、压力性损伤、疼痛、管道、营养等）。向患儿及家属发放防跌倒及入院宣教单，做好入院宣教
	准确执行医嘱
	□ 遵医嘱静脉采血，建立静脉通路，正确执行医嘱，记录 24h 液体出入量，按要求留取尿液标本
	□ 对于水肿较重伴尿少者，可配合使用利尿剂。尽早使用泼尼松。环磷酰胺：适用于激素部分敏感、耐药、药物依赖及复发的病例
	健康教育
	□ 环境介绍：病区环境、病室规范、呼叫器的使用、人员介绍（主管医生、病区主任、护士长、责任护士），告知电源及微波炉的正确使用、贵重物品保管等
	□ 饮食：适当休息，一般无须限制活动。严重水肿、高血压的患儿需卧床休息。进食易消化的食物，如优质蛋白（乳类、蛋、鱼）、少量脂肪、足量碳水化合物及高维生素饮食。大量蛋白尿期间蛋白摄入量不宜过多，1.5 ～ 2.0g/（kg•d）为宜
	□ 药物：使用利尿剂时观察尿量，观察激素毒副作用，如骨质疏松，环磷酰胺期间多饮水，使用抗凝药物时预防出血
	□ 阳性体征：指导家属关注患儿体温、皮肤黏膜完整性，如出现任何不适，及时告知医务人员
	□ 特殊检查治疗前指导：告知目的、配合事项及注意事项（肾穿）
	□ 安全风险防范指导：保护性隔离，加强皮肤护理，严重水肿患儿避免肌内注射，告知患儿及家属如出现任何不适，及时告知医务人员
	按分级护理原则巡视，评估措施落实效果，并做好记录
	□ 按分级护理原则巡视病房，观察生命体征、水肿、皮肤完整性、小便等情况，有异常或者动态变化时告知医生并记录

续表

时间	护理工作
入院第二天至出院前一天	评估与处理
	□ 观察患儿面色、水肿、小便等情况，查看患儿相关血液检查（如血糖、肝肾功能）结果、尿常规结果，异常时及时报告医生处理
	准确执行医嘱
	□ 正确执行医嘱，遵医嘱利尿、控制水肿、减轻感染，观察药物疗效及不良反应
	健康教育
	□ 根据患儿实际情况予以饮食、用药等健康指导及安全教育
	□ 药物：观察药物的不良反应，监测各项相关指标的变化，切忌骤然停药
	□ 心理：病情缓解后可逐渐增加活动量，但不要过度劳累，评估患儿及家长的心理变化，提供心理支持，增强抗病信心并及时给予疏导
	按分级护理原则巡视，评估措施落实效果，并做好记录
	□ 根据分级护理原则巡视病房，观察生命体征、水肿、皮肤完整性、小便等情况，有异常或者动态变化时告知医生并记录
出院当天	□ 复核住院费用，告知出院流程，发放出院小结及出院带药
	□ 结合出院小结给予出院指导（包括遵医嘱复诊、服药指导、饮食指导、血压监测、不适随诊等），让患儿及家属口述服药及注意事项
	□ 特殊用药指导：激素治疗期间观察尿量、尿蛋白变化及血浆蛋白恢复情况。糖皮质激素在饭后服用，观察患儿有无感染，切忌骤然停药。预防接种在病情完全缓解且停用糖皮质激素 6 个月后才进行
	□ 完成满意度调查，送患者出病区
出院后延伸	□ 出院 2 周内电话回访
	□ 指导患儿家属扫码加入微信群，随时答疑解惑
	□ 管理肾病患者，定期通知复查

第八节　白血病临床护理路径

时间	护理工作
入院时	评估与紧急处理
	□ 卧床休息，测量生命体征
	□ 首次评估患儿症状体征，观察患儿意识、精神状态、面色、皮肤黏膜颜色，有无乏力、恶心、呕吐、腹痛，有无发热，有无出血点并记录

续表

时间	护理工作
入院时	立即告知医生进行病情综合评估
	□ 完善相关辅助检查，积极配合治疗
	□ 评估患者健康史、既往史、家族史、家族史、用药史、心理－社会状况
	准确执行医嘱
	□ 建立静脉通路，正确执行医嘱，完善相关检查
入院第一天	评估与处理
	□ 观察患儿意识、精神状态、面色、皮肤黏膜颜色，有无乏力、恶心、呕吐、腹痛，有无发热，有无出血点，如有异常，及时报告医生处理
	□ 6h 内完成相关护理评估（予以首次评估、ADL、跌倒、坠床、压力性损伤、疼痛、管道、营养等）。若携带中心静脉导管，应做导管功能的评估
	准确执行医嘱
	□ 遵医嘱静脉采血，建立静脉通路，根据白血病分型正确执行医嘱
	□ 正确输血、抗感染、化疗
	健康教育
	□ 环境介绍：病区环境、病室规范、呼叫器的使用、人员介绍（主管医生、病区主任、护士长、责任护士）
	□ 饮食：给予高蛋白、高维生素、高热量、清淡、易消化的饮食，以半流食为主，少量多餐。鼓励患儿进食，不能进食者，可静脉补充营养。食物应清洁、卫生，食具应消毒。骨髓抑制时预防感染，恶心呕吐时给予止吐，口腔溃疡时进清淡饮食，疼痛时使用局部麻醉药或溃疡贴，鼓励膀胱炎患儿多饮水，脱发者提前备好假发或帽子
	□ 药物：告知口服药、静脉药、雾化药、外用药等的名称、剂量、作用、用法、不良反应及注意事项等，门冬酰胺酶给药期间警惕过敏反应以及对肝功能、胰腺的损害；环磷酰胺给药期间监测患儿尿量、尿色；柔红霉素可引起心肌及心肌传导损害，用药前后监测心率、心律及血压变化；长春新碱可引起末梢神经炎；使用甲氨蝶呤时加强口腔和肛周黏膜护理
	□ 阳性体征：指导家属关注患儿体温、皮肤黏膜完整性，如出现任何不适，及时告知医务人员
	□ 心理：告知家长及患儿保持良好心态，增强抗病信心并及时给予疏导
	□ 特殊检查治疗前指导：告知目的、配合事项及注意事项（腰穿、骨穿等）
	□ 安全风险防范指导：预防跌倒、坠床，对带管患儿注意观察管路是否通畅、穿刺点周围皮肤情况、导管外露长度。进行保护性隔离，限制探视人员，防止交叉感染，予以饮食、用药、个人卫生指导，告知电源及微波炉的正确使用、防火防盗等安全教育
	按分级护理原则巡视，评估措施落实效果，并做好记录
	□ 按分级护理原则巡视病房，观察患儿生命体征、出血倾向、皮肤完整性，及时发现感染征兆
入院第二天至出院前一天	评估与处理
	□ 评估患儿意识、精神状态、面色、皮肤黏膜颜色，有无乏力、恶心呕吐、腹痛，有无发热，有无出血点，查看患者相关血液检查（如血糖、肝肾功能）结果、心电图结果，异常时及时报告医生处理

续表

时间	护理工作
入院第二天至出院前一天	准确执行医嘱
	□ 正确执行医嘱，遵医嘱采取控制体温、减轻感染的措施，观察药物疗效及不良反应
	健康教育
	□ 安全风险防范指导：每班护士注意观察管路是否通畅、穿刺点周围皮肤情况、导管外露长度、敷料是否固定良好、导管内有无回血。输液过程中观察输液部位有无渗液及静脉炎。保持室内清洁干净，定时开窗通风。注意个人卫生。患儿外出戴口罩，防止交叉感染，护理操作注意无菌原则
	□ 药物：门冬酰胺酶给药期间警惕过敏反应以及对肝功能、胰腺的损害；环磷酰胺给药期间监测患儿尿量、尿色；柔红霉素可引起心肌及心肌传导损害，用药前后监测心率、心律及血压变化；长春新碱可引起末梢神经炎；使用甲氨蝶呤时加强口腔和肛周黏膜护理；密切观察患儿有无不适，有异常时及时通知医生
	□ 心理：评估患儿及家长的心理变化，提供心理支持，增强抗病信心并及时给予疏导
	按分级护理原则巡视，评估措施落实效果，并做好记录
	□ 密切关注生命体征、出血倾向、皮肤完整性，关注血常规、生命体征，及时发现感染征兆、阳性体征
出院当天	□ 复核住院费用，告知出院流程，发放出院小结及出院带药
	□ 结合出院小结给予出院指导（包括遵医嘱复诊、服药指导、饮食指导、血常规监测、不适随诊等）
	□ 特殊指导：指导家属及患儿预防感染，观察感染及出血倾向，如出现发热、出血征象，及时就诊
	□ 完成满意度调查，送患者出病区
出院后延伸	□ 出院 2 周内电话回访
	□ 指导患者家属扫码加入微信群，随时答疑解惑
	□ 对患儿及家长进行管路护理的宣教和带管期间的居家指导
	□ 管理化疗患者，定期通知复查

第九节　糖尿病临床护理路径

时间	护理工作
入院时	评估与紧急处理
	□ 血糖监测
	□ 首次评估患者症状体征，观察意识、瞳孔、皮肤黏膜、呼吸情况，有无恶心、呕吐

续表

时间	护理工作
入院时	立即告知医生进行病情综合评估
	□ 完善相关辅助检查，积极配合治疗
	□ 评估患者健康史（一般情况、既往史、家族史、用药史）、心理－社会状况
	准确执行医嘱
	□ 遵医嘱静脉采血，行血气分析，建立静脉通路，正确执行医嘱
入院第一天	评估与处理
	□ 评估患者症状体征，观察意识、瞳孔、皮肤黏膜、呼吸情况，有无恶心、呕吐
	□ 6h 内完成相关护理评估（予以首次评估、ADL、跌倒、坠床、压力性损伤、疼痛、管道、营养等）。向患儿及家属发放防跌倒及入院宣教单，做好入院宣教
	准确执行医嘱
	□ 遵医嘱静脉采血，建立静脉通路，正确执行医嘱，测血糖，留取小便送检
	□ 酮症酸中毒治疗：关注患者尿酮体，纠正酮症酸中毒（pH 值 < 7.30、$HCO_3^- < 15$mmol/L）。液体疗法：小剂量胰岛素持续静脉泵入，每小时检测血糖 1 次，防止血糖下降过快，引起脑水肿。控制感染
	健康教育
	□ 环境介绍：病区环境、病室规范、呼叫器的使用、人员介绍（主管医生、病区主任、护士长、责任护士）
	□ 饮食：全日热量分至三餐，早、午、晚分别占 1/5、2/5、2/5，每餐留少量食物作为加餐。每天适当运动，运动前减少胰岛素用量或加餐，固定运动时间，避免发生低血糖。运动前常规检测血糖，如血糖低于 5.5mmol/L，在运动前应补充糖类。如果在进餐后 1 ～ 3h 进行运动，应在进餐前减少胰岛素剂量
	□ 药物：胰岛素治疗方案应个体化，根据年龄、病程、生活方式及既往健康因素综合决定
	□ 阳性体征：全面记录血糖及低血糖发生时间、持续时间，这更有利于血糖的控制，指导临床治疗；教会患儿及家属独立进行血糖和尿糖的监测
	□ 心理：告知家长及患儿保持良好心态，增强抗病信心并及时给予疏导
	□ 特殊检查治疗前指导：告知目的、配合事项及注意事项（腰穿、骨穿等）
	□ 安全风险防范指导：预防跌倒、坠床，对带管患儿注意观察管路是否通畅、穿刺点周围皮肤情况。进行保护性隔离，限制探视人员，防止交叉感染；告知电源及微波炉的正确使用、防火防盗等
	按分级护理原则巡视，评估措施落实效果，并做好记录
	□ 观察生命体征、皮肤黏膜、意识，有无恶心、呕吐、腹痛、食欲缺乏等情况，监测血糖变化并记录
入院第二天至出院前一天	评估与处理
	□ 评估患者症状体征，观察意识、瞳孔、皮肤黏膜、呼吸情况，有无恶心、呕吐，异常时及时报告医生处理
	准确执行医嘱

续表

时间	护理工作
入院第二天至出院前一天	□ 正确执行医嘱，协助完成各项检查
	□ 监测血糖
	健康教育
	□ 饮食指导：定时定量，少食多餐，营养均衡。食物富含蛋白质和纤维素，限制甜食和饱和脂肪酸的摄入
	□ 安全风险防范指导：运动时间在吃第一口饭后的 1h 开始，以进餐后 2 ～ 3h 为宜，强度以周身发热、微微出汗为宜，运动时常备糖块或含糖饼干，预防低血糖
	□ 药物：讲解胰岛素笔的构造；胰岛素注射器专用，针头选择 4mm 的或 5mm 的；注射部位要注意轮换，以免皮下脂肪萎缩硬化，同一区域连续 2 次注射点之间间隔 1cm；已开启的胰岛素室温保存，避免阳光直射，28d 内使用
	□ 心理：评估患儿及家长的心理变化，提供心理支持，增强抗病信心并及时给予疏导
	按分级护理原则巡视，评估措施落实效果，并做好记录
	□ 观察生命体征、皮肤黏膜、意识，有无恶心、呕吐、腹痛、食欲缺乏等情况，监测血糖变化并记录
出院当天	□ 复核住院费用，告知出院流程，发放出院小结及出院带药
	□ 结合出院小结给予出院指导（包括遵医嘱复诊、饮食指导、血糖监测、胰岛素的注射方法、不适随诊等）
	□ 特殊指导：指导家属发生低血糖的紧急处理流程
	□ 完成满意度调查，送患者出病区
出院后延伸	□ 出院 2 周内电话回访
	□ 指导患者家属扫码加入微信群，随时答疑解惑
	□ 对患儿及家长进行管路护理的宣教和带管期间的居家指导
	□ 管理糖尿病患者，定期通知复查

第十节　小儿阑尾炎临床护理路径

时间	护理工作
入院时	评估与处理
	□ 测量生命体征、血氧饱和度、身高、体重并记录，评估症状体征（发热、腹痛、恶心、呕吐等）
	□ 常规置入静脉留置针，予肠外营养支持，嘱禁食水，如患儿呕吐，遵医嘱酌情给予胃肠减压
	立即告知医生进行病情综合评估

续表

时间	护理工作
入院时	□ 完善相关辅助检查，积极配合治疗
	□ 评估患者健康史（一般情况、既往史、家族史、用药史）、心理－社会状况
	准确执行医嘱
	□ 遵医嘱完成其他术前检查（血液检查、胸部 X 线、心电图、腹部彩超等）
入院第一天	评估与处理
	□ 密切观察意识、腹痛情况及有无发热、呕吐，体温≥ 38.5℃时给予药物降温
	□ 6h 内完成相关护理评估及安全教育（8 岁以上患儿行 ADL 评分、跌倒、坠床、压力性损伤、疼痛评估、烫伤、走失等）
	准确执行医嘱
	□ 遵医嘱正确用药，予抗感染补液对症治疗，根据患儿腹痛情况使用止痛药物
	□ 根据患儿检查结果使用开塞露或行结肠水疗以辅助通便
	健康教育
	□ 环境介绍：病区环境、病室规范、呼叫器的使用、人员介绍（主管医生、病区主任、护士长、责任护士）
	□ 饮食：指导患儿禁食水
	□ 药物：合理补液，控制输液速度；抗生素治疗时观察有无不良反应（皮疹、胃肠道反应）
	□ 阳性体征：关注腹部疼痛、恶心、呕吐、发热等情况，出现异常时告知医生对症处理
	□ 康复：卧床休息，床上适当活动
	□ 心理：鼓励安慰患儿，使其保持情绪稳定，积极配合治疗
	□ 特殊检查治疗前指导：告知目的、配合事项及注意事项（CT、腹部 B 超、胃肠减压）
	□ 安全风险防范指导：为患儿拉起双侧床栏，嘱家属留陪，注意防跌倒、防坠床、防烫伤，告知电源及微波炉的正确使用、贵重物品保管等
	按分级护理原则巡视，评估措施落实效果，并做好记录
	□ 按分级护理原则巡视病房，观察患儿腹痛、呕吐、发热等情况
手术前一天	评估与处理
	□ 评估阳性体征情况及有无口服抗血小板药物、抗凝药物，查看患者相关血液检查（如血常规、凝血功能、血生化）结果、心电图结果，如有异常，及时告知医生并记录
	准确执行医嘱
	□ 遵医嘱给予抗感染、补液、辅助排便等治疗，观察药物疗效及不良反应
	□ 遵医嘱皮试，备好术中用药
	健康教育
	□ 术前禁食 6h、禁水 2h，备好患服
	□ 5 岁以上患儿训练床上大小便
	□ 术前注意保暖，防止感冒，注意休息

续表

时间	护理工作
手术前一天	□ 告知患儿家属取下首饰，备齐术后用物（弹力绷带、大/小便器，纸尿裤、中单）
	按分级护理原则巡视，评估措施落实效果，并做好记录
	□ 按分级护理原则巡视病房，观察患儿腹痛、呕吐、发热及补液情况
手术当天	术前
	□ 确认是否空腹，青春期女孩是否在生理期，摘除活动性饰品，询问是否排尿、排便
	□ 测量生命体征并记录，有异常时及时告知医生，检查留置针是否通畅，检查手术部位是否有标记，核对术中带药
	□ 填写手术转运交接单
	术后
	评估与紧急处理
	□ 持续心电监护，每 2h 观察并记录意识、生命体征、血氧饱和度等，有异常时通知医生处理
	□ 持续氧气吸入，患儿头偏向一侧，遵医嘱雾化吸入，防止喉头水肿及误吸
	□ 饮食管理：禁食水，行补液治疗
	□ 体位与活动：平卧 6h 后取半卧位，指导床上翻身，鼓励早期下床活动，促进胃肠功能恢复，防止肠粘连
	□ 切口管理：保持切口敷料干燥，如有渗血渗液，及时通知医生换药处理
	□ 疼痛管理：观察疼痛情况，对评分≥ 3 分者给予止疼处理
	□ 管道管理：留置腹腔引流管者需二次固定，保持管路通畅，标识清晰，并密切观察引流液的颜色、性状及量，做好管道宣教并记录
	□ 完成其他基础护理评估，填写手术转运交接单及麻醉回访单
	准确执行医嘱
	□ 术后遵医嘱使用止血药、止疼药、抗感染药及补液药物，观察药物疗效及不良反应
	健康教育
	□ 告知心电监护仪、管路功能及注意事项
	□ 根据病情行术后饮食、体位、康复锻炼指导，告知可能出现的情况及应对方式
	□ 告知患者及家属如出现任何不适，及时告知医务人员
	按分级护理原则巡视，评估措施落实效果，并做好记录
	□ 按分级护理原则巡视病房，观察生命体征、血氧饱和度、呕吐、发热、疼痛、切口及管路情况，有异常时告知医生并记录
术后第一天至出院前一天	评估与处理
	□ 嘱早期下床活动，防止肠梗阻及肠粘连，首次下床需有人协助，指导渐进下床的方法，防止直立性低血压，防跌倒
	□ 观察肛门排气、排便情况，待肠蠕动恢复可给予流食，根据胃肠功能恢复情况，逐步过渡到普食
	□ 保持切口敷料干燥，如有渗血、渗液，及时通知医生换药处理

续表

时间	护理工作
术后第一天至出院前一天	□ 妥善固定腹腔引流管，观察引流液的量、颜色及性状
	□ 观察术后发热、腹痛、腹胀及大小便情况，必要时予开塞露通便
	准确执行医嘱
	□ 遵医嘱使用止血药物、止痛药物、抗感染药物、补液药物，患儿禁食水期间关注液体出入量是否平衡，防止体液不足；排便困难者遵医嘱使用药物辅助通便
	健康教育
	□ 活动指导：鼓励早期下床活动，促进肠蠕动，勿剧烈运动
	□ 饮食指导：排气、排便后进流食，如无不适，逐步过渡到普食
	□ 药物指导：告知药物名称、作用、用法、常见不良反应
	□ 管路指导：告知腹腔引流管观察、保护、拔管前后的注意事项等
	□ 安全风险防范：预防跌倒、坠床、烫伤、压疮、肺部感染、管道滑脱等
	□ 告知患者及家属如出现任何不适，及时告知医务人员
	按分级护理原则巡视，评估措施落实效果，并做好记录
	□ 按分级护理原则巡视病房，观察生命体征、疼痛、排便及手术切口恢复情况，有异常时告知医生并记录
出院当天	□ 复查血常规及 PCT，复核住院费用，发放出院须知，讲解并签字，发放出院小结及出院带药
	□ 结合出院小结给予出院指导（保持切口清洁干燥、半个月内避免剧烈运动、1 个月后来院复查、不适随诊等）
	□ 完成满意度调查，送患者出病区
出院后延伸	□ 出院 2 周内电话回访

第十一节　小儿巨输尿管 / 尿道下裂临床护理路径

时间	护理工作
入院时	评估与处理
	□ 入院测量生命体征、血氧饱和度、身高、体重并记录，评估患者症状体征（腹痛、腹胀、排尿困难、尿流异常、尿路感染等）
	立即告知医生进行病情综合评估
	□ 完善相关辅助检查，积极配合治疗
	□ 评估患者健康史（一般情况、既往史、家族史、用药史）、心理 – 社会状况

续表

时间	护理工作
入院时	准确执行医嘱
	□ 遵医嘱完成其他术前检查（血液检查、胸部 X 线、心电图、B 超、尿路造影、膀胱镜等）
	□ 遵医嘱完成心电图检查
入院第一天	评估与处理
	□ 评估尿道下裂患儿尿道开口部位、排尿姿势、尿线方向及粗细，有无排尿异常及疼痛，关注尿常规结果，评估有无尿路感染，有异常时告知医生并记录
	□ 6h 内完成相关护理评估、健康指导及小儿安全教育（8 岁以上患儿行 ADL 评分、跌倒、坠床、压力性损伤、疼痛、营养评估、烫伤、走失等）
	准确执行医嘱
	□ 遵医嘱静脉采血，指导留取大小便标本，完善胸部 X 线、彩超、尿路造影等检查
	健康教育
	□ 环境介绍：病区环境、病室规范、呼叫器的使用、人员介绍（主管医生、病区主任、护士长、责任护士）
	□ 饮食：清淡、易消化饮食，保证饮水量
	□ 药物：尿路感染者遵医嘱使用抗生素，观察有无皮肤瘙痒、皮疹等过敏反应
	□ 阳性体征：指导家属关注患儿排尿情况，有无尿频、尿急、尿痛及排尿困难，保持会阴部清洁干燥，预防感染
	□ 康复：年长儿需提前训练床上大小便
	□ 心理：安慰鼓励患儿，使其保持情绪稳定，积极配合治疗
	□ 特殊检查治疗前指导：告知目的、配合事项及注意事项（胸部 X 线、B 超、尿路造影等）
	□ 安全风险防范指导：预防跌倒、坠床、烫伤、压疮、肺部感染；告知电源及微波炉的正确使用、防火防盗等
	按分级护理原则巡视，评估措施落实效果，并做好记录
	□ 按分级护理原则巡视病房，观察生命体征、排尿情况，有异常时及时告知医生
手术前一天	评估与处理
	□ 评估阳性体征情况及有无口服抗血小板药物、抗凝药物，查看患者相关血液检查（血常规、凝血功能、血糖、肝肾功能）结果、尿常规结果、心电图结果，有异常时及时告知医生并记录
	准确执行医嘱
	□ 完成心电图、胸部 X 线、B 超、尿路造影等检查
	□ 遵医嘱皮试，备好术中带药
	健康教育
	□ 术前禁食 6h、禁水 2h，备好患服
	□ 训练床上大小便，指导患儿家属用肥皂水及清水洗净阴茎及包皮内的污垢
	□ 注意保暖，预防感冒，术前保持良好睡眠
	□ 备齐术后用物（弹力绷带、大 / 小便器、中单、约束带、支被架、吸管等）

续表

时间	护理工作
手术前一天	按分级护理原则巡视，评估措施落实效果，并做好记录
	□ 按分级护理原则巡视病房，观察生命体征、排尿情况，有异常时及时告知医生
手术当天	术前
	□ 确认是否空腹，摘除活动性物品，询问患儿是否排尿、排便
	□ 测量生命体征并记录，有异常时及时告知医生，检查留置针是否通畅，检查手术部位是否有标记，核对术中带药
	□ 填写手术转运交接单
	术后
	评估与紧急处理
	□ 持续心电监护，每 2h 观察并记录意识、生命体征、血氧饱和度等，有异常时通知医生处理
	□ 持续氧气吸入，患儿头偏向一侧，遵医嘱雾化吸入，防止喉头水肿及误吸
	□ 饮食管理：术后 2h 食用棒棒糖，4h 少量饮水（首次 10mL，循序渐进地增加饮水量），6h 若无胃肠道症状可遵医嘱给予半流食
	□ 体位与活动：嘱卧床休息，勿剧烈活动，必要时行保护性约束
	□ 切口管理：保持切口敷料清洁干燥，观察阴茎头血供情况，注意有无肿胀、青紫或组织坏死，发现异常时通知医生紧急处理
	□ 疼痛管理：床上支被架支起被单，避免尿道外口和被单摩擦而引起疼痛不适；遵医嘱使用解痉止痛药物，防止膀胱痉挛；10 岁以上患儿术后常出现不同程度的阴茎勃起，夜间尤甚，可致切口疼痛，甚至裂开、出血，可给予雌激素类药物以抑制患儿阴茎勃起
	□ 管道管理：导尿管二次固定，保持通畅，标识清晰，并密切观察尿液的颜色、性状及量，做好管道宣教
	□ 完成其他基础护理评估，填写手术转运交接单及麻醉回访单
	准确执行医嘱
	□ 术后遵医嘱使用止血药物、止痛解痉药物、抗感染药物及补液药物
	健康教育
	□ 告知心电监护仪、管路功能及注意事项
	□ 根据病情行术后饮食、体位、康复锻炼指导，告知可能出现的情况及应对方式
	□ 告知患者及家属如出现任何不适，及时告知医务人员
	按分级护理原则巡视，评估措施落实效果，并做好记录
	□ 按分级护理原则巡视病房，观察生命体征、血氧饱和度、导尿管、疼痛、手术切口等情况，有异常时及时告知医生并记录
术后第一天至出院前一天	评估与处理
	□ 监测患儿体温，观察切口血液循环情况
	□ 嘱卧床 10d 左右，注意皮肤护理，定时翻身，避免用力咳嗽、哭闹等剧烈运动
	□ 专人看护，必要时约束四肢，定时松解，观察肢体循环情况；下腹部放置支被架，防止棉被压迫、摩擦阴茎及导尿管而引起疼痛或出血

续表

时间	护理工作
术后第一天至出院前一天	□ 妥善固定导尿管，避免扭曲、打折、受压及脱出，每日 2 次尿道口及尿管消毒，带管患儿下床时管道不可高于引流口，防止逆行感染，保持导尿管通畅，观察尿液的颜色、性质、量
	准确执行医嘱
	□ 根据患儿切口及疼痛情况，遵医嘱予止血、止痛解痉、抗感染治疗
	健康教育
	□ 饮食：进食营养丰富、易消化、高纤维的普食，多食蔬菜、水果、粗粮等，预防便秘
	□ 指导患儿每日饮水 1000mL，预防尿路感染
	□ 切口拆除绷带后用稀碘伏（生理盐水 + 活力碘，各 1/2）冲洗阴茎，每日 3 次
	□ 体位与活动：术后导尿管拔除前以平卧位为主，避免频繁更换体位，以减少对导尿管的牵拉；大龄患儿下床时使用渐进下床法，防止直立性低血压
	□ 温水坐浴：拔除导尿管后即可以 2% ～ 3% 温盐水坐浴，以消除肿胀，阴茎处切口敷料泡软后自行脱落，切勿强行撕扯。浸泡时间：20 ～ 30min/ 次，2 ～ 3 次 /d，2 周后复查
	□ 管道护理：告知导尿管的观察及保护、拔管前后的注意事项
	按分级护理原则巡视，评估措施落实效果，并做好记录
	□ 按分级护理原则巡视病房，观察导尿管、疼痛、手术切口等情况，有异常时告知医生并记录
出院当天	□ 复核住院费用，发放出院须知，讲解并签字，发放出院小结及出院带药
	□ 结合出院小结给予出院指导（2 周后复查、多饮水、避免阴茎外伤、预防尿路逆行感染、不适随诊等）
	□ 观察排尿情况，尿瘘及排尿变细时，要及时复诊。观察切口愈合情况，指导避免碰撞会阴部及阴茎
	□ 完成满意度调查，送患者出病区
出院后延伸	□ 出院 2 周内电话回访

第十二节　小儿鞘膜积液 / 小儿腹股沟斜疝临床护理路径

时间	护理工作
入院时	评估与处理
	□ 入院时测量生命体征、血氧饱和度、身高、体重并记录，评估患者症状体征（有无睾丸肿胀、腹股沟包块、疼痛、呕吐等）
	立即告知医生进行病情综合评估

续表

时间	护理工作
入院时	□ 完善相关辅助检查，积极配合治疗
	□ 评估患者健康史（一般情况、既往史、家族史、用药史）、心理－社会状况
	准确执行医嘱
	□ 遵医嘱完成其他术前检查（血液检查、胸部 X 线、心电图、彩超等）
入院第一天	评估与处理
	□ 观察生命体征及腹股沟有无包块，有异常时及时告知医生并记录
	□ 6h 内完成相关护理评估、健康指导及小儿安全教育（8 岁以上患儿行 ADL 评分、跌倒、坠床、压力性损伤、疼痛、营养评估、烫伤、走失等）
	准确执行医嘱
	□ 遵医嘱完成其他术前检查（静脉采血、大小便常规、胸部 X 线、心电图、彩超等）
	健康教育
	□ 环境介绍：病区环境、病室规范、呼叫器的使用、人员介绍（主管医生、病区主任、护士长、责任护士）
	□ 饮食：清淡、易消化饮食
	□ 药物：告知静脉药、雾化药等的名称、剂量、作用、用法、不良反应及注意事项等，合理补液，控制输液速度
	□ 阳性体征：指导家属关注患儿腹股沟有无包块，避免任何不良刺激如用力排便、用力咳嗽、情绪过分激动等腹内压升高的因素，如出现任何不适，及时告知医务人员
	□ 康复：告知卧床休息，勿剧烈活动
	□ 心理：安慰鼓励患儿，告知保持情绪稳定，积极配合治疗
	□ 特殊检查治疗前指导：告知目的、配合事项及注意事项（胸部 X 线、彩超等）
	□ 安全风险防范指导：预防跌倒、坠床、压疮、烫伤、肺部感染，避免任何不良刺激如用力排便、用力咳嗽等易诱发腹内压升高的因素
	按分级护理原则巡视，评估措施落实效果，并做好记录
	□ 按分级护理原则巡视病房，观察患儿腹股沟有无包块，有无呕吐、发热情况，有异常时告知医生
手术前一天	评估与处理
	□ 评估阳性体征情况及有无口服抗血小板药物、抗凝药物，查看患者相关血液检查（如血常规、凝血功能、血糖、肝肾功能）情况、尿常规情况、心电图结果，有异常时及时告知医生并记录
	准确执行医嘱
	□ 遵医嘱静脉采血，完善胸部 X 线、心电图、彩超等检查
	健康教育
	□ 5 岁以上患儿训练床上大小便，清洁脐部皮肤

续表

时间	护理工作
手术前一天	□术前健康指导（术前禁食6～8h、禁水2h），母乳喂养者术前4h禁母乳
	□注意保暖，预防感冒，术前保持良好睡眠
	□备齐术后用物（弹力绷带、大/小便器、纸尿裤、中单），备好患服
	按分级护理原则巡视，评估措施落实效果，并做好记录
	□观察患儿腹股沟有无包块，有无呕吐、发热情况，有异常时及时告知医生
手术当天	术前
	□确认是否空腹，摘除活动性物品，引导患儿排空膀胱
	□测量生命体征并记录，有异常时及时告知医生，检查留置针是否通畅，检查手术部位是否有标记，核对术中带药
	□填写手术转运交接单
	术后
	评估与紧急处理
	□心电监护6h，每2h观察记录意识、生命体征、血氧饱和度等，有异常时通知医生处理
	□氧气吸入6h，患儿头偏向一侧，遵医嘱雾化吸入，防止喉头水肿及误吸
	□饮食管理：术后2h食用棒棒糖，4h少量饮水（首次10mL，循序渐进地增加饮水量），6h若无胃肠道症状可遵医嘱给予半流食，循序渐进地改为普食
	□体位与活动：平卧6h后仍需卧床休息，避免患儿剧烈哭闹
	□切口管理：保持切口敷料清洁干燥，如有污染，及时通知医生换药处理
	□完成其他基础护理评估，填写手术转运交接单及麻醉回访单
	准确执行医嘱
	□术后遵医嘱使用止疼药物、补液药物
	□嘱患儿卧床休息，勿剧烈活动
	健康教育
	□告知心电监护仪、药物作用及注意事项
	□根据病情行术后饮食、体位、康复锻炼指导，告知可能出现的情况及应对方式
	□告知患者及家属如出现任何不适，及时告知医务人员
	按分级护理原则巡视，评估措施落实效果，并做好记录
	□按分级护理原则巡视病房，观察生命体征、血氧饱和度、疼痛、切口敷料有无渗血，有异常时告知医生并记录
术后第一天至出院前一天	评估与处理
	□嘱卧床休息，避免用力咳嗽、哭闹等
	□监测体温，≥38.5℃时给予退热药，<38.5℃时给予温水擦浴或冰敷等物理降温
	□保持切口敷料干燥，避免大小便污染

续表

时间	护理工作
术后第一天至出院前一天	准确执行医嘱
	□ 遵医嘱予雾化吸入，观察患儿疼痛情况，必要时使用止疼药物
	健康教育
	□ 活动：注意休息，3 个月内避免剧烈运动
	□ 饮食：清淡、易消化、高营养、高纤维饮食，保持大便通畅
	□ 用药指导：告知雾化吸入药物、止疼药物等的名称、作用、用法、常见不良反应
	□ 避免用力咳嗽、哭闹
出院当天	□ 复核住院费用，发放出院须知，讲解并签字，发放出院小结及出院带药
	□ 结合出院小结给予出院指导（合理饮食，避免受凉感冒、咳嗽，保持大便通畅；保持切口清洁干燥，避免感染；1 周内忌下床活动，半年内避免剧烈运动；1 个月后门诊复查，不适随诊）
	□ 完成满意度调查，送患者出病区
出院后延伸	□ 出院 2 周内电话回访
	□ 在患者微信群随时答疑解惑

第十三节　先天性巨结肠临床护理路径

时间	护理工作
入院时	评估与处理
	□ 入院时测量生命体征、血氧饱和度、身高、体重并记录
	□ 评估症状和体征：有无腹胀、腹痛、便秘、低位肠梗阻等的症状
	立即告知医生进行病情综合评估
	□ 完善相关辅助检查，积极配合治疗
	□ 评估患者健康史（一般情况、既往史、家族史、用药史）、心理－社会状况
	准确执行医嘱
	□ 遵医嘱完善血液检查、胸部 X 线、心电图、钡剂灌肠等检查
入院第一天	评估与处理
	□ 观察腹痛、腹胀及排便情况，必要时测量腹围，如有异常，及时告知医生并记录
	评估全身营养状况，每周监测体重
	□ 记录大便性质、量，注意有无小肠结肠炎
	□ 观察有无呕吐，注意有无急性肠梗阻的表现，必要时禁食、胃肠减压

续表

时间	护理工作
入院第一天	□ 6h 内完成相关护理评估、健康指导及小儿安全教育（8 岁以上患儿行 ADL 评分、跌倒、坠床、压力性损伤、营养、疼痛评估、烫伤、走失等）
	准确执行医嘱
	□ 遵医嘱完善静脉采血、胸部 X 线、心电图、钡剂灌肠造影、直肠肛管测压等检查
	□ 遵医嘱灌肠 7 ～ 14d，1 ～ 2 次 /d
	□ 遵医嘱术前 3d 口服肠道抑菌药
	健康教育
	□ 环境介绍：病区环境、病室规范、呼叫器的使用、人员介绍（主管医生、病区主任、护士长、责任护士），告知电源及微波炉的正确使用、贵重物品保管等
	□ 饮食：高热量、高蛋白、富含维生素、少渣饮食，贫血者应积极纠正贫血，增强机体抵抗力
	□ 药物：告知用药名称、剂量、作用、用法、不良反应及注意事项等，合理补液，控制输液速度，观察有无皮肤瘙痒、皮疹等过敏反应
	□ 阳性体征：指导家属关注患儿腹痛、腹胀、呕吐等情况，如出现任何不适，及时告知医务人员
	□ 康复：适当活动，保持大便通畅
	□ 心理：安慰鼓励患儿，告知保持情绪稳定，积极配合治疗
	□ 特殊检查治疗前指导：告知目的、配合事项及注意事项（X 线、钡剂灌肠、直肠肛管测压等）
	□ 安全风险防范指导：预防跌倒、坠床、压疮、烫伤、肺部感染等
	按分级护理原则巡视，评估措施落实效果，并做好记录
	□ 按分级护理原则巡视病房，观察生命体征、腹痛、腹胀、呕吐情况，有异常时及时告知医生
手术前一天	评估与处理
	□ 评估阳性体征情况及有无口服抗血小板药物、抗凝药物，查看患者相关血液检查（如血常规、凝血功能、血糖、肝肾功能）结果、尿常规结果、心电图结果，有异常时及时告知医生并记录
	准确执行医嘱
	□ 遵医嘱清洁肠道，注意保护患儿肛周皮肤
	□ 遵医嘱建立静脉通路，给予肠内营养、肠外营养
	□ 遵医嘱备血、皮试，备好术中用药
	健康教育
	□ 5 岁以上患儿训练床上大小便，清洁肛周皮肤
	□ 术前健康指导（术前禁食 6 ～ 8h、禁水 2h），母乳喂养者术前 4h 禁母乳
	□ 注意保暖，预防感冒，术前保持良好睡眠
	□ 备齐术后用物（弹力绷带、大 / 小便器、纸尿裤、中单），备好患服
	按分级护理原则巡视，评估措施落实效果，并做好记录
	□ 按分级护理原则巡视病房，观察生命体征、腹痛、腹胀、呕吐情况，有异常时及时告知医生

续表

<table>
<tr><th>时间</th><th>护理工作</th></tr>
<tr><td rowspan="24">手术当天</td><td>术前</td></tr>
<tr><td>□ 确认是否空腹，青春期女孩是否在生理期，摘除活动性物品</td></tr>
<tr><td>□ 术晨遵医嘱清洁灌肠、留置胃管</td></tr>
<tr><td>□ 测量生命体征并记录，有异常时告知医生，检查患儿留置针是否通畅，检查手术部位是否有标记，核对手术中带药</td></tr>
<tr><td>□ 填写手术转运交接单</td></tr>
<tr><td>术后</td></tr>
<tr><td>评估与紧急处理</td></tr>
<tr><td>□ 持续心电监护，1 ～ 2h 观察并记录意识、生命体征、血氧饱和度等，有异常时通知医生处理</td></tr>
<tr><td>□ 持续氧气吸入，头偏向一侧，遵医嘱雾化吸入，防止喉头水肿及误吸</td></tr>
<tr><td>□ 饮食管理：禁食水，行补液治疗</td></tr>
<tr><td>□ 体位与活动：平卧 6h 后取半卧位，指导床上翻身</td></tr>
<tr><td>□ 切口管理：保持肛门切口敷料干燥，如有渗血、渗液，及时通知医生换药处理</td></tr>
<tr><td>□ 疼痛管理：观察疼痛情况，对评分≥ 3 分者给予止疼处理</td></tr>
<tr><td>□ 管道管理：胃管、导尿管、肛管需二次固定，保持通畅，标识清晰，并密切观察各引流液的颜色、性状及量，做好管道宣教并记录</td></tr>
<tr><td>□ 完成其他基础护理评估，填写手术转运交接单及麻醉回访单</td></tr>
<tr><td>准确执行医嘱</td></tr>
<tr><td>□ 术后遵医嘱使用止血药物、止疼药物、抗感染药物及补液药物，观察药物效果及不良反应</td></tr>
<tr><td>健康教育</td></tr>
<tr><td>□ 告知心电监护仪、管路功能及注意事项</td></tr>
<tr><td>□ 根据病情行术后饮食、体位、康复锻炼指导，告知可能出现的情况及应对方式</td></tr>
<tr><td>□ 告知患者及家属如出现任何不适，及时告知医务人员</td></tr>
<tr><td>按分级护理原则巡视，评估措施落实效果，并做好记录</td></tr>
<tr><td>□ 按分级护理原则巡视病房，观察生命体征、血氧饱和度、意识、疼痛、管道、手术切口等，有异常时告知医生并记录</td></tr>
<tr><td rowspan="6">术后第一天至出院前一天</td><td>评估与处理</td></tr>
<tr><td>□ 观察生命体征，对发热患儿行降温处理，注意无菌操作</td></tr>
<tr><td>□ 术后第 1 天嘱患儿床上适当活动，协助咳痰，根据情况适当增加活动，促进肠道功能恢复，减少卧床时间</td></tr>
<tr><td>□ 保持肛周敷料清洁干燥，严密观察切口有无出血、渗液</td></tr>
<tr><td>□ 观察大便情况，注意有无便血，做好肛门护理，保持局部皮肤清洁干燥，及时清理肛门周围的粪便及分泌物，肛门周围皮肤出现红肿时用油膏类外涂以保护皮肤，予红外线治疗仪照射 20min/ 次，促进切口愈合</td></tr>
<tr><td>□ 评估肛管风险级别，贴好标识，观察引流液的颜色、性质、量，妥善固定，注意保护肛周皮肤</td></tr>
</table>

续表

时间	护理工作
术后第一天至出院前一天	□ 若有造口，观察造口周围皮肤情况及排便情况
	□ 手术 2 周后做好维持性扩肛运动
	准确执行医嘱
	□ 遵医嘱使用止血药物、止疼药物、护胃药物、抗感染药物、补液药物等，观察药物效果及不良反应
	健康教育
	□ 皮肤护理：观察排便情况，保持肛周皮肤清洁干燥，用生理盐水每日清洗，必要时涂抹红霉素软膏
	□ 饮食：禁食期间静脉补液，准确记录液体出入量，保证出入平衡；肠功能恢复后进流食，少量多餐，定时排便
	□ 活动：鼓励患儿早期下床活动，促进肠蠕动恢复，首次下床时须家属陪同，指导渐进下床的方法
	□ 管道护理：带管者妥善固定管路，防折叠、防牵拉、防脱管
	按分级护理原则巡视，评估措施落实效果，并做好记录
	□ 按分级护理原则巡视病房，观察生命体征，监测体温，观察肛门排气、排便情况
出院当天	□ 复核住院费用，发放出院须知，讲解并签字，发放出院小结及出院带药
	□ 结合出院小结给予出院指导（加强营养、合理饮食、定时扩肛、养成良好排便习惯、防感冒、保持大便通畅、不适随诊等）
	□ 指导患儿家属正确更换造口袋，保护造口周围皮肤清洁
	□ 完成满意度调查，送患者出病区
出院后延伸	□ 出院 2 周内电话回访

第十四节　先天性直肠肛门闭锁临床护理路径

时间	护理工作
入院时	评估与处理
	□ 入院时测量生命体征、血氧饱和度、身高、体重并记录
	□ 首次评估患者症状体征（腹痛、腹胀、排便、呕吐等）、辅助检查结果并记录
	立即告知医生进行病情综合评估
	□ 完善相关辅助检查，积极配合治疗

续表

时间	护理工作
入院时	□ 评估患者健康史（一般情况、既往史、家族史、用药史）、心理 – 社会状况
	准确执行医嘱
	□ 遵医嘱完成其他术前检查（血液检查、胸部 X 线、B 超、CT 等）
	□ 遵医嘱完成心电图检查
入院第一天	评估与处理
	□ 观察生命体征及精神状态，有无发热、体温不升、面色苍白、哭声细小、小便量少等现象，如有异常，及时告知医生并记录
	□ 保持呼吸道通畅，防止误吸，给予吸氧 0.5 ～ 1L/min
	□ 观察会阴部及肛门局部情况，观察有无瘘口，保持会阴部清洁干燥
	□ 观察患儿腹胀程度及呕吐次数、性质、量、呕吐方式
	□ 持续胃肠减压，观察引流液颜色、性质及量
	□ 准确记录 24h 液体出入量，观察有无脱水及脱水程度
	□ 6h 内完成相关护理评估、健康指导及小儿安全教育（跌倒、坠床、压力性损伤、营养评估、烫伤等）
	准确执行医嘱
	□ 遵医嘱完善 X 线、彩超等检查
	□ 遵医嘱禁食水，持续胃肠减压，给予肠外营养支持
	健康教育
	□ 环境介绍：病区环境、病室规范、呼叫器的使用、人员介绍（主管医生、病区主任、护士长、责任护士）
	□ 饮食：禁食水
	□ 药物：告知静脉药、雾化药、外用药等的名称、剂量、作用、用法、不良反应及注意事项等，合理补液，控制输液速度
	□ 阳性体征：指导家属关注患儿腹痛、腹胀、呕吐情况，如出现任何不适，及时告知医务人员
	□ 康复：指导低斜坡、侧卧位休息（床头抬高约 30°）
	□ 心理：耐心安抚患儿，家长保持情绪稳定
	□ 特殊检查治疗前指导：告知目的、配合事项及注意事项（X 线、彩超等）
	□ 安全风险防范指导：预防跌倒、坠床、烫伤、压疮、肺部感染、管道滑脱，告知电源及微波炉的正确使用、防火防盗等
	按分级护理原则巡视，评估措施落实效果，并做好记录
	□ 按分级护理原则巡视病房，观察生命体征、精神反应、尿量、大便（排出的部位、性质及量），腹痛、腹胀、呕吐情况，有异常时及时告知医生

续表

时间	护理工作
手术前一天	评估与处理
	□ 评估阳性体征情况，查看相关血液检查（如血常规、凝血功能、血糖、肝肾功能）结果、尿常规结果、心电图结果，如有异常，及时告知医生并记录
	准确执行医嘱
	□ 遵医嘱备血、皮试，备好术中用药
	□ 遵医嘱行补液治疗，纠正水电解质失衡
	健康教育
	□ 术前禁食水，备好患服
	□ 术前保持良好睡眠
	□ 备齐术后用物（弹力绷带、安抚奶嘴、尿不湿、中单等）
	按分级护理原则巡视，评估措施落实效果，并做好记录
	□ 按分级护理原则巡视病房，观察生命体征、精神反应，关注腹痛、腹胀、呕吐情况，如有异常情况，及时告知医生
手术当天	术前
	□ 确认是否空腹
	□ 测量生命体征并记录，有异常时及时告知医生，检查留置针是否通畅、胃肠减压情况，检查手术部位是否有标记，核对术中带药
	□ 填写手术转运交接单
	术后
	评估与紧急处理
	□ 持续心电监护，每隔 0.5 ～ 1h 观察并记录意识、生命体征、血氧饱和度、皮肤及四肢末梢循环等，有异常时通知医生处理
	□ 持续氧气吸入，头偏向一侧，及时清理呼吸道，遵医嘱雾化吸入，防止喉头水肿及误吸
	□ 饮食：禁食水，行补液治疗，记录 24h 液体出入量
	□ 体位：指导床上翻身，肠造瘘时多取瘘口侧卧位，肛门成形术取侧卧位或俯卧位，充分暴露肛门
	□ 保持切口敷料或造口周围皮肤干燥，如有渗血渗液等异常，及时通知医生处理
	□ 注意保暖，对高热患儿做好物理降温
	□ 管道管理：胃管、导尿管、肛管需二次固定，保持通畅，标识清晰，并密切观察各引流液的颜色、性状及量，做好管道宣教并记录
	□ 完善基础性评估，填写手术转运交接单及麻醉回访单
	准确执行医嘱
	□ 术后遵医嘱使用止血药物、止疼药物、抗感染药物、补液药物等

续表

时间	护理工作
手术当天	健康教育
	□ 告知心电监护仪、管路功能及注意事项
	□ 根据病情行术后饮食、皮肤护理、体位、康复锻炼指导，告知可能出现的情况及应对方式
	□ 告知患者及家属如出现任何不适，及时告知医务人员
	按分级护理原则巡视，评估措施落实效果，并做好记录
	□ 按分级护理原则巡视病房，密切观察生命体征及精神反应、腹部体征、血氧饱和度、疼痛、管道、手术切口敷料有无渗血，如有异常，告知医生并记录
术后第一天至出院前一天	评估与处理
	□ 禁食期间严格记录 24h 液体出入量，合理补液，预防及纠正水电解质紊乱；肠功能恢复后遵医嘱饮牛奶或母乳，少量多餐
	□ 观察患儿腹部体征、腹胀有无缓解、肛门排便情况
	□ 保持肛门周围皮肤清洁干燥，便后及时用生理盐水或消毒湿纸巾清洗肛周并外涂碘伏，以免尿液、粪便污染伤口，若患儿肛周发红、糜烂，可外涂复方氧化锌油膏或紫草油以保护皮肤
	□ 观察肛管引流液的颜色、性状和量，肛管拔除后观察肛门排便、排气情况，遵医嘱 2 周后行扩肛训练，保持排便通畅、规律，预防肛门狭窄
	准确执行医嘱
	□ 遵医嘱补液、抗感染治疗，记录液体出入量，维持体液平衡
	健康教育
	□ 饮食：肛门成形术后 6h 人工喂养；肠造瘘术后肠蠕动恢复，应从糖水至 1/2 稀奶，再到配方奶或母乳，循序渐进，加强患儿营养，合理饮食，注意个人卫生，防腹泻
	□ 体位与活动：肛门成形术后应取侧卧位或俯卧位，以充分暴露肛门；肠造瘘术后多取瘘口侧卧位；加强患儿翻身，促进肠蠕动
	□ 保持肛周皮肤清洁干燥，指导家长造瘘口护理，培养、训练患儿定时排便习惯
	□ 术后 14d 起，指导家长扩肛治疗；术后 3 个月，每天 1 次；3 个月后隔日 1 次，30min/ 次，坚持半年左右
	按分级护理原则巡视，评估措施落实效果，并做好记录
	□ 按分级护理原则巡视病房，观察生命体征、疼痛、肛周皮肤、排便及切口情况
出院当天	□ 复核住院费用，发放出院须知，讲解并签字，发放出院小结及出院带药
	□ 结合出院小结给予出院指导（合理饮食，保持肛周清洁干燥，坚持扩肛，养成定时排便习惯，出现腹胀、高热、大便恶臭等情况时及时复诊）
	□ 指导患儿家属正确更换造口袋，保护造口周围皮肤
	□ 完成满意度调查，送患者出病区
出院后延伸	□ 出院 2 周内回访

第十五节　胆道闭锁/胆总管囊肿临床护理路径

时间	护理工作
入院时	评估与处理
	□ 入院时测量生命体征、血氧饱和度、身高、体重并记录，评估患儿症状体征（营养状况、腹部体征、黄疸、大便等）
	立即告知医生进行病情综合评估
	□ 完善相关辅助检查，积极配合治疗
	□ 评估患者健康史（一般情况、既往史、家族史、用药史）、心理－社会状况
	准确执行医嘱
	□ 遵医嘱完成其他术前检查（血液检查、胸部 X 线、心电图、B 超、CT 等）
入院第一天	评估与处理
	□ 观察腹痛的部位、性质、程度及有无肝脾肿大等腹部体征
	□ 观察并记录黄疸程度及部位
	□ 观察皮肤有无出血点及瘙痒，保持患儿皮肤清洁，外涂润肤霜，防止抓破皮肤
	□ 观察粪便和尿液颜色有无异常，观察体温变化，如有高热，做好高热护理
	□ 囊肿巨大患儿应避免剧烈活动，以免囊肿破裂
	□ 6h 内完成相关护理评估、健康指导及小儿安全教育（8 岁以上患儿行 ADL 评分、跌倒、坠床、压力性损伤、营养、疼痛、走失、烫伤等）
	准确执行医嘱
	□ 遵医嘱完善胸部 X 线、心电图、B 超、CT、胆道造影等检查
	□ 遵医嘱行补液、止疼、解痉、护肝利胆等治疗，纠正酸碱失衡和脱水
	□ 术前 3d 口服肠道抑菌剂
	健康教育
	□ 环境介绍：病区环境、病室规范、呼叫器的使用、人员介绍（主管医生、病区主任、护士长、责任护士）
	□ 饮食：对胆道闭锁患儿母乳喂养，人工喂养患儿进食低脂奶，胆总管囊肿患儿低脂饮食，避免辛辣、油腻食物，注意个人卫生，避免感染
	□ 药物：告知口服药、静脉药、雾化药、外用药等的名称、剂量、作用、用法、不良反应及注意事项等
	□ 阳性体征：指导家属关注患儿腹痛、腹胀、黄疸、腹泻、发热等情况，如出现任何不适，及时告知医务人员
	□ 康复：告知卧床休息，适当活动
	□ 心理：安慰鼓励患儿，告知保持情绪稳定
	□ 特殊检查治疗前指导：告知目的、配合事项及注意事项（B 超、CT、胆道造影等）

续表

时间	护理工作
入院第一天	□ 安全风险防范指导：预防跌倒、坠床、压疮、烫伤、肺部感染，告知电源及微波炉的正确使用、贵重物品保管等；避免剧烈运动
	按分级护理原则巡视，评估措施落实效果，并做好记录
	□ 按分级护理原则巡视病房，观察患者腹痛、腹胀、黄疸、腹泻、发热等症状
手术前一天	评估与处理
	□ 评估阳性体征情况及有无口服抗血小板药物、抗凝药物，查看患者相关血液检查（如血常规、凝血功能、血糖、肝肾功能）结果、尿常规结果、心电图结果，有异常时及时告知医生并记录
	准确执行医嘱
	□ 遵医嘱使用护肝药物、解痉止痛药物等，观察药物疗效及不良反应
	□ 遵医嘱备血、皮试，备好术中用药
	□ 术前 1 晚遵医嘱清洁灌肠
	健康教育
	□ 5 岁以上患儿训练床上大小便
	□ 术前健康指导（术前禁食 6 ～ 8h、禁水 2h），备好患服
	□ 注意保暖，预防感冒，保证良好睡眠
	□ 告知患儿家属取下首饰，备齐术后用物（弹力绷带、大 / 小便器、纸尿裤、中单、安抚奶嘴）
	按分级护理原则巡视，评估措施落实效果，并做好记录
	□ 按分级护理原则巡视病房，观察患儿腹痛、腹胀、黄疸、腹泻、发热等症状
手术当天	术前
	□ 遵医嘱留置胃肠减压管，确认禁食水情况，摘除活动性物品
	□ 测量生命体征并记录，有异常时及时告知医生，检查留置针是否通畅，检查手术部位是否有标记，核对术中带药
	□ 填写手术转运交接单
	术后
	评估与紧急处理
	□ 持续心电监护，每小时巡视 1 次，观察并记录至病情稳定，包括生命体征、意识、面色及四肢温度
	□ 持续氧气吸入，头偏向一侧，保持呼吸道通畅，遵医嘱给予雾化吸入，预防喉头水肿及误吸
	□ 饮食管理：禁食水，持续胃肠减压，行静脉补液治疗，控制输液速度，记 24h 液体出入量
	□ 体位与活动：卧床休息，可床上轻轻翻身，避免患儿剧烈哭闹、剧烈活动
	□ 切口管理：观察有无渗血渗液、胆汁外渗等，如发现异常，及时通知医生处理
	□ 观察腹部体征，有无腹胀、腹痛，遵医嘱使用止疼药物
	□ 对带管患者观察引流液的颜色、性状和量，警惕胆瘘、肠瘘，妥善固定引流管，管道标识清楚
	□ 完成基础性评估，填写手术转运交接单及麻醉回访单

续表

时间	护理工作
手术当天	准确执行医嘱
	□ 遵医嘱使用护胃药物、止血药物、止痛药物、抗感染药物、补液药物、雾化药物等，记录24h液体出入量
	健康教育
	□ 告知心电监护仪、管路功能及注意事项
	□ 根据病情行术后饮食、体位、康复锻炼指导，告知可能出现的情况及应对方式
	□ 告知患者及家属如出现任何不适，及时告知医务人员
	按分级护理原则巡视，评估措施落实效果，并做好记录
	□ 按分级护理原则巡视病房，密切观察生命体征、血氧饱和度、意识、管道、疼痛、切口、皮肤等情况，有异常时告知医生并记录
术后第一天至出院前一天	评估与处理
	□ 观察生命体征，记录24h液体出入量，合理补液，如有异常，及时告知医生并记录
	□ 保持切口敷料干燥，腹带加压包扎伤口，红外线烤灯照射2次/d，出现异常时及时换药处理
	□ 术后第2天可取半卧位，床上轻微活动，第3天逐步下床活动，促进肠道蠕动，防止肠粘连
	□ 观察术后有无发热、腹痛、腹胀以及大小便情况，必要时予开塞露通便
	□ 妥善固定引流管，观察引流管是否通畅及引流液的颜色、性质、量
	准确执行医嘱
	□ 遵医嘱使用止血药物、止痛药物、补液药物、抗感染药物等，观察患儿疼痛情况及切口有无出血
	健康教育
	□ 饮食：待肠道功能恢复后对胆道闭锁患儿人工喂养，对胆总管囊肿患儿给予流食并逐步过渡到普食，给予低脂、高蛋白、高维生素、易消化食物，忌油炸、油腻食物
	□ 活动：早期卧床休息，第2天半卧位休息，床上轻微活动，第3天病情稳定后可逐步下床活动
	□ 药物：告知药物名称、作用、用法、常见不良反应，合理补液，控制输液速度
	□ 管道：胃管、导尿管及腹腔引流管妥善固定，防折叠、防牵拉、防脱管，注意观察引流液颜色、性质、量，每日2次尿道口及导尿管消毒，每日评估并遵医嘱拔管
	□ 安全风险防范：预防跌倒、坠床、烫伤、压疮、肺部感染、管道滑脱等
	按分级护理原则巡视，评估措施落实效果，并做好记录
	□ 按分级护理原则巡视病房，观察生命体征、意识、黄疸、疼痛、管道引流情况
出院当天	□ 复核住院费用，发放出院须知，讲解并签字，发放出院小结及出院带药
	□ 结合出院小结给予出院指导（合理饮食，加强营养，预防感冒，保持切口清洁干燥，术后1个月门诊复查血常规、B超、肝功能等，不适随诊）
	□ 完成满意度调查，送患者出病区
出院后延伸	□ 出院2周内电话回访

第十六节　支气管哮喘发作临床护理路径

时间	护理工作
入院时	评估与紧急处理
	□ 快速评估病情：气道通畅情况；呼吸情况
	□ 取坐位或半卧位
	□ 吸氧（2L/min）
	□ 心电监护
	立即告知医生进行综合评估
	□ 评估患儿：意识、瞳孔、呼吸、脉搏、体温、血压、血氧饱和度
	□ 近 3d 过敏原接触史、运动史及情绪等
	准确执行医嘱
	□ 高频雾化吸入：β 受体激动剂、糖皮质激素（异丙托溴铵、布地奈德）
	□ 建立静脉通道：0.9% 氯化钠注射液
	□ 必要时吸痰
	□ 完善相关辅助检查，积极配合治疗
30 分钟内转归	按分级护理原则巡视，评估措施落实效果，并做好记录
	□ 再次评估生命体征：意识、瞳孔、呼吸、脉搏、体温、血压、血氧饱和度
	□ 遵医嘱联系儿科住院部
	□ 遵医嘱门诊治疗
转科或出院前	健康指导
	□ 饮食：清淡、易消化饮食，避免食用易过敏食物（鱼、虾、蟹、蛋、牛奶等）
	□ 药物：教导筒式吸舒的使用方法，指导雾化吸入药物及口服药用法
	□ 阳性体征：观察患儿呼吸，指导腹式呼吸运动、胸部扩张运动、向前弯曲运动
	□ 安全风险防范指导：避免接触过敏原，空气流通，预防感染

第十七节　误食中毒患儿临床护理路径

时间	护理工作
入院时	评估与紧急处理
	□ 评估患儿：意识、瞳孔、呼吸、脉搏、血压、血氧饱和度

续表

时间	护理工作
入院时	□ 心电监护，观察生命体征
	立即告知医生进行综合评估
	□ 评估患儿误食毒物的类型
	□ 评估患儿气道有无梗阻及神经系统症状
	准确执行医嘱
	□ 口服催吐：意识清楚、年龄较大且能配合的患儿口服牛奶或清水
	□ 洗胃：左侧卧位，从鼻腔插入胃管，用生理盐水反复冲洗至清澈，操作时防止误吸（风险点）
	□ 备吸痰器，保持呼吸道通畅，必要时吸氧
	□ 建立留置针静脉通路：0.9% 氯化钠注射液
	□ 完善相关辅助检查，积极配合治疗
60 分钟内转归	按分级护理原则巡视，评估措施落实效果，并做好记录
	□ 再次评估生命体征：意识、瞳孔、呼吸、脉搏、血压、血氧饱和度、体温
	□ 遵医嘱联系儿科住院部，视病情携带氧气、监护仪等急救设备，护送患儿到住院部
	□ 遵医嘱门诊治疗
转科或出院前	健康指导
	□ 饮食：暂禁饮食
	□ 药物：静脉给药，告知家属不要随意调节滴速
	□ 阳性体征：观察患儿意识、呼吸、血压、血氧饱和度等
	□ 心理：做好解释工作，消除患儿及家属紧张、恐惧心理
	□ 安全风险防范指导：指导家长监护安全，家庭中管理好成人药品及有害、有毒高危家庭用物（灭蚊剂、灭虫剂、灭鼠剂等剧毒物品），发现误食时需及时就医

第十八节　休克患儿临床护理路径

时间	护理项目
入院时	评估与紧急处理
	□ 快速评估病情：气道通畅情况；呼吸情况；循环情况
	□ 平卧，下肢抬高
	□ 吸氧 2L/min，必要时高流量面罩吸氧
	□ 吸痰，保持呼吸道通畅

续表

时间	护理项目
入院时	□ 建立 2 条留置针静脉通路
	□ 心电监护，观察生命体征
	立即告知医生进行综合评估
	□ 评估患儿：意识、瞳孔、呼吸、脉搏、体温、血压、血氧饱和度
	准确执行医嘱
	□ 遵医嘱使用肾上腺素
	□ 5 ～ 10min 可重复使用：静脉推注稀释 10 倍的肾上腺素 3 ～ 5mL（缓慢推注至少 5min）
	□ 血压下降时使用升压药：＜ 1 岁，收缩压＜ 70mmHg；1 ～ 10 岁，收缩压＜（70 ＋ 2× 年龄）mmHg；11 ～ 17 岁，收缩压＜ 90mmHg 或比基础值下降 30% ～ 40%
	□ 使用糖皮质激素：静脉推注地塞米松等
	□ 使用抗组胺药物：肌内注射苯海拉明等
	□ 发生心跳呼吸骤停时立即心肺复苏、气管插管
30 分钟内转归	按分级护理原则巡视，评估措施落实效果，并做好记录
	□ 监测生命体征：意识、瞳孔、血压、心率、呼吸、体温、血氧饱和度
	□ 遵医嘱联系 PICU，准备好抢救床
	□ 携带氧气、监护仪等急救设备，护送患儿入住 PICU
转科前或留观期	健康教育
	□ 饮食：暂禁饮食
	□ 药物：静脉给药，告知家属不要随意调节滴速
	□ 阳性体征：指导监测意识、心率、呼吸、血压、血氧饱和度、尿量、药物不良反应等
	□ 心理：做好对各操作的解释工作，消除家长及患儿紧张、恐惧心理
	□ 安全风险防范指导：用药前询问过敏史，用药后观察反应，注意保暖

第十九节　性早熟患儿临床护理路径

时间	护理工作
8 点至 11 点 GnRH 刺激试验	评估与紧急处理
	□ 评估患儿：是否空腹 8 ～ 10h 及一般身体状况
	□ 采血（0min）：红管 3mL
	□ 立即静脉推注：戈那瑞林，并计时

续表

时间	护理工作
8点至11点GnRH刺激试验	□ 记录静推时间，在每张化验单上写上对应采血时间
	□ 采血（30min）：红管 3mL
	□ 采血（60min）：红管 3mL
	□ 采血（90min）：红管 3mL
	□ 观察试验过程中患儿的面色、呼吸等，如发现异常，及时处理
其他特殊辅助检查	告知医生进行综合评估
	□ 骨龄测定
	□ B超检查：对女孩检查卵巢、子宫发育情况；对男孩检查睾丸、肾上腺皮质等情况
	□ CT或MRI：排除颅内占位病变
每个月药物治疗时间	准确执行医嘱
	□ 评估患儿以往注射部位是否有硬结及感染
	□ “三查八对”门诊病历及药品（曲普瑞林和亮丙瑞林）
	□ 重点核对注射时间、注射部位及注射剂量
	□ 精确配药
	□ 正确注射：亮丙瑞林（皮下注射），曲普瑞林（肌内注射）
检查后或每个月治疗期间	健康指导
	□ 饮食指导：避免高碳水、高糖、高钠饮食及含有激素的各种保健药品
	□ 药物：遵医嘱按时来院注射性早熟药物
	□ 阳性体征：指导家属监测患儿身高、体重及生理性发育等
	□ 心理：运用沟通技巧，树立患儿及家长的信心
	□ 安全风险防范指导：注射后注意针眼干燥，观察药物不良反应

第十二章
中医常见疾病临床护理路径

第一节 尪痹（类风湿关节炎）临床护理路径

时间	护理工作
入院时	评估与紧急处理
	□ 采集中医四诊信息，进行中医证候判断和辨证分型
	□ 辨证：辨病因、病位、病性
	□ 测量生命体征、血氧饱和度，观察关节有无晨僵、肿痛、畸形，有无发热、乏力、肺间质病变、腹部异常表现、神经系统查体异常等，观察大小便情况
	□ 首次评估患者症状体征（Barthel 指数评定、跌倒、压力性损伤、血栓风险、营养、疼痛等）、辅助检查结果并记录
	立即告知医生进行病情综合评估
	□ 完善相关辅助检查，积极配合治疗
	□ 评估患者健康史（一般情况、既往史、家族史、用药史、过敏史、传染病史、生育史或月经史）、心理 - 社会状况
	准确执行医嘱
	□ 遵医嘱完善心电图检查、查血
入院第一天	评估与处理
	□ 测量患者生命体征、血氧饱和度，观察舌苔、脉象，关节有无晨僵、肿痛、畸形、结节，有无发热、乏力、肺间质病变
	□ 临证护理：湿痹阻者宜祛风除湿，通络止痛；湿寒阻痹者宜温经散寒，祛湿通络；湿热痹阻者宜清热除湿，宣痹通络；痰瘀痹阻者宜活血化瘀，化痰通络；气阴两虚者宜益气养阴，活血通络；肝肾不足者宜补益肝肾，强壮筋骨；瘀血阻络者宜活血化瘀，舒筋通络
	□ 6h 内完成相关护理评估（ADL、跌倒、坠床、压力性损伤、深静脉血栓、疼痛、营养等）
	准确执行医嘱
	□ 根据辨证分型遵医嘱正确用药，指导患者完善相关检查
	□ 遵医嘱指导患者内服中药：风寒湿痹者宜温服；热痹者宜偏凉服
	□ 遵医嘱监测生命体征、血氧饱和度，观察患者舌苔、脉象，对有间质性肺炎且呼吸困难者给予氧气吸入，对发热者观察体温变化，遵医嘱予以退热、补液等处理

续表

时间	护理工作
入院第一天	□ 晨僵患者可遵医嘱进行穴位按摩、中药熏洗、温水浸泡；关节肿痛者遵医嘱进行穴位贴敷、揿针、中频理疗、中药熏洗、微波治疗；关节畸形者遵医嘱中药熏洗，疲乏无力者遵医嘱进行埋针及穴位贴敷治疗
	健康教育
	□ 环境介绍：病区环境、病室规范、呼叫器的使用、人员介绍（主管医生、病区主任、护士长、责任护士）
	□ 饮食：根据辨证分型指导患者饮食。风湿痹阻者宜祛风除湿，通络止痛，食用如鳝鱼、薏苡仁、木瓜、樱桃等。湿寒阻痹者宜温经散寒，祛湿通络，食用如牛肉、山药、大枣、红糖、赤小豆等。湿热痹阻者宜清热除湿，宣痹通络，食用如薏苡仁、红豆、黄瓜、苦瓜、冬瓜、丝瓜、绿豆芽、绿豆等。痰淤痹阻者宜活血化瘀，化痰通络，食用如山楂、桃仁、陈皮、薏苡仁、绿豆等。气阴两虚者宜益气养阴，活血通络，食用如大枣、薏苡仁、赤小豆、山药、阿胶、鸡肉、牛肉、乌鸡、黑芝麻、龙眼肉等。肝肾不足者宜补益肝肾，强壮筋骨，食用如甲鱼、山药、枸杞子、鸭肉、鹅肉、黑芝麻、黑豆等
	□ 药物：遵医嘱坚持长期、规律用药，切忌突然停药、减药、漏服及自行换药；观察用药后的不良反应（皮疹、胃肠道反应）
	□ 阳性体征：注意关节有无晨僵、肿痛、畸形、结节，有无发热、乏力、肺间质病变，如出现任何不适，及时告知医务人员
	□ 康复：急性期卧床休息，保持关节功能位；关节疼痛缓解后，可适当增加活动，进行关节锻炼；病情恢复期下床活动，执行渐进下床
	□ 心理：保持良好心态，积极坚持配合治疗
	□ 特殊检查前指导：目的、配合事项及注意事项（CT、B 超、MRI、骨密度等）
	□ 特殊治疗前指导：目的、配合事项及注意事项（吸氧、中药熏蒸治疗、穴位贴敷治疗、中频脉冲电治疗、红外线治疗、埋针治疗等）
	□ 安全风险防范指导：预防跌倒、坠床、压疮、肺部感染、深静脉血栓，告知电源及微波炉的正确使用、防火防盗等
	按分级护理原则巡视，评估措施落实效果，并做好记录
	□ 按分级护理原则巡视病房，观察患者生命体征及血氧饱和度，关节有无晨僵、肿痛、畸形、结节，有无发热、乏力、呼吸异常，观察舌苔、脉象
入院第二天至出院前一天	评估与处理
	□ 观察患者生命体征及血氧饱和度，关节有无晨僵、肿痛、畸形、结节，有无发热、乏力、呼吸异常，观察舌苔、脉象
	□ 急性期卧床休息，遵医嘱使用止疼药，缓解疼痛
	准确执行医嘱
	□ 遵医嘱静脉给药或使用中药制剂
	□ 非甾体抗炎药：应与食物同服或饭后服用，同时应服胃黏膜保护剂。糖皮质激素：严格遵医嘱给药，并应密切观察患者的血压、血糖、血脂、电解质等的变化，嘱患者不可擅自增减药量或停药。免疫抑制剂：遵医嘱用药，观察用药后反应，用药期间密切监测血压、肝肾功能、血常规等

续表

时间	护理工作
入院第二天至出院前一天	健康教育
	□ 康复锻炼：急性期卧床休息，保持关节功能位；关节疼痛缓解后，可适当增加活动，进行关节锻炼；病情恢复期下床活动，执行渐进下床
	□ 生活起居：居室环境宜温暖向阳、通风、干燥，避免寒冷刺激；避免小关节长时间负重，避免不良姿势，减少弯腰、爬高、蹲起等动作；每日适当晒太阳，用温水洗漱，坚持热水泡足
	□ 饮食：根据辨证分型指导患者饮食。风湿痹阻者宜食祛风除湿、通络止痛的食品；寒湿阻痹者宜食温经散寒、祛风通络的食品；湿热阻痹者宜食清热祛湿的食品；痰淤痹阻者宜食活血化瘀的食品；气血两虚者宜食补益气血的食品；肝肾不足者宜食补益肝肾的食品
	□ 安全风险防范指导：预防跌倒、坠床、压疮、肺部感染、深静脉血栓
	□ 情志护理：多与患者沟通，了解其心理状态，及时给予心理疏导，同时鼓励患者与他人多交流，鼓励家属多陪伴患者，给予情感支持
	□ 用药指导：告知药名、作用、用法、常见不良反应
	□ 其他：告知疾病恢复期注意事项
	□ 告知患者及家属如出现任何不适，及时告知医务人员
	按分级护理原则巡视，评估措施落实效果，并做好记录
	□ 按分级护理原则巡视病房，观察患者生命体征及血氧饱和度，关节有无晨僵、肿痛、畸形、结节，有无发热、乏力、呼吸异常，观察舌苔、脉象
出院当天	□ 复核住院费用，发放出院须知，讲解并签字，发放出院小结及出院带药
	□ 告知复诊、随诊、康复训练、饮食、服药等注意事项，完成出院准备度调查
	□ 用药指导：遵医嘱坚持长期、规律用药，切忌突然停药、减药、漏服及自行换药，尤其应防止在服药控制病情后不久自行停药；定期复查肝肾功能及血尿常规、血糖；观察有无皮疹、胃肠道反应
	□ 完成满意度调查，送患者出病区
出院后延伸	□ 出院 2 周内电话回访，答疑解惑，告知其复查及居家注意事项
	□ 血栓高危患者出院 2 周、1 个月、3 个月电话回访

第二节　蝶疮流注（系统性红斑狼疮）临床护理路径

时间	护理工作
入院时	评估与紧急处理
	□ 采集中医四诊信息，进行中医证候判断和辨证分型
	□ 辨证：辨病因、病位、病性

续表

时间	护理工作
入院时	□ 测量生命体征，观察有无发热、光敏感、皮疹、淋巴结增大、肌肉关节疼、头痛、疲劳，有无其他器官受累情况(恶心呕吐、腹痛腹胀、胸闷气促、呼吸困难、贫血、少尿等)，有无兴奋、幻觉、辨识障碍等狼疮脑症状
	□ 首次评估患者症状体征(Barthel 指数评定、跌倒、压力性损伤、血栓风险、营养、疼痛等)、辅助检查结果并记录
	立即告知医生进行病情综合评估
	□ 完善相关辅助检查，积极配合治疗
	□ 评估患者健康史(一般情况、既往史、家族史、用药史)、心理－社会状况
	准确执行医嘱
	□ 遵医嘱完善心电图检查、查血
入院第一天	评估与处理
	□ 观察患者生命体征、瞳孔、舌苔、脉搏，有无发热、光敏感、皮疹、淋巴结增大、肌肉关节疼、头痛、疲劳，有无其他器官受累情况(恶心呕吐、腹痛腹胀、胸闷气促、呼吸困难、贫血、少尿等)，有无兴奋、幻觉、辨识障碍等狼疮脑症状
	□ 观察患者体温变化，有无发热及伴随症状；做好皮肤护理，预防感染；观察关节疼痛的部位及性质，保护关节免受损伤；观察及保护肾功能，观察尿量、尿色变化，定期测量体重和血压；观察及保护心肺功能，观察心率、心律、心音变化，注意肢体末梢循环，有无发冷，观察有无呼吸困难、气促等症状；观察精神和意识状态
	□ 临证护理：阴虚内热者养阴清热，活血通络；气营热甚者宜清气凉营；瘀热痹阻者养阴清热，祛风通络；血热瘀阻者养阴清热，活血化瘀；热郁饮积者养阴清热，利水蠲饮；血虚瘀热者养阴清热，凉血生血；气阴两虚者益气养阴，健脾生血；瘀热损肾者补肾养阴，活血利水；脾肾两虚者健脾滋肾，利水蠲饮；瘀热入脑者养阴清热，平肝活血
	□ 6h 内完成相关护理评估(ADL、跌倒、坠床、压力性损伤、深静脉血栓、疼痛、营养等)
	准确执行医嘱
	□ 根据辨证分型遵医嘱正确用药，指导患者完善相关检查
	□ 遵医嘱指导患者使用中药汤剂
	□ 遵医嘱监测生命体征、血氧饱和度、舌苔、脉象，呼吸困难者给予氧气吸入，发热者观察体温变化，遵医嘱予以退热、补液等处理
	健康教育
	□ 环境介绍：病区环境、病室规范、呼叫器的使用、人员介绍(主管医生、病区主任、护士长、责任护士)
	□ 饮食：根据辨证分型指导患者饮食。热毒炽盛者宜食凉血护阴、清热解毒的食品；阴虚内热者宜食养阴清热的食品；肝肾阴虚者宜食滋补肝肾的食品；邪热伤肝者宜食疏肝理气的食品；脾肾阳虚者宜食温阳利水的食品
	□ 药物：遵医嘱坚持长期、规律用药，切忌突然停药、减药、漏服及自行换药；观察用药后的不良反应(皮疹、胃肠道反应)

续表

时间	护理工作
入院第一天	□ 阳性体征：监测患者体温、脉搏、呼吸、血压，观察患者瞳孔、舌苔、脉搏，有无发热、光敏感、皮疹、淋巴结增大、肌肉关节疼、头痛、疲劳，有无其他器官受累情况（恶心呕吐、腹痛腹胀、胸闷气促、呼吸困难、贫血、少尿等），有无兴奋、幻觉、辨识障碍等狼疮脑症状，如出现任何不适，及时告知医务人员
	□ 康复：急性期卧床休息，予床上主动运动、被动运动、踝泵运动训练指导。疼痛缓解后鼓励患者行脊柱活动、胸廓活动、髋关节活动等锻炼
	□ 心理：告知保持良好心态，积极配合治疗
	□ 特殊检查前指导：目的、配合事项及注意事项（CT、B 超、MRI、骨密度等）
	□ 特殊治疗前指导：目的、配合事项及注意事项（CTA、DSA、MRA、揿针、中频理疗、穴位贴敷及口服中药、非甾体抗炎药、糖皮质激素、免疫抑制剂等药物治疗）
	□ 安全风险防范指导：预防跌倒、坠床、压力性损伤、肺部感染、深静脉血栓，告知电源及微波炉的正确使用、防火防盗等
	按分级护理原则巡视，评估措施落实效果，并做好记录
	□ 按分级护理原则巡视病房，观察患者生命体征、瞳孔、舌苔、脉搏，有无发热、光敏感、皮疹、淋巴结增大、肌肉关节疼、头痛、疲劳，有无其他器官受累情况（恶心呕吐、腹痛腹胀、胸闷气促、呼吸困难、贫血、少尿等），有无兴奋、幻觉、辨识障碍等狼疮脑症状
入院第二天至出院前一天	评估与处理
	□ 观察患者生命体征、瞳孔、舌苔、脉搏，有无发热、光敏感、皮疹、淋巴结增大、肌肉关节疼、头痛、疲劳，有无其他器官受累情况（恶心呕吐、腹痛腹胀、胸闷气促、呼吸困难、贫血、少尿等），有无兴奋、幻觉、辨识障碍等狼疮脑症状
	准确执行医嘱
	□ 非甾体抗炎药：应与食物同服或饭后服用，同时应服胃黏膜保护剂。糖皮质激素：严格遵医嘱给药，并应密切观察患者的血压、血糖、血脂、电解质等的变化，嘱患者不可擅自增减药量或停药。免疫抑制剂：遵医嘱用药，观察用药后反应，用药期间密切监测肝肾功能、血常规等
	健康教育
	□ 康复锻炼：急性期卧床休息，疼痛缓解后鼓励患者行脊柱活动、胸廓活动、髋关节活动等锻炼；病情恢复期下床活动，执行渐进下床，预防跌倒
	□ 生活起居：注意休息，防止过度劳累。不要使用碱性肥皂和化妆品，外出戴帽子和穿长袖衣服，避免到人多的地方，防止受凉和交叉感染。女性要避孕，不宜使用含雌激素的避孕药，因其可使疾病复发。生育可使部分患者病情恶化，已妊娠者应立即终止，待病情稳定 1 年以上，经专科医生同意，才能在医生指导、监护下考虑妊娠
	□ 饮食：根据辨证分型指导患者饮食。风湿痹阻者宜食祛风除湿、通络止痛的食品；寒湿阻痹者宜食温经散寒、祛风通络的食品；湿热阻痹者宜食清热祛湿的食品；痰淤痹阻者宜食活血化瘀的食品；气血两虚者宜食补益气血的食品；肝肾不足者宜食补益肝肾的食品
	□ 安全风险防范指导：预防跌倒、坠床、压疮、肺部感染、深静脉血栓
	□ 用药指导：告知药名、作用、用法、常见不良反应
	□ 其他：告知疾病恢复期注意事项
	□ 告知患者及家属如出现任何不适，及时告知医务人员

续表

时间	护理工作
入院第二天至出院前一天	按分级护理原则巡视，评估措施落实效果，并做好记录
	□ 测量生命体征，观察有无发热、光敏感、皮疹、淋巴结增大、肌肉关节疼、头痛、疲劳，有无其他器官受累情况（恶心呕吐、腹痛腹胀、胸闷气促、呼吸困难、贫血、少尿等），有无兴奋、幻觉、辨识障碍等狼疮脑症状
出院当天	□ 复核住院费用，发放出院须知，讲解并签字，发放出院小结及出院带药
	□ 告知复诊、随诊、康复训练、饮食、服药等注意事项，完成出院准备度调查
	□ 用药指导：遵医嘱坚持长期、规律用药，切忌突然停药、减药、漏服及自行换药，尤其应防止在服药控制病情后不久自行停药；定期复查肝肾功能及血尿常规、血糖；观察有无皮疹、胃肠道反应
	□ 完成满意度调查，送患者出病区
出院后延伸	□ 出院 2 周内电话回访，答疑解惑，告知复查及居家注意事项
	□ 血栓高危患者出院 2 周、1 个月、3 个月电话回访

第三节　大偻（强直性脊柱炎）临床护理路径

时间	护理工作
入院时	评估与紧急处理
	□ 采集中医四诊信息，进行中医证候判断和辨证分型
	□ 辨证：辨病因、病位、病性
	□ 测量生命体征，观察有无发热、疼痛，观察皮肤、舌苔、脉象、关节活动
	□ 首次评估患者症状体征（Barthel 指数评定、跌倒、压力性损伤、血栓风险、营养、疼痛等）、辅助检查结果并记录
	立即告知医生进行病情综合评估
	□ 完善相关辅助检查，积极配合治疗
	□ 评估患者健康史（一般情况、既往史、家族史、用药史）、心理 - 社会状况
	准确执行医嘱
	□ 遵医嘱完善心电图检查、查血
入院第一天	评估与处理
	□ 观察患者生命体征、舌苔、脉象、皮肤状况、腰背部疼痛情况、脊柱活动和胸廓活动受限程度
	□ 临证护理：肾虚督寒者补肾祛寒，散风除湿，强督活瘀，壮骨荣筋；邪郁化热者补肾清热，强督通络；湿热伤肾者清热除湿，祛风通络，益肾强督；邪痹肢节者益肾强督，疏风散寒，祛湿利节；邪及肝肺者疏肝理肺，益肾壮督，通络利解

续表

时间	护理工作
入院第一天	□ 6h 内完成相关护理评估（ADL、跌倒、坠床、压力性损伤、深静脉血栓、疼痛、营养等）
	准确执行医嘱
	□ 根据辨证分型遵医嘱正确用药，缓解疼痛，指导患者完善相关检查
	□ 根据辨证分型遵医嘱指导患者口服中药制剂
	□ 遵医嘱监测生命体征、血氧饱和度，观察舌苔、脉象，呼吸困难者给予氧气吸入，发热者观察体温变化，遵医嘱予以退热、补液等处理
	健康教育
	□ 环境介绍：病区环境、病室规范、呼叫器的使用、人员介绍（主管医生、病区主任、护士长、责任护士）
	□ 饮食：根据辨证分型指导患者饮食。风盛者宜葱、姜等辛温发散之品；寒盛者宜胡椒、干姜等温热之品，禁忌生冷；湿痹者宜用茯苓、薏苡仁、白扁豆等；热痹者宜用黄豆芽、绿豆芽、丝瓜、冬瓜等，不宜羊肉及辛辣刺激性食物；血瘀者宜多食山楂、黑木耳、黑豆、红糖等活血化瘀之品；虚证者宜多食富含营养的食物，牛肉、羊肉、鸡肉、鱼等
	□ 药物：遵医嘱坚持长期、规律用药，切忌突然停药、减药、漏服及自行换药；观察用药后的不良反应（皮疹、胃肠道反应）
	□ 阳性体征：观察患者生命体征、腰背部疼痛情况、脊柱活动和胸廓活动受限程度，如出现任何不适，及时告知医务人员
	□ 康复：急性期卧床休息，予床上主动运动、被动运动、踝泵运动训练指导，疼痛缓解后鼓励患者行脊柱活动、胸廓活动、髋关节活动等锻炼
	□ 心理：告知保持良好心态，积极坚持配合治疗
	□ 特殊检查前指导：告知目的、配合事项及注意事项（CT、B 超、MRI 等）
	□ 特殊治疗前指导：告知目的、配合事项及注意事项（中频理疗、穴位贴敷、揿针及中药、非甾体抗炎药、糖皮质激素、免疫抑制剂等药物治疗）
	□ 安全风险防范指导：预防跌倒、坠床、压力性损伤、肺部感染、深静脉血栓，告知电源及微波炉的正确使用、防火防盗等
	按分级护理原则巡视，评估措施落实效果，并做好记录
	□ 按分级护理原则巡视病房，观察患者生命体征、腰背部疼痛情况、脊柱活动和胸廓活动受限程度
入院第二天至出院前一天	评估与处理
	□ 观察患者生命体征、腰背部疼痛情况、脊柱活动和胸廓活动受限程度
	准确执行医嘱
	□ 非甾体抗炎药：应与食物同服或饭后服用，同时应服胃黏膜保护剂。糖皮质激素：严格遵医嘱给药，并应密切观察患者的血压、血糖、血脂、电解质等的变化，嘱患者不可擅自增减药量或停药。免疫抑制剂：遵医嘱用药，观察用药后反应，用药期间密切监测肝肾功能、血常规等
	健康教育
	□ 康复锻炼：急性期卧床休息，疼痛缓解后鼓励患者行脊柱活动、胸廓活动、髋关节活动等锻炼；病情恢复期下床活动，执行渐进下床，预防跌倒

续表

时间	护理工作
入院第二天至出院前一天	□ 生活起居：夏日酷暑时，不可挡风而卧；居处潮湿或梅雨季节，天晴时应打开窗户，以通风祛湿等。在日常生活中注意避风、防寒、祛湿，气候变化时，要及时增减衣物。睡觉时应尽量不枕枕头，并在颈部及腰部垫一小薄枕，以保持脊柱正常的生理弯曲。避免睡软床，要睡硬板床。尽可能仰卧，不要侧身及蜷腿睡觉。戒烟酒，按时作息，参加体育锻炼。根据病情适当加强扩胸运动及颈、腰、背部、双髋关节的活动，避免剧烈运动及摔伤。过于肥胖的患者应减轻体重，从而减轻关节的负担
	□ 饮食：根据辨证分型指导患者饮食。风盛者宜葱、姜等辛温发散之品；寒盛者宜胡椒、干姜等温热之品，禁忌生冷；湿痹者宜用茯苓、薏苡仁、白扁豆等；热痹者宜用黄豆芽、绿豆芽、丝瓜、冬瓜等，不宜食羊肉及辛辣刺激性食物；血瘀者宜多食山楂、黑木耳、黑豆、红糖等活血化瘀之品；虚证者宜多食富含营养的食物，牛肉、羊肉、鸡肉、鱼等
	□ 安全风险防范指导：预防跌倒、坠床、压疮、肺部感染、深静脉血栓
	□ 用药指导：告知药名、作用、用法、常见不良反应
	□ 其他：告知疾病恢复期注意事项
	□ 告知患者及家属如出现任何不适，及时告知医务人员
	按分级护理原则巡视，评估措施落实效果，并做好记录
	□ 按分级护理原则巡视病房，观察患者生命体征、腰背部疼痛情况、脊柱活动和胸廓活动受限程度
出院当天	□ 复核住院费用，发放出院须知，讲解并签字，发放出院小结及出院带药
	□ 告知复诊、随诊、康复训练、饮食、服药等注意事项，完成出院准备度调查
	□ 用药指导：遵医嘱坚持长期、规律用药，切忌突然停药、减药、漏服及自行换药，尤其应防止在服药控制病情后不久自行停药；定期复查肝肾功能及血尿常规、血糖；观察有无皮疹、胃肠道反应
	□ 完成满意度调查，送患者出病区
出院后延伸	□ 出院 2 周内电话回访，答疑解惑，告知其复查及居家注意事项
	□ 血栓高危患者出院 2 周、1 个月、3 个月电话回访

第四节　脏毒便血（溃疡性结肠炎）临床护理路径

时间	护理工作
入院时	评估与紧急处理
	□ 采集中医四诊信息，进行中医证候判断和辨证分型
	□ 辨证：辨病因、病位、病性

续表

时间	护理工作
入院时	□ 测量生命体征，观察腹部异常表现、大小便情况及伴随症状等
	□ 首次评估患者症状体征（Barthel 指数评定、跌倒、压力性损伤、血栓风险、营养、疼痛等）、辅助检查结果并记录
	立即告知医生进行病情综合评估
	□ 完善相关辅助检查，积极配合治疗
	□ 评估患者健康史（一般情况、既往史、家族史、用药史）、心理－社会状况
	准确执行医嘱
	□ 完善心电图、胸部 X 线、血液检查
入院第一天	评估与处理
	□ 密切观察患者生命体征、舌苔、脉象、大便的性质和量、伴随症状
	□ 辨证施护：湿热内蕴、脾虚湿困：保持室内空气流通，每次便后及时清洗，观察腹泻次数、大便形状、出血量，伴发热者应热服中药汤剂，服后加盖衣被，使汗出热退。肝郁脾虚证：鼓励患者说出感受，引导患者疏泄情绪，加强情志调护；严重腹泻者应卧床休息，病情稳定后适当活动，中药汤剂宜温服，腹泻严重、消化不良时，浓煎，少量频服。脾肾阳虚：肚腹冷痛，喜揉、喜按者热敷腹部，艾灸或隔姜灸足三里、神阙，热服中药汤剂。肠络瘀阻：注意观察泄下物的颜色、质、量、腹痛
	□ 6h 内完成相关护理评估（ADL、跌倒、坠床、压力性损伤、深静脉血栓、疼痛、营养等）
	准确执行医嘱
	□ 遵医嘱正确用药，完善相关检查
	□ 关注患者肝肾功能、血常规、尿常规
	健康教育
	□ 环境介绍：病区环境、病室规范、呼叫器的使用、人员介绍（主管医生、病区主任、护士长、责任护士）
	□ 饮食：清淡饮食，避免辛辣刺激性食物；戒烟酒，少饮浓茶、咖啡等刺激性饮料。湿热内蕴：宜食清热化湿之品，可金银花泡茶饮，可食苦瓜、苦菊、鱼腥草等瓜果食物。脾虚湿困：需进食味淡食物，忌芳香类食物如香菜、韭菜及腌制食品等。肝郁脾虚：宜多食疏肝、补脾之品，如薏米，忌辛辣食物。脾肾阳虚：饮食以温热柔软、清淡少渣、少油脂而易消化的食物为主，如莲子红枣粥，忌生冷瓜果。肠络瘀阻：饮食宜高营养、少纤维，禁牛奶及豆制品、乳制品
	□ 药物：遵医嘱坚持长期、规律用药，切忌突然停药、减药、漏服及自行换药；观察用药后的不良反应
	□ 阳性体征：观察患者有无发热、畏寒、腹痛、腹胀、腹膜刺激症状，观察大便情况，监测生命体征及血常规，尽早发现肠穿孔及脓毒血症
	□ 康复：嘱便血量大者卧床休息，采取舒适体位，避免剧烈活动，病情稳定后适当活动
	□ 心理：告知保持良好心态，避免情绪激动
	□ 特殊检查治疗前指导：告知目的、配合事项及注意事项（胸部 X 线、血液检查、肠镜检查、中药灌肠法等）

续表

时间	护理工作
入院第一天	□ 安全风险防范指导：预防跌倒、坠床、压力性损伤、深静脉血栓，告知电源及微波炉的正确使用、防火防盗等
	按分级护理原则巡视，评估措施落实效果，并做好记录
	□ 按分级护理原则巡视病房，观察患者病情、大便情况，有无发热、畏寒、腹痛、腹胀、腹膜刺激症状，监测生命体征及血常规，尽早发现肠穿孔及脓毒血症
入院第二天至出院前一天	评估与处理
	□ 观察患者的情志状态、舌象、脉象、大便（色、质、量），大便有无黏液、脓血，是否伴腹痛或里急后重
	□ 协助医生完善结肠镜检查
	准确执行医嘱
	□ 遵医嘱予美沙拉嗪口服或美沙拉嗪栓纳肛
	□ 腹痛患者，选二白 4、承山 2，揿针止痛
	□ 穴位敷贴，调节胃肠道功能：选穴膻中、中脘、神阙、脾俞 2、肾俞 2 穴位敷贴
	□ 失眠、不寐者可选取皮质下、心、神门、肝肾交感等穴进行耳穴贴压
	□ 遵医嘱予中药保留灌肠
	健康教育
	□ 起居调养：便血的患者应注意休息，避免剧烈活动，病情稳定后适当活动
	□ 饮食：清淡饮食，避免辛辣刺激性食物；避免过饥过饱、暴饮暴食；戒烟酒，少饮浓茶、咖啡等刺激性饮料。湿热内蕴：宜食清热行血之品，可金银花泡茶饮。肝郁脾虚：宜多食疏肝、补脾之品，如薏米。脾肾阳虚：饮食以温热柔软、清淡少渣、少油脂而易消化的食物为主，如莲子红枣粥，忌生冷瓜果。肠络瘀阻：饮食宜高营养、少纤维，禁牛奶及乳制品
	□ 安全风险防范：预防跌倒、坠床、深静脉血栓
	□ 情志护理：调畅情志，保持心情舒畅，忌烦躁恼怒，鼓励其树立战胜疾病的信心
	□ 用药指导：告知药名、用法、作用、常见不良反应
	□ 其他：告知疾病恢复期注意事项
	□ 告知患者及家属如出现任何不适，及时告知医务人员
	按分级护理原则巡视，评估措施落实效果，并做好记录
	□ 按分级护理原则巡视病房，观察患者病情、大便情况，有无发热、畏寒、腹痛、腹胀、腹膜刺激症状，监测生命体征及血常规，尽早发现肠穿孔及脓毒血症
出院当天	□ 复核住院费用，发放出院须知，讲解并签字，发放出院小结及出院带药
	□ 告知复诊、随诊、饮食、服药等注意事项，完成出院准备度调查
	□ 用药指导：遵医嘱坚持长期、定时定量用药，切忌突然停药、减药、漏服及自行换药；定期复查肝肾功能及血尿常规；观察有无皮疹、胃肠道反应
	□ 完成满意度调查，送患者出病区

续表

时间	护理工作
出院后延伸	□ 出院 2 周内电话回访
	□ 血栓高危患者出院 2 周、1 个月、3 个月电话回访
	□ 利用网络平台推送专科知识，答疑解惑，帮助患者居家护理

第五节　肛痈（肛门直肠周围脓肿）临床护理路径

时间	护理工作
入院时	评估与紧急处理
	□ 采集中医四诊信息，进行中医证候判断和辨证分型
	□ 辨证：辨病因、病位、病性
	□ 测量生命体征，观察大小便情况及伴随症状等
	□ 首次评估患者症状体征（Barthel 指数评定、跌倒、压力性损伤、血栓风险、营养、疼痛等）、辅助检查结果并记录
	□ 配合医生进行紧急排脓
	立即告知医生进行病情综合评估
	□ 完善相关辅助检查，积极配合治疗
	□ 评估患者健康史（一般情况、既往史、家族史、用药史）、心理－社会状况
	准确执行医嘱
	□ 遵医嘱使用镇痛药物；完善心电图、胸部 X 线、血液检查
入院第一天	评估与处理
	□ 密切观察患者的生命体征、舌苔、脉象、疼痛、排便等情况，有异常时及时告知医生并记录
	□ 辨证施护。火毒蕴结证：主证肛门周围突然肿痛，逐渐加剧，肛周压痛或见红肿，伴恶寒发热，口干尿黄，舌红，苔黄腻，脉数，宜清热泻火解毒。热毒炽盛证：主证肛门肿痛剧烈，持续数日，痛如鸡啄，难以入寐，肛周红肿热痛，按之有应指感或穿刺时有脓液，恶寒，发热，口干，便秘，小便黄，舌质红，苔黄，脉弦滑，宜清热败毒透脓。阴虚毒恋证：主证肛门肿痛，日久不消，皮色暗红，成脓时间长，溃脓稀薄，疮口难敛，伴午后潮热，心烦口干，舌红，少苔，脉细数，宜养阴清热解毒
	□ 6h 内完成相关护理评估（ADL、跌倒、坠床、压力性损伤、深静脉血栓、疼痛、营养等）
	准确执行医嘱
	□ 遵医嘱正确用药，控制疼痛，完善相关检查
	□ 关注患者肝肾功能、血常规、尿常规

续表

时间	护理工作
入院第一天	健康教育
	□ 环境介绍：病区环境、病室规范、呼叫器的使用、人员介绍（主管医生、病区主任、护士长、责任护士）
	□ 饮食：饮食宜清淡、少渣，忌食辛辣刺激之品，忌酒。火毒蕴结证：宜食清热解毒之品，如百合、芹菜、菊叶、苦瓜、绿豆、莲子芯、黑木耳、荸荠等，忌食羊肉、荔枝、龙眼肉等温燥、动火之品。热毒炽盛证：宜食清热解毒之品，如百合、芹菜、菊叶、苦瓜、绿豆、莲子芯、黑木耳、荸荠、马齿苋等。阴虚毒恋证：宜食养阴清热、祛湿解毒之品，如甲鱼、老鸭、莲子、百合、银耳、茼蒿、枸杞子、桑葚等
	□ 药物：告知口服药、静脉药、外用药等的名称、剂量、作用、用法、不良反应及注意事项等
	□ 阳性体征：密切观察患者的生命体征、舌苔、脉象、疼痛、排便等情况，有异常时及时告知医生并记录
	□ 康复：协助患者取舒适体位，病情恢复后劳逸结合，加强体育锻炼
	□ 心理：保持心情舒畅，忌烦躁，鼓励其树立战胜疾病的信心
	□ 特殊检查治疗前指导：告知目的、配合事项及注意事项（心电图、胸部 X 线、血液检查等）
	□ 安全风险防范指导：预防跌倒、坠床、压力性损伤、深静脉血栓，告知电源及微波炉的正确使用、防火防盗等
	按分级护理原则巡视，评估措施落实效果，并做好记录
	□ 按分级护理原则巡视病房，观察患者的生命体征、疼痛程度
	□ 予以疼痛评分，选二白 4、承山 2，揿针止痛
手术前一天	评估与处理
	□ 询问术前是否饮酒，记录术前用药皮试结果
	准确执行医嘱
	□ 遵医嘱正确用药，控制疼痛，选二白 4、承山 2，揿针止痛
	□ 查看患者血常规、肝肾功能、凝血功能、输血前一套、心电图、胸部 X 线的结果
	健康教育
	□ 局部浸润麻醉患者宜清淡软食；椎管内麻醉患者术前禁食 8h、禁水 4h，不禁药，术后禁食水 6h
	□ 指导患者中药祛毒汤坐浴方法
	□ 做好个人清洁卫生，如剃须、修剪指甲、洗澡、更换清洁衣裤
	□ 备齐术后用物（坐浴盆、中单等）
	按分级护理原则巡视，评估措施落实效果，并做好记录
	□ 按分级护理原则巡视病房，密切观察患者的病情
手术当天	术前
	□ 局部浸润麻醉患者宜清淡饮食；椎管内麻醉患者术前禁食 8h、禁水 4h，不禁药，术后禁食水 6h；摘除患者各种活动性物品及义齿
	□ 查看术中用药是否齐全

续表

时间	护理工作
手术当天	术后
	评估与紧急处理
	□ 立即给予心电监护、氧气吸入，测量生命体征、血氧饱和度并记录
	□ 告诉患者手术当天不宜解大便，询问小便是否通畅，若小便难解，要及时告诉医务人员，及时处理
	□ 观察患者切口渗血渗液情况
	□ 查看患者电解质、凝血功能、血糖情况，如有异常，告知医生并记录
	□ 完成其他基础护理评估
	准确执行医嘱
	□ 予以抗生素、止血治疗
	□ 早晚中药祛毒汤坐浴，切口换药，2 次 /d
	□ 予以止痛治疗，选二白 4、承山 2，揿针止痛
	□ 吴茱萸海盐中药包热敷下腹部，促进排小便
	□ 穴位敷贴，调节胃肠道功能：选穴膻中、中脘、神阙、脾俞 2、肾俞 2，穴位敷贴
	□ 不寐者可选取皮质下、心、神门、肝肾交感等穴进行耳穴贴压
	健康教育
	□ 告知心电监护仪、管路功能及注意事项
	□ 情志疏导
	□ 根据病情行术后饮食、体位、康复锻炼指导，告知可能出现的情况及应对方式
	□ 告知患者及家属如出现任何不适，及时告知医务人员
	按分级护理原则巡视，评估措施落实效果，并做好记录
	□ 按分级护理原则巡视病房，密切关注患者生命体征、疼痛及切口渗血渗液情况
术后第一天至出院前一天	评估与处理
	□ 患者饮食、排便、切口渗血渗液及水肿情况
	准确执行医嘱
	□ 遵医嘱给予抗感染、止血、止痛及中药祛毒汤坐浴等治疗
	健康教育
	□ 避免出血：注意观察切口有无渗血、大便有无带血，有异常时及时告知医护人员
	□ 便秘患者，行大肠、脾、皮质下、三焦耳穴贴压；对大横、天枢、大巨以及中脘等腹部穴位按摩
	□ 生活起居：保持肛周皮肤清洁，勤换内裤，排便时勿努挣
	□ 饮食：清淡易消化软食。火毒蕴结：宜食清热解毒之品，如百合、芹菜、菊叶、苦瓜、绿豆、莲子芯、黑木耳、荸荠等，忌食羊肉、荔枝、龙眼肉等温燥、动火之品。热毒炽盛：宜食清热解毒之品，如百合、芹菜、菊叶、苦瓜、绿豆、莲子芯、黑木耳、荸荠、马齿苋等。阴虚毒恋：宜食养阴清热、祛湿解毒之品，如甲鱼、老鸭、莲子、百合、银耳、茼蒿、枸杞子、桑葚等

续表

时间	护理工作
术后第一天至出院前一天	□ 安全风险防范：预防跌倒、坠床、压疮、深静脉血栓等
	□ 情志护理：调畅情志，保持心情舒畅，忌烦躁，鼓励其树立战胜疾病的信心
	□ 用药指导：告知药物名称、作用、用法、常见不良反应
	□ 提肛运动指导：深吸气时收缩并提肛门，呼气时将肛门缓慢放松，一收一放为 1 次，每日晨起及睡前各做 20 ～ 30 次
	□ 其他：告知疾病恢复期的注意事项
	□ 告知患者及家属如出现任何不适，及时告知医务人员
	按分级护理原则巡视，评估措施落实效果，并做好记录
	□ 按分级护理原则巡视病房，密切关注患者生命体征、切口渗血渗液、疼痛、大便等情况
出院当天	□ 复核住院费用，发放出院须知，讲解并签字，发放出院小结及出院带药
	□ 告知复诊、随诊、饮食等注意事项，完成出院准备度调查
	□ 特殊用药指导（中药祛毒汤坐浴及换药）
	□ 完成满意度调查，送患者出病区
出院后延伸	□ 出院 2 周内电话回访
	□ 血栓高危患者出院 2 周、1 个月、3 个月电话回访
	□ 利用网络平台推送专科知识，帮助患者居家护理

第六节　肛漏（肛瘘）临床护理路径

时间	护理工作
入院时	评估与紧急处理
	□ 采集中医四诊信息，进行中医证候判断和辨证分型
	□ 辨证：辨病因、病位、病性
	□ 测量生命体征，观察腹部异常表现、大小便情况及伴随症状等
	□ 首次评估患者症状体征（Barthel 指数评定、跌倒、压力性损伤、血栓风险、营养、疼痛等）、辅助检查结果并记录
	立即告知医生进行病情综合评估
	□ 完善相关辅助检查，积极配合治疗
	□ 评估患者健康史（一般情况、既往史、家族史、用药史）、心理 – 社会状况
	准确执行医嘱
	□ 完成心电图、胸部 X 线检查

续表

时间	护理工作
入院第一天	评估与处理
	□ 通过望闻问切的方法评估患者的情志、生命体征
	□ 辨证施护。湿热下注：肛周经常流脓液，质地稠厚，肛门胀痛，局部灼热，肛周有溃口，有条索状物通向肛门，宜清热利湿。正虚邪恋：肛周流脓液，质地稀薄，肛门隐隐作痛，皮肤暗淡，瘘口时溃时愈，肛周有溃口，按之比较硬或者有脓液从溃口流出，而且有条索状物通向肛门，伴神疲乏力，宜托里透毒。阴液亏损：肛周溃口外口凹陷，瘘管前行局部长，没有硬索状物，脓出稀薄，伴有潮热、盗汗、心烦、口干，宜养阴清热
	□ 6h 内完成相关护理评估（ADL、跌倒、坠床、压力性损伤、深静脉血栓、疼痛、营养等）
	准确执行医嘱
	□ 遵医嘱正确用药，完善相关检查
	健康教育
	□ 环境介绍：病区环境、病室规范、呼叫器的使用、人员介绍（主管医生、病区主任、护士长、责任护士）
	□ 饮食：宜清淡、富含维生素之品，忌生冷、辛辣、刺激、肥甘之品，戒烟酒。湿热下注：饮食宜偏凉，宜食清热利湿之品，如梨子、番茄、藕、冬瓜、苦瓜、黄瓜、薏苡仁、绿豆、赤小豆等。正虚邪恋：宜食扶正固本之品，如枸杞子、黑芝麻、黑白木耳、莲子、百合、牛乳、蛋类、荸荠等。阴液亏损：宜食养阴清热之品，如甲鱼、老鸭、莲子、百合、银耳、茼蒿、枸杞子、桑葚等
	□ 药物：告知口服药、静脉药、外用药等的名称、剂量、作用、用法、不良反应及注意事项等
	□ 阳性体征：密切观察患者的生命体征、肛周疼痛及肛周溃口脓液的颜色、性状、量
	□ 康复：协助患者取舒适体位，勿负重过劳，忌久坐、久立、久蹲
	□ 心理：告知保持心情舒畅，忌烦躁，鼓励其树立战胜疾病的信心
	□ 特殊检查治疗前指导：告知目的、配合事项及注意事项（心电图、胸部 X 线、血液检查等）
	□ 安全风险防范指导：预防跌倒、坠床、压疮、深静脉血栓，告知电源及微波炉的正确使用、防火防盗等
	按分级护理原则巡视，评估措施落实效果，并做好记录
	□ 按分级护理原则巡视病房，观察患者生命体征、疼痛状况及阳性体征
手术前一天	评估与处理
	□ 询问术前是否饮酒，记录术前用药皮试结果
	准确执行医嘱
	□ 遵医嘱正确用药，手术前晚清洁灌肠，完善相关检查
	□ 查看患者血常规、肝肾功能、凝血功能、输血前一套、心电图、胸部 X 线的结果
	健康教育
	□ 局部浸润麻醉患者宜清淡软食；椎管内麻醉患者术前禁食 8h、禁水 4h，不禁药，术后禁食水 6h
	□ 指导患者中药祛毒汤坐浴方法

续表

时间	护理工作
手术前一天	□ 做好个人清洁卫生，如剃须、修剪指甲、洗澡、更换清洁衣裤
	□ 备齐术后用物（大 / 小便器、中单等）
	按分级护理原则巡视，评估措施落实效果，并做好记录
	□ 按分级护理原则巡视病房，通过四诊密切观察患者的病情，做好情志护理
手术当天	术前
	□ 局部浸润麻醉患者需进食少量流食；椎管内麻醉患者术前禁食 8h、禁水 4h，术后禁食水 6h；摘除患者各种活动性物品及义齿
	□ 查看术中用药是否完善
	术后
	评估与紧急处理
	□ 立即给予心电监护、氧气吸入，测量生命体征、血氧饱和度并记录
	□ 告诉患者手术当天不要解大便，保持小便通畅，若小便难解，要及时告诉医务人员
	□ 观察患者切口敷料是否干燥
	□ 完成其他基础护理评估
	准确执行医嘱
	□ 予以抗生素、止血治疗
	□ 早晚中药祛毒汤坐浴，切口换药，2 次 /d
	□ 予以止痛治疗，选二白 4、承山 2，揿针止痛
	□ 吴茱萸海盐中药包热敷下腹部，促进排小便
	□ 穴位敷贴，调节胃肠道功能：选膻中、中脘、神阙、脾俞 2、肾俞 2，穴位敷贴
	□ 不寐者可选取皮质下、心、神门、肝肾交感等穴进行耳穴贴压
	健康教育
	□ 告知心电监护仪、管路功能及注意事项
	□ 情志疏导
	□ 根据病情行术后饮食、体位、康复锻炼指导，告知可能出现的情况及应对方式
	□ 告知患者及家属如出现任何不适，及时告知医务人员
	按分级护理原则巡视，评估措施落实效果，并做好记录
	□ 按分级护理原则巡视病房，密切关注患者生命体征、疼痛及切口渗血渗液情况
术后第一天至出院前一天	评估与处理
	□ 关注患者排便、切口出血及水肿情况
	准确执行医嘱
	□ 遵医嘱给予抗感染、止血、止痛及坐浴药物治疗
	健康教育

续表

时间	护理工作
术后第一天至出院前一天	□ 避免出血：注意气候变化，规律服药，有异常时及时告知医护人员
	□ 便秘患者，行大肠、脾、皮质下、三焦耳穴贴压；对大横、天枢、大巨以及中脘等腹部穴位按摩
	□ 生活起居：保持肛周皮肤清洁、干燥；勿负重过劳，忌久坐、久立、久蹲
	□ 饮食：宜清淡、易消化软食，根据辨证分型指导患者饮食
	□ 安全风险防范：预防跌倒、坠床、压疮、深静脉血栓等
	□ 情志护理：调畅情志，保持心情舒畅，忌烦躁，鼓励其树立战胜疾病的信心
	□ 用药指导：告知药物名称、作用、用法、常见不良反应
	□ 提肛运动指导：深吸气时收缩并提肛门，呼气时将肛门缓慢放松，一收一放为 1 次，每日晨起及睡前各做 20 ～ 30 次
	□ 其他：告知疾病恢复期的注意事项
	□ 告知患者及家属如出现任何不适，及时告知医务人员
	按分级护理原则巡视，评估措施落实效果，并做好记录
	□ 按分级护理原则巡视病房，密切关注患者生命体征、疼痛状况及阳性体征
出院当天	□ 复核住院费用，发放出院须知，讲解并签字，发放出院小结及出院带药
	□ 告知复诊、随诊、饮食等注意事项，完成出院准备度调查
	□ 特殊用药指导（中药祛毒汤坐浴及换药）
	□ 完成满意度调查，送患者出病区
出院后延伸	□ 出院 2 周内电话回访
	□ 血栓高危患者出院 2 周、1 个月、3 个月电话回访
	□ 利用网络平台推送专科知识，帮助患者居家护理

第七节　痔（痔）临床护理路径

时间	护理工作
入院时	评估与紧急处理
	□ 采集中医四诊信息，进行中医证候判断和辨证分型
	□ 辨证：辨病因、病位、病性
	□ 测量生命体征，观察腹部异常表现、大小便情况及伴随症状等
	□ 首次评估患者症状体征（Barthel 指数评定、跌倒、压力性损伤、血栓风险、营养、疼痛等）、辅助检查结果并记录

续表

时间	护理工作
入院时	立即告知医生进行病情综合评估
	□ 完善相关辅助检查，积极配合治疗
	□ 评估患者健康史（一般情况、既往史、家族史、用药史）、心理－社会状况
	准确执行医嘱
	□ 遵医嘱使用镇痛药物，完成心电图、胸部 X 线检查
入院第一天	评估与处理
	□ 通过望闻问切的方法密切关注患者生命体征、疼痛状况、面色、口唇及指甲颜色，有无大便带血或便后滴血
	□ 辨证施护：根据辨证分型（湿热下注、气滞血瘀、脾虚气陷）进行辨证施护，保持肛门清洁，养成定时排便习惯，避免排便时间过长，习惯性便秘患者多食粗纤维食物，保持大便通畅；避免肛门局部刺激，便纸宜柔软，不穿紧身裤和粗糙内裤；忌久坐、久立或久蹲，最好选用软坐垫，注意劳逸结合，清淡饮食，戒烟酒
	□ 6h 内完成相关护理评估（ADL、跌倒、坠床、压力性损伤、深静脉血栓、疼痛、营养等）
	准确执行医嘱
	□ 遵医嘱正确用药，控制疼痛和出血，完善相关检查
	健康教育
	□ 环境介绍：病区环境、病室规范、呼叫器的使用、人员介绍（主管医生、病区主任、护士长、责任护士）
	□ 饮食：饮食宜清淡、易消化，多食新鲜蔬菜、水果以及富含纤维的食物，忌烟酒，忌膏粱厚味、辛辣等刺激之品。湿热下注：宜食绿豆、赤小豆、薏苡仁等清热利湿之品，多食健脾利湿之品，忌生冷刺激食物。气滞血瘀：活血化瘀之品如山楂。脾虚气陷：忌生冷、酸涩食物，宜进红枣、桂圆等温补食物
	□ 药物：告知口服药、静脉药、外用药等的名称、剂量、作用、用法、不良反应及注意事项等
	□ 阳性体征：关注患者生命体征、疼痛状况、面色、口唇及指甲颜色，有无大便带血或便后滴血，有无头晕、心慌、乏力
	□ 康复：协助患者取舒适体位，忌久坐、久立、久蹲
	□ 心理：保持心情舒畅，忌烦躁，鼓励其树立战胜疾病的信心
	□ 特殊检查治疗前指导：告知目的、配合事项及注意事项（心电图、胸部 X 线、血液检查等）
	□ 安全风险防范指导：预防跌倒、坠床、压疮、深静脉血栓，告知电源及微波炉的正确使用、防火防盗等
	按分级护理原则巡视，评估措施落实效果，并做好记录
	□ 按分级护理原则巡视病房，观察患者生命体征、疼痛状况、面色、口唇及指甲颜色，有无大便带血或便后滴血，有无头晕、心慌、乏力
手术前一天	评估与处理
	□ 询问术前是否饮酒，记录术前用药皮试结果
	准确执行医嘱

续表

时间	护理工作
手术前一天	□ 遵医嘱正确用药，手术前晚清洁灌肠，完善相关检查
	□ 查看患者血常规、肝肾功能、凝血功能、输血前一套、心电图、胸部 X 线的结果
	健康教育
	□ 局部浸润麻醉患者宜清淡饮食；椎管内麻醉患者术前禁食 8h、禁水 4h，不禁药，术后禁食水 6h；摘除患者各种活动性物品及义齿
	□ 指导患者中药祛毒汤坐浴方法
	□ 做好个人清洁卫生，如剃须、修剪指甲、洗澡、更换清洁衣裤
	□ 备齐术后用物（坐浴盆、中单等）
	按分级护理原则巡视，评估措施落实效果，并做好记录
	□ 按分级护理原则巡视病房，通过望闻问切的方法密切观察患者的生命体征、疼痛状况，有无大便带血或便血
手术当天	术前
	□ 局部浸润麻醉患者宜清淡饮食；椎管内麻醉患者术前禁食 8h、禁水 4h，不禁药，术后禁食水 6h；摘除患者各种活动性物品及义齿
	□ 术前 1h 内静脉滴注抗生素
	术后
	评估与紧急处理
	□ 立即给予心电监护、氧气吸入，测量生命体征、血氧饱和度并记录
	□ 观察患者切口敷料是否干燥
	□ 告诉患者手术当天不要解大便，询问小便是否通畅，若小便难解，要及时告诉医务人员
	□ 完成其他基础护理评估
	准确执行医嘱
	□ 予以抗生素、止血治疗
	□ 早晚中药祛毒汤坐浴，切口换药，2 次 /d
	□ 予以止痛治疗，选二白 4、承山 2，揿针止痛
	□ 吴茱萸海盐中药包热敷下腹部，促进排小便
	□ 穴位敷贴，调节胃肠道功能：选膻中、中脘、神阙、脾俞 2、肾俞 2，穴位敷贴
	□ 不寐者可选取皮质下、心、神门、肝肾交感等穴进行耳穴贴压
	健康教育
	□ 告知心电监护仪、管路功能及注意事项
	□ 情志疏导
	□ 根据病情行术后饮食、体位、康复锻炼指导，告知可能出现的情况及应对方式
	□ 告知患者及家属如出现任何不适，及时告知医务人员

续表

时间	护理工作
手术当天	按分级护理原则巡视，评估措施落实效果，并做好记录
	□ 按分级护理原则巡视病房，密切关注患者生命体征、疼痛及切口渗血渗液情况
术后第一天至出院前一天	评估与处理
	□ 关注患者排便、切口疼痛、出血及水肿情况
	准确执行医嘱
	□ 遵医嘱给予抗感染、止血、止痛及坐浴药物治疗
	健康教育
	□ 避免出血：注意观察切口敷料的颜色及大便颜色，有异常时及时告知医护人员
	□ 便秘患者行大肠、脾、皮质下、三焦耳穴贴压；对大横、天枢、大巨以及中脘等腹部穴位按摩
	□ 生活起居：养成定时排便的良好习惯，排便时勿努挣及看书、玩手机；忌久坐、久立、久蹲
	□ 饮食营养：清淡、易消化软食，根据辨证分型指导患者饮食
	□ 安全风险防范：预防跌倒、坠床、压疮、深静脉血栓等
	□ 情志护理：调畅情志，保持心情舒畅，忌烦躁，鼓励其树立战胜疾病的信心
	□ 用药指导：告知药物名称、作用、用法、常见不良反应
	□ 提肛运动指导：深吸气时收缩并提肛门，呼气时将肛门缓慢放松，一收一放为 1 次，每日晨起及睡前各做 20 ～ 30 次
	□ 告知患者及家属如出现任何不适，及时告知医务人员
	按分级护理原则巡视，评估措施落实效果，并做好记录
	□ 按分级护理原则巡视病房，观察患者生命体征、疼痛状况、切口敷料有无渗血，有无大便带血或便后滴血
出院当天	□ 复核住院费用，发放出院须知，讲解并签字，发放出院小结及出院带药
	□ 告知复诊、随诊、饮食、切口护理等注意事项，完成出院准备度调查
	□ 特殊用药指导（中药祛毒汤坐浴及换药）
	□ 完成满意度调查，送患者出病区
出院后延伸	□ 出院 2 周内电话回访
	□ 血栓高危患者出院 2 周、1 个月、3 个月电话回访
	□ 利用网络平台推送专科知识，帮助患者居家护理

第十三章

感染性疾病临床护理路径

第一节　发热临床护理路径

时间	护理工作
入院时	评估与处理
	□ 测量生命体征（血压、体温、心率、脉搏、呼吸）
	□ 首次评估患者症状体征（意识、乏力、头晕、头疼、皮疹、腹痛、寒战和咽痛等）并记录
	□ 相关护理评估（ADL、跌倒、坠床、压力性损伤、深静脉血栓、疼痛、营养等）
	立即告知医生进行综合评估
	□ 遵医嘱完善心电图与血液检查
	□ 评估患者健康史（一般情况、既往史、家族史、用药史）、心理—社会状况
	准确执行医嘱
	□ 遵医嘱使用降温、补液、抗感染的药物；完成心电图检查、血培养、痰培养等
	按分级护理原则巡视，评估措施落实效果，并做好记录
	□ 密切关注患者体温、意识、生命体征、阳性体征
入院第一天	评估与处理
	□ 密切观察患者体温变化，评估有无咳嗽、咳痰、呼吸困难、胸痛、腹泻、寒战等伴随症状
	□ 6h 内完成相关护理评估（ADL、跌倒、坠床、压力性损伤、深静脉血栓、疼痛、管道、营养、吞咽、镇静等）
	准确执行医嘱
	□ 遵医嘱正确用药，完善相关检查
	□ 物理降温：体温超过 39℃，选用局部冷疗；体温超过 39.5℃，选用全身冷疗
	□ 药物降温：注意药物的使用剂量以及不良反应，用药 30min 后复测体温
	健康教育
	□ 环境介绍：病区环境、病室规范、呼叫器的使用、人员介绍（主管医生、病区主任、护士长、责任护士）

续表

时间	护理工作
入院第一天	□ 饮食：给予高热量、高蛋白、高维生素、易消化的流食或半流食。发热期间，患者应保持充足的水分摄入，每日 3000mL 为宜（心衰患者除外）
	□ 药物：观察用药后的不良反应（如皮疹伴瘙痒、恶心、呕吐、血压下降、呼吸困难等）
	□ 阳性体征：体温过高时密切监测患者体温情况，及时遵医嘱予以对症处理，指导患者物理降温的方法，嘱其发热期间卧床休息，及时更换汗湿衣物，避免着凉，嘱其多饮水；告知患者及家属如出现任何不适，及时告知医务人员
	□ 康复：保持充足的休息。低热患者可酌情减少活动，适当休息；高热患者需卧床休息
	□ 特殊治疗指导：告知目的、配合事项及注意事项（心电监护、吸氧、腰穿等）
	□ 安全风险防范指导：使用药物降温时，防止出现虚脱或休克现象；告知电源及微波炉的正确使用、防火防盗等
入院第二天至出院前一天	评估与处理
	□ 密切观察患者体温变化，记录发热热型、程度、经过。及时观察呼吸、脉搏、血压变化
	□ 观察是否寒战，有无淋巴结肿大、出血、肝脾大、结膜充血、单纯疱疹、关节肿痛、意识障碍等伴随症状，有无抽搐；观察四肢末梢循环情况，高热伴四肢末梢厥冷、发绀时，应及时备急救车，做好抢救准备
	□ 观察发热的诱因，是否受寒、饮食不洁、过度疲劳，是否服用抗肿瘤制剂、免疫抑制剂、抗生素等药物
	□ 观察治疗效果，比较治疗前后的全身症状和检查结果
	□ 观察患者的饮水量、食物摄入量、尿量和体重变化
	□ 协助医生对症处理并发症，准确记录
	准确执行医嘱
	□ 遵医嘱正确用药，控制高热发作，完善相关检查
	健康教育
	□ 饮食：注意保证食物的色、香、味，鼓励少食多餐，无心脏病、肾脏疾病限制的患者每天摄取 3000mL 的液体以预防脱水
	□ 药物：观察药物不良反应（如皮疹伴瘙痒、恶心、呕吐、血压下降、呼吸困难等）
	□ 阳性体征：体温上升期及寒战期间，指导患者注意保暖，添加被褥，在足底放置热水袋，缓解脑组织充血情况，帮助散热，提高舒适度。物理降温时门窗关闭，注意保暖，物理降温 20 ～ 30min，如需要反复进行物理降温，必须让患者在此中间休息 1h
	□ 康复：每日开窗通风 30min，室内温度控制在 22 ～ 25℃，湿度需要保持在 50% ～ 60%。保持口腔、皮肤清洁
	□ 心理：给予患者精神安慰，满足患者的合理需求，鼓励患者
出院当天	□ 结合出院小结给予出院指导（包括遵医嘱复诊、服药指导、饮食指导、体温检测、不适随诊等注意事项）
	□ 用药指导：遵医嘱坚持规律用药，服用头孢类药物时 1 周内避免饮酒
	□ 定期监测体温变化，≥ 37.3℃且有呼吸道症状或体温有上升趋势时及时就诊
	□ 完成出院准备度与满意度调查，送患者出病区

续表

时间	护理工作
出院后延伸	□ 出院 2 周及 1 个月专科电话回访
	□ 发热患者专科医生管理，随时答疑解惑

第二节　肾综合征出血热临床护理路径

时间	护理工作
入院时	评估与紧急处理
	□ 卧床休息，测量生命体征；高热及血压异常时予以心电监护、氧气吸入，必要时留置导尿
	□ 首次评估患者症状体征：首次评估患者症状体征（营养、疼痛等）、皮肤“三红”（颜面红、颈部红、胸部潮红）、黏膜“三红”（眼结膜红充血、软腭充血、咽部充血）、“三痛”（头痛、腰痛、眼眶痛）及关节肌肉酸痛、精神意识状态、出血情况、尿量、消化道症状（食欲不振、恶心、呕吐、腹泻等）、腹部情况（腹胀、腹痛等）等并记录
	立即告知医生进行病情综合评估
	□ 完善相关辅助检查，积极配合治疗
	□ 评估患者一般情况、既往史、家族史、用药史、流行病学史、心理－社会状况
	准确执行医嘱
	□ 采取呼吸道隔离、肠道隔离、接触隔离、虫媒隔离等多种隔离方式
	□ 遵医嘱行抗病毒、补液、抗感染等对症处理；完善心电图检查、急查血，注意心电图有无窦性心动过缓、窦性心动过速或 ST-T 段改变
入院第一天	评估与处理
	□ 密切观察体温、意识、血压，有无疼痛（腰痛、头痛、眼眶痛）、呕吐、腹泻、心率加速、尿量减少、皮下出血等
	□ 6h 内完成相关护理评估（ADL、跌倒、坠床、压力性损伤、深静脉血栓、疼痛、管道、营养等）
	准确执行医嘱
	□ 遵医嘱正确使用退热药，补液，完善相关检查
	□ 关注患者肝肾功能、血常规、凝血功能、免疫学检查、尿常规等
	健康教育
	□ 环境介绍：病区环境、病室规范、呼叫器的使用、人员介绍（主管医生、病区主任、护士长、责任护士）
	□ 饮食：给予高热量、高维生素、易消化流食或半流食，每日摄糖量不低于 150 ～ 200g，发热时应适当增加饮水量，忌食橘子、香蕉等含钾高的食物

续表

时间	护理工作
入院第一天	□ 药物：嘱患者发热时勿自行服用退热药，使用退热药后如出汗较多需补水，警惕低血压
	□ 康复：绝对卧床休息，减少人员探视；予床上主动运动、被动运动、踝泵运动训练指导
	□ 阳性体征：教会患者自我监测体温及准确记录尿量；预防压疮、跌倒、坠床、深静脉血栓、管道滑脱等
	□ 心理：引导患者以积极的心态对待疾病，保持情绪稳定，缓解患者的焦虑和紧张
	□ 安全风险防范指导：预防跌倒、坠床、压疮、肺部感染、深静脉血栓、管道滑脱、自伤及伤人，告知电源及微波炉的正确使用、防火防盗等；避免任何不良刺激如用力排便、用力咳嗽等引起内脏出血或颅内出血
	按分级护理原则巡视，评估措施落实效果，并做好记录
	□ 密切关注患者意识、生命体征、疼痛、出血倾向、尿量
入院第二天至出院前一天	评估与处理
	□ 密切观察生命体征及意识；有无“三红”“三痛”表现；皮肤瘀斑的分布、范围及有无破溃出血；有无咯血、呕血、便血；有无眼睑及颜面部水肿；有无血压进行性下降、心率增快、脉搏细速、冷汗、唇周和指（趾）苍白、发绀及尿少等休克表现；有无突发头痛或头痛加剧、呕吐、意识障碍、抽搐等脑出血表现
	□ 监测并记录 24h 体温，高热患者以物理降温为主。对乙酰氨基酚等退热药物可引起患者出汗，有可能加重有效循环血量不足，应慎用；阿司匹林和布洛芬可增加出血风险，应避免使用；禁止用酒精进行擦浴
	□ 监测血压，在血压不稳定或休克时宜每 15 ～ 30min 测量 1 次并记录。如血压＜ 90/60mmHg，脉压＜ 20mmHg，平均动脉压＜ 65mmHg，心率＞ 100 次 /min，建立 2 条以上静脉通路，遵医嘱快速补充血容量，选用复方醋酸钠林格液、乳酸钠林格液等晶体液和人血白蛋白、新鲜血浆等胶体液，以晶体液为主，先快后慢，切忌单纯输注葡萄糖液。根据血压、平均动脉压、血红蛋白、乳酸、末梢循环及尿量变化，调整输液量和速度。必要时遵医嘱给予血管活性药物，首选去甲肾上腺素。少尿期应严格限制补液量，量出为入；多尿期补液量应少于出量
	□ 监测肾功能变化，关注血钾、血尿素氮、血肌酐情况，出现高钾、高血容量综合征、肾衰竭时应尽早进行血液净化治疗
	□ 评估疼痛的部位、性质、程度、持续时间
	准确执行医嘱
	□ 指导患者正确服用止痛药物，观察药物的疗效及不良反应
	健康教育
	□ 指导患者退热后及时监测体温、出汗情况。出汗较多者及时更换衣物
	□ 保持大小便通畅，如血小板计数＜ 20×10^9/L，应绝对卧床休息，防脑出血
	□ 皮肤出血的预防：衣着柔软宽松，避免用力擦洗皮肤，修剪指甲，避免抓伤；避免肢体碰撞或外伤，延长穿刺部位按压时间
	□ 预防出血：观察有无鼻、口腔及牙龈出血，勿用力抠鼻，使用软毛牙刷刷牙，忌用牙签剔牙
	□ 康复锻炼：病情恢复期下床活动，执行渐进下床

续表

时间	护理工作
入院第二天至出院前一天	□ 饮食：发热期给予营养丰富的流食或半流食；少尿期给予高碳水化合物、高维生素、低蛋白饮食；多尿期给予含钾丰富的饮食，如橙子、香蕉、菠菜、西红柿、枣、蘑菇、无花果、葡萄干等，禁食过硬、粗糙的食物
	□ 告知患者及家属如出现任何不适，及时告知医务人员
	按分级护理原则巡视，评估措施落实效果，并做好记录
	□ 密切观察生命体征、阳性体征、动态心电图
出院当天	□ 复核住院费用，发放出院须知，讲解并签字，发放出院小结及出院带药
	□ 告知肾功能恢复需较长时间，故出院后仍应休息 1 ～ 3 个月。生活要有规律，保证足够睡眠，安排力所能及的体力劳动，逐渐增加活动量
	□ 用药指导：遵医嘱服药；定期复查肝肾功能及血尿常规；观察有无皮疹、胃肠道反应
	□ 完成满意度调查，送患者出病区
出院后延伸	□ 出院 2 周专科电话回访
	□ 改善居住卫生条件，做好卫生宣教，灭鼠和防鼠，野外作业、疫区工作时不要用手直接接触鼠类或鼠的排泄物，防止鼠类排泄物污染食物和水
	□ 运动：进行户外活动，但是避免人群聚集的地方。
	□ 饮食：院外期间饮食保持低盐低脂，蛋白摄入量满足生理需要，戒烟戒酒

第三节　疟疾临床护理路径

时间	护理工作
入院时	评估与紧急处理
	□ 测量生命体征
	□ 首次病情评估（意识、热型、皮肤黏膜、体力、食欲、疼痛、消化道症状、小便颜色及量、流行病学）并记录
	立即告知医生进行综合评估
	□ 遵医嘱完善心电图检查及急查血
	□ 完成相关护理评估（ADL、跌倒、坠床、压力性损伤、深静脉血栓、疼痛等）
	准确执行医嘱
	□ 遵医嘱给予解热镇痛药物、抗菌药物、脱水剂、改善微循环药物等；躁动不安者予镇静剂、保护性约束等对症处理；配合完成疾控中心各项检查
	□ 安置在单独的隔离病房，采取严密的虫媒隔离措施，病室应防蚊灭蚊
	按分级护理原则巡视，评估措施落实效果，并做好记录

续表

时间	护理工作
入院时	□ 密切关注患者体温上升、下降特点及发热程度、热型及持续时间，注意有无超高热、脉搏细弱、血压下降等；发热是否伴剧烈头痛、呕吐、烦躁不安等行为异常及意识改变；观察有无结膜苍白、口唇发绀等
入院第一天	评估与处理
	□ 密切观察生命体征、意识、尿量、疼痛、尿色、呕吐物和大使的颜色，观察是否有肝脾大，记录肿大的程度和质地
	□ 关注患者血尿常规、病原学检测、肝肾功能
	准确执行医嘱
	□ 遵医嘱使用解热镇痛药物、脱水药物、改善微循环药物等，监测血糖变化
	□ 密切监测体温，37.3℃≤ T ＜ 38.5℃时，4 次 /d，连续监测 3d；≥ 38.5℃时，6 次 /d，连续监测 3d；行物理降温或药物降温时应每半小时监测 1 次体温，直至体温降至正常
	□ 上报疾控中心，获取抗疟药物
	健康教育
	□ 环境介绍：病区环境、病室规范、呼叫器的使用、人员介绍（主管医生、病区主任、护士长、责任护士）
	□ 饮食：发热期指导患者进流食或半流食，间歇期可进普食，给予高热量、高蛋白、高维生素和富含铁质的食物，尤其应进食新鲜蔬菜及含钾高的食物
	□ 药物：对使用氯喹者，除应观察胃肠道反应外，应特别注意观察循环系统的变化（心动过缓、心律失常及血压下降）
	□ 阳性体征：寒战期，指导患者注意保暖，添加衣物及被褥；高热期，遵医嘱给予物理降温或药物降温（禁用解热镇痛药阿司匹林），将体温控制在 38℃以内，并及时更换汗湿衣物及床单位
	□ 康复：发病期指导患者绝对卧床休息，病房温湿度适宜，温度保持在 18 ～ 22℃，湿度保持在 50% ～ 60%；防止蚊虫叮咬
	□ 安全风险防范指导：指导高热患者绝对卧床休息，预防跌倒、坠床、深静脉血栓、管道滑脱，告知电源及微波炉的正确使用、防火防盗等
	按分级护理原则巡视，评估措施落实效果，并做好记录
	□ 密切关注患者 24h 液体出入量是否平衡，有无口干、皮肤弹性下降；有无心悸、气促、呼吸困难等
入院第二天至出院前一天	评估与处理
	□ 密切观察有无意识改变及程度，有无瞳孔变化，有无头痛、呕吐和抽搐等颅内高压或脑膜刺激征的表现，注意呼吸频率、节律、幅度的改变
	□ 密切观察有无贫血、黄疸、腰痛、尿量骤减、排酱油样尿等表现
	□ 记录 24h 液体出入量，监测血糖，及早纠正低血糖
	准确执行医嘱
	□ 遵医嘱安全、有效、合理、规范使用抗疟药物（首选青蒿琥酯注射剂静脉注射，成人 0h、12h 和 24h 各 1 次。配置青蒿琥酯静脉注射液时，需先将 5% 碳酸氢钠注射液 2mL 注入青蒿琥酯粉剂中，反复振荡 2 ～ 3min，待完全溶解后，再注入 8mL 5% 葡萄糖溶液或 0.9% 生理盐水溶解，混匀后静脉缓慢推注，推注 3 ～ 4min）、肾上腺皮质激素，必要时行血液净化治疗；监测血糖水平

续表

时间	护理工作
入院第二天至出院前一天	□ 高热惊厥患者的所有护理操作及治疗应集中进行
	健康教育
	□ 饮食：指导患者每天液体入量为 2000 ～ 3000mL，并监测患者 24h 尿量（不少于 1500mL）
	□ 药物：观察药物不良反应（食欲减退、恶心、呕吐、腹痛、心律失常、心动过缓、耳鸣、头晕等）
	□ 康复：恢复期，鼓励患者早期下床活动，活动量以不感到疲劳为宜，每日用漱口液清洁口腔 2 次
	□ 安全防范指导：发病期间应严格卧床，禁止出病室活动
	按分级护理原则巡视，评估措施落实效果，并做好记录
	□ 密切观察患者使用抗疟药物后的疗效及不良反应（头晕、食欲减退、恶心、呕吐、耳鸣、头晕，可使孕妇流产）
出院当天	□ 复核住院费用，发放出院须知，讲解并签字，发放出院小结及出院带药
	□ 告知保持家庭卫生，注意避免蚊虫叮咬，提倡采用蚊帐、纱门、纱窗、蚊虫驱避剂、穿长衣长袖等个人防蚊措施，并加强居住地的环境治理，减少蚊虫滋生
	□ 用药指导：遵医嘱坚持长期、规律用药，切忌突然停药、减药、漏服及自行换药，尤其应防止在服药控制病情发作后不久自行停药；定期复查肝肾功能及血尿常规
	□ 治疗后定期随访，对 1 ～ 2 年有疟疾发作史及血中查到疟原虫者，在流行季节前 1 个月，给予抗复发治疗，以后每 3 个月随访一次，直至 2 年内无复发为止
	□ 完成出院准备度与满意度调查，送患者出病区
出院后延伸	□ 出院 2 周及 1 个月专科电话回访
	□ 疟疾患者由专科医生管理，随时答疑解惑

第四节　乙型病毒性肝炎临床护理路径

时间	护理工作
入院时	评估与紧急处理
	□ 测量生命体征
	□ 首次病情评估观察（消化道症状、皮肤颜色及性状、尿量颜色及量、疼痛、意识、行为等）并记录
	告知医生进行病情综合评估

续表

时间	护理工作
入院时	□ 遵医嘱协助患者完善心电图检查及急查血
	□ 完成相关护理评估（ADL、跌倒、坠床、压力性损伤、深静脉血栓、疼痛等），制定护理计划
	准确执行医嘱
	□ 遵医嘱使用护肝药物、抗病毒类药物；躁动不安者予保护性约束等对症处理；协助患者完善相关检查
	□ 指导患者做好消毒隔离
	□ 告知患者及家属如出现任何不适，及时告知医务人员
入院第一天	评估与处理
	□ 密切观察生命体征、意识、尿量、尿液和大便的颜色，观察皮肤的色泽、有无瘙痒等情况
	□ 关注患者血常规、肝肾功能等检查指标
	准确执行医嘱
	□ 遵医嘱使用护肝药物、抗病毒药物等
	□ 做好消毒隔离工作
	健康教育
	□ 环境介绍：病区环境、病室规范、呼叫器的使用、人员介绍（主管医生、病区主任、护士长、责任护士）
	□ 饮食：适当补充蛋白，避免高热量、高脂肪食物
	□ 药物：遵医嘱使用抗病毒药物，如恩替卡韦、干扰素等，勿随意减药、停药，观察药物不良反应
	□ 阳性体征：患者乏力、食欲缺乏，注意卧床休息，减少探视，清淡饮食，少食多餐；皮肤黄染且瘙痒者，遵医嘱给予止痒对症处理，保持皮肤清洁干燥，勿抓挠等，防止皮肤感染；尿液、粪便颜色异常者，如尿液呈浓茶色、黑便等，及时告知医务人员；出现精神行为异常、定向障碍、计算力减退、烦躁不安等症状，专人看护，及时告知
	□ 心理：正确对待疾病，保持乐观情绪，积极配合治疗
	□ 康复：生活规律，劳逸结合，自我保健，按医嘱服药，定期复查
	□ 安全风险防范指导：卧床休息，“三防三护”（防走失、防伤人、防自残；使用床档防护坠床、使用约束防护撞伤、使用手套防护拔管等意外），专人陪护；告知电源及微波炉的正确使用、防火防盗等
	按分级护理原则巡视，评估措施落实效果，并做好记录
	□ 密切关注患者 24h 液体出入量、意识、心理变化、体力与营养状态

续表

时间	护理工作
入院第二天至出院前一天	评估与处理
	□ 密切观察生命体征、意识、尿量、尿色、呕吐物和大便的颜色，观察皮肤的色泽、有无瘙痒、肝区是否疼痛、腹部是否有膨隆及有无压痛、反跳痛等自发性腹膜炎体征
	□ 协助医生对症处理，准确记录
	准确执行医嘱
	□ 遵医嘱规范使用护肝药物、抗病毒药物等，对于可能出现的潜在并发症如出血、肝性脑病等，合理使用止血药物；小剂量开始使用乳果糖等药物，调节肠道微环境，禁用肥皂水灌肠；应用谷氨酸钾钠降血氨时，关注患者血钾、血钠水平；甘露醇和呋塞米快速静滴减轻脑水肿时，关注患者电解质是否平衡
	□ 密切监测患者意识变化、尿量情况，关注患者血液检查结果、血氨的情况，指导患者严格按医嘱服药，勿随意停药、改药
	健康教育
	□ 指导家属免疫接种：免疫程序为 016，即接种第 1 针疫苗后，间隔 1 个月及 6 个月接种第 2 及第 3 针疫苗
	□ 保护肝脏：规范就诊、谨慎用药
	□ 康复咨询：定期检测检查指标（如肝功能、B 超等），坚持健康的生活方式（合理饮食、忌酒、积极锻炼）
	□ 避免传播：皮肤有伤口时，注意保护伤口，避免感染；不与他人共用受污染的器具（如针头）；不应献血；在发生性行为时正确使用安全套；对家属进行抗原抗体检测
	按分级护理原则巡视，评估措施落实效果，并做好记录
	□ 密切观察患者生命体征、意识，有瞳孔改变、出血量增大等异常临床表现时，及时告知医生并记录
出院当天	□ 复核住院费用，发放出院须知，讲解并签字，发放出院小结及出院带药
	□ 告知保持家庭卫生，采取隔离措施等，接种疫苗
	□ 用药指导：遵医嘱坚持长期、规律用药，切忌突然停药、减药、漏服及自行换药，尤其应防止在服药控制病情发作后不久自行停药；定期复查肝肾功能及血尿常规
	□ 治疗后定期随访，急性期患者出院后第 1 个月复查 1 次，以后每 1 ～ 2 个月复查 1 次，半年后每 3 个月复查 1 次，定期复查 1 ～ 2 年
	□ 完成出院准备度与满意度调查，送患者出病区
出院后延伸	□ 出院 2 周及 1 个月专科电话回访
	□ 由肝病专科医生管理，随时答疑解惑

第五节　新型冠状病毒肺炎临床护理路径

时间	护理工作
入院时	评估与紧急处理
	□ 测量生命体征
入院时	□ 首次评估患者症状体征（意识、乏力、头晕、畏寒、寒战、头痛、呼吸困难、胸闷、咳嗽等）、辅助检查结果并记录
	□ 完善相关护理评估（ADL、跌倒、坠床、压力性损伤、深静脉血栓、疼痛、营养、疫情防控等）
	告知医生进行综合评估
	□ 完善辅助检查，积极配合治疗
	□ 评估患者健康史（一般情况、既往史、家族史、用药史）、心理 – 社会状况
	准确执行医嘱
	□ 遵医嘱采取呼吸道隔离、接触隔离等多种隔离方式；完成心电图、急查血、痰培养等
	□ 遵医嘱降温、补液、抗感染；咳嗽患者给予止咳药物，对症处理
	按分级护理原则巡视，评估措施落实效果，并做好记录
	□ 按分级护理原则巡视病房，观察患者生命体征、阳性体征
入院第一天	评估与处理
	□ 密切观察患者体温变化，评估有无咳嗽、咳痰、咳嗽咳痰无力、呼吸频率增快或者减慢、发绀、鼻翼扇动等伴随症状，如有异常，及时告知医生并记录
	□ 入院 6h 内完成相关护理评估（ADL、跌倒、坠床、压力性损伤、深静脉血栓、疼痛、管道、营养、吞咽、镇静等）
	准确执行医嘱
	□ 遵医嘱正确使用抗病毒药物、退热药物、化痰药物、平喘药物等，合理氧疗，完善相关检查
	□ 关注患者血常规、降钙素原、C 反应蛋白、血沉、动脉血气分析、胸部 X 线或 CT 检查等；及时纠正患者缺氧情况
	□ 患者体温 ≥ 38.5℃时，遵医嘱物理降温及应用退热药物。> 40℃的超高热患者，可在应用退热药物的基础上，冰敷降温，将 3 ～ 5 个冰袋放置于患者前额、双腋下、腹股沟等部位，注意避免冻伤皮肤（推荐使用注入约 300mL 清水的一次性冰冻护理垫或冻成冰霜状的 10% 氯化钠注射液）
	□ 呼吸困难、胸闷、气促、痰咳不出，静息下 SpO_2 ≤ 93% 时，给予鼻导管吸氧或面罩吸氧，再次评估患者，并做好记录
	健康教育
	□ 环境介绍：病区环境、病室规范、呼叫器的使用、人员介绍（主管医生、病区主任、护士长、责任护士）

续表

时间	护理工作
入院第一天	□ 饮食：补充高热量、高蛋白、易消化的食物，避免油腻、辛辣等刺激性食物，应保持充足的水分摄入，以维持身体正常代谢
	□ 药物：遵医嘱坚持长期、规律用药，切忌突然停药、减药、漏服及自行换药；观察用药后的不良反应（皮疹、胃肠道反应）
	□ 阳性体征：患者体温升高时，注意卧床休息，减少耗氧量，减少人员探视，遵医嘱监测体温，必要时采取降温措施；呼吸困难时，指导患者半卧位休息，遵医嘱给予氧疗，指导患者注意用氧安全；指导患者有效咳嗽、咳痰的方法，间断俯卧位休息，定时叩背
	□ 康复：在体温下降、症状减轻后，可以适当进行一些活动，如散步、做瑜伽等，以增强身体免疫力，无禁忌证患者进行间断俯卧位通气，予床上主动运动、被动运动、踝泵运动训练指导
	□ 心理：保持心情愉悦，勤洗手，正确佩戴口罩
	□ 特殊检查治疗前指导：告知目的、配合事项及注意事项（心电监护、吸氧、机械通气等）
	□ 安全风险防范指导：指导高热患者绝对卧床休息，预防跌倒、坠床、深静脉血栓、管道滑脱，告知电源及微波炉的正确使用、防火防盗等
	按分级护理原则巡视，评估措施落实效果，并做好记录
	□ 按分级护理原则巡视病房，观察患者意识、瞳孔、生命体征、阳性体征
入院第二天至出院前一天	评估与处理
	□ 密切观察患者体温变化，记录发热情况（最高体温、持续或间隔时间），观察患者意识、呼吸形态及呼吸困难程度，有无“三凹征”、咳嗽、咳痰，观察痰液的颜色、性质和量
	□ 37.3℃ ≤ T < 38.5℃时，4 次 /d，连续监测 3d；≥ 38.5℃时，6 次 /d，连续监测 3d；行物理降温或药物降温时应每半小时监测 1 次体温，直至体温降至正常范围
	□ R ≥ 30 次 /min，SpO_2 ≤ 93% 时，指导患者有效咳嗽，及时清除痰液，保持呼吸道通畅，给予鼻导管吸氧或面罩吸氧，氧流量自 5L/min 起上调，再次评估患者，并做好记录
	□ 观察并发症的征象，观察患者生命体征、口唇、面色及意识情况，有无躁狂、抽搐、昏迷、进行性血氧饱和度下降，协助医生对症处理并发症，准确记录
	准确执行医嘱
	□ 指导患者正确使用奈玛特韦或阿兹夫定等抗病毒药物，观察药物的疗效及不良反应
	□ 体温 > 37.3℃的发热患者遵医嘱行物理降温或药物降温。体温 > 40℃的超高热患者，可在应用退热药物的基础上，冰敷降温，将 3 ～ 5 个冰袋放置于患者前额、双腋下、腹股沟等部位，注意避免冻伤皮肤
	□ 遵医嘱正确实施氧疗，观察疗效及不良反应
	健康教育
	□ 指导患者退热后及时监测体温、出汗情况；出汗较多者，及时更换衣物；衣着柔软宽松；避免用力排便及碰撞；避免用力擦洗皮肤，勤剪指甲，防抓伤
	□ 康复锻炼：病情恢复期下床活动，执行渐进下床，进行呼吸功能锻炼，俯卧位 > 12h
	□ 饮食：给予高热量、高蛋白、易消化的食物

续表

时间	护理工作
入院第二天至出院前一天	□ 安全风险防范：预防压疮、跌倒、坠床、深静脉血栓等
	□ 用药指导：告知药名、作用、用法、常见不良反应（如皮疹伴瘙痒、恶心、呕吐、血压下降、呼吸困难等）
	□ 每日开窗通风 30min，室内温度控制在 22 ～ 25℃，湿度需要保持在 50% ～ 60%
	□ 告知患者及家属如出现任何不适，及时告知医务人员
	按分级护理原则巡视，评估措施落实效果，并做好记录
	□ 按分级护理原则巡视病房，观察患者意识、瞳孔、生命体征、阳性体征
出院当天	□ 结合出院小结给予出院指导（包括遵医嘱复诊、服药指导、饮食指导、体温检测、不适随诊等注意事项）
	□ 用药指导：遵医嘱用药，切忌自行换药
	□ 定期监测体温变化，体温≥ 37.3℃且有呼吸道症状或体温有上升趋势时及时就诊
	□ 完成出院准备度与满意度调查，送患者出病区
出院后延伸	□ 出院 2 周及 1 个月内专科电话回访
	□ 新冠患者由专科医生管理，随时答疑解惑

第十四章
急危重症常见疾病临床护理路径

第一节　急性创伤临床护理路径

时间	护理工作
就诊 5 分钟	急诊评估
	□ 评估生命体征
	□ 识别急性创伤风险点：①生命体征（呼吸、心跳、血压）的变化；②体表致命性大出血（大动脉出血、骨盆骨折等）；③意识状态的改变（瞳孔改变、严重头痛、喷射状呕吐）；④脊柱或四肢骨折征象（肢体活动、感觉障碍，昏迷患者暂认定为脊柱损伤）；⑤皮肤完整性的改变（烧伤、烫伤、外伤）
	□ 转入抢救室：轮椅或平车
	□ 电话通知放射科
就诊 15 分钟	创伤急救组紧急处置
	□ 卧位：平卧位，头偏向一侧，若考虑脊髓损伤，行脊柱固定
	□ 保持呼吸道通畅：吸氧（对 Ⅰ 级、Ⅱ 级患者尽早面罩给氧），必要时置口咽通气道、吸痰或行气管插管
	□ 心电监护：心电图、血压、血氧监测
	□ 建立静脉通路：20G 留置针，选择上肢大静脉，避开患侧肢体，若考虑骨盆骨折、内脏闭合性损伤，禁止建立下肢静脉通路
	□ 静脉采血：2 支红管、1 支蓝管、2 支紫管。对有休克表现者积极备血
	□ 失血表现：伤口部位加压包扎止血
	□ 骨折表现：骨折部位妥善包扎
	□ 检查：心电图、血糖
就诊 25 分钟	急诊影像检查
	□ 外科医生、急诊护士携带心电监护仪、微量泵等仪器护送患者做影像学检查
	□ 外科医生现场判读检查结果

续表

时间	护理工作
就诊25分钟	□ 影像学提示异常：若考虑颅脑损伤，必要时使用甘露醇，立即联系外科会诊，收入合适的病区；若考虑内脏损伤，必要时建立第二条静脉通路，立即联系普外科会诊，收入合适的病区；若考虑骨折，立即联系骨外科会诊，收入合适的病区
	□ 急诊外科行清创缝合，必要时留观
就诊60分钟	健康教育
	□ 安全：绝对卧床，对躁动者保护性约束，告知保护性约束、预防坠床的重要性和注意事项
	□ 用药：指导观察有无输液渗漏等不良反应
	□ 换药：指导活动、按时换药
	□ 心理：告知急性创伤的救治流程，介绍会诊医生的专业性，消除患者及家属焦虑和恐惧心理

第二节　高危孕产妇临床护理路径

时间	护理工作
就诊5分钟	急诊评估
	□ 测量生命体征
	□ 高危孕产妇风险点识别：①生命体征（呼吸、心率、血压、血氧）的变化；②大出血（宫外孕破裂出血、流产、产后大出血等）；③早产（胎儿脏器发育不全）；④缺氧（胎儿宫内窘迫、窒息）；⑤产褥感染（胎盘残留、产道损伤）；⑥胎膜早破（羊水量异常）
	□ 转入抢救室：轮椅或平车
	□ 电话通知妇产科、彩超室
就诊15分钟	急诊紧急处置
	□ 卧位：左侧卧位（胎儿急性宫内窘迫）；臀高头低（胎膜早破）；半卧位（羊水栓塞）；中凹卧位（大出血休克）
	□ 保持呼吸道通畅：吸氧
	□ 心电监护：心电图、血压、血氧监测
	□ 静脉通路：建立2条静脉通路
	□ 出量：观察出血量、颜色、性状；观察尿量、颜色、性状
	□ 临产：紧急时就地接生
	□ 彩超室：行床边彩超；妇产科医生现场判断，宫外孕、临产、流产、产后大出血、合并内外科疾病的孕产妇如需立即手术，通知手术室准备

续表

时间	护理工作
就诊25分钟	急诊手术室
	□ 宫外孕、临产、流产、产后大出血、合并内外科疾病的孕产妇：术前准备，通知手术室，请麻醉科会诊
	□ 导尿
	□ 由妇产科医生、急诊护士携带监护仪、氧枕等护送患者至手术室
	□ 合并内外科疾病：立即联系相关科室医生会诊，收入合适的病区
	□ 产后大出血：妇产科医生会诊，收入合适的病区
	□ 外伤：急诊行清创缝合，必要时留观
就诊60分钟	健康教育
	□ 安全：绝对卧床，注意观察孕产妇的情绪反应，稳定情绪，保证足够的营养
	□ 用药：指导观察有无输液渗漏等不良反应，积极控制感染
	□ 心理：告知高危孕产妇的救治流程，介绍会诊医生的专业性，消除患者及家属焦虑和恐惧心理，告知母乳喂养的重要性

第三节　急性脑卒中临床护理路径

时间	护理工作
就诊10分钟	急诊评估
	□ 评估生命体征
	□ 脑卒中风险点识别：①一侧肢体（伴或不伴面部）无力或麻木；②一侧面部麻木或口角歪斜；③说话不清或理解语言困难；④双眼向一侧凝视；⑤一侧或双眼视力丧失、模糊；⑥眩晕伴呕吐；⑦既往少见的严重头痛、呕吐；⑧意识障碍或抽搐
	□ 转入抢救室：轮椅或平车
	□ 电话通知卒中小组
	□ 电话通知 CT 室
就诊15分钟	急诊紧急处置
	□ 卧位：平卧位，头偏向一侧
	□ 心电图、血压、血氧饱和度监测
	□ 建立静脉通路：20G 留置针（左上肢大静脉）
	□ 静脉采血：2 支红管、1 支蓝管、1 支紫管；完善心电图、血糖检测
	□ 控制血压：遵医嘱使用降压药物

续表

时间	护理工作
就诊60分钟	急诊卒中小组救治（含溶栓治疗）
	□ 卒中小组到位：溶栓治疗知情同意
	□ 卒中医生、急诊护士携心电监护仪、微量泵等仪器护送患者做头部 CT
	□ 卒中医生现场判读 CT
	□ CT 示缺血性脑卒中：发病＜ 4.5h，有溶栓指征且无禁忌证者根据医嘱静脉溶栓（阿替普酶 9mg/kg，首次 1min 内团注总量 10%，剩余 1h 内微量泵泵完后送患者入卒中病房）
	□ CT 示出血性脑卒中：转送神经外科
急诊宣教	健康教育
	□ 结合病历指导（包括遵医嘱复诊、服药指导、饮食指导、康复训练、血压血糖监测、不适随诊等），让患者及家属口述服药及康复注意事项
	□ 特殊用药指导（对口服双抗药者定时监测凝血功能，观察有无消化道溃疡出血、皮下出血、牙龈出血等症状，告知若有不适，立即就医）
	□ 发放脑卒中防治宣传单

第四节　急性农药中毒临床护理路径

时间	护理工作
入院第一天	急诊评估及处置
	□ 评估生命体征
	□ 迅速清除毒物：脱去污染衣物，清洗污染头发、皮肤
	□ 洗胃：有无呼吸抑制、洗胃禁忌证，昏迷者头偏向一侧，防止误吸（风险点）
	□ 全胃肠洗消：白（蒙脱石散＋甘露醇 250mL）＋黑（活性炭＋甘露醇 250mL），24h 内服完
	□ 病情观察：生命体征；阿托品化（瞳孔、面色、皮肤、体温、心率、肺部啰音等）
	□ 管道护理：鼻胃管、气管导管、留置针、深静脉置管、导尿管等妥善固定，保持通畅，标识清楚
	□ 基础护理：氯己定含漱液行口腔护理；尿道口护理；2h 翻身，预防压疮；保持良肢位，预防垂足；观察大小便颜色、量及性状，记录 24h 出入量；签署风险知情同意书，15 ～ 30min 观察约束部位肢体，2h 松解一次，放松 15 ～ 30min
	血液灌流术
	□ 操作前：评估生命体征、置管通畅、血透管路无空气

续表

时间	护理工作
入院第一天	□ 操作中：监测血压，间隔 5min 测量 1 次，观察动静脉壶液面及压力高低并调节，严密观察有无过敏、低血压、出血、凝血及空气栓塞等并发症
	□ 操作后：回血下机（流速 120 ～ 150mL/min）
	□ 病情观察：生命体征、阿托品化
入院第二至第三天	血液灌流术
	□ 操作同第一天
	健康指导
	□ 饮食指导：经口进食者予半流食，并遵医嘱逐步过渡到清淡、易消化软食；置胃管者予流食，4 ～ 6h 1 次，＜ 200mL/ 次；给予肠内营养液者泵入速度＜ 60mL/h；消化道出血者暂禁食
	□ 心理护理：耐心倾听患者诉说，发现有自杀倾向时，应积极制止，必要时由专业人士进行心理疏导
入院第四天至出院	□ 病情观察：生命体征及症状体征
	□ 深静脉置管拔管后持续按压半小时，以不出血为宜，再用 1kg 盐袋按压 2h；继续观察拔管处有无渗血、红肿等
	□ 康复锻炼：卧床期间定时进行下肢的主动活动或被动活动，禁止在腘窝及小腿下单独垫枕，预防深静脉血栓，恢复期指导患者床上活动、床边坐立，逐步过渡到下床行走
	□ 予以出院带药服用指导，告知复诊时间和地点，嘱其定期复诊

第五节　急性消化道出血临床护理路径

时间	护理工作
就诊 5 分钟	急诊评估
	□ 是否消化道出血：呕血、便血、黑便（伴或不伴头晕、黑蒙、晕厥、乏力等）
	□ 紧急评估危险程度：心率＞ 120 次 /min、收缩压＜ 90mmHg 或急性血压降低（基础收缩压降低 30mmHg 以上）、晕厥、意识模糊、持续呕吐或便血，危险性出血（有以上任意一项），低风险出血（无上述情况）
就诊 15 分钟	急诊紧急处置
	□ 去枕平卧或侧卧，头偏向一侧，防止呕吐物吸入呼吸道引起窒息
	□ 心电监护：心电图、血压、血氧监测
	□ 静脉采血：2 支红管、1 支蓝管、2 支紫管

续表

时间	护理工作
就诊15分钟	□ 静脉通路：20G 留置针，对有周围循环衰竭表现者建立第二条静脉通路，液体复苏（首选生理盐水）；准备快速输血（30～60min）；联合用药如生长抑素＋PPI，疑似食管－胃底静脉曲张破裂出血＋抗菌药物
	□ 必要时行床边彩超、CT 检查
就诊35分钟	急诊检查
	□ 是否启动多学科会诊（MDT）：GBS 评分≥6分，启动危险性上消化道出血治疗流程，联系消化内科、介入科、普外科会诊，启动 MDT；若为静脉曲张出血，可使用三腔二囊管压迫止血或根据情况使用急诊内镜检查、介入、外科手术等专业治疗方法。GBS 评分＜6分，观察室常规药物治疗，若止血效果不好或者出血量增加，启动危险性上消化道出血治疗流程
	□ 急诊内镜准备到位，急诊科医生与护士携除颤仪、氧气筒等急救设备护送患者到 EICU
	□ 低风险出血患者转观察室留观，行保守治疗，24h 后复查胃内容物和大便潜血试验
就诊60分钟	健康教育
	□ 安全：卧床休息，禁食或流食
	□ 用药：指导观察有无输液渗漏等不良反应
	□ 排泄：指导床上大小便，排便勿屏气用力
	□ 心理：告知急性上消化道出血的救治流程，介绍会诊医生的专业性，消除患者及家属焦虑和恐惧心理
出院时	低风险出血患者出院指导
	□ 养成良好的作息习惯和生活习惯，包括避免熬夜，避免进食咖啡或者浓茶，避免进食辛辣、刺激性的食物，减少对胃肠道的刺激
	□ 饮食上应当以清淡、易消化的食物为主，避免进食高脂肪、高胆固醇类的食物，如红烧肉、鸡蛋黄等
	□ 一旦有活动性出血应绝对卧床休息，去枕平卧或侧卧，头偏向一侧，防止呕吐物吸入呼吸道引起窒息，不可用力咳嗽或排便
	□ 自我监测大便性状及颜色，定期到消化内科门诊复查，不适随诊

第六节　急性胸痛临床护理路径

时间	护理工作
就诊5分钟	急诊评估
	□ 快速评估病情危重度：气道通畅情况；呼吸情况；循环情况

续表

时间	护理工作
就诊 5 分钟	□ 危重者：制动，立即用轮椅或平车转入抢救室
	□ 非危重者：PQRST 法评估胸痛诱因、胸痛性质、是否放射痛、胸痛程度、胸痛时间，测量、体温、脉搏、呼吸、血压、SpO_2
	□ 填写胸痛时间管理表，建立胸痛患者档案
就诊 10 分钟	□ 10min 内完成首份心电图并上传
	□ 即刻交给急诊值班医生判读
	□ 对于异常心电图，拍照上传至“胸痛中心院前心电图传输群”，并电话通知急诊 PCI 小组
就诊 60 分钟	急诊紧急处置
	□ 绝对卧床
	□ 吸氧（4L/min）
	□ 心电监护，遵医嘱测量四肢血压
	□ 确诊 STEMI 10min 内口服双抗药（排除禁忌证）
	□ 静脉通路：20G 留置针（左上肢大静脉）
	□ 静脉采血：1 支红管、1 支蓝管、1 支绿管、2 支紫管
	□ 心肌标志物检查（要求 CTnI $<$ 20min）
	□ 必要时行床边彩超、CT 检查
	□ 急诊 PCI 手术谈话知情同意
	□ 导管室准备到位，急诊科医生与护士携除颤仪、氧气筒等急救设备护送患者到导管室
	□ 低危胸痛患者转观察室留观，4 ～ 6h 后复查心电图及心肌标志物
	□ 完善胸痛时间管理表
	健康教育
	□ 安全：绝对卧床，嘱患者勿用力
	□ 用药：指导观察有无牙龈出血、黑便、皮下出血等双抗药不良反应
	□ 排泄：指导床上大小便，排便勿屏气用力
	□ 心理：通过解剖图册讲解急诊 PCI 的方法及成功案例，消除患者及家属的焦虑和恐惧心理
出院时	低危胸痛患者出院指导
	□ 告知患者胸痛时应立即休息并制动，若超过 5min 不缓解，立即拨打 120，等待救援
	□ 保持良好生活习惯，避免情绪化，戒烟酒，清淡、易消化、低盐、低脂饮食，少食多餐
	□ 自我监测血压、脉搏，坚持服药
	□ 定期心内科门诊复查（出院 1 个月、3 个月、6 个月），不适随诊

第七节　蛇毒咬伤中毒临床护理路径

时间	护理工作
入院时	评估与紧急处理
	□ 协助患者绝对卧床休息，抬高伤肢 15°～30°，立即建立静脉通路，必要时建立静脉双通道
	□ 给予心电监护、合理氧疗，监测生命体征、疼痛、辅助检查结果等并记录
	□ 评估：蛇毒液的毒素类型、中毒部位，伤口及切口的深度、范围、数量，首次使用抗毒血清等治疗情况并记录
	立即告知医生进行病情综合评估
	□ 再次评估病情，完善相关辅助检查，积极配合治疗，预防并发症
	准确执行医嘱
	□ 遵医嘱予以抗蛇毒血清常规脱敏注射，曲马朵注射液 0.1g 肌内注射，抗感染、糖皮质激素、破损风等对症支持治疗，观察疗效并记录
	按分级护理原则巡视，评估措施落实效果，并做好记录
	□ 动态观察生命体征、尿量、伤口及疼痛等情况并记录
入院第一天至出院前一天	评估与处理
	□ 患者伤肢肿胀程度≥健侧肢体围度的 10%，立即协助取舒适功能体位，抬高患肢 15°，并记录
	□ 评估患者伤肢 VSD 负压封闭引流情况，发现无管型、听到漏气声、VSD 负压＜ 0.017MPa 或＞ 0.060MPa，立即钳夹管道，检查负压装置，并维持负压在 0.017～0.060MPa 正常范围
	□ 患者出现头晕、乏力、食欲缺乏、发热等症状，腋下温度≥ 37.5℃且持续性升高，寒战、意识模糊、呼吸急促等，立即协助患者绝对卧床休息，取舒适功能位，合理氧疗，遵医嘱积极治疗处理，拉起床栏以预防坠床，并记录
	准确执行医嘱
	□ 遵医嘱准确用药，积极控制发热、感染、疼痛等症状，观察疗效并记录
	□ 配合医生完善相关检查，积极预防急性肾损伤、心力衰竭、休克、DIC、继发感染等并发症，并记录
	□ 配合医生做好 VSD 治疗，保持引流通畅，动态观察持续负压引流及伤肢水肿恢复情况并记录
	健康教育
	□ 环境介绍：病区环境、病室规范、呼叫器的使用、人员介绍（主管医生、病区主任、护士长、责任护士）
	□ 饮食：指导患者进食高蛋白、富含维生素的清淡易消化软食，少量多次饮水，病情允许下＞3000mL/d，戒烟限酒
	□ 阳性体征：指导并协助患者进行放松练习，听音乐、深呼吸、放松按摩等分散注意力，减轻疼痛；协助患者保持伤口周围皮肤清洁干燥及手术切口敷料干燥，预防感染；保持大便通畅，并观察大便颜色及性状；如出现任何不适，及时告知医护人员
	□ 心理：心理护理，保持情绪稳定

续表

时间	护理工作
入院第一天至出院前一天	□ 安全风险防范指导：预防跌倒、坠床、压疮、肺部感染、深静脉血栓、管道滑脱、自伤及伤人，告知电源及微波炉的正确使用、防火防盗等
	按分级护理原则巡视，评估措施落实效果，并做好记录
	□ 按分级护理原则巡视病房，动态评估生命体征、意识、尿量、伤口、疼痛、血常规、凝血功能等情况，积极配合医生处理并记录
	□ 动态观察患肢肿胀程度、皮温、动脉搏动及疼痛情况以及肌痛、高钾血症等横纹肌溶解表现，观察有无低血压、休克、心律失常、异常心电图等，并记录
	□ 每班评估管道，确保敷料干燥、管道无侧漏及移位，引流管粘贴牢固，负压维持在 0.017 ～ 0.060MPa，引流管管形存在，并记录
出院当天	□ 结合出院小结进行出院指导（饮食指导、随诊及康复注意事项等）
	□ 发放蛇咬伤中毒健康教育处方
	□ 完成出院准备度和住院满意度调查
	□ 告知患者 2 周内科室会进行专科电话回访，并送患者出病区
出院后延伸	□ 完成患者出院 2 周内的专科电话回访
	□ 指导患者出院后 1 个月、3 个月复诊
	□ 指导患者如有任何需要及时联络医护人员，告知联系电话

第八节　ICU 感染性休克临床护理路径

时间	护理工作
入院时	评估与紧急处理
	□ 绝对卧床休息，抗休克体位，即中凹位（抬高头胸部 10° ～ 20°，抬高下肢 20° ～ 30°），给予心电监护，监测生命体征；选择正确给氧方法，必要时予气管插管；建立 2 条以上的静脉通路，必要时协助医生行深静脉置管；留置各种抢救及监测管道，如导尿管、动脉导管、胃管等
	□ 首次评估患者症状体征（意识、瞳孔、肌力、GCS 评分、CVP 及疼痛情况等）、辅助检查结果并记录
	立即告知医生进行病情综合评估
	□ 完善相关辅助检查，积极配合治疗
	□ 评估患者一般情况、现病史、既往史、家族史、用药史、心理 – 社会状况
	准确执行医嘱
	□ 标本采集及送检：床边血气及 POCT、病原学标本（血液、尿液、痰液、引流液）培养、血常规、生化检查、凝血功能等，30min 内完成并送检

续表

时间	护理工作
入院时	□ 入院 1h 内遵医嘱根据血压情况尽快液体复苏，目标 MAP ≥ 60mmHg，CVP8 ～ 12mmHg，并使用抗生素
入院第一天	评估与处理
	□ 观察患者生命体征、意识、瞳孔、GCS 评分，CVP、乳酸及全身皮肤颜色，如有异常，告知医生并记录
	□ 6h 内完成相关护理评估（ADL、跌倒、坠床、压力性损伤、深静脉血栓、管路、营养等）及护理记录单书写
	准确执行医嘱
	□ 3h 内，液体复苏后血压低，遵医嘱使用血管活性药物，首选去甲肾上腺素，根据血压调节泵入剂量；目标 MAP ≥ 65mmHg，尿量≥ 0.5mL/（kg•h）
	□ 6h 内，应用血管活性药物维持 MAP，目标 MAP ≥ 65mmHg，根据 MAP 调节升压药泵入剂量，行液体复苏，评估组织灌注情况，CVP、乳酸及小时尿量是否达到目标值［目标值：CVP 8 ～ 12mmHg；乳酸＜ 4mmol/L，尿量≥ 0.5mL/（kg•h）］
	□ 遵医嘱正确用药，对症处理，对高热患者给予物理降温措施
	□ 各系统器官功能支持（机械通气、血液净化、PICCO、IABP、ECMO 等），参照相应路径执行
	健康教育
	□ 环境介绍：病区环境、病室规范、探视制度、人员介绍（主管医生、病区主任、护士长、责任护士），家属准备患者生活用品
	□ 饮食：根据病情及营养筛查结果给予相应的饮食指导
	□ 药物：告知口服药、静脉药、雾化药、外用药等的名称、剂量、作用、用法、不良反应及注意事项等
	□ 阳性体征：追踪阳性体征结果，监测生命体征、各项化验结果、影像结果
	□ 康复：绝对卧床休息，床头抬高 30°，对清楚患者，指导行踝泵运动，四肢行肢体功能锻炼；对下肢无静脉血栓的昏迷患者，尽早给予气压泵治疗
	□ 心理：对意识清楚患者给予心理安慰，保持良好心态，避免情绪波动
	□ 特殊检查治疗前指导：告知目的、配合事项及注意事项（CTA、DSA、MRA、胸腔穿刺术等）
	□ 安全风险防范指导：预防跌倒、坠床、压疮、肺部感染、深静脉血栓、管道滑脱、自伤及伤人；避免任何不良刺激如躁动不安致药物滴入不畅、血压波动大
	按分级护理原则巡视，评估措施落实效果，并做好记录
	□ 特级护理，24h 动态观察和记录体温、心率（律）、呼吸、血压、意识、瞳孔、GCS 评估、尿量、出入量、肌力及肢体偏瘫的变化
	□ 妥善固定各类管道，保持引流通畅，防范非计划拔管
	□ 院内感染预防：三管及多重耐药菌感染预防
	□ 基础护理：翻身 2 ～ 4h 1 次，口腔护理，每天 3 次，床上擦浴及会阴擦洗，每天 2 次，洗头，每周 1 次
	□ 长期卧床护理并发症预防：压力性损伤、尿路感染、坠积性肺炎、DVT

续表

时间	护理工作
入院第二天至转科前一天	评估及紧急处理
	□ 动态观察和记录体温、心率（律）、呼吸、血压、意识、瞳孔、CVP、GCS 评估 / 镇痛镇静评估、尿量、出入量、阳性症状和体征等，发现异常时立即报告医生
	立即告知医生进行病情综合评估
	□ 标本采集及送检：床边血气及 POCT、病原学标本（血液、尿液、痰液、引流液）培养、血常规、生化检查、凝血功能等，30min 内完成并送检
	□ 完善相关辅助检查，积极配合治疗
	准确执行医嘱
	□ 维持各系统功能稳定
	□ 机械通气，每日评估，早期撤机拔管
	□ 连续性血液净化
	□ 镇痛、镇静：4h 评估 1 次，镇静目标为 0 ～ 2 分，镇痛目标为 3 分以下
	□ 血糖管理：目标为 7.8 ～ 10mmol/L
	□ 营养管理：48 ～ 72h 肠内营养支持，流食，监测营养不耐受
	□ 防范院内感染的发生：多重耐药菌感染、呼吸机相关性肺炎、导尿管相关尿路感染、导管相关性血流感染
	健康教育
	□ 主动运动、被动运动：指导患者及家属进行床上功能锻炼
	□ 心肺康复
	□ 心理护理，提供心理支持
	按分级护理原则巡视，评估措施落实效果，并做好记录
	□ 特级护理，动态监测生命体征、意识、瞳孔、尿量、血糖、CVP 及 24h 出入量，有异常时告知医生，并及时完成护理文书书写
	□ 妥善固定各类管道，保持引流通畅，防范非计划拔管
	□ 院内感染预防：三管及多重耐药菌感染预防
	□ 基础护理：翻身 2 ～ 4h 1 次，口腔护理，每天 3 次，床上擦浴及会阴擦洗，每天 2 次，洗头，每周 1 次
	□ 长期卧床护理并发症预防：压力性损伤、尿路感染、坠积性肺炎、DVT 等
	□ 无禁忌证者床头抬高 30° ～ 45°；脊椎损伤者，平卧位，轴线翻身 2 ～ 4h 1 次
	□ 落实重症康复：翻身叩背 2h 1 次，拔除气管插管后肺部康复训练
转科当天	□ 出科（出院 / 转科）流程办理指导
	□ 复核住院费用
	□ 健康教育：住院期间自我护理
	□ 转运交接：护送患者至转科病区，与家属 / 接收科室护士做好交接
	□ 完成满意度调查

续表

时间	护理工作
转科后延伸	□ 转科后回访

第九节　ICU 多发伤临床护理路径

时间	护理工作
入院时	评估与紧急处理
	□ 心电监护，持续有创动脉压监测，氧气吸入，保持呼吸道通畅，必要时给予气管插管，留置导尿管、胃管，脊柱损伤患者取平卧位
	□ 首次评估患者症状体征（意识、瞳孔、肌力、受伤部位、受伤面积、出血量、疼痛等）、辅助检查结果并记录
	立即告知医生进行病情综合评估
	□ 标本采集及送检：床边血气及 POCT、病原学标本（血液、尿液、痰液、引流液）培养、血常规、生化检查、凝血功能等，30min 内完成并送检
	□ 完善相关辅助检查，积极配合治疗
	准确执行医嘱
	10min 内，快速建立静脉通路，颈托固定颈椎，骨盆带稳定骨盆，胸带稳定肋骨，留取血标本：血型、交叉配血、常规、凝血、生化、血气、保温。评估和处理：畅通气道，建立人工气道；氧疗或机械通气；晶体液复苏，抗休克，SAP80 ～ 100mmHg
	15min 内，急诊手术准备：备血、备皮、皮试
	30min 内，留置监测管道：动脉、胃管、导尿管，输血
	1h 内，止血：氨甲环酸首剂 1g，10min 内输注完毕。特殊检查：CT、X 线、超声、心电图
入院第一天	评估及处理
	□ 观察意识、瞳孔、肌力，有无颅内压升高症状、活动性出血，行 GCS 评分，如有异常，及时告知医生并记录
	□ 6h 内完成相关护理评估（ADL、跌倒、坠床、压力性损伤、烫伤、深静脉血栓、管路、疼痛、营养、镇静、走失等）
	准确执行医嘱
	□ 遵医嘱正确用药及输血，血压、血红蛋白及各项指标在正常范围，完善相关检查
	□ 24h 内肌内注射破伤风抗毒素
	□ 器官功能支持和护理，给予机械通气、连续性血液净化、亚低温治疗
	□ 术区引流管保持引流通畅，观察引流液颜色、性质、量

续表

时间	护理工作
入院第一天	健康教育
	□ 环境介绍：病区环境、病室规范、探视制度、人员介绍（主管医生、病区主任、护士长、责任护士），家属准备患者生活用品
	□ 饮食：根据病情及营养筛查结果给予相应的饮食指导
	□ 药物：告知口服药、静脉药、雾化药、外用药等的名称、剂量、作用、用法、不良反应及注意事项等
	□ 阳性体征：追踪阳性体征结果，监测生命体征、各项化验结果、影像结果
	□ 康复：无禁忌证者床头抬高 30° ～ 45°，脊椎损伤、骨盆骨折者取平卧位，轴线翻身 2 ～ 4h 1 次
	□ 心理：给予意识清楚患者心理安慰，保持良好心态，避免情绪波动
	□ 特殊检查治疗前指导：告知目的、配合事项及注意事项（CTA、DSA、MRA、胸腔穿刺术等）
	□ 安全风险防范指导：预防跌倒、坠床、压疮、肺部感染、深静脉血栓、管道滑脱、自伤及伤人；避免任何不良刺激如躁动不安致药物滴入不畅、血压波动大
	按分级护理原则巡视，评估措施落实效果，并做好记录
	□ 特级护理，24h 动态观察和记录体温、心率（律）、呼吸、血压、意识、瞳孔、GCS 评估、尿量、出入量、肌力及肢体偏瘫的变化
	□ 妥善固定各类管道，保持引流通畅，防范非计划拔管
	□ 院内感染预防：三管及多重耐药菌感染预防
	□ 基础护理：翻身 2 ～ 4h 1 次，口腔护理，每天 3 次，床上擦浴及会阴擦洗，每天 2 次，洗头，每周 1 次
	□ 长期卧床护理并发症预防：压力性损伤、尿路感染、坠积性肺炎、DVT
入院第二天至第四天	评估与处理
	□ 生命体征、意识、瞳孔、疼痛、引流、尿量、出入量等阳性症状和体征
	□ 出血量增加或意识进行性加重时立即报告医生，并记录
	立即告知医生进行病情综合评估
	□ 标本采集及送检：床边血气及 POCT、病原学标本（血液、尿液、痰液、引流液）培养、血常规、生化检查、凝血功能等，30min 内完成并送检
	□ 完善相关辅助检查，积极配合治疗
	准确执行医嘱
	□ 机械通气：每日评估，早期撤机拔管
	□ 连续性血液净化
	□ 脑外伤患者亚低温治疗
	□ 术区引流管管理
	□ 镇痛、镇静：4h 评估 1 次，镇静目标为 0 ～ 2 分，镇痛目标为 3 分以下
	□ 血糖管理：目标为 7.8 ～ 10mmol/L

续表

时间	护理工作
入院第二天至第四天	□ 营养管理：48 ～ 72h 肠内营养支持，流食
	□ 骨牵引
	□ 术后复查 CT
	健康教育
	□ 主动运动、被动运动：指导患者及家属进行床上功能锻炼
	按分级护理原则巡视，评估措施落实效果，并做好记录
	□ 特级护理，24h 动态观察和记录体温、心率（律）、呼吸、血压、意识、瞳孔、GCS 评估、尿量、出入量、肌力及肢体偏瘫的变化
	□ 妥善固定各类管道，保持引流通畅，防范非计划拔管
	□ 院内感染预防：三管及多重耐药菌感染预防
	□ 基础护理：翻身 2 ～ 4h 1 次，口腔护理，每天 3 次，床上擦浴及会阴擦洗，每天 2 次，洗头，每周 1 次
	□ 长期卧床护理并发症预防：压力性损伤、尿路感染、坠积性肺炎、DVT
	□ 无禁忌证者床头抬高 30° ～ 45°；脊椎损伤者取平卧位，轴线翻身 2 ～ 4h 1 次
入院第五天至七天	评估与处理
	□ 生命体征、意识、瞳孔、疼痛、引流、尿量、出入量等阳性症状和体征
	□ 出血量增加或意识进行性加重时立即报告医生，并记录
	立即告知医生进行病情综合评估
	□ 标本采集及送检：床边血气及 POCT、病原学标本（血液、尿液、痰液、引流液）培养、血常规、生化检查、凝血功能等，30min 内完成并送检
	□ 完善相关辅助检查，积极配合治疗
	准确执行医嘱
	□ 拔除气管插管 / 气管切开，氧疗
	□ 尽早拔管：CVC、动脉置管
	□ 连续性血液净化护理
	□ 亚低温护理
	□ 术区引流管护理
	□ 骨牵引护理
	□ 意识障碍者流食 / 拔除人工气道后 4h 进水、6h 进半流食，保持大便通畅
	□ 无禁忌证者床头抬高 30° ～ 45°；脊椎损伤者取平卧位，轴线翻身 2 ～ 4h 1 次
	□ 复查 CT
	健康教育
	□ 主动运动、被动运动：指导患者及家属进行床上功能锻炼
	□ 呼吸康复

续表

时间	护理工作
入院第五天至七天	按分级护理原则巡视，评估措施落实效果，并做好记录
	□ 特级护理，24h 动态观察和记录体温、心率（律）、呼吸、血压、意识、瞳孔、GCS 评估、尿量、出入量、肌力及肢体偏瘫的变化
	□ 妥善固定各类管道，保持引流通畅，防范非计划拔管
	□ 院内感染预防：三管及多重耐药菌感染预防
	□ 基础护理：翻身 2 ～ 4h 1 次，口腔护理，每天 3 次，床上擦浴及会阴擦洗，每天 2 次，洗头，每周 1 次
	□ 长期卧床护理并发症预防：压力性损伤、尿路感染、坠积性肺炎、DVT
	□ 无禁忌证者床头抬高 30° ～ 45°；脊椎损伤者取平卧位，轴线翻身 2 ～ 4h 1 次
出科当天	□ 出科（出院 / 转科）流程办理指导
	□ 复核住院费用
	□ 健康教育：住院期间自我护理
	□ 转运交接：护送患者至转科病区，与家属 / 接收科室护士做好交接
	□ 完成满意度调查
转科后延伸	□ 转科后回访

第十节　ICU 多器官功能障碍综合征临床护理路径

时间	护理工作
入院时	评估与紧急处理
	□ 给予心电监护，严密监测患者生命体征、意识、瞳孔
	□ 保持呼吸道通畅，给予氧疗；对于呼吸急促、呼吸衰竭的患者，及时给予气管插管呼吸机辅助通气
	□ 建立静脉通路，对休克患者及时给予抗休克治疗，液体复苏，使用血管活性药物，维持有效循环
	□ 遵医嘱留置导尿管、胃管，持续动脉血压监测
	立即告知医生进行综合评估
	□ 完善相关辅助检查，积极配合治疗
	□ 评估患者一般情况、既往史、家族史、用药史、血压异常病史、心理 – 社会状况

续表

时间	护理工作
入院时	准确执行医嘱
	□ 标本采集及送检：床边血气及 POCT、病原学标本（血液、尿液、痰液、引流液）培养、血常规、生化检查、凝血功能等，30min 内完成并送检
	□ 遵医嘱给予机械通气、抗休克治疗，使用抗生素、强心剂、利尿剂、血管活性药物，维持心率、血压及 SpO_2 在正常范围
入院第一天	评估与处理
	□ 观察患者生命体征、意识、瞳孔、GCS 评分、CVP、乳酸、尿量及全身皮肤颜色，有异常时告知医生并记录
	□ 6h 内完成相关护理评估（ADL、跌倒、坠床、压力性损伤、深静脉血栓、管路、营养等）及护理记录单书写
	准确执行医嘱
	□ 循环系统：保证充分的循环血容量及心排血量，严密监测血气分析指标，早期及时给予抗休克治疗，液体复苏，使用血管活性药物，及时纠正有效血容量不足
	□ 呼吸系统：对于呼吸急促、呼吸衰竭的患者，及时给予气管插管呼吸机辅助通气，纠正低氧血症，减少呼吸做功和降低氧耗，从而改善循环功能，防止 ARDS 的发生。如呼吸衰竭仍不能改善，可选用 ECMO，做好气道管理及口腔护理，防止 VAP 的发生
	□ 泌尿系统：严密监测患者生命体征、意识、瞳孔、尿量及 24h 出入量，必要时进行 CRRT 治疗
	□ 消化系统：监测患者胃肠功能（有无腹泻、肠麻痹、消化道出血等），及早进食对肠道的屏障机制具有保护作用。根据患者实际情况予以饮食、用药，保持大便通畅
	□ 神经系统：适当镇静镇痛，保证呼吸机正常做功；严密监测体温变化，高热者给予物理降温或冰毯，低温者给予保暖；每小时监测生命体征、意识、瞳孔、肌力，如有异常，告知医生并记录
	健康教育
	□ 环境介绍：病区环境、病室规范、探视制度、人员介绍（主管医生、病区主任、护士长、责任护士），家属准备患者生活用品
	□ 饮食：根据病情及营养筛查结果给予相应的饮食指导
	□ 药物：告知口服药、静脉药、雾化药、外用药等的名称、剂量、作用、用法、不良反应及注意事项等
	□ 阳性体征：追踪阳性体征结果，监测生命体征、各项化验结果、影像结果
	□ 康复：早期康复治疗，对带管患者早期进行肺康复锻炼，尽早拔管；落实良肢位摆放，防止长期卧床患者 DVT 的发生；病情好转后，患者在呼吸治疗师的协助下早期下床活动，做好安全教育
	□ 心理：给予意识清楚患者心理安慰，保持良好心态，避免情绪波动
	□ 特殊检查治疗前指导：告知目的、配合事项及注意事项（CTA、DSA、MRA、胸腔穿刺术等）
	□ 安全风险防范指导：预防跌倒、坠床、压疮、肺部感染、深静脉血栓、管道滑脱、自伤及伤人；避免任何不良刺激如躁动不安致药物滴入不畅、血压波动大
	按分级护理原则巡视，评估措施落实效果，并做好记录

续表

时间	护理工作
入院第一天	□ 特级护理，24h 动态观察和记录体温、心率（律）、呼吸、血压、意识、瞳孔、GCS 评估、尿量、出入量、肌力及肢体偏瘫的变化
	□ 妥善固定各类管道，保持引流通畅，防范非计划拔管
	□ 院内感染预防：三管及多重耐药菌感染预防
	□ 基础护理：翻身 2 ～ 4h 1 次，口腔护理，每天 3 次，床上擦浴及会阴擦洗，每天 2 次，洗头，每周 1 次
	□ 长期卧床护理并发症预防：压力性损伤、尿路感染、坠积性肺炎、DVT
	□ 无禁忌证者床头抬高 30° ～ 45°；脊椎损伤者取平卧位，轴线翻身 2 ～ 4h 1 次
	□ 对患者护理风险点进行预防，减少护理不良事件的发生，并及时完成护理文书书写
	□ 加强基础护理，减少护理并发症；加强心理健康指导
入院第二天至转科前一天	评估及紧急处理
	□ 动态观察和记录体温、心率（律）、呼吸、血压、意识、瞳孔、CVP、GCS 评估 / 镇痛镇静评估、尿量、出入量、阳性症状和体征等，发现异常时立即报告医生
	立即告知医生进行病情综合评估
	□ 标本采集及送检：床边血气及 POCT、病原学标本（血液、尿液、痰液、引流液）培养、血常规、生化检查、凝血功能等，30min 内完成并送检
	□ 完善相关辅助检查，积极配合治疗
	准确执行医嘱
	□ 维持各系统功能稳定
	□ 机械通气，每日评估，早期撤机拔管
	□ 连续性血液净化，每日评估尿量及肾功能
	□ 镇痛、镇静：4h 评估 1 次，镇静目标为 -2 ～ 0 分，镇痛目标为 3 分以下
	□ 血糖管理：目标为 7.8 ～ 10mmol/L
	□ 营养管理：48 ～ 72h 肠内营养支持，流食，监测营养不耐受
	□ 防范院内感染的发生：多重耐药菌感染、呼吸机相关性肺炎、导尿管相关尿路感染、导管相关性血流感染
	健康教育
	□ 主动运动、被动运动：指导患者及家属进行床上功能锻炼
	□ 心肺康复
	□ 心理护理，提供心理支持
	按分级护理原则巡视，评估措施落实效果，并做好记录
	□ 特级护理，动态监测生命体征、意识、瞳孔、尿量、血糖、CVP 及 24h 出入量，有异常时告知医生，并及时完成护理文书书写
	□ 妥善固定各类管道，保持引流通畅，防范非计划拔管
	□ 院内感染预防：三管及多重耐药菌感染预防

续表

时间	护理工作
入院第二天至转科前一天	□ 基础护理：翻身 2 ～ 4h 1 次，口腔护理，每天 3 次，床上擦浴及会阴擦洗，每天 2 次，洗头，每周 1 次
	□ 长期卧床护理并发症预防：压力性损伤、尿路感染、坠积性肺炎、DVT 等
	□ 无禁忌证者床头抬高 30° ～ 45°；脊椎损伤者取平卧位，轴线翻身 2 ～ 4h 1 次
	□ 落实重症康复：翻身叩背 2h 1 次，拔除气管插管后肺部康复训练
出科当天	□ 告知转科流程，联系接收科室，确认转科时间，并通知家属做好相应准备
	□ 指导患者及家属，做好专科宣教
	□ 携带患者病历及护理文书（打印护理记录单及各项评估单），落实专科指导；护送患者及其物品到接收科室，并与接收科室护士进行药物、病情、特殊药物及文书交接
	□ 完成满意度调查
转科后延伸	□ 转科后回访

第二篇

临床常见护理操作路径

第一节　俯卧位通气护理操作路径

时间	护理工作
操作前	评估
	□ 血流动力学：生命体征相对平稳，可耐受俯卧位通气
	□ 镇静状态：机械通气患者俯卧位通气治疗时建议深镇静，Richmond 躁动 – 镇静评分（RASS 评分）–5 至 –4 分
	□ 人工气道：确认气管插管或气管切开位置，清理呼吸道及口鼻腔分泌物
	□ 胃肠道：俯卧位通气前 2h 暂停肠内营养的供给，操作前回抽胃内容物，避免过多胃残余量致反流误吸；对危重型重度 ARDS 患者早期置入鼻空肠管
	□ 其他：检查各导管是否在位、通畅，并确认可否暂时夹闭；检查局部敷料是否需要更换；检查易受压部位皮肤状况
	患者准备
	□ 确定俯卧位通气翻转方向，由左向右或右向左进行翻转
	□ 将电极片移至肩臂部，整理心电监护仪各连接导线，并留出足够长度便于翻转
	□ 夹闭非紧急管路（如导尿管、胃管等），妥善固定各导管，防止滑脱，整理各管路方向，使其与身体纵轴方向一致，并留出足够长度便于翻转
	□ 在患者面部颧骨处、双肩部、胸前区、髂骨、膝部、小腿部及其他俯卧位骨隆突易受压处垫上泡沫型减压敷料或硅胶软枕
	用物准备
	□ 软枕 4 ～ 5 个、U 形枕 1 ～ 2 个、电极片、护理垫、减压贴
	人员准备
	□ 医生 1 名、护士 4 ～ 6 名
	位置与分工
	□ 第一人：位于床头，负责呼吸机管路的妥善固定、头部的安置及发出口令
	□ 第二人：位于患者左侧床头，负责监护仪导联线、左侧上身导管安置
	□ 第三人：位于患者左侧床尾，负责导尿管及左侧下半身各类导管安置
	□ 第四人：位于患者右侧床头，负责该侧静脉置管及右侧上半身各类导管安置、监护仪面板生命体征查看

续表

时间	护理工作
操作前	□ 第五人：位于患者右侧床尾，负责右侧下半身各类导管安置
	□ 第六人：如患者行体外膜肺氧合（ECMO）治疗，建议增加第六人，专门负责确认 ECMO 管道是否在位、通畅，并监测 ECMO 机器运转情况
操作中	翻转方法
	□ 将 60cm×90cm 护理垫分别置于患者胸前及会阴部，吸水面朝向患者皮肤
	□ 将 2 个圆柱形枕分别置于患者胸部及髂嵴处护理垫上，对男性患者注意避开生殖器部位
	□ 将翻身单覆盖在圆柱形枕上，患者双手置于两侧并紧贴身体
	□ 位于头侧的第一人固定住患者的人工气道及呼吸机管路，其余 4 人将患者身上、身下两层翻身单边缘对齐，同时向上卷翻身单至最紧，固定住患者其他导管
	□ 第一人发出口令，并与其他四人同时将患者托起，先移向病床一侧
	□ 确认患者及管道安全后，听第一人口令同时将患者翻转为 90° 侧卧位，然后 5 人同时将患者（由左向右或右向左）行 180° 翻转至俯卧位
	□ 将患者头偏向一侧，头下垫护理垫与减压枕，留出足够高度，确保人工气道通畅，必要时加强镇静镇痛，对气管切开的患者需保障颈部悬空，留有操作空间
	□ 确认圆柱形枕位置恰当；整理确认各导管是否在位、通畅、固定，摆放肢体于功能位
操作后	□ 清理呼吸道及口鼻腔分泌物
	□ 将患者胸前电极片移至肩臂部；先由第一人明确人员分工及职责，各自妥善固定好所负责的管路，由第一人发出口令，其余人员同时将患者托起，先移向病床一侧，然后将患者转为侧卧位，撤除患者身上的敷料及软枕，整理好病床，将患者摆放至需要的体位
	□ 生命体征平稳后将心电监护接至胸前
	□ 整理各管路，重新妥当固定；清洁颜面部，更换气管插管的固定胶布，进行口腔护理
备注	俯卧位通气撤离指征
	□ 原发病未控制、俯卧位通气治疗指征选择不恰当等导致俯卧位通气后患者氧合及病情未改善或恶化
	□ 评估俯卧位通气弊大于利，如出现明显的并发症（如腹部术后切口裂开）
	□ 患者病情改善，恢复仰卧位后氧合指数＞150mmHg 且持续 6h 以上，无须继续进行俯卧位通气
	紧急终止俯卧位通气的指征
	□ 心搏骤停
	□ 严重的血流动力学不稳定
	□ 恶性心律失常
	□ 可疑的气管导管移位等危及生命的情况

第二节　ECMO 护理操作路径

时间	护理工作
操作前	评估
	□ 对象：呼吸衰竭成人、呼吸衰竭儿童、心脏衰竭需要暂时性心肺支持的患者
	□ 内容：患者有无恶性肿瘤、持续进展的退化性全身性疾病、缺氧性脑病
	用物准备
	□ ECMO 机器、ECMO 套包、管道钳、插线板、三通、无菌手套、高值耗材记录单、扎带枪、碘伏、棉签、耦合剂、肝素帽及扎带若干
	□ 检查空气源、氧气源、接口、ECMO 机器、离心泵头、水箱是否完好，检查 ECMO 套包、各无菌物品效期，包装有无破损
操作中	□ 着装：洗手，戴口罩、帽子，戴无菌手套，操作环境宽敞、明亮、整洁，减少人员流动，必要时铺无菌单
	□ 连接：打开 ECMO 套包及其附件，各接口连接三通并旋紧关闭，分别连接泵前 2 根预冲管路，关闭预冲管路夹；再次检查接口有无松动，必要时用扎带固定
	□ 预冲：使用管道钳夹闭预充管两处三通之间的部位，连接 3L 生理盐水，打开预冲管路夹，用重力作用排空 ECMO 离心泵头前后管路段的空气，管道钳夹闭泵后管路，防止预冲段进气
	□ 安装：将离心泵安装到离心驱动单元，在泵头出口左、右、下三个部位涂抹耦合剂，运行 ECMO 机器，将转速调至 1500r/min 左右
	□ 排气：打开泵后管道钳排气，依次排空管路、氧合器、三通内的气体，打开膜肺排气孔，待膜肺内无气体后关闭排气孔，确保膜肺及管路内无气体后，排空两处三通中间部位的气体（方法为用另一把管道钳夹闭离泵头近的位置，打开之前的管道钳）
	□ 检查：确保无气体后打开三通之间的管道钳，关闭预冲管的两处三通，使机器自循环 2 ～ 3min，再次停机检查。如有气体存在，需进行二次排气，排气步骤同上；如无气体，关闭三通，断开预充管路，连接肝素帽，必要时用胶带固定三通
	□ 连接：连接空气源、氧气源，连接水箱并将温度调节至 36.5℃
	□ 试验：调大转速，关注转速和流量，进行 ECMO 系统密闭试验
	□ 调整：调整 ECMO 机器及管路至合适位置，报告医生，等待上机，上机前再次检查，确认无误后方可使用
	□ 上机：将动静脉插管与动静脉管道连接完成后，台上、台下分别检查核对管道，确保无误后，先打开静脉管道钳，启动 ECMO 泵至转数在 1500r/min 以上，再打开动脉管道钳（防止血液逆流），ECMO 开始运转
	□ 妥善固定各管路，确保连接牢固
操作后	□ 处理用物并记录：脱手套，处理用物，洗手，填写高值耗材记录单
	□ 监测各管路的压力，及时处理报警
备注	□ 严密监测 ACT，维持在 160 ～ 250s
	□ 严密监测并发症的发生：出血、感染、溶血、血栓、末端肢体缺血坏死、机械相关并发症
	□ 严格无菌操作，预充管路人员在清洁区完成，减少暴露时长

第三节　人工气道管理护理操作路径

时间	护理工作
操作前	评估
	□ 对象：经口腔、鼻或直接经气道置入导管而形成呼吸通道的患者
	□ 目的：保证呼吸道通畅；保护气道，防止误吸；便于呼吸道分泌物的清除；为机械通气提供封闭通道
	用物准备
	□ 吸痰管、吸引器、手套、无菌生理盐水、治疗巾、手电筒、听诊器、弯盘、医用垃圾桶
操作中	□ 解释操作目的，取得配合
	□ 备齐用物，携至患者床旁，协助患者头偏向一侧，略向后仰，铺治疗巾于颌下
	□ 给予高流量氧气吸入（50% ～ 100%）
	□ 核对并撕开吸痰管外包装前端，右手戴无菌手套，将吸痰管抽出并盘绕在手中，并与吸引软管相连
	□ 如有肠内营养泵入，需暂停，打开吸引器开关，右手持吸痰管前端试吸无菌生理盐水少许，检查吸引器是否通畅，润滑导管前端
	□ 如果患者意识清楚，安抚患者，嘱其不要紧张，指导其自主咳嗽，左手反折吸痰管末端，右手保持无菌，使吸痰管前端轻柔地插入气管导管内
	□ 将吸痰管左右旋转，缓缓上提，吸净痰液，每次吸痰时间不超过 15s
	□ 如果痰液较多，需要再次吸引，应间隔 3 ～ 5min，患者耐受后再进行，1 根吸痰管只能使用 1 次
	□ 吸痰过程中密切观察患者，如出现缺氧症状如发绀、心率下降等应立即停止吸痰
	□ 吸痰管取出后，观察患者痰液性状、颜色、量，再吸生理盐水冲净痰液，以免堵塞。如需经口鼻吸痰需更换吸痰管
	□ 吸痰完毕，关上吸引器开关，擦净患者面部分泌物，撤去一次性治疗巾，脱手套
操作后	□ 处理用物并记录
	行相关指导
	□ 固定：气管插管的固定方法有 2 种，一是用 1 根小纱带先在导管上打死结，经双侧面颊部，绕过枕后，在耳郭前上方打死结固定，固定时不能压住耳根；二是用 2 根胶布在导管上交叉并固定在口唇周围，由于口腔分泌物易流出，造成胶布松动，因此应及时更换。气管切开套管固定方法为准备 2 根寸带，一长一短，分别系于套管的两侧，将长的 1 根绕过颈后，在颈部左侧或右侧打一死结，系带松紧度以容纳 1 个手指为宜
	□ 深度：气管插管的尖端应位于气管隆嵴上 2 ～ 3cm，可经 X 线或纤维支气管镜证实位置。导管插入气道并固定后，应定时检查并记录深度及外留长度，每班交接
	□ 心理护理：采用简单、易理解的交流方式，如手势、写字板、卡片等非语言交流方式，让患者尽量表达其感受，及时满足其合理要求
	□ 口腔护理：每日进行 3 ～ 4 次口腔护理，口腔护理液可选择生理盐水、氯己定含漱液等

续表

时间	护理工作
操作后	□ 气管切口局部护理：气管切口应保持清洁干燥，导管与周围皮肤的皱褶处应仔细清洁、消毒。气管切口处无菌敷料一般每日更换 2 ～ 3 次，若有污染，随时更换
	□ 人工气道湿化：方法主要有 2 种，一种是借助呼吸机上配备的加温和湿化装置；另一种是借助护理人员，应用人工的方法，定时或间断地向气道内滴（注）入生理盐水。机械通气时，湿化器的温度一般控制在 32 ～ 35℃为宜
	□ 预防呼吸机相关性肺炎（VAP）：床头抬高 30° ～ 40°；定时监测气囊压力值（25 ～ 30cmH_2O）；监测感染；正确吸痰；严格无菌操作；呼吸机管理；胃肠营养及管理
备注	痰液的黏稠度
	□ 1 度（稀痰）：痰液如米汤或泡沫样，吸痰后玻璃接头内壁上无痰液滞留
	□ 2 度（中度黏痰）：痰的外观较 1 度黏稠，吸痰后有少量痰液在玻璃接头内壁滞留，容易被水冲净
	□ 3 度（重度黏痰）：痰的外观明显黏稠，呈黄色，吸痰管常因负压过大而塌陷，玻璃接头内壁上常滞留大量痰液且不易被水冲净
	痰液的分度及处理
	□ 1 度：提示感染较轻，如痰量过多，提示气管湿化过量，可适当减少湿化量
	□ 2 度：黄黏痰提示感染较重，白黏痰提示气道湿化不足，需注意加强气管内湿化及雾化吸入，避免痰液堵塞人工气道
	□ 3 度：黄黏痰提示严重感染，需加强抗感染治疗并注意调整治疗方案，如痰液黏稠不易吸出，提示气道过干或伴有机体脱水，必须及时采取措施，需加强气管内湿化，必要时加大输液量

第四节　成人心肺复苏护理操作路径

时间	护理工作
操作前	评估
	□ 意识：意识丧失、无自主呼吸、大动脉搏动消失、心电图波形呈室颤波
	□ 环境：复苏环境安全，置对象于硬板床上
	用物准备
	□ 除颤仪、简易呼吸气囊、心电监护仪、导电糊、纱布、开口器或口咽通气导管
操作中	□ 判断意识、心搏：立即呼救，看胸廓起伏、听呼吸音、感觉有无气体呼出、气管喉结旁开 2 横指感触颈动脉搏动 5 ～ 10s。如患者无意识、无心搏或心电图波形呈室颤波，确认时间并记录
	□ 安置体位：去枕平卧于硬板床上，头、颈、躯干在同一轴线上，解开患者衣领及裤带

续表

时间	护理工作
操作中	□ 胸外按压：双手指紧扣，以手掌根部为胸部着力点进行按压，保持肩、肘、腕在同一水平
	□ 按压部位：胸骨下半段，两乳连线的中点
	□ 按压幅度：至少 5cm，不超过 6cm，每次按压后确保胸廓完全回弹
	□ 按压频率：100 ～ 120 次 /min
	□ 轮换要求：每 2min 轮换一次按压者，尽量减少胸外按压过程的中断
	□ 开放气道：头偏向一侧，清除口鼻分泌物，取出义齿，必要时使用开口器或口咽通气导管畅通气道，清理时间小于 10s
	□ 人工通气：连接氧源，将储氧袋内注满氧气，操作者一手以 EC 手法将简易呼吸器的面罩紧扣于患者口鼻，另一手挤压气囊，进行送气
	□ 送气时间：有高级气道者 6s/ 次，10 次 /min
	□ 按压与通气比：无高级气道者 30：2，并持续进行胸外按压，保持按压与通气不间断
	□ 电击除颤：评估：室颤波 / 阵发性室性心动过速
	□ 安放电极板：选择成人电击除颤板，均匀涂抹导电糊，标有 Apex 电极板位于患者左锁骨中线第 4 ～ 5 肋间，平剑突，另一电极板位于右锁骨中线第 2 ～ 3 肋间，确保电极板紧贴皮肤，压力适中（11 ～ 14kg 重的施加力）
	□ 选择能量：遵医嘱，双相波 120 ～ 200J（除颤仪制造商建议能量），单相波 360J
	□ 充电：按下除颤板上的充电键，听到蜂鸣声及看到指示灯亮起，提示充电完毕
	□ 放电：断开氧源，提醒周边工作人员避开床沿，双手拇指同时按压放电键
	□ 再评估：查看心电图波形转为窦性心律波形，确认除颤有效，清洁皮肤，记录时间；无效时，遵医嘱重复上述除颤操作
	□ 判断复苏效果：患者意识恢复，出现自主呼吸，可触及大动脉搏动，面部、口唇、甲床、皮肤色红润，瞳孔由大变小，对光反射存在，说明复苏有效
	□ 头偏向一侧，行下一步高级生命支持
操作后	□ 处理用物并记录
	□ 行心理疏导及心肺康复

第五节　体外非同步直流电除颤护理操作路径

时间	护理工作
操作前	评估
	□ 评估是否突然发生意识丧失、抽搐、发绀、大动脉搏动消失

续表

时间	护理工作
操作前	□ 评估心电图示波为室颤波形、无脉性室速波形
	□ 评估除颤部位的皮肤是否潮湿，有无敷料、瘢痕、伤口
	□ 评估患者是否有植入性起搏器
	用物准备
	□ 除颤仪、导电糊、治疗盘、纱布、弯盘、急救车
操作中	□ 评估患者，确认意识丧失，观察患者心律，心电监护提示室颤或无脉性室速
	□ 立即呼救，寻求他人帮助，记录时间
	□ 去枕平卧，且卧于硬板床上
	□ 松开盖被、衣扣，暴露胸部，立即给予胸外按压
	□ 除颤者迅速携除颤仪及急救车至患者床旁
	□ 检查患者是否有植入性起搏器（如患者带有植入性起搏器，应避开起搏器至少 10cm），检查并去除金属及导电物质，确定患者除颤部位无潮湿、无敷料、无瘢痕、无伤口
	□ 将导电糊以 C 字形均匀涂抹涂于电极板上或者用 4 层生理盐水纱布包裹电极板（生理盐水纱布不可过湿，以免引起短路）
	□ 选择除颤能量（单相波 360J，双相波 200J），确认电复律方式为非同步方式，进行充电（必要时连接电源）
	□ 电极板分别置于患者胸部正确部位（前电极置于胸骨右缘第 2 肋间至心底部；侧电极置于左腋中线第 5 肋间至心尖部），紧贴皮肤并稍施加压力
	□ 充电完毕后再次观察心电图波形，确定需要除颤
	□ 断开氧源，嘱其他人员离开病床，双手拇指同时按压电极板上“放电”按钮，迅速放电，除颤后电极板在胸壁停留 3s，观察心电图波形
	□ 立即行 2min CPR
	□ 观察心电图波形是否恢复窦性心律波形，有无并发症，并记录除颤时间
	□ 严密观察意识、心率、血压等变化，如未恢复，持续 CPR 及除颤，并配合医生给予药物等其他抢救措施
	□ 用纱布擦净胸部皮肤，检查皮肤有无灼伤，帮助患者穿好衣裤并盖被保暖
	□ 操作完毕，将能量开关恢复至零位
	□ 做好除颤仪的清洁与维护，充电备用
	□ 处理用物并记录
备注	□ 除颤前应确认周围人员与患者无直接或间接接触。断开氧源，以免放电产生电火花
	□ 除颤时电极板应紧贴皮肤，放电完毕后停留 3s，观察心电图波形
	□ 如果一次除颤不能纠正室颤，移开电极板后应立即进行 2min CPR 后再进行除颤

续表

时间	护理工作
备注	□ 除颤结束后，应清洁电极板，做好终末消毒，充电备用，定期检查性能并登记
	□ 清除口咽部食物残留：侧方吞咽、空吞咽与交替吞咽、用力吞咽、点头样吞咽
	评价标准
	□ 沉着冷静，操作熟练，手法正确
	□ 患者心律失常及时被发现和有效控制
	□ 无皮肤灼伤等并发症

第六节　无创呼吸机护理操作路径

时间	护理工作
操作前	评估
	□ 对象：急性心力衰竭患者、慢性阻塞性肺疾病急性加重患者、有创呼吸机拔管后辅助撤机患者、急性呼吸窘迫综合征患者、支气管哮喘急性发作患者、免疫功能受损合并呼吸衰竭患者、Ⅱ型呼吸衰竭轻症患者、睡眠呼吸暂停患者
	□ 内容：患者意识清楚，能够合作；无严重咯血、消化道大出血；无误吸；无气道分泌物且排痰顺畅；无影响使用呼吸面罩的面部创伤；能够耐受面罩
	用物准备
	□ 适宜的头带以及面罩、吸氧装置、氧气管、湿化瓶、泡沫敷贴、呼吸机、灭菌注射用水
操作中	□ 核对患者信息
	□ 解释目的、意义，取得配合
	□ 安装：连接呼吸机各管路，呼吸机湿化罐内加入灭菌注射用水至最高水位线，打开无创呼吸机，根据医嘱选择通气模式，设置好呼吸相关参数和湿化挡位，检查管路有无漏气，对呼吸机进行测试，测试成功后设置呼吸机为待机状态
	□ 体位：协助患者取半卧位（30°～45°）
	□ 佩戴：选择合适的面罩，连接中心吸氧装置，打开流量开关，根据医嘱调节氧流量，连接氧气管至面罩，鼻翼两侧及额头处贴泡沫敷贴，固定面罩头带，调整松紧度
	□ 连接呼吸机管路至面罩
	□ 打开呼吸机治疗开关
	□ 指导：指导患者进行深而慢、有节律的呼吸，用鼻吸气，用嘴呼气，并减少吞咽动作

续表

时间	护理工作
操作中	□ 观察：观察面罩有无佩戴好、有无漏气，及时做好调整；观察呼吸机工作情况、患者人机协调情况等
操作后	□ 处理用物并记录
	健康宣教
	□ 进食营养丰富、清淡、易消化的食物
	□ 指导患者有效咳嗽，鼓励排痰
	□ 不可随意触碰呼吸机按钮、调节氧流量，病房内不要抽烟、使用明火
	□ 指导患者如何取下面罩
	□ 如有脱管、呼吸机报警或者不适，及时通知医护人员
	密切监测
	□ 按时巡视，严密观察患者意识、生命体征、SpO_2；查看呼吸机工作情况、患者人机配合情况，观察缺氧症状有无改善
备注	禁忌证
	□ 心搏骤停或呼吸骤停（微弱）；意识障碍；无法自主清除气道分泌物，有误吸的风险；严重上消化道出血；血流动力学不稳定；大咯血；上气道梗阻；未经引流的气胸或纵隔气肿；无法佩戴面罩的情况如面部创伤或畸形；患者不能配合
	通气参数调节
	□ 从 CPAP(4 ～ 5cmH_2O）或 BIPAP（吸气压 8 ～ 10cmH_2O、呼气压 4 ～ 5cmH_2O）开始，经过 2 ～ 20min 逐渐增加到合适的治疗水平，建议压力支持 10cmH_2O 以上
	注意事项
	□ 无禁忌证患者保持床头抬高 30° ～ 45°
	□ 对频繁呕吐的患者，告知紧急摘除面罩的方法，避免误吸
	□ 根据血气分析结果调整呼吸机参数
	□ 呼吸机发生故障或报警时应及时处理，断开呼吸机，给予面罩吸氧，解除故障后再连接呼吸机
	□ 对分泌物多且无力咳出者，给予雾化吸入以促进排痰，必要时进行人工吸痰，保持呼吸道通畅
	□ 面罩佩戴一般以插入 2 个手指为宜，不可过松也不可过紧
	□ 湿化槽内用水每天更换，每次更换时不可超过最高水位线
	□ 使用无创呼吸机时先戴好面罩，连接好呼吸机管路后再开机送气
	□ 床头备吸引器、呼吸球囊，做好气管插管的准备
	□ 每班需观察面部皮肤有无压力性损伤，做好防护，可间断使用呼吸机

第七节　有创血压监测护理操作路径

时间	护理工作
操作前	评估
	□ 时机及对象：接受复杂、重大手术，需持续监测血压变化者；血流动力学不稳定患者；无法测量无创血压者；需指导心血管活性药物使用及持续监测血药浓度的患者；需反复抽取动脉血行血气分析等检查的患者；需通过动脉压力波形获得诊断信息的患者；需根据收缩压变异度评价容量治疗反应的患者
	□ 内容：改良 Allen 试验、穿刺部位皮肤、凝血功能、是否有血管疾病、有无出血倾向、是否在抗凝治疗期间、是否是手术同侧肢体
	用物准备
	□ 聚乙烯一次性动脉套管针、透明敷料、一次性有创压力传感器套件、无菌肝素冲洗液（含 1 ～ 2U/mL 肝素）、多功能心电监护仪、无菌手套、治疗巾、加压袋、压力换能器
操作中	□ 解释目的、意义、方法，评估患者情况并取得配合
	□ 选择穿刺置管部位（首选桡动脉），固定好穿刺部位
	□ 桡动脉穿刺前应进行 Allen 试验，阴性者不应做穿刺
	□ 连接测压装置，将加压袋内的压力充气至 300mmHg，戴无菌手套，铺治疗巾，消毒（消毒范围≥ 5cm）
	□ 直接穿刺法：穿刺点一般选择在桡骨茎突近端 0.5cm 即第二腕横纹肌处，一般为 30° ～ 45°，缓慢进针，当发现针芯有回血时，压低穿刺针并再向前推进 2 ～ 3mm，针芯仍有回血，略退针芯，仍见持续回血，向前推送外套管，撤出针芯，套管尾部向外搏动性喷血，说明穿刺置管成功
	□ 穿透法：进针点、进针方向和角度同上，当见有回血时再向前推进 1 ～ 2mm（撤出针芯无回血即可），然后撤出针芯，将套管缓慢后退，当出现喷血时停止退针，并立即将套管向前推进，送入时无阻力感且持续喷血，说明穿刺成功
	□ 连接：拔除针芯前压迫血管前端，松开后见血畅流出则连接传感器及心电监护仪
	□ 固定：局部再次消毒后无菌敷料固定
	□ 校零：换能器固定在心脏水平，转动三通与大气相通，校零，设定数据监测模式
	□ 根据具体判断结果进行相关宣教及进一步护理干预，指导患者保持置管侧肢体伸直，以保持管路通畅
操作后	□ 处理用物并记录
	管道护理指导
	□ 体位：换能器与心脏处于同一水平
	□ 指导患者保持管道通畅，避免管道打折、弯曲
	□ 指导患者置管侧肢体勿用力

续表

时间	护理工作
操作后	□ 指导患者避免穿刺处进水，如有渗血、渗液、脱管，及时告知医护人员
	□ 拔管：当病情稳定、不需要测压时，应及早拔除测压管，拔管后局部压迫 10min。观察无渗血时，用无菌纱布或弹力绷带加压包扎
备注	护理
	□ 动脉测压管的各个接头旋紧，防止脱开或渗漏，并置于无菌治疗巾内
	□ 加压气袋压力大于 300mmHg，用 1% 肝素盐水持续冲洗，确保动脉测压管通畅
	□ 当动脉波形出现低钝、消失等异常情况时，考虑动脉穿刺针处有打折或血栓堵塞现象。处理：揭开皮肤保护膜，若有打折，调至正常；若有堵塞，应先回抽血再进行冲洗，防止凝血块冲入动脉内，并用酒精消毒，待干后贴上皮肤保护膜
	□ 动脉测压管内严禁进气，应定时检查管道内有无气泡
	□ 定时观察穿刺肢体有无肿胀、颜色和温度异常，局部不宜包扎过紧，以免发生肢端坏死
	□ 采集血液标本时，严格无菌操作
	□ 保证动脉穿刺点干燥，若有渗血，应及时更换皮肤保护膜，消毒穿刺点的范围应大于皮肤保护膜的范围
	□ 及时评估，及时拔除，留管时间一般不超过 3 ～ 4d，最长 1 周

第八节　桡动脉血液采集护理操作路径

时间	护理工作
操作前	评估
	□ 时机及对象：动脉血液采集前，需要进行动脉血采集的患者
	□ 内容：穿刺点周围皮肤无瘢痕、硬结，穿刺肢体活动度良好
	用物准备
	□ 动脉血气采集针、碘伏、棉签、弯盘、手套、治疗盘、治疗巾
操作中	□ 核对患者信息（如住院号、床号、姓名、医嘱）
	□ 解释目的、意义，取得配合
	□ 体位：平卧位
	□ 检查动脉血气采集针并润滑注射器活塞
	□ 洗手，在穿刺点下方铺无菌治疗巾；消毒穿刺点皮肤 2 次，每次的范围＞ 6cm

续表

时间	护理工作
操作中	□ 戴手套、穿刺：穿刺侧上肢外展 30° ～ 60°，手掌向上，腕背屈 40° ～ 50°，下面垫一海绵小枕，绷紧桡动脉以利于穿刺。进针点选择桡骨茎突近端 0.5cm 即第二腕横纹处，避开浅表静脉
	□ 拔针：使用干棉签按压针眼处，迅速拔针后按压 10min
	□ 拔针后立即将针尖斜面刺入橡皮塞内，以隔绝空气
操作后	□ 处理用物并记录
	□ 整理用物、脱手套、洗手、整理床单位
	□ 再次核对患者信息，指导患者或家属垂直按压穿刺部位 5 ～ 10min 至不出血为止，禁止环揉；对抗凝结果异常患者按压时间在 10min 以上，并观察穿刺部位有无出血迹象
	□ 血气标本的抗凝处理：标本需立刻混匀（将注射器在双手中搓动、上下颠倒 20s 以上）
	□ 记录采血时间、部位
	□ 再次核对患者姓名、床号，给标本贴标签
	□ 在血气标本条码上填写体温、氧流量、氧浓度，注明抽血时间，立即送检
	□ 整理床单位，协助患者取舒适体位
备注	操作说明及注意事项
	□ 标本存放：血液中含有可呼吸的活性细胞（白细胞、网织红细胞），它们在取样后仍然继续消耗氧气并产生二氧化碳。一般动脉血样本体外 37℃保存，每 10min $PaCO_2$ 增加 1mmHg，pH 值减少 0.01，因此抽血后应立即送检，一般从标本采集到完成测定，时间不超过 30min
	□ 动脉血标本必须防止空气混入。取血后不可抽拉注射器，以免空气混入，若血标本有气泡，针头向上竖直即可排除
	□ 对于深静脉血栓患者，避免从对应肢体动脉采血
	□ 饮热水、洗澡、运动后，需休息半小时再抽血
	□ 对于有特殊用药（如抗凝药物）患者，应适当延长压迫止血时间
	□ 操作过程中注意无菌操作
	□ 避开破溃、感染、硬结、皮肤病等区域穿刺
	血气分析的意义
	□ 血气分析是测定动脉血中具有生理效应的气体（O_2、CO_2）分压及 pH 值的技术
	□ 了解有无缺氧和 CO_2 潴留程度
	□ 了解酸碱失衡类型、程度
	□ 了解重要的重症监护参数，用于指导临床诊断和治疗
	评价标准
	□ 正常：pH 值 7.35 ～ 7.45；PO_2 80 ～ 100mmHg；PCO_2 35 ～ 45mmHg
	□ Ⅰ型呼吸衰竭：$PO_2 < 80$mmHg；$PCO_2 < 50$mmHg
	□ Ⅱ型呼吸衰竭：$PO_2 < 80$mmHg；$PCO_2 > 50$mmHg

第九节　更换胸腔闭式引流液护理操作路径

时间	护理工作
操作前	评估
	□ 解释操作目的(引流气体及液体至体外，维持胸腔正常压力，减少感染，促进愈合)，取得患者配合
	□ 观察切口敷料及周围皮肤情况、引流液情况(性状、量、颜色)及引流管是否通畅
	□ 患者一般情况：有无发热、腹胀、腹痛、恶心、呕吐等
	用物准备
	□ 止血钳 2 把、手套、0.9% 无菌生理盐水、胶布等
操作中	□ 解释目的、意义，取得配合
	□ 核对患者信息(如住院号、床号、姓名、引流管标识)
	□ 体位：端坐位或半卧位
	□ 洗手、戴手套，检查 0.9% 无菌生理盐水有效期
	□ 双止血钳夹闭引流管上段，观察引流液情况(性状、量、颜色)
	□ 分离引流管与引流瓶接口，无菌操作下倾倒引流液
	□ 瓶内注入 0.9% 无菌生理盐水，确保连接紧密
	□ 松开止血钳，确保引流通畅，观察引流管内液体波动情况，妥善固定
操作后	□ 处理用物并记录
	□ 整理用物、脱手套、洗手、整理床单位、撤隔帘
	□ 再次核对患者信息，进行宣教：告知患者引流瓶低于引流部位，避免牵拉、打折、脱管
	□ 记录引流液情况，在瓶身标注更换时间
备注	引流液观察
	□ 开胸术后患者引流液的颜色变化为由深红色转为淡红色或血清样，以后逐渐趋于淡黄色
	□ 正常者术后 5h 内每小时少于 100mL，24h 少于 500mL
	□ 引流量＜ 100mL/h，若连续 2h ＞ 100mL/h，应及时通知医生处理
	□ 胸腔引流液若每小时量大于 50mL、持续 3h 且呈红色为异常
	□ 引流液出现绿色或咖啡色，怀疑有吻合口瘘；引流液出现乳糜样改变(米汤样)，怀疑为乳糜胸
	管道护理
	□ 脱管处理：若引流管从胸腔滑脱，立即用手捏闭胸壁伤口处皮肤，消毒处理后，用凡士林纱布封闭伤口，并协助医生进一步处理；若引流管瓶损坏或引流管从与引流装置的连接处脱落，应立即用双止血钳夹闭胸壁引流管，并更换引流装置

续表

时间	护理工作
备注	□ 拔管指征：留置引流管 48 ～ 72h 后，引流瓶中无气体逸出且颜色变浅、24h 引流液量 < 300mL，胸部 X 线示肺复张良好、无漏气，患者无呼吸困难或气促，即可考虑拔管
	□ 拔管后护理：拔管后 24h 内，应注意观察患者是否有胸闷、呼吸困难、发绀、渗液、出血和皮下气肿等

第十节　GCS 评分护理操作路径

时间	护理工作
操作前	评估
	□ 时机及对象：评估颅脑损伤患者意识水平
	□ 内容：患者意识、认知功能、病史、主诉
操作中	□ 核对患者信息（床号、姓名、住院号）
	□ 解释目的、意义，取得配合
	□ 体位：仰卧位
	□ 要求患者自发睁眼、语言刺激患者使其在呼叫时睁眼或疼痛刺激患者使其睁眼，判断其睁眼反应
	□ 向患者提问，根据回答内容判断语言反应
	□ 要求患者做指令性动作或借助疼痛刺激观察患者肢体反应，判断患者运动反应
操作后	记录
	□ GCS 的记录方式为 E___V___M___，字母中间用数字表示。如 E3V3M5=GCS11
备注	评分结果判读
	□ 15 分：正常人
	□ 12 ～ 14 分：轻度意识障碍
	□ 9 ～ 11 分：中度意识障碍
	□ 3 ～ 8 分：昏迷
	□ 3 分以下：深昏迷
	评价标准

续表

<table>
<tr><th>时间</th><th colspan="4">护理工作</th></tr>
<tr><td rowspan="20">备注</td><td colspan="4">Glasgow 昏迷量表（GCS）</td></tr>
<tr><td>项目</td><td>刺激</td><td>患者反应</td><td>评分</td></tr>
<tr><td rowspan="5">睁眼 (E)</td><td>自发</td><td>自己睁眼</td><td>4 分</td></tr>
<tr><td>语言</td><td>呼叫时睁眼</td><td>3 分</td></tr>
<tr><td rowspan="2">疼痛</td><td>疼痛刺激时睁眼</td><td>2 分</td></tr>
<tr><td>任何刺激时不睁眼</td><td>1 分</td></tr>
<tr><td colspan="2">如因眼肿、骨折等不能睁眼，应以 C(closed）表示</td><td>C 分</td></tr>
<tr><td rowspan="7">言语反应 (V)</td><td rowspan="5">语言</td><td>能正确对话</td><td>5 分</td></tr>
<tr><td>语言错乱，定向障碍</td><td>4 分</td></tr>
<tr><td>说话能被理解，但无意义</td><td>3 分</td></tr>
<tr><td>能发出声音，但不能被理解</td><td>2 分</td></tr>
<tr><td>不发声</td><td>1 分</td></tr>
<tr><td colspan="2">因气管插管或切开而无法正常发声，以 T(tube）表示</td><td>T 分</td></tr>
<tr><td colspan="2">平素有言语障碍史，以 D(dysphasic）表示</td><td>D 分</td></tr>
<tr><td rowspan="6">运动反应 (M)</td><td>口令</td><td>能执行简单的命令</td><td>6 分</td></tr>
<tr><td rowspan="5">疼痛</td><td>疼痛时能拨开医生的手</td><td>5 分</td></tr>
<tr><td>对疼痛刺激有反应，肢体会回缩</td><td>4 分</td></tr>
<tr><td>对疼痛刺激有反应，肢体会弯曲，呈“去皮质强直”姿势</td><td>3 分</td></tr>
<tr><td>对疼痛刺激有反应，肢体会伸直，呈“去大脑强直”姿势</td><td>2 分</td></tr>
<tr><td>对疼痛无任何反应</td><td>1 分</td></tr>
</table>

第十一节　改良洼田饮水试验护理操作路径

时间	护理工作
操作前	评估
	□ 对象：带气管套管进食者、拔出气管套管后、高龄及存在吞咽障碍的患者
	□ 时机：首次进食前、留置胃管前后、拔出气管插管后
	□ 内容：患者意识、认知功能、病史、主诉，检查与吞咽困难相关的症状和体征

续表

时间	护理工作
操作前	用物准备
	□ 指脉氧仪温水 2 杯（其中一杯为 30mL）、5mL 注射器 1 个
操作中	□ 解释目的、意义，取得配合
	□ 检查并清洁口腔，吸净口腔内分泌物，佩戴指脉氧仪夹
	□ 体位：端坐位或半卧位
	□ 患者分别试饮 1mL、3mL、5mL 温水，观察有无明显呛咳和血氧饱和度下降，如有则结束操作，没有则进入下一步
	□ 患者像平常一样喝下 30mL 水
	□ 观察喝水时患者表现及血氧饱和度改变，确定分级
	□ 根据具体判断结果进行相关宣教及进一步护理干预。一级，指导患者正常进食，二级及以上，进行下一步吞咽评估及治疗
操作后	□ 处理用物并记录
	安全进食指导
	□ 体位：坐位或躯干屈曲 30° 仰卧位，头部前屈，偏瘫侧肩部以枕垫起，喂食者位于患者患侧，与患者高度一致
	□ 食物形态：糊状→软食→浓流食→稀流食
	□ 食物在口中的位置：食物放在健侧舌后部或健侧颊部，利于食物的吞咽
	□ 一口量：正常人约 20mL，一般以少量（3 ～ 4mL）试之，酌情增加，避免二次食物重叠入口的现象
	□ 清除口咽部食物残留：侧方吞咽、空吞咽与交替吞咽、用力吞咽、点头样吞咽
备注	分级
	□ 1 级（优）：能一次喝完，无呛咳
	□ 2 级（良）：分两次以上喝完，无呛咳
	□ 3 级（中）：能一次喝完，但有呛咳
	□ 4 级（可）：可分两次以上喝完，且无呛咳
	□ 5 级（差）：常呛住，难以全部喝完
	评价标准
	□ 正常：在 5s 内喝完，无呛咳
	□ 可疑：饮水时间超过 5s，分级在 1 级、2 级
	□ 异常：分级在 3 ～ 5 级

第十二节 肌力评估临床护理路径

时间	护理操作
操作前	评估
	□ 对象：健康人群及各种原因引起的肌力减弱者，包括失用性、肌源性、神经源性、关节源性，避免在运动后、疲劳时及饱餐后进行检查。排除禁忌证，如骨折未愈合、关节脱位、关节不稳、急性渗出性滑膜炎、严重疼痛、急性扭伤、各种原因引起的骨关节破坏等
	□ 内容：患者意识、认知功能、心理状态、病史和主诉
	用物准备
	□ 屏风或隔帘、滑板或滑石粉（必要时用）
操作中	□ 解释目的、意义，取得配合
	□ 拉隔帘，注意隐私保护，调节室温，洗手
	□ 取合适体位，充分暴露患者被检查部位，将患者被检查肢体摆放于抗重力位，有效固定身体近端
	□ 向患者解释并示范检查动作，可通过被动活动引导患者完成一次检查动作
	□ 发出口令，嘱患者收缩肌肉并完成全关节范围活动，观察患者的动作
	□ 如果患者能够完成抗重力位全关节范围活动，可进一步进行抗阻运动，将阻力施加于肢体远端，嘱患者用最大力量抗阻并完成动作
	□ 如果患者无法完成抗重力位活动，则须将被检查部位摆放于非抗重力位，并用滑板或滑石粉等减少接触面摩擦，嘱患者用最大力量收缩肌肉并完成全关节范围活动
操作后	□ 处理用物并记录
	□ 洗手、整理床单位、撤隔帘、调节室温
	□ 再次核对患者信息，记录患者肌力，根据患者情况进行宣教
备注	分级
	□ 0 级：完全瘫痪，肌肉无收缩
	□ 1 级：肌肉可轻微收缩，但不能产生动作
	□ 2 级：肢体能在床面移动，但不能抵抗自身重力，即无力抬起
	□ 3 级：肢体能抵抗重力，离开床面，但不能抵抗阻力
	□ 4 级：肢体能做抗阻力动作，但未达到正常
	□ 5 级：正常肌力

第十三节　危重患者分级约束临床护理路径

时间	护理工作
操作前	评估
	□ 约束前评估患者病情、意识、肌力、行为、治疗设备，选择有效的约束替代方法后仍无效，开具约束医嘱
	□ 与患者家属或监护人沟通，解释操作目的和方法，签署保护性约束知情同意书
	用物准备
	□ 约束工具（约束带、约束手套）、保护垫
操作中	□ 核对患者信息，解释目的、意义，取得配合
	□ 评估患者约束部位皮肤情况
	□ 患者肢体摆放于功能位
	□ 根据评估结果和医嘱，选择约束方式（双上肢约束、四肢约束、躯体约束）和用具
	□ 每 1 ～ 2h 巡视 1 次轮流放松肢体 5 ～ 10min，观察患者被约束部位的皮肤颜色、温度、完整性、末梢循环状况、关节活动度等，动态评估患者是否有约束指征及并发症（非计划性拔管、神经损伤、皮肤损伤、约束部位肿胀、约束肢体静脉血栓、关节脱位等），及时调整约束决策
操作后	□ 处理用物并记录
	健康指导
	□ 不可随意解除约束
	□ 约束部位皮肤苍白、发绀、麻木、刺痛、冰冷时告知医护人员妥善处置
	□ 松解约束带时，加强看护，防止意外发生
注意事项	□ 选择使用舒适、安全性能良好的约束工具，约束时动作切勿过于粗暴，力量切勿过大，避免伤害患者，同时做好自我防护
	□ 应用正确的约束方法，约束带要有衬垫，约束在功能位置，系成活结，松紧度以能伸进 1 ～ 2 指为宜，过紧易伤及皮肤及妨碍远端血液循环，造成肢端坏死。手臂活动度以抬起或平移时均在 3cm 以内为宜
	□ 密切观察约束部位末梢循环情况，包括皮肤颜色、温度、动脉搏动、水肿等，确保约束部位皮肤完整，血运良好，无骨折、外伤或感染，无腕带、留置针、首饰等硬物
	□ 使用时间不宜过长，每 1 ～ 2h 放松约束肢体 5 ～ 10min，观察约束部位末梢循环情况以及约束带松紧程度
	□ 保持肢体功能位
	□ 约束具专用，一用一消毒
备注	分级

续表

时间	护理工作
备注	□ 一级约束：可以防止手抓握动作的手掌部包裹式约束，上肢各关节均可以活动（乒乓球拍式或手套包裹式）
	□ 二级约束：进行双上肢腕部约束，双上肢无法全关节活动，可轻度活动（腕部或肘部约束带）
	□ 三级约束：进行双上肢约束，手掌手指部位使用乒乓球拍式或手套包裹式，双上肢、手掌无法全关节活动，只能轻度移动（即一级约束 + 二级约束）
	□ 四级约束：进行双上肢约束，手掌手指部位使用乒乓球拍式，双上肢、手掌无法全关节活动，只能轻度活动，同时肩部使用肩带约束或增加双下肢约束，避免患者坠床或牵拉管路（约束带 + 乒乓球拍式等包裹式约束 + 肩带）

第十四节　腰大池引流护理操作路径

时间	护理工作
操作前	评估
	□ 患者意识、瞳孔、穿刺点敷料及周围皮肤情况、引流管高度、引流速度、引流液情况，有无头痛、头晕、恶心、呕吐等不适
	□ 环境：准备窗帘或屏风，保护患者隐私
	用物准备
	□ 刻度尺、胶布、量杯、酒精棉片、无菌手套
操作中	□ 核对患者信息（如住院号、床号、姓名、引流管标识）
	□ 取合适体位，拉隔帘，注意隐私保护
	□ 洗手
	□ 用裁剪好的胶布将引流管用高举平台法固定在皮肤上，用相同的方法沿脊柱方向，向上粘贴于一侧肩部，妥善固定
	□ 关闭引流管所有开关
	□ 洗手、戴手套
	□ 酒精棉片消毒引流管出口端 2 次
	□ 将量杯置于出口端，打开引流管开关，将引流液放入量杯内
	□ 酒精棉片消毒引流管出口端 2 次，关闭出口端开关

续表

时间	护理工作
操作中	□ 打开引流管所有开关
操作后	□ 处理用物并记录
	□ 整理用物、洗手、整理床单位、撤隔帘
	□ 再次核对患者信息，根据患者情况进行宣教，指导患者更换体位时避免管道牵拉、折叠，如有脱管或者不适，及时通知医护人员
	□ 记录引流液颜色、性状、量
备注	操作说明及注意事项
	□ 位置：引流管高于外耳道水平 10 ～ 15cm，引流袋低于椎管水平
	□ 引流速度：应≤ 5 ～ 10 滴 /min，如果大于此速度应上调引流管高度
	□ 引流量：控制在 150 ～ 320mL/d
	□ 患者及家属切勿随意调节引流开关的大小和引流袋的高低
	□ 注意观察置管部位皮肤是否有红肿、渗液，如有则及时换药
	□ 搬动患者、变更体位时注意先夹闭引流管再进行，防止逆流
	□ 拔管前夹闭引流管 24 ～ 48h，观察意识、瞳孔、生命体征的变化，无异常，可拔管。拔管后还应继续观察意识、瞳孔、生命体征的变化，此外还应注意拔管后有无脑脊液漏和穿刺点敷料是否清洁干燥

第十五节　血浆置换护理操作路径

时间	护理工作
操作前	评估
	□ 对象：溶血性贫血患者、血栓性血小板减少性紫癜患者、骨髓移植患者
	□ 时机：血浆置换前后、静脉留置针前后、股静脉置管前后
	□ 内容：患者意识、生命体征、病史、主诉、心肺功能、肘正中静脉血管情况、股静脉置管情况
	用物准备
	□ 治疗车及治疗盘 1 套、心电监护仪、电极片、血浆置换套件、18G 留置针、留置针贴膜、10mL 注射器（股静脉置管者需备）、肝素帽、无菌纱布块、纸胶布、采血试管及采血针（根据医嘱准备）、0.9% 氯化钠注射液 10mL、肝素钠注射液、0.9% 氯化钠注射液 500mL、枸橼酸钠注射液 500mL、复方氯化钠注射液 500mL、血浆（根据医嘱准备）、苯海拉明及地塞米松（根据医嘱准备）

续表

时间	护理工作
操作中	□ 解释目的、意义，取得配合
	□ 安装血细胞分离血浆置换套件，用 0.9% 氯化钠注射液、枸橼酸钠注射液、复方氯化钠注射液预冲并检查管路是否安装正确，输入患者相关信息并设置参数
	□ 体位：平卧位
	□ 连接心电监护仪，监测生命体征
	□ 对取回的血浆进行“三查十对”
	□ 遵医嘱注射抗过敏药物（苯海拉明、地塞米松）
	□ 连接血细胞分离单采机与患者（使用留置针或股静脉置管）
	□ 逐袋更换血浆，血浆置换过程中密切关注患者生命体征及主诉，一旦发现患者出现血压下降、出冷汗、胸闷、头晕、心悸、面色苍白等，立即通知医生进行对症处理
	□ 置换完成后遵医嘱抽取血标本并送检
	□ 断开血细胞分离单采机与患者的连接，对股静脉置管患者进行封管，对留置针患者拔除留置针，按压穿刺点 30min
操作后	处理用物并记录
	□ 拆卸血细胞分离血浆置换套件，医疗垃圾分类处理，75% 酒精擦拭血细胞分离单采机
	□ 与责任护士进行交班，交代注意事项，书写护理记录
	□ 与值班医生进行交接，关注患者查血结果及病情变化
备注	注意事项
	□ 指导患者卧床休息至少 2h，无头晕、乏力、四肢麻木等症后方可下床活动
	□ 清淡饮食，遵循高蛋白、高纤维、少油、少盐的原则，避免营养不均造成的消化道出血
	□ 置换过程中根据实际情况选择合适的置换液种类
	□ 对心功能不全患者应根据患者情况调整置换速度

第十六节 儿童单重血浆置换护理操作临床路径

时间	护理工作
操作前	评估
	□ 病情：患儿意识状态、生命体征、有无出血倾向
	□ 血管通路：深静脉透析导管功能状态正常
	□ 机器：处于备用状态

续表

时间	护理工作
操作前	用物准备
	□ 透析专用耗材：一次性使用体外循环管路、血浆分离器、护理包、生理盐水 4 ～ 6 袋、抗凝药物、治疗用血浆制品
操作中	□ 双人核对血制品
	□ 核对患者，评估患儿身体状况及需要，解释目的、意义，取得配合
	□ 洗手，戴口罩
	□ 妥善安置 CRRT 机器，连接电源，打开电源开关、开机自检，待机器自检完毕，按照机器提示安装一次性使用体外循环管路、血浆分离器，开始预充管路、血浆分离器，等待预充完成
	□ 为患儿进行深静脉透析导管换药，准备开始治疗
	上机引血
	□ 根据医嘱设置各项参数，血流量 50 ～ 100mL/min，血浆分离速度为血流量的 10% ～ 15%，置换血浆 300 ～ 800mL/h（血流量、血浆置换量与患儿体重有关），动静脉端与患儿透析导管连接后启动血泵，开始治疗
	□ 再次核对各项参数，做好护理记录，整理用物，询问患儿需求
	□ 治疗中每小时观察各项参数及生命体征等变化，做好相关护理记录，若病情变化，及时告知医生，配合医生对症处理患儿，安抚患儿及家属
	下机回血
	□ 当机器显示置换血浆量达到医嘱量时，治疗目标完成，准备终止治疗
	□ 把血流量调至 50 ～ 100mL/min，用生理盐水回输血液，血液回输完毕，为患儿维护深静脉透析导管
	□ 按照机器要求卸装一次性使用体外循环管路、血浆分离器，机器表面擦拭消毒，做好相关记录
操作后	□ 处理用物并整理床单位
	健康指导
	□ 治疗中血管通路侧肢体避免过度活动，以防出现脱管等不良事件，影响透析治疗
	□ 透析间期保证置管部位清洁干燥，如发现置管口有渗血，告知护士
	□ 置管部位尽量制动，避免导管意外脱出
备注	注意事项
	□ 治疗中每小时观察置管部位有无肿胀出血
	□ 单次血浆置换量为血浆容量的 1 ～ 1.5 倍
	□ 血浆置换结束前半小时常规静脉滴注 5% 葡萄糖溶液 100mL+10% 葡萄糖酸钙 10 ～ 20mL，预防口麻、肌肉痉挛等低钙血症表现，严重时可能会发生心律失常
	□ 血浆置换时必须选择后置换法，血浆置换前肌内注射或静脉注射抗过敏药，预防置换过程中发生过敏反应

第十七节　血细胞分离单采技术护理操作路径

时间	护理工作
操作前	评估
	□ 时机及对象：外周血干细胞采集、白细胞去除、红细胞去除、外周血淋巴细胞采集、血小板去除的患者，最好选择在上午进行
	□ 饮食指导：采集前 1d 嘱患者清淡饮食。治疗当天，晨起空腹采集血标本并送检后清淡饮食，增加饮水量，适当活动
	□ 血管保护：选择粗、直、弹性好的贵要静脉或肘正中静脉进行保护，避免静脉采血、输液时穿刺该静脉
	用物准备
	□ 血细胞分离管路、18 号留置针（贴膜）、0.5% 碘伏、无菌棉签、止血带、5mL 注射器、0.9% 生理盐水 500mL、血液保存液、葡萄糖酸钙口服溶液 40mL
操作中	□ 解释目的、意义，取得配合
	□ 遵医嘱行心电监护，选择粗、直、弹性好的贵要静脉或肘正中静脉，建立 2 条静脉通路，采集前口服 40mL 葡萄糖酸钙，预防采集过程中引起低钙血症，采集前排尽大小便
	□ 体位：平卧位
	□ 安装血细胞分离机管路，预冲完成后设置相关参数，连接管路，卡紧分离端及回输端的 2 个接口，控制好采血和回输血液流速，采血速度控制在 40 ～ 50mL/min
	□ 密切监测患者的体温、呼吸、心率以及血压变化，一旦出现不适，及时给予处理
	□ 术中时刻陪伴患者并有效沟通，询问患者有无脸部、手脚麻木感，若出现症状，可适当增加钙剂的用量
	□ 液体管理：分离过程中，对血液保存液进行密切观察，如果发现抗凝管路内无血液保存液进入，要及时更换，保证分离系统充分抗凝
操作后	□ 处理用物并记录
	术后指导
	□ 有效按压：采集结束后拔除静脉留置针，嘱家属有效按压
	□ 休息：按压结束后缓慢坐起并休息 30min 后再返回病房，回病房后 4h 内卧床休息，4h 后可根据病情适当活动，动作缓慢轻柔，避免发生晕厥
	□ 交接：观察患者穿刺部位皮肤及生命体征，完善相关记录
	□ 复查血常规，进行结果对比，复查生化检查，查看患者有无低钾、低钙，对单采效果进行评价
备注	□ 采血前应将采血过程中可能出现的不良反应告知患者，并积极安抚患者
	□ 拔针后嘱家属按压穿刺部位 15 ～ 20min，对血小板计数低于正常者按压 30 ～ 45min
	□ 当患者有轻微口唇麻木时，及时让患者口服葡萄糖酸钙

第十八节 造血干细胞回输护理操作路径

时间	护理工作
操作前	恒温水浴箱准备
	□ 紫外线照射 4h
	□ 75% 酒精擦拭水浴箱内壁
	□ 倒入灭菌注射用水 5000mL
	□ 温度控制在 40 ～ 42℃
	其他用物准备
	□ 抗过敏药、生理盐水、1 套输血器、无菌盘、纱布块、酒精、心电监护仪
操作中	自体造血干细胞输注
	□ 穿隔离衣、戴手套，换拖鞋，进百级层流仓
	□ 解释目的、意义，取得配合
	□ 遵医嘱行心电监护，去除 CVC 主管道无针接头，0.9% 生理盐水连接管道
	□ 遵医嘱使用抗过敏药物
	□ 双人核对干细胞，其中一护士将从液氮中取出的深低温冻存自体外周血造血干细胞置于 40 ～ 42℃水浴中迅速解冻，一次只能取出一袋，放入水浴箱内，快速摆动，使干细胞在 1min 内融化，然后用无菌纱布块包裹，擦干水后用酒精纱布块消毒，快速传递给百级层流仓内护士输注
	□ 记录第一袋外周血造血干细胞开始输注的时间，先缓慢静滴，观察 10min 后如无不良反应，加快滴数，一般在 5 ～ 10min 输完
	□ 观察患者不良反应，如发现头痛、发热、呼吸急促、憋气、发绀、心率＞ 100 次 /min、心率减慢且比原来少 20 次 /min，及时报告医生
	□ 输注中随时观察心电监护情况，输毕后遵医嘱使用利尿剂，用生理盐水冲管，更换无针接头，检测尿常规、便常规
	□ 整理用物、完成记录
	骨髓造血干细胞输注
	□ 穿隔离衣、戴手套，换拖鞋，进百级层流仓
	□ 解释目的、意义，取得配合
	□ 遵医嘱行心电监护，开通 2 条静脉通路
	□ 遵医嘱术前给予抗过敏药物
	□ “三查七对”，将骨髓血倒挂静置 30min
	□ 2 条通路输注：一条输注鱼精蛋白，另一条输入骨髓血
	□ 在输注异基因造血干细胞时先缓慢滴注，注意观察有无过敏反应，20min 后高速滴注，滴速为 70 ～ 80 滴 /min，每小时测血压、脉搏、呼吸各 1 次，以免短时间内输入大量胶体溶液引起血压升高、尿少、心衰等

续表

时间	护理工作
操作中	□ 严密观察患者反应，有无皮疹、尿少、腰部不适、胸闷、憋气等，一旦出现及时通知医生，并遵医嘱给予对症处理
	□ 输毕后遵医嘱使用生理盐水冲管
操作后	□ 处理用物并记录
	健康指导
	□ 指导患者张口呼吸，以便尽快排出干细胞保养液中的二甲基亚砜（可闻到一种大蒜样气味），一般 24h 消退
	□ 指导多饮水，出现浓茶色尿或洗肉水色尿，一般 24h 能自行消退，无须紧张
备注	□ 输注造血干细胞时，严禁同时输注生理盐水以外的任何药品
	□ 输注非亲缘外周血干细胞采集物前，询问医生留取标本，并做好交班
	□ 注意观察小便量、颜色变化，严密观察患者有无出血情况
	□ 回输时严格无菌操作，速度尽量快，以患者不出现心慌为标准，以免因在室温中放置过久造成造血干细胞损伤

第十九节　带隧道带涤纶套中心静脉导管护理操作路径

时间	护理工作
操作前	评估
	□ 病情：患者意识状态、生命体征及有无出血倾向
	□ 置管处皮肤状况：检查置管处皮肤有无破溃、红肿，置管口有无渗血、渗液
	用物准备
	□ 护理包、10mL 注射器、5mL 注射器、抗凝药物、0.9% 500mL 生理盐水、3M 敷贴、直尺、导管维护标示贴
操作中	□ 核对患者，评估患者身体状况及需要，解释目的、意义，取得配合
	□ 洗手，戴口罩
	□ 消毒创面：取下导管处的敷料，戴手套，检查导管缝针有无脱落并测量导管外露长度。以置管口为中心用碘伏由内向外消毒，消毒范围直径＞ 10cm，消毒 2 次以上，清除局部的血垢及胶布印迹，待干 1 ～ 3min 后，以置管口为中心无张力粘贴敷贴，妥善固定并做好标识
	□ 消毒管口：取下静脉端肝素帽，消毒导管口 2 次 15s 以上（端口、外周），连接注射器，打开夹子，抽出导管内的封管肝素并检查可能形成的血凝块，同方法处理导管动脉端，在静脉端注入抗凝剂，透析过程中导管与透析管路接管处用纱布覆盖

续表

时间	护理工作
操作中	□ 透析结束后的换药：30mL 生理盐水弹丸式冲洗 2 个管腔，注入相应导管容量的肝素（常规封管肝素的配制：2mL 肝素 +2mL 生理盐水），注入肝素的同时立即夹闭管道，消毒导管口 2 次 15s 以上（端口、外周），拧紧肝素帽，导管口用无菌敷料包裹并妥善固定
操作后	□ 处理用物并整理床单位
	透析间期导管维护指导
	□ 导管避免牵拉，以防脱出
	□ 饮食以植物油为主，少食动物油，避免管腔堵塞
	□ 居家时保持置管部位清洁干燥，出现发热症状时立即就诊
备注	注意事项
	□ 操作时注意无菌原则
	□ 在进行换药操作前，要做好皮肤和置管口的评估
	□ 封管时，需快速推注封管液并及时夹闭导管夹子，防止血液反流
	□ 导管口尽量避免敞开，避免与空气长时间接触

第二十节　CRRT 护理操作路径

时间	护理工作
操作前	评估
	□ 询问患者有无药物过敏史及是否口服抗血小板药物、抗凝药物；评估患者有无皮肤黏膜出血以及消化道出血
	□ 根据医嘱完善相关辅助检查（肝肾功能、凝血功能、血常规）
	□ 健康宣教：向患者讲解 CRRT 治疗目的、方法、注意事项
	用物准备
	□ CRRT 机、CRRT 管路、滤器、无菌治疗巾、无菌手套、无菌纱布、酒精棉片、无菌敷料、消毒剂、30mL 注射器和 5mL 注射器若干、插线板、三通、压力延长管、注射泵、微量泵、高值耗材记录单、碘伏、棉签、治疗单、3000mL 生理盐水、置换液
	□ 检查 CRRT 机器、输液泵、微量泵是否完好，检查 CRRT 管路及各无菌物品效期、包装有无破损
操作中	□ 着装：洗手，戴口罩、帽子，戴无菌手套，操作环境宽敞、明亮、整洁，减少人员流动，必要时铺无菌单
	□ 连接：打开 CRRT 机器进行自检，自检通过，按机器的提示步骤逐一安装各部件，各接口旋紧

续表

时间	护理工作
操作中	□ 预冲：连接 3000mL 生理盐水，打开各管路的夹子，开始预充，预充完毕后检查滤器及管路是否有气泡
	□ 核对 CRRT 治疗处方，核对抗凝方式，准备抗凝药物，并连接到相应的地方
	□ 评估：评估患者血液透析管的通畅性，用 30mL 注射器将导管里的抗凝剂抽出并丢弃，用 20mL 生理盐水冲管
	□ 维护：先酒精后碘伏（顺时针 – 逆时针 – 顺时针），消毒 3 次，充分待干后贴膜
	□ 上机：将 CRRT 管路的动静脉端和患者血透导管的动静脉端连接，打开各管路夹子，开始引血，将血流速调至 80mL/min
	□ 调整：观察 CRRT 运转情况，设定报警限；严密监测患者生命体征以及有无抽搐，及时对治疗参数进行调整
	□ 定时监测抗凝效果和生化结果，及时调整置换液配比和抗凝剂剂量。用枸橼酸抗凝时，需监测患者滤器前后的钙浓度；肝素抗凝时需检测凝血四项
	□ 妥善固定各管路，防止导管扭曲
操作后	□ 处理用物并记录：脱手套，处理用物，洗手，填写 CRRT 治疗单，完善护理记录
	□ 回血下机，用 0.9% 生理盐水 3mL+2mL 肝素对血透导管进行封管（按照血透导管管腔容积＋0.1mL 进行封管）和维护
	□ 对患者以及家属进行健康教育，防止导管意外滑脱以及出现导管相关性血流感染
备注	□ 严密监测并发症的发生：出血、感染、溶血、血栓、末端肢体缺血坏死、机械相关并发症
	□ 严密监测患者凝血功能及电解质
	□ 严格无菌操作
	□ 对于动静脉瘘的患者，不建议持续床边透析

第二十一节　血液透析护理操作路径

时间	护理工作
操作前	评估
	□ 病情：患者意识状态、生命体征及有无出血倾向
	□ 血管通路：动静脉内瘘或深静脉透析导管功能状态正常
	□ 机器：处于备用状态
	用物准备
	□ 透析器、血路管、护理包、抗凝药物

续表

时间	护理工作
操作中	□ 核对患者，评估患者身体状况及需要，解释目的、意义，取得配合
	□ 洗手，戴口罩
	□ 预冲透析器管路：开机，将透析机上的 A、B 浓缩液接头分别连接到集中供液 A、B 接头；待机器自检完毕，按常规安装血路、透析器，开始预冲
	□ 按照常规进行动静脉内瘘穿刺或者深静脉置管换药，准备开始治疗
	上机引血
	□ 根据医嘱调整好各项参数，动脉端与患者连接，血流调至 50 ～ 100mL/min，启动血泵，当血液到达静脉壶时，关闭血泵，连接静脉端，启动血泵，按亮 UF 键，调整血流量，开始治疗
	□ 双人核对各项参数，整理用物
	□ 每小时记录透析机各项参数和患者生命体征，观察病情变化
	下机回血
	□ 当时间窗显示 0.00 和时间键闪动时，按时间键确认终止治疗
	□ 把血流调至 50 ～ 100mL/min，用生理盐水回输血液，回输完毕后卸下管路及透析器，处理血管通路，卸下管路
	□ 擦拭消毒机器，记录
操作后	□ 处理用物，整理床单位
	健康指导
	□ 血管通路侧肢体避免过度活动，以防出现脱管等不良事件，影响透析治疗
	□ 透析中如有心慌、出汗、下肢痉挛等不适症状，立即告知护士
	□ 透析中避免进食易哽噎、坚硬的食物

第二十二节　透析导管溶栓技术护理操作路径

时间	护理工作
操作前	评估
	□ 时机及对象：透析导管堵塞，经彩超检查和医生评估后可进行药物溶栓的患者，给患者做好解释，取得配合
	□ 内容：患者意识、配合度、导管位置、导管堵塞时长、平常使用导管情况、周围环境
	用物准备
	□ 药物（溶栓药物及封管药物），用物（治疗车、治疗盘、碘伏、棉签、注射器、量尺、锐器盒、酒精棉片、手套、微量泵、治疗巾、纱布、敷贴等），所有用品处于备用状态

续表

时间	护理工作
操作中	□ 核对患者信息（如住院号、床号、姓名、导管标识等），清理无关人员，关门窗，拉隔帘，协助患者戴好口罩，充分暴露透析导管
	□ 遵医嘱给予心电监护，必要时氧气吸入
	□ 手卫生后铺治疗巾，戴手套，评估患者透析导管置管情况（置管外露长度、皮肤红肿范围、有无渗液等）
	□ 消毒置管处皮肤，范围大于敷贴面积，待干后贴敷贴
	□ 消毒透析导管动静脉端两端端口，按内口、横截面、外口顺序消毒，酒精棉片用力擦拭 5 ～ 15s，去除导管口处血渍
	□ 动静脉导管内各抽回血 2mL，观察有无血栓，有血栓则重复以上操作，回抽通畅后用生理盐水 10mL 冲管。如回抽不畅，不可强行推注，告知医生采取相应措施
	□ 根据医嘱将准备好的尿激酶溶液推注或者静脉泵入导管动静脉段，溶栓过程中询问患者感受，有无胸闷、呼吸困难等症状，观察患者有无出血（皮下出血、牙龈出血等），每小时观察生命体征并做好记录
	□ 溶栓结束后回抽导管内尿激酶溶液并丢弃，注射器回抽导管内血液，观察回抽血液时是否完全通畅，如异常，告知医生处理，无异常时肝素盐水常规封管后用无菌纱布包裹，妥善固定导管，贴好导管标识
	□ 遵医嘱停止心电监护
操作后	□ 处理用物，记录
	□ 核对患者信息，再次进行导管健康宣教（防脱管、防感染等相关注意事项）

第二十三节　血液透析专用留置针护理操作路径

时间	护理工作
操作前	评估
	□ 视诊：穿刺部位有无红肿、渗血、硬结、皮肤破损
	□ 触诊：血管走向和搏动、震颤强度
	□ 听诊：瘘体杂音大小、频率、周期性
	□ 观察内瘘侧手臂手指末梢血管充盈情况
	□ 了解患者体征、意识、心理紧张程度
	用物准备
	□ 护理包、抗凝药物、血液透析专用留置针、10mL 注射器、0.9% 500mL 生理盐水、听诊器、直尺、记号笔

续表

时间	护理工作
操作中	□ 核对患者，评估患者身体状况及需要，帮助患者取合适体位
	□ 洗手，戴口罩
	□ 根据计划性穿刺原则，有序选择穿刺点，用直尺测量与上一穿刺点距离（0.5cm）并定点，告知患者此次穿刺点位
	□ 戴无菌手套，铺无菌治疗巾，消毒内瘘穿刺点，消毒直径达 10cm，松动留置针，上止血带，嘱咐握拳，穿刺内瘘静脉端，见回血后，留置针继续送入血管内 0.1 ～ 0.2cm 后退钢针，送软管，松止血带，嘱松拳，胶布固定，同法穿刺内瘘动脉端，根据医嘱静脉推注抗凝剂
操作后	□ 处理用物并整理床单位
	健康宣教
	□ 每日监测动静脉内瘘震颤和杂音
	□ 压脉带捆扎时间 10 ～ 15min，不宜过长
	□ 控制透析间期体重，避免超滤量过大后出现低血压而导致内瘘闭塞
	□ 透析间期内瘘侧肢体做到“四不”（不测量血压、不提重物、不穿袖口过紧衣服、不受压）
备注	注意事项
	□ 正确选择穿刺点，提高成功率。若条件许可，动脉穿刺点应离吻合口 3cm 以上，静脉穿刺点应尽量距离动脉穿刺点 5cm 以上
	□ 妥善固定留置针，避免脱出
	□ 发现内瘘异常时需立即处理，预防并发症
	□ 留置针使用过程中避免针刺伤

第二十四节　动静脉内瘘扣眼穿刺护理操作路径

时间	护理工作
操作前	评估
	□ 视诊：穿刺部位有无红肿、渗血、硬结、皮肤破损
	□ 触诊：血管走向和搏动、震颤强度
	□ 听诊：瘘体杂音大小、频率、周期性
	□ 观察内瘘侧手臂手指末梢血管充盈情况
	□ 了解患者体征、意识、心理紧张程度
	用物准备
	□ 护理包、抗凝药物、血液透析专用钝针、10mL 注射器、0.9% 500mL 生理盐水，听诊器

续表

时间	护理工作
操作中	□ 核对患者，评估患者身体状况及需要，帮助患者取合适体位
	□ 洗手，戴口罩
	□ 评估：视诊即针眼处有无渗血、渗液；触诊即摸清血管走向；听诊即杂音大小和震颤强度
	□ 戴无菌手套，铺无菌治疗巾，碘伏棉签在针眼处停留 10s 后丢掉，更换棉签，以针眼为中心消毒，范围 10cm，消毒 2 次，用 12 号针头去痂皮（用手撑开针眼周围的皮肤，再用针头斜切面去掉整块痂皮），碘伏棉签在针眼处停留 10s 后，更换棉签，以针眼为中心消毒，范围 10cm，消毒 2 次，充盈穿刺针，上止血带，穿刺静脉端（拇指食指捏住钝针针翼后软管部分，大角度进入针眼，根据隧道方向调整角度，旋转进针），检查有回血，松止血带，胶布固定，静脉推注抗凝剂，同法穿刺内瘘动脉端
操作后	□ 处理用物并整理床单位
	健康宣教
	□ 每日监测动静脉内瘘震颤和杂音
	□ 止血带捆扎时间 10 ～ 15min，不宜过长
	□ 控制透析间期体重，避免超滤量过大后出现低血压而导致内瘘闭塞
	□ 透析间期内瘘侧肢体做到“四不”（不测量血压、不提重物、不穿袖口过紧衣服、不受压）
备注	注意事项
	□ 穿刺前做好动静脉内瘘评估
	□ 进针有卡顿时需要彻底退针，重新寻找穿刺隧道，调整进针方向和角度，再旋转进针，沿着隧道走行，切忌蛮力进针
	□ 发现内瘘异常时需立即处理，预防并发症

第二十五节　DPMAS 联合 PE 模式护理操作路径

时间	护理工作
操作前	评估
	□ 时机及对象：各种原因导致的肝衰竭前期、中期患者；终末期肝病肝移植术前等待肝源、肝移植术后出现排异反应、移植肝无功能期的患者；严重胆汁淤积性肝病，各种原因引起的严重高胆红素血症患者
	□ 内容：患者意识、主诉、生命体征、凝血功能、过敏史、血常规、血型、凝血四项、肝肾功能、置管部位、管路等
	用物准备

续表

时间	护理工作
操作前	□ 心电监护仪、血液净化机、肝素、鱼精蛋白、一次性使用血浆胆红素吸附器（BS330）、一次性使用血液灌流器（HA330–Ⅱ）、血浆分离器、一次性血管体外循环回路、地塞米松、葡萄糖酸钙、吸氧装置、3000mL 生理盐水、500mL 生理盐水、急救车、新鲜冰冻血浆、5mL 注射器、30mL 注射器、一次性换药包、排气锤等
操作中	□ 解释目的、意义，取得配合
	□ 体位：协助患者取平卧位
	□ 遵医嘱给予心电监护及氧气
	□ 开机自检
	□ 选择 DPMAS 治疗模式
	□ 安装及预冲管路［用 3000mL 0.9% 生理盐水预冲，排尽管路及柱体内气体，再用 500mL 肝素生理盐水（含 20mg 肝素钠）预冲，反复在回路中循环，充分肝素化后，将整个管路封闭］
	□ 血管通路与治疗管路相连
	□ 设置治疗参数，开血泵，进行自血循环，逐渐调高血泵速度（血流速度 100 ～ 150mL/min，分浆比 20% ～ 30%，血浆分离速度 20 ～ 45mL/min）
	□ 自血循环至少 5min 后，开启治疗泵
	□ 密切监测生命体征，体外循环初始阶段 5min/ 次，此后 30min/ 次
	□ 达到预设治疗量后结束治疗，重新选择 PE 治疗模式
	□ 对电子秤进行校对，W1 挂新鲜冰冻血浆，W2 挂废液袋
	□ 夹闭 BS330 与 HA330–Ⅱ连接管，打开废液袋引流管夹
	□ 设置治疗参数，血泵流速 80 ～ 150mL/min，分浆比 20% ～ 30%，血浆分离速度 20 ～ 30mL/min，置换液速度要与血浆分离速度保持一致
	□ 预防性应用抗过敏药物：遵医嘱 10% 葡萄糖酸钙 20mL 加入 5% 葡萄糖 250mL 中静滴，地塞米松 5mg 静推
	□ 达到预设治疗量后结束治疗
	□ 进入回收程序，断开动脉端，连接生理盐水，血管通路动脉端推注硫酸鱼精蛋白对抗肝素钠，剂量为肝素钠总量的一半（最大不超过 50mg），并使用肝素封管
	□ 回血完毕，断开静脉端连接，血管通路静脉端进行肝素封管处理
	□ 治疗后观察，与病房护士交接
操作后	□ 评估患者生命体征、意识、全身皮肤状况及患者感受，预防并发症
	□ 处理用物并记录
	床上运动指导
	□ 指导股静脉置管患者卧床休息，床上大小便，每日踝泵运动
	□ 妥善固定导管，保持局部干燥
	□ 肢体观察：每班测量腿围，观察穿刺局部是否有渗血、渗液、红、肿等异常，穿刺点密闭是否完好

续表

时间	护理工作
备注	注意事项
	□ PE 治疗期间，需开启“自动平衡”功能，按要求连接置换液及排液容器，保证治疗精确
	□ 对于 PTA 偏低但≥ 20% 的患者，建议先行 DPMAS 治疗，再行 PE；对于 PTA < 20% 的患者，建议先行 PE，再行 DPMAS 治疗
	□ 进行 PE 时，PTA < 20%，可采用无肝素抗凝法；PTA 为 20% ～ 40%，一般首剂量为 625 ～ 1250U（5 ～ 10mg）；PTA 为 40% ～ 80%，一般首剂量为 1250 ～ 2500U（10 ～ 20mg），维持剂量为 312.5 ～ 625.0U/h；进行 DPMAS 时，可在此基础上适当增加剂量，同时参考血小板计数、抗凝血酶活性等情况做出个体化调整
	□ 封管方法：动静脉管路各推注 15mL 生理盐水，再使用稀释肝素（生理盐水 23mL+ 肝素钠 2mL）在人工肝置管动静脉管端各封管 4 ～ 5mL，夹闭管道

第二十六节　血糖监测护理操作路径

时间	护理工作
操作前	评估
	□ 解释操作目的，取得患者配合
	□ 评估：血糖仪工作状态，检查试纸有效期以及试纸和血糖仪的型号是否匹配，评估患者皮肤情况、进餐时间、自理能力及合作程度
	□ 评估环境：病房空气流通，温度适宜
	用物准备
	□ 75% 酒精、血糖仪、血糖试纸
操作中	□ 扫码核对患者信息（如住院号、床号、姓名）
	□ 评估患者测量部位皮肤情况，解释血糖监测目的并取得配合
	□ 检查血糖仪试纸代码与血糖试纸型号是否一致，插入试纸
	□ 指导患者手臂下垂 5 ～ 10s，75% 酒精消毒指尖，待干
	□ 选择手指两侧某一部位（避开神经末梢丰富部位，减轻疼痛），按下采血针采血
	□ 不要挤压出血点
操作后	□ 处理用物并记录
	□ 按院感要求处理用物
	□ 读血糖值，记录
	□ 做好沟通

续表

时间	护理工作
备注	□ 检查血糖仪试纸代码与血糖试纸型号是否一致
	□ 不要挤压出血点，以防组织液析出影响血糖值

第二十七节　皮下胰岛素泵护理操作路径

时间	护理工作
操作前	评估
	□ 时机及对象：医嘱开立皮下胰岛素泵医嘱后，所有需要应用胰岛素泵治疗的糖尿病患者
	□ 内容：患者病情、血糖、过敏史、注射部位皮肤情况
	用物准备
	□ 基础盘：75% 酒精、棉签、弯盘
	□ 治疗车：治疗盘、棉签、弯盘、胰岛素泵、储药器、连接管、胰岛素（300IU）、快速手消毒剂、锐器盒、医用废物桶、生活垃圾桶
	□ 另备：胰岛素泵注射卡、敷贴
操作中	安装药液并排气
	□ 评估胰岛素剂型、胰岛素泵、储药器、连接管是否完好
	□ 双人核对并检查胰岛素笔芯名称、有效期、质量，冰箱内储存的胰岛素需提前 12h 取出复温
	□ 遵医嘱设定各项参数，如时间、基础输注率和餐前追加量等
	□ 用储液管抽吸适量胰岛素，盖上注射帽，将连接螺杆插入储液管槽内，打开泵的后盖，将储液管置于泵内，注意刻度向外以便观察胰岛素剩余量
	□ 安装后盖并拧紧连接管，安装后选择排气功能，直至针头滴液
	□ 再次核对，清理用物
	□ 核对患者信息，解释目的、意义，取得配合
	□ 体位：取平卧位
	□ 选择腹部两侧距肚脐 4cm 外为注射部位，避开瘢痕及肚脐，酒精消毒穿刺点中心周围 10cm × 10cm 范围内皮肤并待干，注意保护隐私
	□ 再次核对后一手捏起皮肤，一手持针柄，垂直将针迅速埋于皮下，并用敷贴妥善固定
	□ 植入完毕后再次核对，并消毒
	□ 整理床单位，协助患者取舒适体位，健康指导
操作后	处理用物并记录
	□ 密切监测患者血糖，每天进行 4 ～ 8 次血糖监测，监测时间点分别为三餐前、三餐后 2h、睡前和凌晨 3 时共 8 个时间点

续表

时间	护理工作
操作后	□ 每 3d 更换注射部位及输注导管，每天检查置针部位 2 次以上，观察有无红肿、出血及针头脱出等现象
	□ 告知患者或家属三餐前需通知护士追加餐前剂量，追加后立即进餐
	□ 告知患者低血糖症状，出现低血糖时立即告知医护人员

第二十八节　胃肠减压护理操作路径

时间	护理工作
操作前	评估
	□ 病情、生命体征、意识状态、合作程度、胃肠减压目的
	□ 鼻腔情况，有无鼻中隔偏曲，鼻腔黏膜有无炎症、肿胀、息肉等
	□ 有无人工气道
	□ 有无食管及胃肠梗阻或术后情况
	用物准备
	□ 无菌盘内放治疗碗 2 个，内盛纱布和液状石蜡棉球若干，一次性注射器、无菌镊、小水杯、棉签、一次性胃管、一次性负压引流器、手套、治疗巾、手电筒、听诊器、3M 胶布、胃管标识、弯盘、洗手液、医疗垃圾桶、生活垃圾桶
操作中	□ 解释目的、意义，取得配合
	□ 检查鼻腔，确认有无义齿
	□ 体位：半卧位或坐位；昏迷患者取仰卧位
	□ 将一次性治疗巾围于患者颌下，清洁鼻腔
	□ 打开胃管包装，内部用物投放于无菌治疗盘内
	□ 戴手套，测量胃管插入长度，用液状石蜡棉球润滑胃管前端，从选定侧鼻腔插入 10 ～ 15cm 时，嘱患者吞咽，顺势将胃管向前推进，直至预定长度
	□ 确定胃管在胃内，胃管末端连接注射器，回抽出胃液
	□ 用 3M 胶布固定鼻翼及脸颊
	□ 一次性负压引流器连接胃管，妥善固定，观察引流是否通畅及引流液的颜色、性质、量
	□ 清洁患者面部，撤去治疗巾，胃管末端贴标识
操作后	□ 处理用物并记录
	安全指导
	□ 嘱患者禁食水

续表

时间	护理工作
操作后	□ 观察引流液的颜色、性质、量，并记录 24h 引流量
	□ 健康宣教，防止导管滑脱
备注	□ 置管前评估患者有无上消化道出血、食管静脉曲张、食管梗阻、鼻腔出血等，以防发生损伤
	□ 置管时动作轻柔，时刻注意患者反应，若出现呛咳、呼吸困难等症状，应立即拔出胃管，不可盲目插入
	□ 妥善固定胃肠减压管，防止对鼻咽部的压迫以及胃管的脱出
	□ 观察引流液的颜色、性质和量，并记录 24h 引流量；引流装置每日更换 1 次
	□ 加强口腔护理，预防口腔及呼吸道感染，必要时给予雾化吸入
	□ 注意观察腹部体征及胃肠功能恢复情况。胃管拔除的指针为正常肠鸣音恢复，引流量减少，有排气排便，腹痛缓解

第二十九节　三腔喂养管维护护理操作路径

时间	护理工作
操作前	评估
	□ 时机及对象：营养不良、胃排空障碍、胃肠道手术前后及存在吞咽障碍不能经口进食，需管饲营养支持＜ 4 周的患者
	□ 内容：评估患者的合作程度，有无腹部不适、腹泻、胃潴留等情况；评估患者目前肠内营养支持的途径、喂养管位置及喂养管路通畅情况
	用物准备
	□ 肠内营养液应现配现用，配置过程中应避免污染
	□ 配置的肠内营养制剂常温保存不宜超过 4h，超过 4h 应置于冰箱冷藏，24h 未用完应丢弃；成品肠内营养制剂应根据产品说明保存
	□ 温水、30mL 注射器或 50mL 注射器一个、固定胶带、标识、专用输注架
操作中	□ 解释目的、意义，取得配合
	□ 体位：抬高床头 30° ～ 45°（颈椎损伤、胸椎损伤、腰椎损伤的患者不宜抬高），防止食物反流或误吸
	□ 喂养前后、注药前后及导管夹闭时间超过 24h 时，均应进行冲管
	□ 持续喂养时，宜每 4h 脉冲式冲管 1 次
	□ 宜用 20 ～ 30mL 生理盐水、灭菌注射用水或温水脉冲式冲管
	□ 应在喂养结束冲管后盖保护帽
	□ 每 24 ～ 48h 更换固定胶带，出现潮湿、松动、卷边等时及时更换，用弹性胶布固定喂养管

续表

时间	护理工作
操作中	□ 根据医嘱及患者肠内营养耐受情况调节输注速度，如出现恶心、呕吐、腹胀、腹痛等，遵医嘱经吸引腔连接负压引流器并打开负压调节腔
	□ 记录置入长度、时间、责任人，挂“肠内营养”标识；禁止与静脉输液混挂
	□ 每天检查管道及固定装置是否在位、管道是否通畅，观察喂养管固定处皮肤和黏膜受压情况
操作后	□ 处理用物并记录
	并发症预防及处置
	皮肤黏膜损伤
	□ 每日观察鼻黏膜及鼻部皮肤情况
	□ 更换胶布时，宜用温水湿润胶布，待松动后再去除
	□ 出现皮肤、黏膜损伤时，宜用生理盐水清洁，遵医嘱外用药物
	堵管
	□ 宜使用肠内营养配方制剂喂养
	□ 注入固态药物时，应充分研磨、溶解后再注入
	□ 发生导管堵塞时，可使用三通连接导管，2 个端口分别连接 10mL 空注射器和 10mL 生理盐水注射器，通过旋转三通阀门反复向外抽吸，遵医嘱使用药物疏通；禁止直接插入导丝疏通导管
	□ 疏通管路失败时，应拔除导管
	移位或脱出
	□ 宜每 24 ～ 48h 更换胶布及其固定位置，如有潮湿、松动，应随时更换
	□ 怀疑导管移位时，应暂停喂养，通过 X 线片确认导管头端位置
	□ 确认导管移位后，应及时调整或更换导管
	□ 发现导管脱出时，应及时通知医生，做好重新置管准备

第三十节　胃造瘘管、空肠营养管护理操作路径

时间	护理工作
操作前	评估
	□ 时机及对象：营养缺乏、经口摄食障碍、胃肠功能正常，需长期管饲营养支持＞ 4 周的患者
	□ 内容：患者的合作程度，有无腹部不适、腹泻、胃潴留等情况；评估患者目前肠内营养支持的途径、喂养管位置及喂养管路通畅情况
	用物准备
	□ 肠内营养液现配现用，配置过程中应避免污染

续表

时间	护理工作
操作前	□ 配置的肠内营养制剂常温保存不宜超过 4h，超过 4h 应置于冰箱冷藏，24h 未用完应丢弃；成品肠内营养制剂应根据产品说明保存
	□ 温水、30mL 注射器或 50mL 注射器一个、固定胶带，标识、专用输注架
操作中	□ 无特殊体位禁忌时，喂养时应抬高床头 30° ～ 45°，喂养结束后宜保持半卧位 30 ～ 60min
	□ 宜将营养液加热至 37 ～ 40℃，持续输注营养液时，可使用肠内营养输液器专用加温器
	□ 一次性输注者，可使用注射器缓慢注入喂养管，根据营养液总量分次喂养，每次推注量不宜超过 400mL
	□ 间歇重力滴注者，可将肠内营养制剂置于输液瓶或专用营养液输注袋中，通过肠内营养输液器与肠内营养喂养管连接，通过重力滴注方法进行分次喂养
	□ 持续经泵输注者，可在间歇重力滴注的基础上，使用肠内营养泵持续 12 ～ 24h 输注，速度应由慢到快，先调至 20 ～ 50mL/h，根据患者耐受情况逐渐增加
	□ 分次推注和间歇重力滴注前应检查胃残留量；对重症患者持续经泵输注时，应每隔 4 ～ 6h 检查胃残留量
	□ 应每 4 ～ 6h 评估患者肠内营养耐受情况
操作后	□ 处理用物并记录
	喂养管维护
	□ 对造瘘周围皮肤定期消毒和更换敷料，保持周围皮肤清洁干燥
	□ 置管后 48h，可轻柔旋转导管 90° 再回位，1 次 /d，逐步旋转增加 180° ～ 360° 再回位
	□ 外固定装置应与腹壁皮肤保持 0.5cm 距离
	冲管
	□ 间歇重力滴注或分次推注时，每次喂养前后用 20 ～ 30mL 温水脉冲式冲管
	□ 持续经泵输注时，应每 4h 用 20 ～ 30mL 温水脉冲式冲管
	□ 每次给药前后和胃残留量检测后，应用 20 ～ 30mL 温水脉冲式冲管
	□ 对免疫功能受损或危重患者，宜用灭菌注射用水冲管
	□ 应避免将 pH 值≤ 5 的液体药物与营养液混合
	并发症护理
	胃潴留
	□ 可使用≥ 50mL 的营养液注射器、床旁超声仪等评估胃残留量
	□ 胃残留量＞ 200mL 时，应评估患者有无恶心、呕吐、腹胀、肠鸣音异常等不适症状；如有不适，应减慢或暂停喂养，遵医嘱调整喂养方案或使用促胃肠动力药物
	□ 胃残留量＞ 500mL 时，宜结合患者主诉和体征考虑暂停喂养
	腹泻
	□ 观察患者腹泻频次，排便的色、质、量，及时与医生沟通
	□ 对于营养液输注过快引起的腹泻，应减慢输注速度，可使用输注泵控制输注速度
	□ 对于营养液温度过低引起的低温型腹泻，可使用加温器
	恶心、呕吐

续表

时间	护理工作
操作后	□ 查找造成恶心、呕吐的原因
	□ 减慢输注速度，可协助患者取右侧卧位
	喂养管堵塞
	□ 用 20 ～ 30mL 温水通过抽吸和脉冲式推注的方式冲洗喂养管
	□ 若无效，可使用 5% 碳酸氢钠溶液 20 ～ 30mL 冲洗喂养管
	□ 以上操作均无效时，应告知医生
	误吸
	□ 立即暂停喂养，查找造成误吸的原因
	□ 鼓励患者咳嗽，协助其取半卧位，昏迷患者应头偏一侧
	□ 若患者出现气道梗阻或窒息症状，立即给予负压吸引
	□ 观察患者的生命体征，遵医嘱用药
	健康教育
	□ 告知患者及家属肠内营养的重要性以及喂养管路的维护方法
	□ 告知患者及家属肠内营养制剂的主要成分、作用和营养支持中可能存在的不适反应
	□ 告知患者及家属肠内营养制剂的保存方法及使用方法
	□ 告知患者及家属肠内营养制剂输注过程中的注意事项及配合要点
	□ 告知患者及家属喂养管路固定及造瘘口皮肤保护的方法
	□ 指导患者及家属并发症的预防方法及处理措施

第三十一节　下肢骨牵引护理操作路径

时间	护理工作
操作前	评估
	□ 固定松紧度是否适宜
	□ 患处血液循环，包括肿胀、皮肤温度、感觉、动脉搏动等情况，有无疼痛及活动功能障碍
	用物准备
	□ 准备窗帘或屏风、棉垫（毛巾）、纱布，必要时备 75% 酒精、棉签
操作中	□ 核对患者信息（如住院号、床号、姓名），解释目的、意义，取得配合
	□ 取合适体位、拉隔帘，注意隐私保护
	□ 检查患者体位及牵引装置是否合适，不得随意改变体位
	□ 保持牵引锤悬空，牵引绳与患肢长轴平行

续表

时间	护理工作
操作中	□ 牵引绳不能受压，不得承受任何物品
	□ 牵引重量不可随意增减，牵引不可擅自终止
	□ 针眼处可用纱布缠绕，保持皮肤清洁，必要时遵医嘱于针眼处酒精消毒
	□ 严密观察牵引肢体血液循环和活动情况，包括肢端皮肤颜色、温度、动脉搏动、毛细血管充盈情况，询问患者有无患肢疼痛、麻木、感觉障碍等，一旦发现异常，应及时报告医生
操作后	□ 处理用物并记录
	健康指导
	□ 保持下肢外展中立位
	□ 指导患者深呼吸、用力咳嗽、定时拍背，改善呼吸功能，预防坠积性肺炎
	□ 保持床单位平整、清洁和干燥，定时按摩骨隆突部位，避免拖、拉、久压造成的压力性损伤
	□ 鼓励多饮水，多食富含粗纤维的食物，防止便秘
	□ 注意牵引肢体保暖，协助功能锻炼，早期主要进行肌肉等长收缩，2 周后练习关节活动，逐渐增加活动度和范围，以活动后不感疼痛和疲劳为宜，防止肌肉萎缩
	□ 必要时应用足底托板、穿丁字鞋、用毛巾垫起足底，保持下肢功能位，指导患者主动伸屈踝关节或行被动足背伸活动，防止足下垂和关节僵硬
	□ 牵引期间，缓慢进食，以防窒息
备注	毛细血管充盈试验
	□ 方法：患者取平卧位，使身体各部位基本与心脏处于同一水平，用手指压迫患者指（趾）甲、额部、胸骨表面、胫骨前内侧面等皮下组织表浅部位，片刻后去除压力，观察按压局部皮肤颜色变化
	□ 判断：撤除压力后，局部皮肤颜色由白转红的时间 $\leq$ 2s 为正常，试验阴性；由白转红时间 $>$ 3s 或呈斑点状发红，试验阳性，说明循环功能障碍

第三十二节　骨折后石膏固定护理操作路径

时间	护理工作
操作前	评估
	□ 解释操作目的，取得患者配合
	□ 石膏边缘皮肤有无红肿、摩擦伤等早期压疮表现，观察患肢远端血液循环、感觉和运动情况
	用物准备
	□ 准备窗帘或屏风，保护患者隐私，卷尺、棉垫

续表

时间	护理工作
操作中	□ 核对患者信息（如住院号、床号、姓名），解释目的、意义，取得配合
	□ 取合适体位、拉隔帘，注意隐私保护
	□ 询问患者是否有患肢剧痛、麻木，若出现石膏摩擦皮肤情况可适当加垫棉垫以保护皮肤
	□ 观察患肢远端皮肤颜色是否苍白或者变紫
	□ 评估患肢肿胀程度，测量患肢周径，观察皮纹情况
	□ 指导患者不可在石膏表面放置重物，以免石膏断裂、变形，使骨折端再次移位，向患者及家属讲解石膏固定患肢功能锻炼的意义和方法，指导固定部位肌肉等长收缩及邻近关节功能锻炼，防止患肢肌肉萎缩
	□ 指导患者家属保持石膏表面清洁
操作后	□ 处理用物并记录
	健康指导
	□ 保持正确体位：患肢应高于心脏水平 20cm，并放置稳妥，不可扭曲
	□ 防止石膏变形：未干前禁用手指抓挠，压迫石膏，不可盖被物，避免搬动及更换体位
	□ 防止石膏断裂：搬动身体时，应注意平托并保护石膏
	□ 观察患肢定位感觉、活动、皮温、颜色、足背（桡）动脉搏动情况，发现苍白、厥冷、发绀、麻木、疼痛时，及时报告医生处理
	□ 观察有无溃疡或感染，发现异味时，报告医生处理
备注	肿胀分级
	□ 0 度：无肿胀
	□ 1 度：较正常皮肤肿胀，皮纹还在
	□ 2 度：较正常皮肤肿胀，皮纹消失
	□ 3 度：出现张力性水疱

第三十三节　下肢皮牵引护理操作路径

时间	护理工作
操作前	评估
	□ 解释操作目的，取得患者配合
	□ 皮牵引套边缘皮肤有无红肿、摩擦伤等早期压疮表现，观察患肢远端血液循环、感觉和运动情况
	用物准备
	□ 准备窗帘或屏风、尺寸合适的皮牵引套、牵引绳、重锤、牵引架、棉垫（毛巾）

续表

时间	护理工作
操作中	□ 核对患者信息（如住院号、床号、姓名），解释目的、意义，取得配合
	□ 取合适体位、拉隔帘，注意隐私保护
	□ 一人双手牵拉并固定患肢，轻轻抬离床面约 10cm，另一人迅速将皮牵引套平铺于床上，调节好长度，暴露踝关节
	□ 用毛巾包裹牵引的肢体，放下患肢，骨突部位用棉垫或者毛巾包绕垫好
	□ 系上皮牵引套的尼龙搭扣，松紧度以能够伸进 1 ～ 2 指为宜
	□ 安装牵引架，系好牵引绳，挂上重锤，悬离地面
	□ 全面检查牵引情况，包括牵引架的位置、角度、高度及牵引绳有无阻力等
操作后	□ 处理用物并记录
	健康指导
	□ 保持下肢外展中立位
	□ 嘱患者及家属不能擅自改变体位，不能自行增减牵引重量
	□ 牵引期间每日检查牵引装置及效果，如牵引位置、力线是否正确，包扎松紧度是否合适，牵引绳与滑轮是否合槽，重锤是否离地
	□ 观察肢端末梢血运情况，每 2 ～ 4h 打开牵引套 1 次，放松 20 ～ 30min 后再固定
	□ 每日检查皮肤完整性，定期用清水擦洗患肢，用毛巾或棉垫保护骨突部位，预防压疮
	□ 定时观察患肢背伸、趾屈功能，按摩腓骨小头处皮肤，防止腓总神经受压引起足下垂
	□ 指导患者进行肌肉收缩运动、关节活动，促进血液循环，防止肌肉萎缩和关节僵硬

第三十四节　烧伤翻身床护理操作路径

时间	护理工作
操作前	评估
	□ 解释操作目的，取得患者配合
	□ 评估患者：身高、胖瘦、体型、烧伤面积及程度、创面渗液情况、有无脱水、生命体征、创面颜色及有无口唇发绀、憋气、呼吸困难
	□ 评估环境：病房空气流通，温度适宜，翻身床性能良好，检查翻身床各部位零件是否灵活、牢固、安全
	用物准备
	□ 翻身床、手套、隔离衣
操作中	□ 核对患者信息（住院号、床号、姓名、医嘱）
	□ 洗手、戴手套、穿隔离衣

续表

时间	护理工作
操作中	□ 用翻身床的约束带将患者四肢约束好，嘱患者翻身过程中深呼吸，翻身时注重倾听患者感受
操作后	□ 处理用物并记录
	□ 体位：将床头抬高 15° ～ 30°
	□ 整理用物，将污染的棉垫全部换掉，脱手套、隔离衣，洗手，整理床单位，撤隔帘
	□ 再次核对患者信息，根据患者情况进行宣教，讲解翻身床的作用、优点及注意事项，鼓励患者配合治疗
	□ 指导患者及患者家属预防坠床，保持床体平衡
备注	□ 翻身床可以防止创面长时间受压，促进干燥，便于肺部护理及处理大小便，有利于观察创面及清创换药，促进植皮术后皮片存活
	□ 第 1 次俯卧时间不宜过长，一般为 30min ～ 1h，头面部烧伤合并吸入性损伤的患者，以 15min 为宜
	□ 对于气管切开的患者，护士铺棉垫时应充分暴露气管套管，俯卧位前应行气道护理
	□ 常规翻身一般每日 6 ～ 8 次，夜间应取仰卧位，为保证睡眠，可延长仰卧时间至 6h
	□ 翻身床的海绵垫要加强消毒，使用一次性的海绵套，随脏随换
	□ 每日使用 1 ： 1000 含氯消毒液擦拭床体
	□ 定人定期检修、保养，以保证性能良好

第三十五节　烧伤悬浮床护理操作路径

时间	护理工作
操作前	评估
	□ 解释操作目的，取得患者配合
	□ 观察患者烧伤面积及程度、创面渗液情况、有无脱水等
	□ 病房空气流通，使用空气消毒机对病房进行消毒，温度适宜，使用前 30min 将悬浮床打开，床温调节到 32℃，确保进出水阀打开，确保床周边橡胶圈密封，开启后监测床的浮力，床上铺无菌床单及治疗单，确保悬浮床沙子无结块，保持悬浮床干燥
	用物准备
	□ 隔离衣、手套、悬浮床
操作中	□ 核对患者信息（住院号、床号、姓名、医嘱）
	□ 床温设置在 32 ～ 40℃，依据患者体温进行调节
	□ 洗手、戴手套、穿隔离衣

续表

时间	护理工作
操作中	□ 协助患者躺到悬浮床上
操作后	处理用物并记录
	□ 体位：平卧位
	□ 整理用物、脱手套、洗手、整理床单位、撤隔帘
	□ 再次核对患者信息，根据患者情况进行宣教，讲解悬浮床的作用、优点及注意事项，鼓励患者配合治疗，指导患者家属随时观察床的温度，每 2h 按压床周边橡胶圈，以免漏沙
	□ 每周更换进气孔滤网。每个患者使用结束后，须进行筛沙处理，去除结块
	□ 悬浮床滤单使用后，须使用中性洗涤剂轻柔清洗
备注	□ 悬浮床可以使患者持续处于悬浮状态，无须翻身，改善局部血液循环，避免创面持续受压，其热空气持续环绕可使创面保持干燥，加上陶瓷颗粒本身的碱性环境，皆不利于细菌成活，临床治疗效果较好
	□ 悬浮床利用气体流动悬浮原理，其容器内含有硅砂，经过空气压缩器过滤空气，可使硅砂流动、转变成流体，进而产生浮力，此浮力能够减少患者体表面积与烧伤创面承担的压力
	□ 患者体重较轻，具有坠床的危险性；体重过重，可能悬浮力度不足或压条开裂而漏沙

第三十六节　颅骨牵引护理操作路径

时间	护理工作
操作前	评估
	□ 时机及对象：需进行颅骨牵引的患者
	□ 内容：患者意识及认知功能、病史和主诉，检查与颅骨牵引相关的症状和体征，选择合适的颅骨牵引弓
	用物准备
	□ 牵引架、牵引弓、牵引锤、牵引绳、软枕
操作中	□ 解释目的、意义，取得配合
	□ 核对患者信息（如住院号、床号、姓名）
	□ 取合适体位、取下床头板
	□ 将牵引架安置在床头，协助医生连接牵引弓，牵引绳固定在牵引架上面，合理放置相应重量的牵引锤
	□ 协助患者平卧，牵引方向与肢体呈直线，牵引重量正确并保持一定张力
	□ 抬高床头 15° ～ 30°，避免影响牵引力
	□ 每日交接班时检查牵引针有无松动，并消毒牵引针眼以预防感染（酒精消毒针眼，每日 2 次，连续消毒 1 周）

续表

时间	护理工作
操作中	□ 枕下垫软枕保护皮肤，防止枕后褥疮发生
	□ 操作过程中观察患者反应、皮肤情况，倾听患者主诉，注意患者病情变化
操作后	处理用物并记录
	安全进食指导
	□ 协助患者取舒适体位，将呼叫器放置患者伸手可及之处，告知患者如有心慌气促及其他不适立即告知医务人员
	□ 处理用物
	□ 每 2 ～ 3h 轴线翻身 1 次，预防压疮
备注	操作说明及注意事项
	□ 颅骨牵引主要用于颈椎脱位的牵引复位治疗，为手术和恢复提供条件
	□ 观察牵引弓的位置、松紧程度，每日消毒牵引针眼 2 次，连续消毒 1 周，预防感染。每 2 ～ 3h 轴线翻身 1 次，预防压疮
	□ 鼓励患者咳嗽、咳痰，促进痰液排出，预防肺部感染
	□ 康复指导：指导患者加强四肢功能锻炼。若为瘫痪患者，指导家属帮助患者行四肢被动功能锻炼，防止关节僵硬、肌肉萎缩
	□ 心理护理：颈椎脱位的患者常活动受限，并经历严重外伤，需对患者进行心理辅导，帮助患者减轻心理压力

第三十七节　枕颌带牵引护理操作路径

时间	护理工作
操作前	评估
	□ 时机及对象：需进行枕颌带牵引的患者
	□ 内容：患者意识及认知功能、病史和主诉，检查与枕颌带牵引相关的症状和体征
	用物准备
	□ 牵引架、牵引钩、牵引锤、牵引绳、枕颌带、软枕、棉垫（小方巾）
操作中	□ 解释目的、意义，取得配合
	□ 核对患者信息（如住院号、床号、姓名）
	□ 取合适体位、取下床头板
	□ 将牵引架安置在床头，牵引绳挂住牵引锤穿过滑轮，连接牵引钩
	□ 用枕颌带托住颌部及枕部，吊环勾住牵引钩，牵引锤保持悬空
	□ 枕颌带内垫棉垫，保护皮肤

续表

时间	护理工作
操作中	□ 协助患者平卧，牵引方向与肢体呈直线，牵引重量正确。操作过程中观察患者反应、皮肤情况，倾听患者主诉，注意患者病情变化
操作后	□ 处理用物并记录
	□ 安全进食指导
	□ 协助患者取舒适体位，将呼叫器放在患者伸手可及之处
	□ 合理放置床头板
	□ 告知患者如有心慌、气促及其他不适，请按床头铃呼叫
备注	操作说明及注意事项
	□ 颈部制动
	□ 促进局部组织血液循环，促进水肿吸收，减轻肿胀
	□ 改善颈椎间盘位置从而减轻疼痛
	□ 患者如有不适，及时观察甚至暂停牵引
	□ 做牵引时头勿垫太高，一般垫薄垫或平卧，头与牵引绳保持一直线
	□ 做牵引时牵引锤不要接触地面或墙面，以免影响疗效
	□ 做牵引时可用小棉垫垫于下颌，避免形成压疮
	□ 掌握合适力度：不允许突然牵引过猛，否则容易导致颈椎韧带的损伤，从而出现颈椎不稳定的可能

第三十八节　膀胱灌注护理操作路径

时间	护理工作
操作前	评估
	□ 患者疾病诊断、合作程度、尿道口局部皮肤情况、膀胱排空情况、有无禁忌证
	□ 病室环境，保护患者隐私
	用物准备
	□ 50mL 注射器 1 个、无菌手套、护理垫、无菌棉签、纱布、碘伏、100mL 生理盐水注射液、血管钳
操作中	□ 解释目的、意义，取得配合
	□ 再次核对患者及治疗单项目，配置好膀胱灌注的药物，高风险药物需双人核对无误后双签名
	□ 体位：仰卧位或半卧位
	□ 洗手、戴手套、铺治疗巾，检查留置尿管是否在位且引流通畅

续表

时间	护理工作
操作中	□ 用血管钳夹闭尿管引流袋，消毒留置尿管的冲洗注药口，以接口为中心，螺旋形向上和向下消毒引流管 2 次
	□ 用无菌纱布捏住注药口，用抽好药液的注射器将药液缓慢注入膀胱腔内，操作时注意动作轻柔，嘱患者放松，询问有无不适
	□ 灌注完毕，膀胱内药液保留 0.5 ～ 2h
	□ 膀胱灌注治疗结束后用纱布块擦净尿道口，松开血管钳，确保尿管引流通畅，妥善固定
操作后	□ 处理用物并记录
	健康指导
	□ 体位：膀胱灌注后嘱患者分别以左右侧卧位、仰卧位、俯卧位休息 15 ～ 30min，使药液与膀胱壁均匀接触
	□ 饮水：灌注后嘱患者大量饮水，稀释尿液以降低药物浓度，减少对尿道黏膜的刺激
备注	注意事项
	□ 膀胱灌注后需保留药液 0.5 ～ 2h，因此膀胱灌注之前应嘱患者少饮水、少摄入含水量丰富的食物。灌注前需排空膀胱
	□ 如有化学性膀胱炎、血尿等，遵医嘱延长灌注时间间隔，减少剂量，使用抗生素等，对特别严重者暂停膀胱灌注
	□ 膀胱灌注治疗后要定期监测肝肾功能以及血常规，以预防及治疗相应的毒副反应
	□ 膀胱灌注结束后，对留置尿管的患者应保持导尿管引流通畅

第三十九节　尿路造口护理操作路径

时间	护理工作
操作前	评估
	□ 了解患者疾病诊断、合作程度，手术方式、造口及周围皮肤情况（有无皮肤发红、褶皱、凹凸）、造口有无异常（造口是否平坦、有无出血、有无造口隆起或内陷）、患者及家属对造口的认知程度和自我护理能力
	□ 评估病室环境，保护患者隐私
	用物准备
	□ 治疗盘、治疗碗、镊子、弯盘、治疗巾、造口卡尺、造口袋一套（底盘、袋）、剪刀、小方纱、棉球、生理盐水、笔，必要时备造口粉、皮肤保护膜、防漏膏或防漏条、一次性引流袋
操作中	□ 解释目的、意义，取得配合
	□ 核对患者信息（如住院号、床号、姓名），备齐用物至患者床旁；核对并检查造口袋的型号、款式、质量、有效期

续表

时间	护理工作
操作中	□ 体位：仰卧位
	□ 洗手、戴手套，铺治疗巾于造口的侧下方
	□ 除袋：放置弯盘，开始剥除造口袋。一只手按住皮肤，防止牵拉损伤皮肤，另一手从上到下将造口袋缓慢撕下
	□ 清洁、干燥：用生理盐水棉球清洁造口及周围皮肤，擦干皮肤，必要时可涂抹造口粉或喷涂造口保护膜，涂抹防漏膏或防漏条
	□ 观察：观察造口的活力、高度、形状、造口周围皮肤、造口功能恢复情况等
	□ 测量造口大小：用造口卡尺测量造口大小
	□ 绘线标记：在造口底盘上标记需修剪的尺寸，一般开口要比造口本身大约 2cm
	□ 修剪底盘：用剪刀将造口底盘中心孔修剪至合适尺寸
	□ 粘贴底盘及装造口袋：撕去造口底盘背面保护纸，从下至上，贴于造口周围皮肤，轻按底盘，使其紧贴于皮肤上，关闭造口袋活塞，将造口袋与造口底盘扣好
操作后	□ 处理用物并记录
	健康指导
	□ 造口及引流管：指导患者掌握尿路造口的自我护理、造口袋的更换；引流袋置低于引流口位置，勿弯折，保持引流通畅
	□ 饮水：鼓励患者多饮水，若病情允许，每日饮水量＞ 2000mL，防止尿路感染和结石的形成
备注	尿路造口观察要点
	□ 尿路造口的活力：根据造口颜色判断，正常造口颜色为粉红色，表面平滑且湿润。若造口颜色苍白，可能患者血红蛋白含量低；造口颜色暗红或淡紫，可能是早期缺血的表现；若局部或完全变黑，表示造口发生了缺血坏死；水肿是术后常见的现象，一般在术后 2 ～ 4 周逐渐回缩至正常
	□ 造口的高度：造口高度记录为平坦、回缩、突出或脱垂等。理想的高度为 1 ～ 2cm
	□ 造口的形状：造口的形状可为圆形、椭圆形或不规则形，检查造口周围黏膜皮肤连接的缝线，评估是否有皮肤黏膜分离、感染
	□ 造口周围的皮肤：正常造口周围皮肤健康完整，与相邻的皮肤表面没有区别。若造口周围皮肤损伤，则表现为红斑、皮疹或水疱
	□ 功能恢复情况：泌尿造口术后会有尿液流出，最初 2 ～ 3d 尿液呈淡红色，逐渐恢复至淡黄色，同时伴有黏液排出，这是肠道黏膜的杯状细胞分泌黏液所致的
	造口护理注意事项
	□ 其他：泌尿造口者睡觉时最好接床边尿袋，防止尿液过满而逆流，也避免影响造口袋粘贴的稳固性；泌尿造口者最好选择在清晨未进食之前更换造口袋，避免换袋过程中尿液流出，影响造口袋粘贴的稳固性；造口袋中尿液超过 1/3 ～ 1/2，需排放或更换
	□ 用生理盐水清洁造口及周围皮肤，勿用含酒精、碘伏、化学制剂的湿纸巾或其他消毒液清洗

第四十节　持续膀胱冲洗护理操作路径

时间	护理工作
操作前	评估
	□ 患者意识及认知功能、病史和主诉，是否有腹胀、腹痛、呼吸急促、大汗淋漓等
	□ 尿液性质、尿管是否通畅、有无渗漏或尿管脱出、尿液是否排尽、有无憋胀感
	□ 解释目的、意义，取得配合
	□ 评估环境，准备窗帘或屏风，保护患者隐私
	用物准备
	□ 冲洗液、治疗车、治疗盘、膀胱冲洗器、无菌治疗巾、手套、止血钳、碘伏、棉签、便盆、膀胱冲洗标识牌
操作中	□ 携用物至患者床旁，核对患者身份
	□ 关闭门窗、取合适体位、拉隔帘
	□ 洗手、戴手套、铺治疗巾，核对膀胱冲洗液、患者身份
	□ 将膀胱冲洗液悬挂在输液架上，排尽空气，关闭调节器，消毒导尿管输入口，将冲洗管出口插入导尿管输入口，妥善固定
	□ 打开冲洗管，夹闭尿袋，根据医嘱调节冲洗速度
	□ 在持续冲洗过程中，询问患者的感受，观察患者的反应及冲洗液速度、色泽、浑浊度。评估冲洗入量和出量，询问膀胱有无憋胀感。若患者出现不适或有出血情况，立即停止冲洗，并与医生联系
	□ 持续冲洗结束，关闭调节器，取下冲洗管，开放引流管，妥善固定，引流袋位置低于膀胱以利于引流
	□ 整理床单位，处理用物，再次核对，洗手，记录
	□ 询问患者感受，进行健康宣教
操作后	□ 处理用物并记录
	健康指导
	□ 体位：坐位或卧位
	□ 在持续冲洗过程中，观察患者的反应及冲洗液的速度、色泽及浑浊度。评估冲洗液入量和出量，询问膀胱有无憋胀感
备注	注意事项
	□ 严格执行无菌操作，预防医源性感染
	□ 持续冲洗时若患者感觉不适，应减缓冲洗速度，减少冲洗量，必要时停止冲洗，密切观察。若患者感到剧痛或引流液中有鲜血，立即停止冲洗，通知医生处理
	□ 膀胱冲洗液及冲洗液温度的选择：临床上常用生理盐水冲洗。天气寒冷时，冲洗液加温至36℃左右，避免刺激膀胱

续表

时间	护理工作
备注	□ 指导患者卧床休息，引流袋低于膀胱，避免牵拉、折叠，如有脱管或者不适，及时通知医护人员
	□ 冲洗时，冲洗液面距床面约 60cm，以利于冲洗
	□ 冲洗中注意观察引流管是否通畅

第四十一节　肝功能储备检查护理操作路径

时间	护理工作
操作前	□ 解释操作目的，取得患者配合，嘱患者检查前禁食 2 ～ 4h、禁饮 4h
	□ 评估患者：有无过敏史，有无增强 CT 检查史，对碘造影剂是否过敏，测量身高、体重、血红蛋白（推荐 3d 内的检测结果）
	□ 评估环境：关闭手机等无线设备，确保无电磁波干扰，检测环境安静
	□ 评估用物：确保肝功能储备分析仪、吲哚菁绿注射液等用物处于备用完好状态
操作中	□ 核对患者信息（如住院号、床号、姓名、身高、体重、血红蛋白）
	□ 备齐用物至检查室，协助患者取水平仰卧位
	□ 开机，连接探头，检查患者是否能进行检测
	□ 制备吲哚菁绿溶液，计算药量
	□ 输入患者用药量等基本信息，确认为 BV/K 模式，按 SET 键确认
	□ 安抚患者，取得配合，建立静脉通路
	□ 再次安抚患者，强调注意事项
	□ 按 START 键，听到“叮－叮－叮－咚”，在第二声“叮”提示音后注射试剂
	□ 观察患者反应及检测情况，出现异常情况时立即终止检测
	□ 检测完毕，按“STOP”键，再按“PRINT”打印传输数据
	□ 取下探头，处理输液通路
	□ 在对话框输入患者信息，打印报告，关机
操作后	□ 分类整理用物，用 75% 酒精消毒探头及仪器，待干后保存，保持备用状态
	□ 再次核对患者信息，进行健康宣教，嘱患者检查结束可正常饮食
	□ 将检查结果告知管床医生，报告放入病历夹

续表

时间	护理工作
备注	□ 备常用抗过敏、抗休克药物
	□ 检查前排空大小便，禁食 2 ～ 4h、禁饮 4h
	□ 检测前嘱咐患者全程关闭手机等无线设备
	□ 注射前检查探头安装位置是否良好，患者脉搏电平值、脉率（大于 40 次 /min）、血氧是否稳定，注射通路是否回血正常
	□ 注射时匀速推注，避免速度过快
	□ 检测时嘱患者保持安静，如感到不适，使用鼻探头时可举手向医护人员示意，但不要说话
	□ 保持检测现场秩序，不要干扰患者，避免探头移位干扰检测结果
	□ 检测结束后确认心输出量、心脏指数、循环血容量及 ICG 血浆清除率均有检测参数，再轻按“STOP”键，避免未传输打印就进行下一个检测
	□ 若检测失败，至少间隔 30min 再对此患者进行下一次检测
	□ 如传输数据失败，不关 DDG 主机电源，重新按“PRINT”键再传一次即可
	□ 检测结束后及时消毒清洁，关机，确认电脑主机关机后拔掉电源

第四十二节　腹腔双套管冲洗护理操作路径

时间	护理工作
操作前	□ 解释操作目的，取得患者配合
	□ 评估患者：双套管拟置管处皮肤情况，生命体征是否平稳，凝血功能有无异常，有无腹痛、腹胀等不适
	□ 评估环境，准备窗帘或屏风，保护患者隐私
	□ 评估用物：确保双套管、负压吸引装置、生理盐水、输液器等用物处于完好备用状态
操作中	□ 核对患者信息（如住院号、床号、姓名）
	□ 取合适体位、拉隔帘，注意隐私保护
	□ 洗手，戴手套，协助医生置入双套管，予以妥善固定，粘贴引流管标识
	□ 将负压表与中心吸引气源接头接好，备用
	□ 将输液器插入生理盐水排气后连接于外套管，内套管通过无菌接头、吸引连接管连接于负压吸引瓶的一端，负压吸引瓶另一端通过连接管连接于负压表

续表

时间	护理工作
操作中	□ 与医生共同评估确认负压吸引装置压力正常、双套管置入通畅
	□ 打开输液器开关及负压，开始冲洗，根据引流液的颜色、性状、量调节冲洗压力及冲洗速度
操作后	□ 分类整理用物、脱手套、洗手、整理床单位、撤隔帘
	□ 再次核对患者信息，进行健康宣教，指导患者翻身活动时避免管道牵拉、打折、脱出，如有堵管、脱管或者其他不适，立即通知医护人员
	□ 记录双套管置入时间及引流情况
备注	注意事项
	□ 严格无菌操作
	□ 冲洗适应证：①吻合口瘘，引流液中淀粉酶含量＞1000U/L；②腹腔引流管造影；③引流量较多；④污染感染较重的创面；⑤需要较长时间持续吸引的伤口等
	□ 冲洗体位：生命体征平稳后，取斜坡卧位（30° ～ 45°）或半坐卧位，每 1 ～ 2 h 变换体位，以利于引流。根据腹腔双套管放置的部位，选择左侧卧位或右侧卧位，并经常更换卧位，以利于充分引流
	□ 冲洗压力：在持续负压引流过程中，根据引流液量、黏稠度调整负压，一般为 10 ～ 20kPa，以能顺利吸出引流液为宜；引流液黏稠时适当加大滴入水的速度和负压，负压可达 20kPa，以稀释稠厚的引流液。负压过大，容易吸扁内吸管，引起双套管堵塞；负压过小，会使引流不畅，导致引流无效
	□ 冲洗液的速度：根据引流液的颜色、性状调节。①引流液呈灰白色、稠厚、豆腐渣样或引流管玻璃接头处滞有大量混浊液体时可予以快速冲洗；②当颜色变澄清、透明时减慢冲洗速度或改为间断冲洗；③不可过快或过慢，过快则滴入的液体来不及被吸出，过慢会造成干吸而导致出血和引流不畅，每日冲洗量为 3000mL 左右
	□ 引流通畅的判断：注意听双套管的吸引声，发出流水声与负压声交织在一起的“呼呼”声为正常；吸引连接管内随吸引器的不断吸引出现“一环一环”的转动式水柱波动，说明双套管通畅；当发出细而尖的“鸣笛声”时则可能吸入了纤维组织或导管周围的肉芽组织，可适当调整内吸管；当听不到吸引声时，说明双套管已阻塞或不通畅
	□ 引流不畅的处理：①常见原因是压力过高、双套管扭曲、受压内外套管腹腔端阻塞，可调整体位、轻轻转动引流管管头的方向，避免长期处于同一位置；②用 50mL 注射器抽取生理盐水反复冲洗，必要时 2 根引流管交替冲洗；③用无菌持物钳清除坏死组织；④必要时更换堵塞的引流管；⑤压力过低常见原因为吸引器连接管松动、瓶盖连接不紧密、腹腔双套管与负压吸引器接头处连接不紧，发生此情况时应检查装置，并将所有接口处扭紧，观察压力表是否到达要调节的压力
	□ 严密观察引流液的颜色、性质和量：观察双套管的引流情况并记录。如吸出颜色变清，冲入量与吸出量基本平衡，生命体征平稳，血常规恢复正常，无腹痛、腹胀，可遵医嘱停止冲洗

第四十三节　鼻肠管的留置与维护护理操作路径

时间	护理工作
操作前	□ 解释操作目的，取得患者配合
	□ 评估患者：病情、意识、鼻腔通畅度、心理状态及合作程度
	□ 评估环境，准备窗帘或屏风
	□ 用物：确保一次性鼻肠管、手套、液状石蜡棉球等处于完好备用状态
操作中	置管
	□ 核对患者信息（住院号、床号、姓名）
	□ 取合适体位，有义齿者先取出，拉隔帘
	□ 测量鼻尖 - 耳垂 - 剑突下缘的长度，在距离导管尖端该长度处标记第一记号，在距离第一记号 25cm 处和 50cm 处标记第二记号、第三记号
	□ 按留置胃管法将导管插入至第一记号处，并确定导管进入胃腔
	□ 向导管内注入 20mL 生理盐水，将导丝撤出 25cm，继续插入导管至第二记号处
	□ 在导管外露距鼻部 40cm 处，将其固定于同侧耳垂部，使导管保持自然弯曲、松弛状态
	□ 观察导管外露刻度变化，等待导管随胃肠蠕动向空肠移动
	□ 当导管第三记号处到达鼻部时，抽取消化液，检测 pH 值，如＞ 7，初步判断导管已通过幽门
	□ 选择皮肤完好部位，顺应导管自然弧度固定导管
	□ 协助患者拍摄 X 线片，确认导管尖端已通过幽门并到达预期位置，撤出导丝
	□ 标注导管置入长度和日期
	维护
	□ 喂养前后、注药前后及导管夹闭时间超过 24h，均应冲管
	□ 持续喂养时，宜每 4h 脉冲式冲管 1 次
	□ 宜用 20 ～ 30mL 生理盐水或温水脉冲式冲管
	□ 应在喂养结束冲管后盖保护帽
操作后	□ 整理用物、脱手套、洗手、整理床单位、撤隔帘
	□ 再次核对患者信息，进行健康宣教
	□ 记录置管的长度及时间，挂防脱管标识
备注	□ 插管时动作轻柔，避免损伤食管黏膜
	□ 插入鼻肠管至 10 ～ 15cm 时，若为清醒患者，嘱其做吞咽动作；若为昏迷患者，则用左手将其头部托起，使下颌靠近胸骨柄，以利于插管
	□ 鼻饲温度应保持在 38 ～ 40℃，避免过冷或过热；新鲜果汁与奶液应分别注入，防止产生凝块；药片应研碎溶解后注入
	□ 长期留置鼻肠管者应每天进行 2 次口腔护理，并定期更换鼻肠管

第四十四节　肠造口护理操作路径

时间	护理工作
操作前	□ 解释操作目的，取得患者配合
	□ 评估患者：造口的类型、功能状况、有无并发症等
操作前	□ 评估环境：准备窗帘或屏风，保护患者隐私
	□ 用物：确保造口袋、剪刀、造口度量表、手套等处于完好备用状态
操作中	□ 核对患者信息（住院号、床号、姓名），评估患者
	□ 取合适体位，铺一次性治疗巾，拉隔帘，注意隐私保护
	□ 戴手套，由上向下撕已用的造口袋，观察底盘黏胶是否已被侵蚀，底盘上是否有残留的造口排泄物，造口周围皮肤是否变红、色素沉着或损伤，并将揭下的造口袋放入医用垃圾袋
	□ 用湿纸巾清洁造口及造口周围皮肤并擦干，观察造口及造口周围皮肤情况
	□ 用造口度量表测量造口大小
	□ 在造口底盘做记号，裁剪，使边缘光滑
	□ 必要时使用皮肤保护膜、造口护肤粉、防漏膏等护理用品
	□ 撕去底盘粘贴纸，将造口袋贴上，夹好便袋夹
操作后	□ 整理用物、脱手套、洗手、整理床单位、撤隔帘
	□ 再次核对患者信息，进行健康宣教，向患者解释造口的重要性，强调学会更换造口袋的必要性，向其介绍造口特点以减轻恐惧，引导其尽快接受造口的现实而主动参与造口自我管理
	□ 记录更换造口袋的时间、造口的大小、颜色及周围皮肤情况
备注	□ 更换造口袋时宜选择清晨空腹或餐后 2h
	□ 撕造口袋时注意保护皮肤，防止皮肤损伤（如揭除困难，可边揭除边喷 1 ～ 2 喷黏胶去除剂）
	□ 造口袋底盘与造口黏膜之间保持适当的空隙（1 ～ 2mm）
	□ 粘贴造口袋时嘱患者鼓气，从下而上揭去造口底盘保护纸，用手指由内向外顺时针按压加固，手指转圈按压中心孔
	□ 注意造口与伤口的距离，更换时避免污染伤口
	□ 教会患者观察造口周围皮肤的血运情况，并定期手扩造口，防止造口狭窄
	□ 指导合理膳食摄入，均衡饮食；衣着宽松，腰带或皮带不能紧压造口；适量运动，避免重体力劳动，以免造成造口旁疝

第四十五节　洗胃术护理操作路径

时间	护理工作
操作前	评估
	□ 时机及对象：抢救急性中毒患者
	内容
	□ 患者生命体征、意识状态、合作程度、有无洗胃禁忌证
	□ 了解患者服用毒物的名称、剂量及时间，询问是否有呕吐及入院前是否采取其他措施等
	□ 观察患者有无义齿，口鼻腔皮肤及黏膜有无损伤、炎症，询问胃部病史及心脏病史
	用物准备
	□ 治疗碗、胃管、开口器、舌钳、牙垫、液状石蜡纱布、纱布数块、50mL 注射器、标本盒、一次性治疗巾、一次性围裙、一次性袖套、无菌手套、手电筒、水温计、胶布、医嘱卡、弯盘、自动洗胃机、水桶 2 个（1 个内装配好的洗胃溶液，另 1 个盛污物）
操作中	□ 双人核对医嘱
	□ 核对床号、姓名、住院号（患者及家属陈述姓名，核对床头卡及腕带），评估患者
	□ 洗手，戴口罩
	□ 备齐用物，洗胃机接电源，打开洗胃机开关，检查机器性能；根据毒物性质配制相应的洗胃液，温度为 35 ～ 38℃
	□ 携用物至床旁，再次核对
	□ 协助患者取左侧卧位，昏迷者取去枕平卧位，头偏向一侧
	□ 必要时脱去污染衣物，冲洗头发，取下活动性义齿，颌下垫一次性治疗巾
	□ 将进水管放于洗胃溶液中，出水管放于污水桶内
	□ 系围裙，戴袖套
	□ 测量胃管长度并标记（成人一般为 45 ～ 55cm），润滑胃管前段 15cm
	□ 持胃管前段自患者口腔或鼻腔缓缓插入
	□ 确定胃管在胃内：①接注射器抽吸，有胃液被抽出；②用注射器于胃管内注入 10mL 空气，然后置听诊器于上腹部，能听到气过水声；③将胃管末端放入盛水碗内，无气泡溢出
	□ 抽尽胃内容物，按医嘱留取毒物标本并送检
	□ 连接洗胃机管道，调节参数，注入洗胃液，每一次进出量均为 300 ～ 500mL，反复冲洗直至洗出液澄清无味为止
	□ 密切观察患者病情、生命体征变化、出入量、腹部有无膨隆、洗出液的颜色和气味

续表

时间	护理工作
操作中	□ 洗毕分离胃管，按压胃底部，排出胃内残留液，根据医嘱注射药液，再反折胃管末端，用纱布包裹后拔出
	□ 清洁患者口鼻、面部，撤去治疗巾，脱手套
	□ 将患者安置于病床，进一步治疗
操作后	□ 处理用物并记录
	健康指导
	□ 卧床休息，注意保暖
	□ 病情许可时，鼓励患者尽量进食，应进食高蛋白、高碳水化合物、高维生素的无渣食物，对腐蚀性毒物中毒者应早期给予乳类等流食
	□ 口腔护理：吞服腐蚀性毒物者应注意口腔护理，密切观察口腔黏膜的变化
	□ 对症护理：昏迷者注意保持呼吸道通畅，维持呼吸循环功能；做好皮肤护理，定时翻身，防止压力性损伤发生。惊厥时应保护患者以避免受伤，遵医嘱应用抗惊厥药物。对高热患者给予降温措施等，对尿潴留患者给予留置导尿术
	□ 心理护理：细致评估患者的心理状况，尤其对服毒自杀者要做好心理护理，防范再次自杀
	□ 其他：加强防毒宣传，不吃变质或有毒的食物
备注	注意事项
	□ 呼吸、心搏骤停者，应先复苏后洗胃
	□ 洗胃前应检查生命体征，如有呼吸道分泌物增多或缺氧，应先吸痰，再插胃管洗胃
	□ 尽早开放静脉通道，遵医嘱给药
	□ 患者中毒物质不明时，及时抽取胃内容物并送检，应用温水或者生理盐水洗胃，待毒物性质明确后，再遵医嘱使用拮抗药
	□ 洗胃时，注意观察灌入液与排出液是否相等，观察排出液的颜色、气味、性质，一旦出现血性液体或患者感腹痛、血压下降，立即停止洗胃，通知医生处理
	□ 对于幽门梗阻患者，洗胃宜在饭后 4 ～ 6h 或空腹时进行，并记录胃内潴留量，以了解梗阻情况，供补液参考
	□ 洗胃完毕，胃管宜保留一段时间，以利于再次洗胃，尤其是有机磷中毒者，胃管应保留 24h 以上，便于反复洗胃
	□ 吞服强酸、强碱等腐蚀性毒物患者，切忌洗胃，以免造成胃穿孔。胃癌、食管阻塞、食管胃底静脉曲张及消化性溃疡者谨慎洗胃
	□ 及时准确记录灌注液名称、量，洗出液量、颜色、气味等
	□ 保证洗胃机处于备用状态

第四十六节　膀胱压力容量测定护理操作路径

时间	护理工作
操作前	评估
	□ 时机及对象：排尿障碍的患者开展间歇导尿前，评估膀胱压力、安全容量等情况
	□ 内容：病情、心理状态、知识水平、配合程度等
	□ 评估环境：调节合适室温，避免受凉
	用物准备
	□ 膀胱压力容量测定系统、一次性灌注连接管、500mL 生理盐水（加温至 35 ～ 37℃）、无菌导尿包、10 号无菌尿管
操作中	□ 核对患者信息（住院号、床号、姓名）
	□ 取仰卧位，无菌操作下插入导尿管，排空膀胱
	□ 打开设备：连接电源，打开设备，保证设备急停开关（红色旋钮）处于打开状态
	□ 灌注管排气：灌注管连接生理盐水，将流量调节器及止水夹关闭，将三通阀旋至直通状态（导尿管通路仅与输液通路相通）
	□ 测定膀胱容量和压力：打开流量调节器、止水夹开关，设定最大灌注量为 500mL，灌注速度为 10 ～ 20mL/min，压力报警值为 40cmH_2O，压力校零后填写患者信息，点击“开始”进行灌注
	□ 灌注过程中，观察压力 - 容量实时曲线，注意压力变化时对应的临床情况，并给予标注。当出现以下情况时，应停止灌注，并认定此时患者的膀胱容量为安全容量：①当曲线显示压力大于 40cmH_2O 时，点击“暂停”后压力仍未下降，即停止；②当曲线显示灌注量达到 500mL，压力仍小于 40cmH_2O 时，即停止；③当灌注过程中，患者出现漏尿，即停止；④当灌注过程中，患者出现自主神经过反射（收缩压大于 160mmHg）时，即停止
	□ 停止灌注后，将三通阀旋至尿袋通路与导尿管通路相通，点击“排尿”，待排空膀胱后点击停止，保存文件并打印测压报告
操作后	□ 处理用物并记录
	□ 撤除测定装置，拔出导尿管，整理床单位
	□ 对测压报告进行分析，确定膀胱类型
	□ 制订安全的膀胱管理措施
备注	操作说明及注意事项
	□ 膀胱的正常容量为 400 ～ 500mL
	□ 膀胱安全压力的上限为 40cmH_2O
	□ 患者测量前 2 ～ 3h 禁食禁水，以免测量过程中产生大量尿液
	□ 若膀胱安全容量小于 200mL，则不能行间歇导尿

第四十七节　残余尿测定护理操作路径

时间	护理工作
操作前	评估
	□ 解释操作目的，取得患者配合，嘱患者测量前 4h 饮水 300 ～ 400mL，4h 内自行排尿后立即测量残余尿
	□ 评估患者：下腹部皮肤情况、配合程度等
	□ 评估环境：调节合适室温，避免受凉
	□ 用物：仪器完好备用
	用物准备
	□ 残余尿测量仪、耦合剂、纱布或纸巾
操作中	□ 核对患者信息（如住院号、床号、姓名）
	□ 取仰卧位，床头抬高 30° ～ 45°
	□ 暴露下腹部，涂抹耦合剂
	□ 用膀胱残余尿测定探头轻压膀胱区，在下腹部缓慢移动，寻找最大、清晰的液性暗区，获取数值
操作后	□ 处理用物并记录
	□ 擦净皮肤，整理床单位，记录结果
	□ 残余尿量超过 100mL，需间歇导尿
	□ 宣教饮水计划
备注	操作说明及注意事项
	□ 可作为选择间歇导尿时机及停止间歇导尿的依据
	□ 残余尿量小于 100mL，则膀胱处于平衡状态，可停止间歇导尿
	□ 操作便捷且安全舒适，是最常用的残余尿测定方法

第四十八节　间歇导尿护理操作路径

时间	护理工作
操作前	评估
	□ 解释操作目的，取得患者配合

续表

时间	护理工作
操作前	□ 评估患者：意识状况、自理能力、配合程度、会阴部皮肤情况、有无尿道损伤等
	□ 评估环境：准备窗帘或屏风，保护患者隐私
	□ 评估用物：12 号导尿管、液状石蜡润滑剂包装完好，在有效期内
操作中	□ 核对患者信息（如住院号、床号、姓名）
	□ 取仰卧位，拉隔帘，注意隐私保护
	□ 洗手或戴一次性 PE 手套，用生理盐水棉球清洁尿道口（清洁男性尿道口 4 ～ 5 次，清洁女性大小阴唇及尿道口 4 ～ 5 次）
	□ 再次洗手，润滑导尿管前端
	□ 对于男性患者，提起阴茎，使其与腹壁呈 60°，缓慢插入导尿管至尿液排出为止；对于女性患者，分开大小阴唇，插入导尿管至尿液排出为止
	□ 当尿液停止排出时，边用手轻轻按压膀胱，边缓慢水平拔出导尿管
操作后	□ 处理用物并记录
	□ 整理用物、洗手、整理床单位、撤隔帘
	□ 记录尿量于床尾的排尿日记上
	□ 根据残余尿量适当调整患者的饮水计划
备注	操作说明及注意事项
	□ 清洁间歇导尿是神经源性膀胱管理的最优方法
	□ 间歇导尿前制订饮水计划，入量控制在 1550 ～ 2000mL，均衡摄入，晚 8 时后尽量不饮水，避免夜间膀胱过度膨胀，不饮用利尿饮品，如茶、汽水、糖水、含酒精饮品等
	□ 每 4 ～ 6h 间歇导尿 1 次，每日不超过 6 次
	□ 正常膀胱容量为 400 ～ 500mL
	□ 每次导尿量不超过患者膀胱安全容量
	□ 导尿管要充分润滑，插管动作轻柔，对于男性患者，注意 3 个狭窄处，遇阻力时勿强行插入，避免损伤尿道
	□ 膀胱排空要彻底，操作中注意患者保暖

第四十九节　化疗泵护理操作路径

时间	护理工作
操作前	评估与紧急处理
	□ 患者：签署化疗知情同意书

续表

时间	护理工作
操作前	□ 静脉通路：建立输注化疗药物的静脉通路，建议置入中心静脉导管
	护士准备
	□ 洗手，穿隔离衣，戴口罩、手套（聚乙烯手套、乳胶手套）及护目镜
	环境准备
	□ 化疗药物应在生物安全柜内配置，配置前先启动紫外线灯，对柜内空气消毒半小时，再进行药物配制，以保证洁净的备药环境
	用物准备
	□ 便携式化疗泵、50mL 注射器 1 个、化疗药液、10mL 0.9% 氯化钠注射液、乙醇棉球、砂轮、无菌纱布、弯盘、笔、输液卡
操作中	□ 了解化疗药物可能产生的副作用及注意事项、化疗泵使用过程中注意事项
	□ 检查化疗泵质量，确认外包装完好、泵体和储液囊无破损、保护帽在正常位置、在有效期内
	□ 遵医嘱配置化疗药，双人核对，准确计算所需泵入药液的总剂量及流速
	□ 打开无菌保护装置，取下加药口帽盖，用一次性注射器抽取配置好的药液，排尽空气后取注射器针头，将针头与加药口紧密连接，匀速将药液注入储液囊内，加入全部药液后连接延长管，注意延长管连接方向正确
	□ 取下延长管远端的无菌帽，让药液自动排出，去除延长管内空气，旋紧无菌帽
	□ 调节化疗泵输注参数，双人核对后在化疗泵标签上注明药物名称、浓度、剂量、配制时间等
	□ 输注前再次核对化疗泵输注参数，双人核对后连接输液装置，固定延长管，在化疗泵标签上注明执行人、开始输注时间、预计结束时间，指导患者将化疗泵妥善放置于专用保护套内
操作后	□ 处理用物并记录
	化疗泵使用注意事项
	□ 避免在阳光直射或高于 38℃的环境中储存配置好药液的化疗泵
	□ 不可重复灌注或消毒后再次使用，使用过后的化疗泵按院感和防护要求处理
	□ 不宜使用化疗泵输注脂肪乳等脂溶性药物及与 PVC 不相容的药物如紫杉醇等
	化疗泵使用过程中常见问题的观察
	□ 输液囊破裂
	□ 泵速过慢或过快
备注	化疗泵使用过程中的管理
	□ 正确连接输液通道
	□ 保证管路通畅
	□ 确保输注速度准确
	□ 严格执行交接班

第五十节　CVC 维护护理操作路径

时间	护理工作
操作前	评估
	□ 解释操作目的，取得患者配合
	□ 评估患者：了解患者身体状况，查看护理记录单中置管日期、上次维护时间、导管在体内/体外长度，与患者贴膜上书写的信息核对；观察穿刺局部有无发红、肿胀、渗血、渗液、疼痛、瘙痒等情况，询问患者置管侧颈部和肩膀有无麻木、酸胀、活动受限等；询问有无酒精过敏史、碘伏过敏史
	□ 评估环境：环境干净整洁
	用物准备
	□ 治疗盘、中心静脉导管维护包、10cm×12cm 透明贴膜、冲管液、封管液、输液接头、快速手消毒剂、医用垃圾桶、生活垃圾桶、锐器盒等，确保用物处于完好备用状态
操作中	□ 核对患者姓名、住院号，评估患者，做好解释
	□ 洗手，戴口罩
	□ 备齐用物并携带至患者床旁，再次核对患者信息
	□ 体位：协助患者移动至病床近侧，取坐位，头偏向对侧，充分暴露穿刺部位，垫清洁治疗巾
	□ 评估：敷料有无卷曲、松动、潮湿；穿刺点及周围皮肤有无渗血、渗液或分泌物，有无红肿、破溃、皮肤颜色改变
	□ 由导管尾端向穿刺点逆导管方向小心拆除原有贴膜和胶布，避免牵拉导管
	□ 再次查看导管刻度及穿刺点情况
	□ 用快速手消毒剂消毒手，检查并打开中心静脉导管维护包
	□ 戴无菌手套，铺无菌治疗巾
	□ 皮肤消毒：无菌纱布包裹接头处，提起导管，避免牵拉；75% 酒精棉球避开穿刺点，螺旋形向外无缝隙消毒皮肤 3 次，消毒面积大于贴膜面积（10cm×12cm）；用 1% 碘伏棉球在穿刺点稍停留后，以穿刺点为中心螺旋形向外无缝隙消毒皮肤 3 次，并消毒导管体外部分及固定翼，待干
	□ 用 1% 碘伏棉球稍用力擦拭导管体外部分、连接器及输液接头 2 次，再消毒皮肤 1 次
	□ 更换接头：确认导管夹于夹闭状态，用无菌纱布包裹并取下原输液接头，用 75% 酒精棉球（避免过湿导致酒精进入导管内）消毒连接器的螺旋头至少 15s，连接新输液接头
	□ 冲封管：脉冲冲管并正压封管，同时夹闭片夹或拇指夹
	□ 再次核对导管体内长度
	□ 固定导管：皮肤自然彻底待干，将导管摆放于合适位置，以 10cm×12cm 透明贴膜做封闭式无张力粘贴，粘贴时应注意以穿刺点为中心，充分排尽贴膜下空气
	□ 脱手套，蝶形交叉固定延长管，并妥善固定导管体外部分和输液接头于合适位置
	□ 在贴膜胶带上记录导管名称、维护时间、导管体内长度及维护者姓名，贴于适当处

续表

时间	护理工作
操作后	□ 再次核对患者信息
	□ 协助患者取舒适卧位，询问需要，行健康指导
	□ 整理床单位，处理用物
	□ 洗手、取口罩
	□ 在护理记录单上记录维护情况
备注	注意事项及操作说明
	□ 严格遵守无菌操作原则和无菌技术操作规范，避免导管相关性血液感染
	□ 去除贴膜、消毒皮肤和导管时应固定好导管，避免将其拽出，若已发生导管脱出，禁止将其移入体内
	□ 注意透明贴膜应覆盖导管部分，碘伏消毒范围不超过酒精消毒范围
	□ 75% 酒精棉球勿接触穿刺点和导管，以免引起化学性静脉炎和导管老化
	□ 严禁使用 10mL 以下的注射器冲封管，亦不可用此做导管高压注射（专用耐高压导管除外），以免造成导管破裂
	□ 冲管时若遇阻力或者回抽无回血，不可暴力冲管，应辨别原因后做相应处理
	□ 取下输液接头时应确保导管处于夹闭状态，以防发生空气栓塞
	□ 输液接头每周更换 1 次，如输注血液或胃肠外营养液，需 24h 更换 1 次

第五十一节　PICC 维护护理操作路径

时间	护理工作
操作前	评估
	□ 解释操作目的，取得患者配合
	□ 评估患者：①身体状况，意识状态、自理能力、合作程度、过敏史等；②导管情况，留置时间、维护间隔，有无脱出、打折等；③穿刺局部情况，有无红、肿、热、痛等炎症表现，臂围有无变化，是否存在感染、血栓、外渗等
	□ 评估环境：环境干净整洁
	用物准备
	□ 治疗盘内：10cm × 12cm 透明敷料、清洁治疗巾、≥ 10mL 一次性专用冲洗装置（或生理盐水 1 袋 + ≥ 10mL 注射器 1 个，必要时备肝素盐水）、输液接头

续表

时间	护理工作
操作前	□ 一次性维护包 1 个：无菌手套 1 双、弯盘 2 个、75% 酒精棉球 1 包、≥ 0.5% 葡萄糖酸氯己定乙醇溶液（年龄＜ 2 个月的婴儿慎用）或浓度不低于 0.5% 的碘伏棉球 1 包、镊子 2 把、纱布 2 块、条形胶布 3 条
	□ 其他：医嘱单、快速手消毒剂、医用垃圾桶、生活垃圾桶、锐器盒
操作中	□ 核对床号、姓名、住院号（呼唤患者，核对床头卡及腕带），评估患者，做好解释
	□ 洗手，戴口罩
	□ 备齐用物并携带至患者床旁，再次核对患者信息
	□ 协助患者取合适体位，充分暴露置管部位，置管侧臂下垫清洁治疗巾
	□ 测量患者双臂围并记录，观察导管外固定状况（敷料有无松脱、导管有无移动）
	□ 手卫生
	□ 拆除敷料：①去除透明敷料外的固定胶布；②逆导管方向去除敷料，避免将导管带出
	□ 查看导管刻度及穿刺局部情况
	□ 手卫生，检查并打开一次性维护包
	□ 备无菌物品（输液接头、透明敷料、冲洗装置或生理盐水注射器）于无菌区
	□ 戴无菌手套
	□ 取无菌治疗巾垫于患者置管侧臂下
	□ 皮肤消毒：大于敷料覆盖的范围。用 75% 酒精棉球和≥ 0.5% 葡萄糖酸氯己定乙醇溶液棉球（或浓度不低于 0.5% 的碘伏棉球）以穿刺点为中心螺旋向外擦拭消毒皮肤（酒精棉球消毒时应避开穿刺点至少 0.5cm），至少消毒 2 次或遵循消毒剂使用说明书，并自然待干
	□ 更换接头：无菌纱布包裹并取下原有输液接头，弃去，用消毒棉球（避免过湿致消毒液进入导管内）用力擦拭消毒导管口的横截面和外围 5 ～ 15s，并待干
	□ 安装新输液接头
	□ 冲封管：抽回血，用生理盐水脉冲式冲洗导管（“推－停－推”方法），并用导管容积加延长管容积 1.2 倍以上的生理盐水或 10U/mL 肝素盐水正压封管（直推方法）
	□ 再次核对导管体内长度
	□ 导管固定：消毒液自然待干后用透明敷料以穿刺点为中心，完全覆盖导管部分及连接器，注意无张力粘贴，使敷料、导管、皮肤充分贴合，确保固定良好
	□ 妥善固定导管延长管和输液接头，胶带上记录维护时间、导管长度等信息
	□ 脱手套，手卫生
	□ 做好维护记录
操作后	□ 处理用物并记录
	□ 再次核对患者信息
	□ 协助患者取舒适卧位，询问需要，进行健康宣教：①患者带管期间的自我观察要点和日常生活注意事项；②置管肢体功能锻炼方法；③静脉导管定期维护

续表

时间	护理工作
操作后	□ 整理床单位，处理用物
	□ 洗手、取口罩
	□ 在护理记录单或维护手册上记录维护情况
备注	注意事项及操作说明
	□ 定期更换置管穿刺点覆盖的敷料，更换间隔时间：无菌透明敷料应至少每 7d 更换 1 次，无菌纱布敷料应至少每 2d 更换 1 次；穿刺部位出现渗液、渗血时应及时更换敷料；敷料发生松动、污染等完整性受损时应立即更换
	□ 每日观察穿刺点周围皮肤及敷料的完整性，并评估导管留置的必要性，非治疗需要或并发症处理不佳时将其移除
	□ 严格执行无菌技术操作规程和手卫生规范，遵守无菌非接触技术要求。维护过程中手套污染或破损时应立即更换
	□ 输液接头应至少每 7d 更换 1 次，出现破损、污染、取下或内有血液残留时应立即更换
	□ 操作时应妥善固定好导管，避免将其拽出
	□ 乙醇消毒时避免接触穿刺点和导管，以免进入体内引起化学性静脉炎和导管老化
	□ 冲管时若遇到阻力或者抽吸无回血，应进一步确定导管通畅性，不应强行冲洗导管
	□ 妥善放置、固定导管，避免导管受压、打折和牵拉
	□ 指导患者按期维护，若出现穿刺侧肢体疼痛、局部红肿、渗血渗液、接头脱落、导管折断及发热等不适情况，及时到医院就诊

第五十二节　抗肿瘤药物的配置护理操作路径

时间	护理工作
操作前	评估
	□ 治疗室安静、清洁、配药前 30min 无人员走动
	用物准备
	□ 生物安全柜、一次性防渗防护垫、防渗透防护服、一次性帽子、口罩、面屏、PVC 手套、乳胶手套、一次性注射器、无菌纱布、锐器盒、医疗废物桶（套双层黄色垃圾袋）、溢出包
操作中	□ 加药前 30min 关闭门窗，启动生物安全柜并开启紫外线消毒，确认其处于正常工作状态
	□ 洗手，戴医用外科口罩（有条件者佩戴 N95 口罩）、一次性帽子、面屏，穿防渗透防护服，戴双层手套（内层 PVC 手套，外层乳胶手套），确保手套和防护衣之间没有手腕皮肤暴露
	□ 生物安全柜内铺一次性防渗防护垫，不能遮挡吸风口，开启防护玻璃到指定高度，启动循环风机及照明灯

续表

时间	护理工作
操作中	□ 双人核对医嘱和药物
	□ 密封瓶粉剂药物溶解时，溶媒沿瓶壁缓慢注入瓶底，瓶装药液稀释后立即抽出瓶内气体（以防瓶内压力过高导致药液从针眼处溢出），采用负压技术抽取药液
	□ 轻弹安瓿颈部，使附着的药液降至瓶底，安瓿锯痕后用 75% 乙醇消毒去屑，掰开安瓿时用纱布包裹颈部（避免药液、玻璃片飞溅，防止划破手套）
	□ 用注射器将药液抽出（抽出的药液不超过注射器容量的 3/4），注入液体袋内混匀
	□ 双人再次核对药物无误后，在输液袋体标签上双签名并注明操作时间
操作后	□ 将配置好的药液放在指定位置待用
	□ 密封瓶、安瓿、注射针头放于锐器盒，将配药过程中产生的其他医疗废物放在指定的双层黄色垃圾袋中
	□ 75% 酒精擦拭操作台面、各侧面及防护玻璃，顺序为从上到下、从内到外
	□ 脱手套及防护服，洗手，更换口罩
	□ 开启生物安全柜紫外线消毒 30min，开窗通风
备注	□ 化疗药物溢出时的处理：溢出药物为粉剂，用湿纱布覆盖吸附；若为水剂，用干纱布吸附，再用蘸有洗手液的纱布和清水纱布擦拭 3 次、75% 酒精纱布擦拭 3 次，更换一次性防渗防护垫，更换手套后继续配药。对溢出的药品名称、溢出量、处理过程、原因分析及溢出物对操作人员与环境的影响程度等，做好记录
	□ 连续工作时每 30min 更换手套 1 次

第五十三节　PORT（不耐高压）维护护理操作路径

时间	护理工作
操作前	评估
	□ 时机：治疗期间无异常情况下每 7d 维护 1 次（更换无损伤穿刺针及透明贴膜）、治疗间歇期每月进行 1 次冲封管
	□ 内容：穿刺部位及周围皮肤有无渗血、渗液或分泌物，有无破损、红肿痛、皮肤颜色改变，触摸有无硬结、疼痛等，输液港底座有无移位等现象，有无酒精过敏史、碘伏过敏史
	用物准备
	□ 10cm × 12cm 透明贴膜、清洁治疗巾、100mL 生理盐水和 20mL 注射器（或预冲式冲洗器）、输液接头、无损伤穿刺针、维护包（无菌手套、弯盘、75% 乙醇棉球、0.5% 碘伏棉球、镊子、纱布、条形胶布）、维护手册、快速手消毒剂、医用垃圾桶、生活垃圾桶、锐器盒、无菌剪刀等

续表

时间	护理工作
操作中	□ 解释维护目的，取得配合
	□ 打开无菌包
	□ 将无损伤穿刺针、透明贴膜、预冲式冲管注射器、无针接头分别投入无菌区
	□ 右手戴无菌手套，抽吸生理盐水备用
	□ 左手戴无菌手套，理顺无菌区域内物品
	□ 用生理盐水预冲蝶形针，排尽空气
	□ 用生理盐水预冲新的输液接头，排尽空气
	□ 酒精棉球以穿刺点为中心（避开未愈合伤口），螺旋向外用力擦拭消毒皮肤 3 次，消毒范围直径≥ 15cm
	□ 碘伏棉球以穿刺点为中心，螺旋向外用力擦拭消毒皮肤 3 次，消毒范围直径≥ 15cm，待干。注意：碘伏消毒范围不超过酒精消毒范围
	□ 排尽无损伤穿刺针内空气，夹闭拇指卡
	□ 非主力手拇指、食指、中指固定输液港底座，将输液港拱起，确定三指中心
	□ 主力手持无损伤穿刺针自三指中心处垂直刺入穿刺隔，直达储液槽底部
操作中	□ 抽回血，确认导管通畅，用 10mL 预冲注射器脉冲式冲管
	□ 在无损伤穿刺针针翼下方垫厚度适宜的小方纱
	□ 用无菌剪刀剪开敷料 2 ～ 3cm，开口向下，覆盖伤口
	□ 敷料开口端与无损伤交叉垫置于针翼下
	□ 以穿刺点为中心，单手持透明贴膜，无张力自然垂放于导管和皮肤上
	□ 塑形：沿穿刺点、导管至连接器，用大拇指和食指指腹边捏边按压，使透明贴膜和体外导管紧密相连，达到塑形效果
	□ 抚平：边按压贴膜边排尽贴膜下空气
	□ 边撕除贴膜上的边框边按压，使贴膜平整、无卷边
	□ 记录信息：胶条上注明“维护者姓名、年 / 月 / 日、PORT”
	□ 蝶形交叉固定延长管，使贴膜与导管服帖
	□ 将 2 条胶布用“Ω”固定法固定连接器柄和接头部分
	□ 将标识横贴于穿刺针双翼上方
操作后	处理用物并记录
	□ 分类处理医疗垃圾
	□ 整理床单位
	□ 进行健康宣教：若病情允许，多饮温水；告知日常生活注意事项、下次维护时间、自我观察内容等
	□ 在维护手册、护理记录单上记录

续表

时间	护理工作
备注	注意事项
	□ 必须使用无损伤穿刺针穿刺输液港，连续输液者每 7d 更换 1 次无损伤穿刺针
	□ 严禁使用 10mL 以下的注射器冲封管，亦不可用此导管行高压注射，以免造成导管破裂
	□ 回抽无回血时，不可暴力冲管，应明确原因后做相应处理
	□ 输血、输高黏滞性药物后应立即用 20 ～ 30mL 生理盐水冲洗导管
	□ 每次避开同一穿刺点，防止瘢痕形成
	□ 拔针时用两指固定好输液罐后轻柔拔针

第五十四节　股动脉压迫器管理护理操作路径

时间	护理工作
操作前	评估
	□ 时机及对象：介入术后使用股动脉压迫器的患者
操作前	□ 内容：患者意识、生命体征、认知功能、病史和主诉，检查与压迫处下肢相关的症状和体征
	用物准备
	□ 治疗盘、无菌棉签、0.5% 碘伏、创可贴
操作中	□ 解释目的、意义，取得配合
	□ 体位：平卧位
	□ 观察穿刺点无渗血及周围皮肤无血肿、无瘀青、无硬结
	□ 观察穿刺侧下肢皮温、色泽、感觉、足背动脉搏动情况
	□ 术后穿刺侧肢体制动 8h，压迫器每隔 2h 逆时针松 2 圈，观察有无出血
	□ 遵医嘱指导穿刺侧肢体踝泵运动，对侧健肢床上活动
	□ 凝血功能正常者 8h 后取下压迫器，穿刺处消毒，创可贴覆盖，注意观察有无出血
	□ 特殊情况时遵医嘱执行
操作后	□ 处理用物并记录
	安全指导
	□ 体位：坐位或半卧位
	□ 指导首次下床的注意事项
	□ 观察压迫处有无出血

第五十五节　老年人跌倒危险降低预防技术临床护理路径

时间	护理工作
操作前	核对与解释
	□ 确认老年人身份信息
	□ 解释操作目的、方法和注意事项
	风险评估
	□ 采用 Morse 跌倒风险评估量表
	□ 年龄、近 6 个月跌倒史、疾病症状（如眩晕）、用药情况（降压药、降糖药、镇静催眠药、抗精神病药、利尿药等）、有无视力障碍、是否需搀扶或使用辅助用具（手杖、拐杖助行器、轮椅）、行走、意识、认知状态等
	□ 步态和移动能力
	□ 陪护者文化程度以及对跌倒风险和预防的认知、理解能力
	□ 居家环境：了解与谁同住、地面是否防滑、床的高度、床头灯、光线、家具摆放、卫生间有无防滑垫等
操作中	□ 风险告知：根据评估结果，告知老年人的跌倒风险及不良后果；对高危老年人放置防跌倒警示标识
	□ 穿衣指导：鞋子防滑、大小适中，裤腿不拖地
	□ 更换体位指导：醒后卧床 1min 再坐起，坐 1min 再站起，站 1min 再行走
	□ 如厕指导：输液过程中如厕，教会其使用移动输液架，指导老年人勿倚靠输液架；半自理老年人需他人陪伴或使用助行器如厕，教会如厕时使用坐便椅
	□ 陪护者指导：对陪护者进行跌倒预防的指导
	用药管理
	□ 向老年人说明服药注意事项
	□ 降压药：监测血压变化，头晕、头痛加重时及时就诊
	□ 口服降糖药或注射胰岛素：监测血糖，观察有无低血糖反应
	□ 镇静药：睡前服用，服药后立即卧床休息，夜间起床要有照明
	□ 抗精神病药：观察意识、肌力
	□ 利尿药：将尿壶放在老年人伸手可及处
	设施设备管理
	□ 调整床的高度，固定好脚刹，收好床尾摇把，必要时加床挡，固定好床头桌
	□ 呼叫器、便器等常用物品放在老年人易取处
	□ 拐杖、助行器使用指导
	□ 搬运时，将平车、轮椅固定，防止滑动
	□ 患者活动或不适时扶支撑物

续表

时间	护理工作
操作中	环境风险管理
	□ 地面：平整、无障碍物、无水迹，擦拭地面时注意放置警示标识，浴室有防滑垫
	□ 光线：明亮、不刺眼、无反光
	□ 其他居家环境指导
操作后	□ 评估对指导内容的掌握情况，酌情提供宣教材料
	□ 记录、签名
备注	□ 评估步态时，可采用起立－行走测验
	□ 内容有针对性：结合该老年人的主要跌倒风险因素，给予针对性指导，避免逐条机械性全面指导
	□ 指导方式恰当：根据老年人及陪护者的理解与接受能力选择恰当的指导方式，并评价效果
	□ 对居家环境跌倒风险进行评估与指导

第五十六节　光动力技术护理操作路径

时间	护理工作
操作前	评估
	□ 内容：了解患者基本信息（病史、治疗史、专科检查结果），为患者建档，配合医生进行检查治疗（嘱患者排空膀胱）
	用物准备
	□ 一次性治疗碗、无菌止血钳、1mL 或 2.5mL 注射器、药品、温敏凝胶（冰箱保存）、脱脂棉片、纱布、剪刀、保鲜膜、避孕套、光动力治疗仪等
操作中	配药
	□ 浓度为 20%：每支药需 0.5mL 温敏凝胶溶解，现配现用，若未能及时使用应避光保存不超过 1h
	敷药
	□ 宫颈管：条状棉条浸湿后塞进宫颈管内 1.5 ～ 2cm，留 1cm 于宫颈口外以便取出
	□ 宫颈面：片状棉片浸湿后敷于宫颈面，覆盖病变部位（外阴病灶同宫颈面），敷药时间为 3 ～ 4h，防止患者尿潴留
	固定
	□ 将 2 ～ 3 块纱布折成圆柱状，塞进避孕套内，制成阴道填充物，填充于阴道内以固定敷药棉片，留 2cm 于阴道口外以便取出
	□ 外阴病灶则用保鲜膜固定封包，嘱患者勿剧烈活动

续表

时间	护理工作
操作中	照光
	□ 取出填充物，嘱患者排空膀胱，取截石位
	□ 根据病灶部位和病灶面积选择不同的仪器
	□ 半导体激光器 + 柱状光纤：功率密度 80MW/cm^2，照光时间(25 ± 5)min。宫颈管部位：连接光纤治疗头，将一次性套管套在光纤上，在正式治疗前开启指引光，以便于调整治疗光纤在宫颈管的插入深度(1 ~ 2cm)，调整好光纤深度后，取胶布粘贴在扩阴器上，固定光纤
	□ LED-IB 型治疗仪：功率密度 80MW/cm^2，照光时间(25 ± 5)min；宫颈部位：设备光源套上锥形套管，取无菌直管连接在锥形管上，调整支架高度，放置直管深入阴道内，管口距宫颈表面 1 ～ 2cm，固定后打开光源，进行照光
	□ 妇科治疗仪：功率密度 60 ～ 70MW/cm^2，照光时间(25 ± 5)min
	疼痛管理
	□ 可于照光前 1h 遵医嘱使用止痛药，减轻疼痛反应，如患者疼痛难忍，可以采取以下措施进行干预
	□ 调低功率密度：可根据患者的疼痛反应，降低功率密度，每下调 10% 的功率密度，照光时间延长 5min
	□ 两步照光法：先用 40MW/cm^2，照 5min；再用 80MW/cm^2，照 20min
	□ 脉冲模式照光：将照光模式改为脉冲模式，时间设定为正常模式的 2 倍
	□ 暂停照光，待患者疼痛稍缓解后再进行照光
操作后	□ 处理用物并记录
注意事项	□ 患者治疗后多饮水，勤排尿
	□ 保持外阴清洁
	□ 治疗期间及治疗后 3 个月内禁止性生活、盆浴、游泳
	□ 如有不适，及时就医

第五十七节　凯格尔运动护理操作路径

时间	护理工作
操作前	评估
	□ 时机及对象：妊娠或多次妊娠史、轻微盆底脏器脱垂、阴道松弛等的患者
	□ 内容：患者意识及生命体征、病史、主诉、阴道出血情况
	用物准备

续表

时间	护理工作
操作前	□ 软垫、手套、凯格尔运动的锻炼视频、宣传手册等
	患者准备
	□ 嘱患者运动前排空膀胱
操作中	□ 解释目的、意义，取得配合
	□ 患者取平卧位，专科护士戴清洁手套，两手指伸入患者阴道口，指导患者做收缩阴道肛门动作 3s 后再放松，手指能感觉到阴道肌肉收缩感，反复演练，使患者能更好地掌握凯格尔锻炼方法，指导患者出院后按此方法进行锻炼
	□ 全身放松，双臂放于身体两侧，腹部、臀部、大腿不用力，双膝微曲，收缩臀部的肌肉并向上提肛，保持 3 ～ 5s，放松后休息 5 ～ 10s，重复收缩运动
	□ 患者取站立位，双腿前后交叉，双手举过头顶合十，下蹲时放松，站起时收缩盆底肌，重心在中间
	□ 打开双脚，与肩同宽，双手伸直，向前抬平，在双手放下向身后延伸的同时，踮起双脚、抬头、提肛以收缩盆底肌
	□ 双膝跪立在软垫上，双腿打开，与肩同宽，脚尖并拢，起身时注意收紧盆底肌，臀向前倾
	行健康宣教
	□ 初学者取仰卧位，在熟练掌握动作要领后，随时随地均可进行锻炼，直至能坚持做 15 ～ 30min
	□ 处理用物并记录
备注	□ 医护人员术前先指导患者训练方法，并确认其已正确掌握动作要领
	□ 初次训练时以不感到疲劳且微微出汗为宜，患者体能逐渐恢复后适当增加运动频率、缩小训练周期
	□ 患者生命体征平稳后即可开始训练，医护人员要做好跟踪监督，以亲切的语言进行鼓励，并指导其在放松状态下训练
	□ 鼓励患者家属在旁陪伴，充分给予其情感支持，以减轻或消除精神压力

第五十八节　会阴擦洗护理操作路径

时间	护理工作
操作前	评估
	□ 评估患者：病情、会阴部及会阴伤口情况
	□ 评估环境：调节室温，准备窗帘或屏风，保护患者隐私

续表

时间	护理工作
操作前	用物准备
	□ 中单、一次性手套、消毒碗、无菌镊子、碘伏棉球
	患者准备
	□ 嘱患者排空膀胱
操作中	□ 洗手，戴口罩，解释操作目的，取得患者配合
	□ 携用物至床旁，核对患者信息（如住院号、床号、姓名、引流管标识），充分解释
	□ 拉隔帘，注意隐私保护，指导患者脱下一侧裤腿，取屈膝仰卧位，双腿略外展，充分暴露会阴，臀下垫一次性治疗巾，若行会阴冲洗，应将便盆放于中单上
	□ 取少量手消毒液，搓揉双手，戴手套
	□ 护士一手持稀释后的碘伏棉球，另一手协助分开大小阴唇，按照会阴擦洗顺序进行擦洗
	□ 会阴有伤口者先擦洗伤口，再从阴阜至会阴联合体，由上至下、由外向内擦洗，最后擦洗肛周，待干。必要时，可根据患者情况增加擦洗次数，直至擦净
	□ 操作结束后，撤去中单或治疗巾，协助患者穿好衣物，取舒适卧位
操作后	□ 整理用物、脱手套、洗手、整理床单位、撤隔帘
	□ 再次核对患者信息，根据患者情况进行宣教。对于产后及会阴术后患者，指导其每次排便后均擦洗会阴，预防感染
	□ 必要时根据擦洗时观察的情况，完善护理记录
备注	□ 注意擦洗顺序，动作轻柔，擦洗时应注意观察会阴部及会阴伤口周围有无红肿、分泌物及其性质和伤口愈合情况，如发现异常，立即报告值班医生
	□ 擦洗时室内环境温度适中，注意保暖
	□ 对产后及会阴术后患者，指导其每次排便后均擦洗会阴，预防感染
	□ 对留置导尿管者，应注意导尿管是否通畅，避免脱落及打结
	□ 注意无菌操作，最后擦洗有伤口感染的患者，避免交叉感染
	□ 操作者在操作前后均需洗净双手

第五十九节　阴道灌洗护理操作路径

时间	护理工作
操作前	评估
	□ 解释操作目的，取得患者配合

续表

时间	护理工作
操作前	□ 确认患者有无性生活史以及会阴部周围皮肤有无阴道出血、异常分泌物等
	□ 准备窗帘或屏风，保护患者隐私
	用物准备
	□ 中单、一次性手套、妇科阴道冲洗器、弯盘、便盆、窥阴器及配备好的灌洗溶液
操作中	□ 核对患者信息（如住院号、床号、姓名，再次确定患者有无性生活史）
	□ 嘱患者排空膀胱，协助患者上妇科检查床，取膀胱截石位，注意隐私保护
	□ 洗手、戴手套、铺治疗巾，打开新的阴道灌洗器并检查完好性
	□ 根据患者病情配置灌洗液 500 ～ 1000mL，灌洗液连接一次性阴道灌洗器并挂于输液架上，高度为距床沿 60 ～ 70cm，水温为 41 ～ 43℃
	□ 操作者戴一次性手套，一手持冲洗器，打开开关，先冲洗外阴，然后用另一只手将小阴唇分开，将冲洗器的灌洗头沿阴道纵壁的方向缓缓插入阴道并达阴道后穹隆部，灌洗时应将灌洗头围绕子宫颈轻轻地上下左右移动，将整个阴道穹隆及阴道侧壁冲洗干净
	□ 当灌洗液剩 100mL 左右时关上开关，用窥阴器向下按，使阴道内液体流出
	□ 拔出灌洗头和窥阴器，再次冲洗外阴部，扶患者坐于便盆上，使阴道内残留的液体流出
操作后	□ 处理用物并记录
	□ 协助患者整理衣裤，下妇科检查床
	□ 再次核对患者信息，根据患者情况进行宣教，如有不适，及时通知医护人员
	□ 记录阴道灌洗的时间及阴道分泌物的性状
备注	□ 冲洗器灌洗筒距床沿的距离不应超过 70cm，以免压力过大、水流过速，使灌洗液、污物进入子宫腔或灌洗液与局部作用的时间不足
	□ 灌洗液温度以 41 ～ 43℃为宜，温度不能过高或过低，温度过低则患者不舒服，温度过高则可能烫伤患者的阴道黏膜
	□ 灌洗溶液的选择：滴虫性阴道炎的患者，应用酸性溶液灌洗；外阴阴道假丝酵母菌病患者，用碱性溶液灌洗；非特异性阴道炎者，用一般消毒液或生理盐水灌洗；术前患者可选用碘伏溶液、高锰酸钾溶液或苯扎溴铵溶液灌洗
	□ 灌洗头插入不宜过深，弯头应向上，灌洗过程中动作要轻柔，避免刺激后穹隆引起不适或损伤局部组织引起出血，用窥阴器灌洗时，应轻轻旋转窥阴器，使灌洗液能达到阴道各部
	□ 产后 10d 或妇产科手术 2 周后的患者，若合并阴道分泌物浑浊、有臭味、阴道伤口愈合不良、黏膜感染坏死等，可行低位阴道灌洗，冲洗器灌洗筒的高度一般不超过床沿 30cm，以避免污物进入宫腔或损伤阴道残端伤口
	□ 对未婚女性可用导尿管进行阴道灌洗，不能使用窥阴器；月经期和产后或人工流产术后子宫颈口未闭、有阴道出血的患者，不宜行阴道灌洗，以防引起上行性感染；宫颈癌患者有活动性出血时，为防止大出血，禁止灌洗，可行外阴擦洗

第六十节　盆底康复技术护理操作路径

时间	护理工作
操作前	评估
	□ 时机及对象：妇科术后盆底修复、子宫脱垂、盆腔器官脱垂、盆底肌松弛、人流术后镇痛等患者
	□ 内容：了解患者基本信息（皮肤、肢体功能是否完好）、病史、治疗史、手术方式、专科检查结果
	用物准备
	□ 盆底康复治疗仪、耦合剂
操作中	□ 解释目的、意义，取得患者配合
	□ 检查治疗仪是否完好，开机，连接电极线
	□ 根据患者病情选择对应治疗模式（盆底肌治疗），设定时间为 20 ～ 25min
	□ 在治疗用的电极片上均匀涂抹耦合剂，紧密贴合于患者腰骶部（子宫投影区），治疗过程中嘱患者勿自行摘除或触摸电极片，勿剧烈活动
	□ 按确认键开始治疗，在治疗过程中根据患者反馈随时调整能量，观察患者反应
操作后	□ 处理用物并记录
	□ 治疗结束，取下电极片，关机，用酒精擦拭电极片，消毒备用
	□ 观察患者有无不适，如腰腹部剧烈疼痛、阴道出血等
备注	□ 嘱患者勿大力拉扯电极衔接线，以防扯断、破坏治疗电极片
	□ 电极片黑色面平均涂抹耦合剂，治疗时，使其与皮肤接触良好，防止接触不慎而产生刺痛感
	□ 治疗过程中，患者治疗部位的稍微麻感是电疗输出能量和人体相耦合的结果，属正常情形
	□ 能量设置：每次不超出 10 个能量值，以患者能接受为宜
	□ 治疗过程中，如要停止治疗，请先按确认键停止能量输出，然后取下治疗片

第六十一节　产妇会阴侧切与缝合护理操作路径

时间	护理工作
操作前	□ 解释操作目的，指导产妇配合，取膀胱截石位
	□ 评估会阴部皮肤、黏膜及伤口情况，观察阴道出血或羊水的量、色、气味，询问伤口疼痛情况及有无感染

续表

时间	护理工作
操作前	□ 环境安静、整洁，室温适宜，准备窗帘或屏风，保护患者隐私
	□ 用物：弯盘、持针器、侧切剪、齿镊、尾纱、可吸收缝合线、无菌纱布、0.5% 利多卡因 10mL、0.9% 生理盐水 20mL、10mL 注射器
操作中	□ 核对产妇信息（如住院号、床号、姓名）
	□ 取合适体位、拉隔帘，注意隐私保护
	□ 洗手、戴手套、穿手术衣，铺无菌治疗巾，打开无菌缝合包
	会阴阻滞麻醉
	□ 术者将左手中指、食指二指伸入阴道内，触及坐骨棘作为指引，右手持 0.5%利多卡因，在肛门与坐骨结节连线中点处进针，将针头刺向坐骨棘尖端内侧约 1cm 处，注射药液 1/2，再将针头抽回至皮下，沿切开侧的大小阴唇、会阴体皮下做扇形注射，注射药液时应注意不可注入血管及直肠内
	选择合适时机进行侧切
	□ 术者以左手中指、食指伸入阴道内，撑起左侧阴道壁，右手持会阴侧切剪，一叶置于阴道内，另一叶置于阴道外，使剪刀切线与会阴后联合中线向旁侧呈 45° 放好，于宫缩时，剪开会阴 4 ～ 5cm
	□ 胎盘娩出后更换手套，检查伤口有无延裂、阴道有无裂伤及血肿，用生理盐水冲洗伤口
	□ 将尾纱塞入阴道内，暴露手术视野
	缝合阴道黏膜
	□ 用中指、食指撑开阴道壁，暴露阴道黏膜切口顶端及整个切口，用 2–0 肠线，自切口顶端上方 0.5cm 处开始，对齐创缘，间断或连续缝合阴道黏膜及黏膜下组织，直到处女膜环
	缝合肌层（提肛肌）
	□ 用 2–0 肠线间断缝合肌层，肌层切口缘应对齐，缝合切开肌层下缘肌组织缝合皮下及皮肤组织
	□ 以 4–0 肠线连续缝合皮下及皮肤组织
	取出尾纱
	□ 缝合完毕，取出尾纱，检查伤口有无血肿、出血，然后检查缝合线有无穿透直肠黏膜，擦净周围及外阴部血渍
操作后	□ 整理用物、脱手套、洗手、整理手术床、撤床帘
	□ 再次核对产妇信息，根据患者情况进行宣教，指导其保持会阴部清洁干燥、大小便后清洗外阴，勤换护理垫
	□ 完善分娩记录单、护理记录单
备注	□ 注意缝针勿过密、缝线勿过紧，以免组织水肿或缝线嵌入组织内，影响伤口愈合
	□ 术后回访伤口，若发现任何恢复不良情况，应及时指导产妇就医。若 7d 后产妇伤口的可吸收缝合线未被吸收，可根据情况选择拆线
	□ 嘱产后多食富含纤维素的食物，保持大便通畅

第六十二节　胎心监护护理操作路径

时间	护理工作
操作前	评估
	□ 解释操作目的，取得孕妇配合
	□ 评估孕妇：腹部皮肤情况
	□ 评估环境：准备窗帘或屏风，保护隐私
	□ 用物：确保胎心监护仪、监护绑带、耦合剂、插线板、打印机处于完好备用状态
操作中	□ 核对孕妇信息（住院号、床号、姓名），嘱其排空膀胱
	□ 了解孕妇进食、孕周、胎动及宫缩情况，协助孕妇取半卧位（15° ～ 30° ）或侧卧位，注意保暖，拉隔帘（屏风），注意隐私保护
操作中	□ 连接电源，打开开关，调节宫腔压力归零，调节合适音量，设置宫缩间歇期宫压为“0”，设置时间 20min
	□ 手卫生，触诊判断胎背位置，涂上耦合剂，在胎心搏动最明显处固定好胎心探头，在宫底处固定宫压探头
	□ 巡视病房，查看宫压及胎心探头固定情况、监护曲线是否完整
	□ 监护结束，查看监护图纸，若 20min 内无胎动，可继续监护 20min 或将监护图纸交管床医生判读
	□ 关闭监护仪，撤去监护探头，用纸巾擦去孕妇腹部耦合剂，协助其穿好衣服
操作后	□ 处理用物并记录
	□ 整理用物、洗手，整理床单位，询问孕妇需要
	□ 再次核对孕妇信息，指导孕妇在监护图纸上签字，指导孕妇自数胎动，若有胎动异常、腹痛、阴道流血流液等不适，及时通知医护人员
	□ 清洁监护仪探头，放于指定位置备用
	□ 完善护理记录
备注	□ 避免在孕妇饥饿、胎儿睡眠期行胎心监测
	□ 注意胎心的频率、节律、强弱
	□ 注意与腹主动脉音、脐带杂音鉴别
	□ 监护过程中如发现胎心明显变弱，须调整探头位置，协助孕妇变换体位，给予氧气吸入，报告医生
	□ 告知孕妇自我监测胎动的重要性，教会孕妇自我监测胎动的方法

第六十三节 正常分娩接产护理操作路径

时间	护理工作
操作前	评估
	□ 健康宣教：告知配合要点，指导产妇正确用腹压，解释操作目的以取得配合
	□ 评估患者：评估产妇合作程度、胎儿大小、会阴体情况及产道情况；评估新生儿可能出现的状况
	□ 评估环境：安静、整洁、温度适宜，保护患者隐私
	用物准备
	□ 灭菌产包、接生器械包、脐带夹、吸痰管、负压吸引器、连接管、辐射台、暖箱、新生儿用物、新生儿复苏气囊（备用状态）、缩宫剂
操作中	接生准备
	□ 当初产妇宫口开全、经产妇宫口开大 5 ～ 6cm 时，应做好接生准备工作，如调整产床角度、冲洗消毒外阴
	□ 铺产包，准备接生，接生者按无菌操作规程进行外科手消毒，穿无菌手术衣，戴无菌手套，摆好用物
	助产和适度保护会阴
	□ 接产者左手于胎头拨露 5cm × 4cm，接近着冠，使会阴后联合紧张时，以单手或双手均匀控制胎头娩出速度，每次用力时以胎头露出阴道外口 < 1cm 为宜
	□ 控制胎头娩出速度的同时，适度保护会阴，右手大鱼际肌顶住会阴部，宫缩时向上方适度托压
	□ 宫缩间歇时娩出胎头
	□ 左手自鼻根向下颏挤压，挤出口鼻内黏液和羊水，右手保护会阴
	□ 协助复位和外旋转
	□ 协助前肩娩出：左手将胎儿颈部向下轻压，右手保护会阴
	□ 协助后肩娩出：左手托胎儿颈部向上，右手保护会阴
	□ 双手协助胎体及下肢相继以侧位娩出并记录时间
	□ 断脐：胎儿娩出后 1 ～ 3min 或脐带血管搏动停止后即可断脐，在距脐带根部 2 ～ 3cm 处用 2 把血管钳钳夹，在其中间剪断，用气门芯在距脐部 0.5cm 处结扎，气门芯上部使用脐带夹
	□ 在产妇臀下放置聚血器或弯盘接血，以便测量出血量
	新生儿处理
	□ 立即擦干新生儿身上羊水，同时摆正体位，清理呼吸道
	□ 处理脐带，在脐轮根部稍上方套气门芯或夹上脐带夹，用纱块挤压脐带残端余血，以 2% 碘酊消毒脐带残端
	□ Apgar 评分
	□ 将新生儿放在产妇胸腹部，进行皮肤接触

续表

时间	护理工作
操作中	协助胎盘娩出
	□ 确认胎盘是否剥离
	□ 子宫收缩时，左手握住宫底并按压，同时右手轻拉脐带，协助娩出胎盘
	□ 胎盘娩至阴道口时，双手捧住胎盘，向一个方向旋转并缓慢向外牵拉，协助胎膜完整排出
	□ 检查胎盘、胎膜、软产道
	□ 清理用物，分类，无害化处理
操作后	□ 整理用物、脱手套、洗手，为产妇盖好被子，整理床单位
	□ 对产妇进行产后健康宣教，注意子宫收缩及阴道出血情况，加强营养，指导母乳喂养
	□ 填写分娩记录单，完善各项分娩登记
备注	□ 消毒会阴顺序：大小阴唇→阴阜→两大腿内侧上 1/3 →会阴及肛周
	□ 接产中避免过度用力压迫会阴体，也不要人为扩张会阴体，以免造成水肿及产道损伤
	□ 胎头娩出后右手保护会阴，不要急于娩出胎肩
	□ 挤压口鼻黏液和羊水时，力量要适度
	□ 胎儿娩出后注意保暖
	□ 有副胎盘、胎盘、胎膜残留时立即报告医生酌情处理

第六十四节　B 超引导下静脉留置针穿刺护理操作路径

时间	护理工作
操作前	评估
	□ 血管评估：一级评估→弹性、充盈情况、局部皮肤情况→良好→常规穿刺
	□ 血管评估：一级评估→弹性、充盈情况、局部皮肤情况→差→二级评估→超声下穿刺
	用物准备
	□ 碘伏、棉签、留置针、肝素盐水、5mL 注射器、止血带、保护套、B 超机器、耦合剂、橡胶圈（2 ～ 3 根）
操作中	□ B 超机器开机，选择血管模式，在探头上涂抹耦合剂后套上保护套，用橡胶圈圈紧探头中部
	□ 解释目的、意义，取得配合
	□ 体位：半卧位或端坐位，暴露穿刺部位
	□ 在穿刺部位涂抹酒精消毒凝胶，用 B 超探头寻找静脉血管：选择肘正中静脉、肱静脉、贵要静脉、头静脉等走行稍直的部分，深度在 3 ～ 12mm，长度在 1.5mm 以上

续表

时间	护理工作
操作中	□ 血管定好位后消毒穿刺点及 B 超探头，以穿刺点为中心消毒，消毒范围≥ 8cm，至少 2 次
	□ 平面外穿刺方法（等腰直角三角形穿刺法）穿刺，测量目标的深度，进针点与探头中间距离与目标深度基本一致，以 45° 进针，针尖即出现在目标内
	□ 检查穿刺是否成功：抽回血良好，用超声仪观察血管内血流情况
	□ 穿刺成功后用无菌透明贴固定，胶带辅助固定 5mL 肝素盐水注射器
备注	图像参数调节
	□ 深度：超声图像显示的纵向距离，单位为 cm
	□ 焦点：应设置在要重点观察或操作的部位
	□ 增益：增益越高，图像越亮，呈现信息越多，反之则少
	超声探头的处理
	□ 探头表面涂布耦合剂，将保护套套在探头上，用橡胶圈扎住探头中部。抚平护套表面，无皱褶。轻推挤探头表面耦合剂，让其均匀分布，不含气泡

第六十五节　机械辅助排痰护理操作路径

时间	护理工作
操作前	评估
	□ 时机及对象：餐前 1h 或餐后 1 ～ 3h 需要进行机械辅助排痰的患者
	□ 内容：根据肺部影像学检查确定叩击的部位
	用物准备
	□ 排痰仪、薄膜手套
操作中	□ 核对患者住院号、床号、姓名及执行单，解释操作目的，取得患者配合
	□ 取合适体位，拉隔帘，注意隐私保护
	□ 开机，手持操作杆，点手动模式
	□ 根据医嘱定时定点启动，调节频率，将治疗头放于患者治疗部位，按自下而上、由外向内的顺序叩击振动
	□ 操作完毕后关机
操作后	处理用物
	□ 用消毒湿纸巾擦拭排痰仪，整理用物，洗手，整理床单位、撤隔帘
	□ 再次核对患者信息，根据患者情况进行宣教

续表

时间	护理工作
备注	注意事项
	□ 餐前 1h 或餐后 1 ～ 3h 进行操作，以免导致呕吐
	□ 叩击部位的皮肤要覆盖毛巾或衣物，避免直接叩击，避开伤口、脊柱等部位
	□ 启动机器前需手持操作杆，否则治疗头挂在主机上突然启动易造成不必要的损坏
	□ 尽量避免传动轴过度弯曲，移动主机时请勿直接拖拽传动轴
	□ 接触患者的治疗头上套一次性薄膜手套，一用一更换，避免交叉感染

第六十六节　新生儿外周动静脉同步换血技术护理操作路径

时间	护理工作
操作前	评估
	□ 评估患儿身体情况，了解病史、诊断、日龄、体重、生命体征、黄疸等情况
	用物准备：红外线辐射抢救台、心电监护（血压袖带完好）、输血泵、输液泵、注射泵、各种类型注射器、输血器、微量泵延长管、留置针、一次性透明敷贴、一次性手套、一次性治疗巾、生理盐水（250mL 的 2 袋、100mL 的 2 袋）、肝素钠、苯巴比妥、盛动脉血的容器
	血源准备（应尽量采用新鲜血）
	□ Rh 血型不合时应采用 Rh 血型与母亲相同、ABO 血型与患儿相同的血，紧急情况下也可选择 O 型血
	□ ABO 血型不合时首选 O 型红细胞和 AB 型血浆的混合血，紧急情况下也可选择 O 型血或同型血
操作中	□ 换血前停止喂养一次，必要时给予药物镇静
	□ 患儿置于红外线辐射抢救台，肤温控制在 36.5℃，持续心电、血氧饱和度监测，监测生命体征
	□ 配置淡肝素 （1）50IU/mL（12500IU/2mL 肝素 2mL ＋ 250mL 生理盐水） （2）50IU/mL（12500IU/2mL 肝素 0.04mL ＋ 250mL 生理盐水） （3）用 50IU/mL 的肝素溶液给普通输血器排气，备用
	□ 建立动静脉通路。动脉通路端用 1IU/mL 肝素溶液以 1mL/h 速度维持
	□ 连接输血通路：核对血袋，使用输血泵输注血液

续表

时间	护理工作
操作中	□ 连接动脉通路：动脉留置针 Y 形头直路端接用 50IU/mL 的肝素溶液排气的普通输血器，输血器末端接盛动脉血的容器作为出血管道；Y 形头旁路端接 1IU/mL 肝素溶液管道
	□ 换血开始前监测生命体征，留取血标本，测血糖、血气分析、血清胆红素、肝肾功能、电解质、血常规等
	□ 双人再次核对血袋及床头卡、腕带，确认无误后开始换血
	□ 遵医嘱准确调节换血速度。换血开始时肝素溶液速度为动脉血排出速度的 1/10
	□ 严密观察患儿全身情况及反应，注意皮肤颜色，每隔 5min 监测 1 次无创血压，换血 5min，测体温、心率及血氧饱和度
	□ 遵医嘱监测血糖，维持血糖在正常范围
	□ 保持各管道的通畅，准确记录出入血量
	□ 取血送检：遵医嘱换血至总量的 1/2 时留取血标本，复查血气分析、血常规、电解质及血清胆红素等
	□ 取血送检：遵医嘱换血结束后留取血标本，复查血气分析、血常规、电解质、血糖及血清胆红素等，监测血压、心率、血氧饱和度及体温
	□ 换血结束后拔出动脉留置针
操作后	□ 在护理记录单上完善换血记录，填写输血登记本
	□ 继续蓝光疗法
备注	□ 注意保暖；输入的血液要于室温下预温，保持在 27 ～ 37℃
	□ 密切监测心率、呼吸、血压、血氧饱和度及胆红素、血气分析、血糖变化，换血过程中患儿如有激惹、心电图改变等低钙表现，及时报告医生处理
	□ 如患儿情况稳定，换血 6 ～ 8h 后可试喂糖水，若无呕吐，可进行正常喂养

第六十七节　新生儿窒息复苏术护理操作路径

时间	护理工作
操作前	用物准备
	□ 复苏气囊：检查是否漏气，气囊弹性回缩良好，压力阀处于开放状态，储气囊完整，面罩大小适宜，气囊充气适度，各部分连接紧密
	□ 吸引器械：处于备用状态
	□ 气管插管：备齐型号

续表

时间	护理工作
操作前	□ 喉镜：检查灯光
	□ 听诊器、护理记录单等
	□ 预热辐射台
	□ 1 : 10000 盐酸肾上腺素
操作中	□ 保暖：将新生儿置于辐射保暖台，连接肤温探头，设置合适的辐射保暖台温度
	□ 摆正体位：维持新生儿头部轻度仰伸，呈鼻吸气位
	□ 清理气道（必要时）
	□ 快速彻底擦干新生儿头部、躯干和四肢，去掉湿毛巾
	□ 诱发自主呼吸：用手轻拍、手指弹新生儿足底或按摩背部 2 次
	□ 重新摆正体位：维持新生儿呈鼻吸气位
	□ 评估新生儿呼吸及心率：如正常呼吸、心率≥ 100 次 /min、肤色红润或仅手足青紫，可予以观察
	□ 如无自主呼吸建立或心率< 100 次 /min，复苏囊加压给氧，并监测血氧饱和度（根据脉搏血氧饱和度调整给氧浓度），正压通气的频率为 40 ～ 60 次 /min
	□ 正压通气开始后，边操作边观察胸廓是否起伏，如未达到有效通气，需进行矫正通气：首先检查面罩和面部之间是否密闭，其次畅通气道，最后适当增加通气压力
	□ 30s 有效正压通气后评估新生儿心率。如心率≥ 100 次 /min、自主呼吸良好，逐渐停止正压通气
	□ 如矫正通气后心率< 100 次 /min，行气管插管正压通气
	□ 气管插管正压通气 30s 后，评估患儿心率，如< 60 次 /min，在正压通气的同时行胸外按压，并将气管插管正压通气氧浓度提高到 100%，胸外按压与正压通气的比例应为 3 : 1
	□ 有效的正压通气和胸外按压 60s 后评估患儿，心率持续< 60 次 /min，遵医嘱使用 1 : 10000 盐酸肾上腺素
	□ 患儿心率≥ 100 次 /min，出现自主呼吸，血氧饱和度恢复正常（肤色红润），判断复苏成功
操作后	□ 处理用物并记录
	□ 复苏后监测体温、呼吸、心率、血压、尿量、肤色和窒息导致的神经系统症状
备注	□ ABCD 复苏方案：A. 通畅气道；B. 建立呼吸；C. 恢复循环；D. 药物治疗，顺序不能颠倒
	□ 体位：肩部以布卷垫高 2 ～ 2.5cm，使颈部轻微仰伸
	□ 保温：整个治疗过程中注意患儿体温，维持患儿体温在 36.5 ～ 37.5℃
	□ 评价：贯穿新生儿窒息复苏整个过程，通过对呼吸、心率、肤色的不断评估，采取相应的处理措施

第六十八节　结肠灌洗护理操作路径

时间	护理工作
操作前	评估
	□ 评估患儿病情及配合程度，向患儿及家属解释操作目的，取得配合
	□ 查看灌肠报告，了解病变肠管位置及狭窄段的长度，估计肛管插入的深度
	□ 内容：了解病史和主诉，评估患儿腹部体征及排便情况
	环境准备
	□ 灌肠室安静、整洁，温湿度适宜，注意保暖及保护患儿隐私
	用物准备
	□ 治疗车、治疗盘、灌肠注射器、肛管、生理盐水、水温计、便盆、灌肠桶、一次性橡胶手套、棉签、液状石蜡、一次性中单、卫生纸、浴巾、防护衣
	人员准备
	□ 衣帽整洁，洗手及修剪指甲
操作中	□ 双人核对患儿信息
	□ 至灌肠室备齐各项用物，加热生理盐水，倒入灌肠桶内，水温保持在 39 ～ 41℃，室温调至 25℃，关好门窗
	□ 将患儿及家属带入灌肠室，再次核对患儿信息，向患儿及家属解释操作目的，取得配合
	□ 洗手、戴口罩、戴手套、穿防护衣
	□ 在治疗床中间铺一次性中单，协助患儿卧于其上，脱去右裤腿并覆盖左腿，用浴巾盖好右腿
	□ 协助患儿取屈膝仰卧位，臀部位于床边，上身抬高 15° ～ 20°，助手位于患儿左侧，协助固定患儿体位，便盆置于床边臀下 30cm 处
	□ 肛管接上灌肠注射器，用液状石蜡润滑肛管前端 10cm。站于患儿右侧，用左手分开臀部，显露肛门，用手指按摩肛门的括约肌，右手持肛管轻轻插入肛门，直至穿过狭窄段，到达扩张段
	□ 左手固定肛管的位置，右手用灌肠注射器将 20 ～ 50mL 的生理盐水缓慢注入，然后将稀释的大便抽出或分离肛管与灌肠注射器使其自然排除
	□ 反复灌入和排出粪便后，使患儿腹部膨胀减轻，腹部柔软，至无大便及液体排出
	□ 灌肠毕，用卫生纸包住肛管并反折、拔出放入弯盘内，为患儿擦净臀部，脱手套，穿好衣裤，将患儿送回病房，再次核对患儿信息
操作后	□ 准确测量灌入量和排出量，注意排出粪便的颜色、量
	□ 指导患儿灌肠期间进食无渣、半流质、营养丰富、易消化的食物，避免吃水果及蔬菜等粗纤维食物
	□ 处理用物，整理灌肠室，开窗通风并消毒
	□ 脱防护衣、洗手、取口罩，记录护理单

续表

时间	护理工作
备注	□ 选择软硬粗细适宜的肛管，插肛管、揉腹动作均应轻柔，插管前充分润滑肛管
	□ 灌肠中注意面色、脉搏、呼吸等
	□ 对灌肠后粪石不能排出或排出量不足者，可注入适量液体石蜡，保留灌肠
	□ 严格掌握液体温度、速度和量，对于婴幼儿应严格控制灌肠液量

第六十九节　新生儿院前急救及转运护理操作路径

时间	护理工作
转运前	评估
	□ 接到出诊电话，出诊班人员详细记录接诊地点、患儿病情、联系方式
	□ 通知医生再次确认病情及评估转运风险
	用物准备
	□ 出诊箱、氧气枕、呼吸气囊、心电监护仪、注射泵、新生儿转运箱
	□ 出车前检查 120 急救车、急救器械完好备用
	□ 新生儿转运箱提前预热
转运途中	□ 到达接诊医院后医护共同交接患儿病情、护理治疗、转运风险
	□ 转运前解释：说明病情、途中可能出现的风险，取得同意并签署知情同意书
	□ 仔细检查患儿，做好转运前的相应处理，将患儿转移到车上保温箱取适当的体位
	□ 严密观察病情，妥善固定保温箱，减缓震荡，监测生命体征，保持呼吸道及各管道通畅
	□ 若病情变化，配合医生紧急抢救，必要时停车抢救并做好记录
	□ 联系 NICU 做好接诊患儿的准备
	□ 按照要求填写《急救中心呼车受理单》
	□ 转运入 NICU，交接患儿病情，填写转入生命体征，医护交接签字，家属确认签字
转运后	□ 安抚家属，做好解释，加强心理护理，指引家属办理住院、转运手续
	□ 完善转运记录，补充出诊用物
	□ 消毒处理用物
备注	□ 接到指令，快速反应
	□ 冷静处理，随机应变

第七十节　高危儿早期干预护理操作路径

时间	护理工作
操作前	评估
操作前	□ 室内光线适宜、环境温度为 20 ～ 24℃
	□ 与家长沟通，解释目的，取得配合，建立良好关系
	□ 评估患儿的精神状态及配合程度
	用物准备
	□ 操作台，必要时备患儿喜欢的玩具（平滑、易于抓取）
操作中	□ 核对患儿信息及医嘱
	□ 与患儿接触，使患儿感到亲切温暖
	□ 操作者站在患儿足端，动作轻柔、随和、有节奏感
	□ 上肢运动 第一节：双手胸前交叉 第二节：上肢上举运动 第三节：伸屈肘关节 第四节：肩关节运动
	□ 下肢运动 第五节：双腿同时屈缩运动 第六节：双腿交叉屈伸运动 第七节：双腿上举运动 第八节：股关节运动
	□ 手部按摩
	□ 使患儿翻身，进行背部按摩，按摩脊柱两侧、肩背部肌肉
操作中	□ 足部按摩
	□ 训练过程中如患儿情绪不佳，应先停止并检查原因，调整好后继续进行
	□ 结束后让患儿休息，安抚患儿
	□ 再次核对无误
	□ 家长整理患儿包被或衣服
操作后	□ 对家长进行早期干预相关健康宣教
	□ 整理、消毒操作台
备注	□ 防止患儿坠床、误吸
	□ 操作者动作缓慢、力度适当

第七十一节　0～6岁儿童行为发育评估护理操作路径

时间	护理工作
操作前	评估
	□ 室内光线充足、环境安静、温度适宜
	□ 与家长沟通，解释目的，取得配合，建立良好关系
	□ 评估患儿的精神状态及配合程度
	用物准备
	□ 检查桌椅、围栏床、楼梯、儿童行为发育评估检查箱、评估表
操作中	□ 核对患儿信息及医嘱
	□ 计算实际月龄及矫正月龄
	□ 在评估表上标记主测月龄
	□ 评估内容为 1 ～ 84 月龄大运动、精细运动、适应能力、语言、社会行为
	□ 测查启动：主测月龄为启动月龄，先测查主测月龄项目，再分别向前和向后测查 2 个月龄
	□ 测查结束：测查向前能区的连续 2 月龄均通过，则该能区的向前测查结束，若有任何一项未通过，直到该能区向前连续 2 月龄的项目均通过为止；测查能区向后的连续 2 月龄均不能通过，则该能区的向后测查结束，若该能区向后连续 2 月龄有任何一项通过，需继续往后测查，直到该能区向后连续 2 月龄的项目均不能通过为止
	□ 测查记录：测查通过项目用√表示，不通过的项目用 × 表示
	□ 评分，形成测查报告单
操作后	□ 发放健康指导单：从大运动、精细运动、适应能力、语言、社会行为五大方面进行家庭指导
	□ 清洁、处理用物
备注	□ 评分参考范围 优秀：评分＞ 130 良好：评分 110 ～ 129 中等：评分 80 ～ 109 临界偏低：评分 70 ～ 79 发育障碍：评分＜ 70
	□ 4 岁以下儿童允许一位家长陪伴，4 岁及以上的儿童如伴有发育落后、沟通不力或者测查不配合的情况可由家长陪同
	□ 尽可能避免被试儿童家长暗示、启发、诱导
	□ 测试箱工具不应让被试儿童看到，用一件取一件，用完后放回

第七十二节　儿童体格检查护理操作路径

时间	护理工作
操作前	评估
	□ 检查室内光线充足、环境温度适宜
	□ 与家长沟通，解释目的，取得配合，建立良好关系
	□ 评估患儿的精神状态及配合程度
	用物准备
	□ 卧式测量床、立式身高计、体重秤，皮尺
操作中	□ 皮尺测量头围：眉弓上缘，经枕骨结节绕头一周的长度
	□ 体重测量：＜ 3 岁使用卧式测量床，＞ 3 岁可使用立式体重秤
	□ 身长测量：＜ 3 岁使用卧式测量床测量身长（身长：头顶至足底的距离）
	□ 身高测量：＞ 3 岁使用身高计立位测量（身高：头顶至足底的垂直距离）
	□ 记录测量数值
	□ 根据《中国 7 岁以下儿童生长发育参照标准》以中位数、百分位数法进行评价
	□ 告知家长检查结果
操作后	□ 健康宣教：对体格发育落后者给予营养与喂养健康宣教
	□ 处理用物：清洁消毒测量床、体重秤及皮尺

第七十三节　新生儿神经行为测定（NBNA）护理操作路径

时间	护理工作
操作前	评估
	□ 检查室内光线半暗、环境安静、温度为 24 ～ 28℃
	□ 与家长沟通，解释目的，取得配合，建立良好关系
	□ 评估新生儿状态：两次喂奶之间
	用物准备
	□ 小红球、细柄沙锤、手电筒、秒表、新生儿行为测评表
操作中	□ 核对新生儿信息

续表

时间	护理工作
操作中	□ 新生儿适应能力测试(对光的习惯形成、对“格格”声的习惯形成、对“格格”声反应、对说话人脸的反应、对红球的反应、对外界安慰的反应)
	□ 被动肌张力测试(围巾征、前臂回缩、下肢弹回、腘窝角):新生儿在觉醒状态,呈仰卧头正中位
	□ 主动肌张力测试(颈屈伸肌的主动收缩、手握持、牵拉反应、支持反应)
	□ 原始反应测试(自动踏步、拥抱反射、吸吮反射)
	□ 一般反应测试(觉醒度、哭声、活动度)
	□ 根据每项检查进行评分,记录于新生儿行为测试表
操作后	□ 健康宣教:儿保体检的要求及注意事项
	□ 消毒处理用物
备注	□ 正常:评分> 35 分
	□ 异常:评分≤ 35 分

第七十四节　外耳道冲洗法护理操作路径

时间	护理工作
操作前	评估
	□ 评估患者病情、意识、配合度、心理状态、操作情况等
	□ 用物:是否齐全
	用物准备
	□ 头灯、电动吸引器装置、中耳冲洗管或 20mL 注射器、治疗碗内盛温生理盐水、治疗巾、无菌镊、纱布、卷棉子、弯盘。必要时准备 4% 硼酸酒精
操作中	□ 解释目的、意义,取得配合
	□ 患者取侧卧位,患耳向上,颈及肩部围以治疗巾
	□ 先向外耳道滴入 3% 过氧化氢溶液,5min 后将吸引管连接中耳冲洗管。一手将患者耳郭向后上轻轻牵拉,另一手持冲洗管深入外耳道,吸出外耳道内已溶解的耵聍或分泌物
	□ 如发现外耳道内仍有耵聍及其他物质,用 10mL 注射器再次抽吸温过氧化氢液,向外耳道后壁注入后再吸引,反复进行,直至清除干净
	□ 吸出后用卷棉子擦干外耳道,再涂以 4% 硼酸酒精,保持外耳道清洁
操作后	□ 再次评估患者及处理效果,对患者进行健康指导
	□ 处理用物

续表

时间	护理工作
备注	注意事项
	□ 过氧化氢液加热温度应保持在 37 ～ 38℃，以免刺激迷路，引起眩晕
	□ 吸引器压力不宜过大，冲洗管不宜插入过深，以免损伤鼓膜
	□ 操作轻柔，避免损伤耳道皮肤
	□ 急性中耳炎、外耳道炎者，禁忌冲洗

第七十五节　包敷治疗护理操作路径

时间	护理工作
操作前	评估
	□ 评估患者包敷部位皮肤状况、意识、配合度、心理状况、操作情况等，解释操作目的，取得配合
	用物准备
	□ 治疗盘、换药碗、压舌板、医用纱布包（根据皮损大小及部位裁剪）、剪刀、纱布绷带、网状弹力绷带、手套、胶带、按医嘱备药物（凡士林 / 维生素 E/ 氧化锌、莫米松 / 莫匹罗星 / 卤米松等）、镊子、生理盐水、大头棉签、黄色垃圾桶，必要时备塑料薄膜
操作中	□ 包敷操作均在专科治疗室（温度 22 ～ 24℃）进行，注意保暖及保护患者隐私
	□ 取舒适体位，暴露患处。对皮损较厚者，先清洗痂皮、污物
	□ 洗手，戴手套，使用压舌板将调制好的药物涂于患处，均匀涂抹约 1 元硬币的厚度，皮损较厚处可酌情加用药物，涂抹完毕后用 2 ～ 4 层医用纱布覆盖
	包敷方法
	□ 纱布绷带外固定包敷法：使用纱布绷带呈螺旋式一层压一层缠绕包裹，边缠绕边询问患者的感受，以患者感觉松紧合适为宜，绷带每缠一层均盖过上一层的 1/2 ～ 2/3，缠绕完用胶带螺旋式缠绕固定
	□ 网状弹力绷带环套外固定法：根据患者包敷部位裁剪长度合适的网状弹力绷带。护士双手穿入网状弹力绷带拉宽 2 次后，将网状弹力绷带的开口对准患处，自外向内、自下而上直至罩住整个患处，松紧度以能插入 2 指为宜，以免影响血液循环。对局限性肥厚性皮损，可加用一层塑料薄膜封包，4 ～ 6h 后去除纱布和塑料薄膜
操作后	□ 处理用物并记录
	□ 指导患者减少局部的剧烈运动，以免纱布松散、脱落
	□ 封包法可使局部皮肤温度升高，造成不适，如有不适，及时向医护人员反映
	□ 网状弹力绷带可以反复使用，可清洁保存以备下次使用

续表

时间	护理工作
备注	□ 每次包敷前清洁局部皮肤，必须将皮损上残余的药物清洗干净，可用植物油或液状石蜡擦拭
	□ 倾听患者主诉，观察皮损变化
	□ 毛发部位不宜用糊剂，必要时剔除毛发
	□ 手足指间应分开包敷
	□ 包敷的松紧度应适宜，避免过紧影响血液循环

第七十六节　中药药浴护理操作路径

时间	护理工作
操作前	评估
	□ 了解患者主要症状、皮疹部位、全身皮肤有无大面积破溃；评估患者的年龄、既往史（特别是严重心血管疾病和心肺功能不全）、是否为高敏体质；进食情况；评估患者当前心理状态和对疾病的认识
	用物准备
	□ 常用药物（如 1∶8000 高锰酸钾、淀粉、中药等）、清洁浴桶、一次性浴桶套、温度计
操作中	□ 中药药浴操作均在专科治疗室进行，注意保暖及保护患者隐私
	□ 套一次性浴桶套，根据医嘱调配药液，加入温水至浴桶的 1/2 ～ 2/3，夏季水温在 30 ～ 35℃，寒冷季节水温在 40 ～ 45℃
	□ 饭后 1h 方可入浴，浸泡药浴前、中、后应适当补充水分。准备好牛奶、糖水或其他流食，以备患者感到不适时食用
	□ 协助患者进浴桶，药浴时间为 15min，初浴时，水位宜在心脏以下，3 ～ 5min 身体适应后，再慢慢泡至肩位，洗浴时间不可太长，如老年患者体力难支，10min 泡浴即可
	□ 药浴时护士每 5min 巡视 1 次，询问患者感受，观察患者药浴时的体位、面色、精神状态等。洗浴的温度、时间，严格遵医嘱
	□ 药浴完毕，擦干皮肤，涂抹润肤乳
操作后	□ 处理用物并记录
	□ 药浴时可用自备的清洁毛巾在皮肤上轻轻擦拭，切勿用指甲搔抓或以用毛巾用力搓擦皮肤
	□ 嘱咐患者入浴后有任何不适或有刺激感都要告知护士终止药浴
	□ 药浴结束后需补充牛奶、糖水或其他流食 200 ～ 300mL
备注	□ 药浴温度适宜，夏季水温在 30 ～ 35℃，寒冷季节水温在 40 ～ 45℃
	□ 保持良好的通风环境和适宜的温湿度（室温为 25℃左右，相对湿度为 60% ～ 70%）

续表

时间	护理工作
备注	□ 重症患者、年老体弱者必须有专人守候和协助
	□ 饭前、饭后 30min 内不宜进行全身药浴。饭前药浴，由于肠胃空虚，洗浴时出汗过多，易造成虚脱；饭后立即药浴，可造成内脏（胃肠）血液减少，血液趋向体表，不利于消化，可引起胃肠不适，甚至恶心、呕吐
	□ 起浴后皮肤表面发红、持续 30min ～ 1h 的发汗均属正常的药效作用，注意避免受凉
	□ 泡过药浴以后，在皮肤发红、发热状况没有消退之前，请勿使用任何护肤品和化妆品
	□ 有轻度高血压、低血压病史、心脏功能稍差者应在家人陪伴下药浴，并注意场地通风，每次浸泡时间不宜太长（3 ～ 6min），分 2 ～ 3 次浸泡即可
	□ 部分使用者（尤其是较为肥胖的患者）浴后皮肤出现轻微刺痛感或小丘疹，均属排毒自然现象，可继续使用
	□ 全身泡热药浴易发生晕厥，浴后要慢慢地从浴盆中起身。泡药浴时出现轻度胸闷、口干等不适，可适当饮水或饮料。若有严重不适，应立即停止药浴
	□ 中度以上高血压、低血压病史、心脏功能不良者慎用
	□ 有严重心血管疾病和心肺功能不全者禁用；皮肤有较大面积创口、有严重过敏史者应慎用；孕妇及月经期间女性避免全身使用

第七十七节　中药坐浴 / 熏洗护理操作路径

时间	护理工作
操作前	评估
	□ 评估病室环境、温度适宜
	□ 评估患者年龄、治疗情况、伤口状况、活动能力及合作程度
	□ 评估患者有无急性传染病、严重心脏病、高血压、严重肾病、主动脉瘤，有无出血倾向，是否妊娠或在经期
	用物准备
	□ 坐浴架、坐浴盆、药液、毛巾
操作中	□ 核对医嘱
	□ 核对患者，评估患者，取得配合
	□ 洗手、戴口罩
	□ 备齐用物，携至患者床旁，拉好床帘，再次核对
	□ 遵医嘱调配好药液 1000 ～ 2000mL，药液温度为 40 ～ 45℃

续表

时间	护理工作
操作中	□ 协助患者下蹲坐进盆内，药液浸过患处，定时询问药液温度、患者感受
	□ 坐浴时间一般为 20min，观察患者全身情况，询问舒适度、有无不适
	□ 协助患者擦干臀部，着衣，取舒适体位，指导其伤口换药流程
	□ 处理用物，洗手、取口罩，记录
操作后	□ 处理用物并记录
	安全指导
	□ 排便后清洗肛门，再行坐浴，坐浴过程中如有不适，及时告知护士
	□ 中药坐浴时间为 15 ～ 20min，药液量为 1000 ～ 2000mL，温度为 40 ～ 45℃，夏季可降低，视患者具体承受能力而定
	□ 女性经期、妊娠后期、产后 2 周内、阴道出血和盆腔急性炎症等不宜坐浴，以免引起交叉感染
	□ 坐浴过程中，注意观察患者面色、脉搏、呼吸
	□ 肛肠疾病术后创面水肿时应缩短坐浴时间，以免水肿加重

第七十八节　穴位贴敷护理操作路径

时间	护理工作
操作前	评估
	□ 评估病室环境、温度适宜
	□ 评估患者年龄、治疗情况、贴敷部位皮肤情况、活动能力及合作程度
	□ 评估患者主要症状、既往史、药物及敷料过敏史，是否妊娠
	用物准备
	□ 治疗盘、配置好的药物、敷料、胶布、盐水纱布、手消毒剂
操作中	□ 核对医嘱
	□ 核对患者，评估患者，取得配合
	□ 洗手、戴口罩
	□ 备齐用物，携至患者床旁，拉好床帘，再次核对
	□ 协助患者取合适体位，松开衣被，注意保暖
	□ 清洁局部皮肤，观察皮肤情况
	□ 选择合适穴位，将备好的药物敷贴于穴位或患处，将敷贴妥善固定，必要时使用胶布
	□ 告知患者注意事项，询问患者需要。协助患者取舒适卧位，整理床单位

续表

时间	护理工作
操作中	□ 处理用物，洗手、取口罩，记录
操作后	□ 处理用物并记录
	安全指导
	□ 穴位贴敷时间一般为 12 ～ 24h，若出现皮肤瘙痒、发红、丘疹等，立即通知医护人员并暂停贴敷
	□ 贴敷部位不可沾水，贴敷后局部可出现药物颜色
	□ 孕妇及皮肤破溃、红肿者不宜贴敷
	□ 残留在皮肤的药物不宜用肥皂、刺激洗液擦洗

第七十九节　耳穴贴压护理操作路径

时间	护理工作
操作前	评估
	□ 解释操作目的，取得患者配合
	□ 评估患者：各种疼痛及不适病症、耳部皮肤情况、配合程度等
	□ 用物：王不留行籽胶布、棉签、酒精、镊子
操作中	□ 核对患者信息（如住院号、床号、姓名）
	□ 取坐位，选穴
	□ 酒精棉签消毒皮肤
	□ 小镊子夹取王不留行籽胶布，粘贴于穴位上
操作后	□ 处理用物并记录
	□ 观察患者是否有不适情况
	□ 讲解自行按摩技巧及注意事项
	□ 整理床单位，分类处理垃圾
备注	操作说明及注意事项
	□ 操作用的王不留行籽及胶布应常规消毒，以防感染
	□ 防止胶布潮湿及污染，以免引起皮肤炎症
	□ 留置 3 ～ 5d 更换。夏季压豆时因多汗，贴敷时间不宜过长，一般留置 1 ～ 2d
	□ 耳郭皮肤有炎症、冻伤的部位不宜使用，有习惯性流产史的孕妇慎用
	□ 每日自行压豆 5 次以上，每次每豆按压 30s，按压刺激强度视患者具体情况而定

第八十节　穴位按摩护理操作路径

时间	护理工作
操作前	评估
	□ 评估患者当前主要症状、临床表现、既往史和身体情况
操作前	□ 评估患者年龄、治疗情况、局部皮肤情况、活动能力及合作程度
	□ 向患者解释操作目的，取得配合
	用物准备
	□ 浴巾、按摩油、速干手消毒液
操作中	□ 核对医嘱
	□ 核对患者，评估患者，取得配合
	□ 洗手、戴口罩
	□ 备齐用物，携至患者床旁，拉好床帘，再次核对
	□ 协助患者取合适体位，松开衣被，注意保暖
	□ 根据患者症状、发病部位、年龄及耐受性，选用合适手法和强度，进行按摩
	□ 密切观察患者反应，若有不适，及时调整或停止操作
	□ 操作完成后，协助患者穿衣，取舒适体位，整理床单位，询问患者需要
	□ 处理用物，洗手、取口罩，记录
操作后	□ 处理用物并记录
	安全指导
	□ 操作前向患者做好解释，说明注意事项，腰腹按摩时提前让患者排空小便
	□ 按摩时局部会有酸胀感，按摩后局部皮肤会发红，这属于正常现象
	□ 操作前应修剪指甲，以防损伤皮肤
	□ 操作时用力要均匀、柔和、持久，禁用暴力

第八十一节　二人冲洗法口腔护理操作路径

时间	护理工作
操作前	评估
	□ 评估患者病情及口腔卫生状况、意识、配合度、心理状况、操作处理情况等，解释操作目的，取得配合

续表

时间	护理工作
操作前	用物准备
	□ 治疗盘、手套、20mL 注射器、生理盐水、1% 过氧化氢溶液、复方氯己定、弯盘、电筒、棉签、治疗碗 2 套（内备吸痰管）、压舌板、治疗巾、护唇膏、负压吸引装置，必要时备开口器
操作中	□ 协助者用注射器抽吸过氧化氢液，冲洗口腔内血痂，指导患者适当含漱，操作者一手松开吸痰管的末端，另一手持吸痰管前端，插入口腔，然后堵住末端，将吸痰管左右旋转缓缓上提，吸净口腔内的分泌物或血痂，吸少许生理盐水冲洗吸痰管
	□ 上述操作反复 3 ～ 5 次，直至血痂完全脱落
	□ 嘱患者咬合上下牙，协助者抽吸生理盐水，从内向外冲洗左外侧面的各邻近牙缝，同法冲洗右侧；嘱患者张口，纵向冲洗左上牙内侧面、左上咬合面、左下牙内侧面、左下咬合面，同法冲洗右侧；协助者边冲洗，操作者边吸引，吸少许生理盐水冲洗吸痰管
	□ 冲洗硬腭、舌面及舌下
	□ 协助者用注射器抽吸复方氯己定，冲洗消毒口腔，指导患者适当含漱，操作者一手松开吸痰管的末端，另一手持吸痰管前端，插入口腔，然后堵住末端，将吸痰管左右旋转缓缓上提，吸净口腔内消毒液，吸少许生理盐水冲洗吸痰管
	□ 冲洗完毕，取下吸引管，脱手套，关闭吸引器开关
	□ 擦拭口周，再次观察口腔及口周，黏膜有溃疡者酌情涂护唇膏
	□ 撤治疗巾，协助患者取舒适的卧位，整理床单位
	□ 撤吸引瓶，根据病情需要将吸痰装置留置于床头备用
	□ 处理用物，洗手
操作后	□ 处理用物并记录
	□ 根据病情指导患者鼓漱及含漱口腔的方法
	□ 饮食指导：指导患者进清淡、温凉的流食，避免辛辣刺激物。留置胃管患者每日行口腔护理，并给予鼻饲饮食
	□ 进食饮水时禁用吸管，防止负压作用引起伤口出血或裂开
备注	□ 操作动作要轻柔，避免吸引管直接触及伤口和皮瓣
	□ 昏迷患者禁用此法行口腔护理
	常用漱口液选择
	□ 1% ～ 3% H_2O_2：有防腐、防臭作用，适用于口腔感染有溃烂、坏死组织、血痂不易清除者。但长期使用可造成牙龈浮肿、牙齿表面钙化不全，不宜长期使用。使用 3% ～ 6% H_2O_2 后需立即用清水漱口
	□ 1∶5000 氯己定溶液：广谱抗菌，对铜绿假单胞菌也有作用
	□ 0.02% 呋喃西林溶液：广谱抗菌，对革兰阴性菌及阳性菌均有作用
	□ 0.1% 醋酸溶液：可预防铜绿假单胞菌感染
	□ 1% ～ 4% 碳酸氢钠溶液：适宜在酸性环境下生长的菌类，对真菌有抑制作用

第八十二节　自体血回输机护理操作路径

时间	护理工作
操作前	评估
	□ 时机及对象：术前预计术中出血较多的患者、术中突发大出血的患者
	□ 内容：消化道破裂及腹腔内感染者、肝肾功能不全者、恶性肿瘤患者禁用
	用物准备
	□ 血液回输机、专用耗材（双管部分、储血部分、清洗部分）、生理盐水、肝素
操作中	□ 接通血液回输机电源，完成自检
	□ 洗手，配置抗凝肝素生理盐水备用，备 3000mL 生理盐水作清理液
	□ 将双管部分耗材置于无菌台上，将储血部分耗材与清洗部分耗材安装到位，最后与洗手护士配合，完成双管部分耗材的管道连接
	□ 确认安装正确后，连接中心负压装置
	□ 回收开始时使用 50 ～ 80mL 肝素生理盐水预冲到储血罐中，避免回收血液凝固
	□ 当储血罐内血液达到 800mL 以上时可以开始清洗血液
	□ 根据医嘱，将回收的血液进行输注，并做好记录
操作后	□ 处理用物并记录
	患者观察
	□ 术中配合麻醉医生做好病情观察，观察患者有无不良反应，出现不良反应时配合医生处理，做好记录
	□ 术后回访患者有无不适
备注	注意事项
	□ 严格执行无菌技术，避免将冲洗的碘伏水、骨水泥等污染的血液回收
	□ 正确安装装机耗材，注意无菌操作、管路顺序
	□ 输入前应再次确认血液是否受到污染，如未确认则不能回输，特别是急诊手术

第八十三节　手术室侧卧位摆放护理操作路径

时间	护理工作
操作前	评估
	□ 适用手术：颞部、肺、食管、侧胸壁、肾脏、输尿管、髋关节等部位的手术

续表

时间	护理工作
操作前	□ 评估手术患者受压部位皮肤完好性
	用物准备
	□ 胸枕、方形软枕、长形软枕、小软枕、搁手板、搁手架及配套骨盆固定架、上下肢约束带、U 形头圈、中单、清洁干燥的治疗车
操作中	□ 用物按使用的先后顺序摆放于推车上，推至手术部位对侧
	□ 协助患者上手术床，盖好被套，脱掉衣物，检查皮肤情况
	□ 放置搁手板，建立静脉通道，放置侧卧搁手架于适宜高度，搁手板和搁手架上各放一中单
	□ 上健侧骨盆固定器，将其余的用物推至手术部位同侧的手术床头，上患侧骨盆固定器
	□ 撤去被套，站在患者患侧的医生一手伸至手术部位对侧肩部，另一只手握住手术部位同侧手臂，另一医生扶患者两侧髋部，麻醉师一手托头部，一手扶气管导管，巡回护士手扶两腿，一同翻身，手术部位朝上，上腿弯曲，下腿伸直
	□ 护士站在患者患侧，两侧医生握住中单，麻醉师托患者头部，同步抬起患者到一定高度，巡回护士迅速在头部放置方形软枕和 U 形头圈，腋下距肩峰 10cm 处垫胸枕，髂部垫一软枕，患侧下肢垫一软枕，术侧上肢屈曲呈抱球状置于可调节搁手架上
	□ 巡回护士将 2 个小软枕分别垫于患者臀部及耻骨处，用骨盆固定架固定
	□ 检查生殖器是否受压，妥善固定患者的引流袋
	□ 检查中单是否平整、有无褶皱，将垂在手术床以下的中单塞入手术床垫下，调整搁手架，使肩与手臂在同一水平线上，搁手架前端离腋窝 10cm，双上肢用中单包好约束，松紧适宜
操作后	□ 检查身体部位不能直接接触金属部位
	□ 保护骨突部位（肩部、健侧胸部、髋部、膝外侧及踝部等），防止受压
	□ 避免固定挡板压迫腹股沟导致下肢缺血或深静脉血栓的形成
	□ 保持头部与脊柱在同一水平线上
	□ 用约束带在膝关节处固定，松紧适宜，防止损伤腓总神经

第八十四节　手术室俯卧位摆放护理操作路径

时间	护理工作
操作前	评估
	□ 适用手术：头颈部、背部、脊柱后路、盆腔后路、四肢背侧等部位的手术
	□ 评估手术患者受压部位皮肤完好性
	用物准备

续表

时间	护理工作
操作前	□ 根据手术部位、种类以及患者情况选择合适体位垫：长圆柱软枕、U 形啫喱垫、方形啫喱垫、短圆柱枕、外科头托、头架、搁手架、腿架、会阴保护垫、约束带、凡士林、中单等
操作中	□ 用物按使用的先后顺序摆放于推车上，推至手术床旁
	□ 协助患者上手术床，脱掉衣物，盖好被套，检查皮肤情况
	□ 对于高龄、体质虚弱、糖尿病、截瘫的患者或手术时间较长的患者，于受压处涂抹凡士林或贴压疮贴
	□ 建立静脉通道，准备好翻身后输液架位置，将固定双上肢的搁手板调整至最佳位置，各种引流袋置于妥善位置
	□ 根据手术方式和患者体型，选择适宜的体位支撑用物，并置于手术床相应位置：在手术床上摆好体位垫，头部置 U 形啫喱垫，腋下 5cm 处置一软枕，髂前上棘至会阴部置一软枕，膝关节下置一方形啫喱垫，足腕部置长圆柱枕，在体位垫上铺上中单
	□ 麻醉成功，医护人员共同配合，采用轴线翻身法将患者安置于俯卧位支撑用物上
	□ 根据患者脸型调整头部支撑物的宽度，将头部置于头托上，保持颈椎呈中立位，维持人体正常生理弯曲，选择前额、两颊及下颌作为支撑点，避免压迫眼部眶上动脉及神经
	□ 前胸、肋骨两侧、髂前上棘、耻骨联合作为支撑点，胸腹部悬空，避免受压，避开腋窝
	□ 双腿置于腿架或软枕上，保持功能位，约束带置于膝关节上 5cm 处
	□ 调整搁手架，双上肢沿关节生理旋转方向，自然向前放于头部两侧或者置于搁手架上，高度适中，避免指端下垂，约束带妥善固定；或者根据手术需要双上肢自然紧靠身体两侧，掌心向内，用夹单包裹固定
操作后	□ 身体不能直接接触金属部位，检查心电图电极位置是否合适，防止电灼伤
	□ 检查眼睛、腹部、膝部、生殖器、足尖是否受压，导尿管置于合适位置
	□ 双手远端关节低于近端关节
	□ 腹部腾空，以手伸放自如为标准，避免压迫腹腔动脉和静脉
	□ 定时协助麻醉医生轻抬患者头部，避免面部长时间受压，防止损伤眶上动脉和神经，保持各种管道通畅

第八十五节　手术室截石位摆放护理操作路径

时间	护理工作
操作前	评估
	□ 适用手术：会阴部及腹会阴联合手术

续表

时间	护理工作
操作前	□ 评估手术患者皮肤完整性
	用物准备
	□ 搁腿架及固定器、搁手板、肩托、手约束带、腿约束带、小腿软垫、膝枕
操作中	□ 用物按使用的先后顺序摆放于推车上，推至手术床尾
	□ 为患者盖被，注意保暖。根据手术需要为患者脱衣裤，并向患者解释，注意保护隐私
	□ 置膝枕于膝下，用膝约束带固定，检查松紧度
	□ 双手放于搁手板上，约束带固定
	□ 放置截石位搁腿架于适宜高度，固定器牢固固定
	□ 将膝枕及小腿软垫分别放置在搁腿架上
	□ 协助患者移动，使患者臀部位于手术背板下边缘
	□ 将患者小腿及膝关节置于搁腿架上，将腿板卸下，放置于适宜处
	□ 调整搁腿架高度，约束带固定，松紧适宜，询问患者舒适度
操作后	□ 身体不能直接接触手术床金属部位
	□ 搁腿架托住小腿及膝部，防止损伤腘窝血管、神经及腓肠肌
	□ 检查两腿之间角度不能超过 135°
	□ 手术中防止重力压迫膝部
	□ 术后复位时，双下肢单独、慢慢放下，避免回心血量减少引起低血压

第八十六节　手术隔离技术护理操作路径

时间	护理工作
操作前	□ 建立隔离区域，明确有瘤、污染、感染、种植概念；在无菌区域建立明确隔离区域；隔离器械、隔敷料放置在隔离区域，不得混淆
	□ 切口至器械台加铺无菌巾，以保护切口周围及器械台面，隔离结束后撤除
操作中	□ 被污染的器械、敷料应放在隔离区域内，注意避免污染其他物品，禁止再用于正常组织
	□ 切除部分断端应用纱布垫保护，避免污染周围
	□ 术中吸引应保持通畅，随时吸除外流内容物，吸引器头不可污染其他部位，根据需要及时更换吸引器头
	□ 擦拭器械的湿纱布垫只能用于擦拭隔离器械

续表

时间	护理工作
操作中	□ 洗手护士的手不能直接接触污染隔离“源”(隔离器械、隔离区域、隔离组织)
	□ 预防切口种植或污染的措施即取出标本时建议用取物袋,防止标本与切口接触,取下的标本放入专用容器
操作后	□ 即撤:立即撤下隔离区内的物品,包括擦拭器械的湿纱布垫
	□ 冲洗:用未被污染的容器盛装冲洗液,彻底清洗手术野
	□ 更换:被污染的无菌手套、器械、敷料等
	□ 重置无菌区:切口周围加盖无菌单

第三篇

特殊检查临床护理路径

第一节　电子喉镜（鼻咽镜）检查临床护理路径

时间	护理工作
检查前	□ 遵医嘱完善相关辅助检查
	□ 检查前宣教：询问有无药物过敏史；告知患者检查方式、注意事项、表面麻醉剂发挥效果时间、持续时间、检查过程中可能出现的不适反应、护理防范措施，以消除患者的疑虑
	□ 饮食服药指导：检查前 2h 禁食水；检查当日仅用一小口温水服用降压药，降糖药暂停使用一次
	□ 其他指导：检查前清洁鼻腔及口腔，取下义齿；备齐检查中用物（纸巾、知情同意书等）；携带 1 名陪护；告知检查地点
检查当日	术前
	□ 询问患者禁食水情况、有无义齿
	□ 询问、查看患者有无病情变化，有异常时及时告知医生
	□ 环境准备：一人一诊室，播放轻音乐，缓解患者紧张情绪
	□ 麻醉准备：根据检查方式（鼻咽镜、喉镜），遵医嘱选择表面麻醉剂（1% 丁卡因或 1% 达克罗宁胶浆），观察患者麻醉后反应
	术中
	□ 体位：取仰卧位，抬起下颌，头部稍向后仰，头部固定
	□ 解开颈部衣扣，指导患者配合检查，张口呼吸
	□ 操作配合：当镜头进入鼻腔时，停止鼻式呼吸，改口式呼吸；当镜头进入喉咽部时，将舌头外伸；当镜头接近声门时，发“Yi”以配合观察
	□ 观察：检查中严密观察患者生命体征、面色，指导其进行有规律深呼吸，控制吞咽口水动作
	术后
	□ 继续观察半小时后无不适，方可离开喉镜室返回病房
	□ 取舒适体位
	□ 按等级护理要求巡视病房
	□ 给予健康指导（麻药会带来咽部不适感、异物感，属正常现象，勿用力咳嗽、打喷嚏；术后喉部若有少量出血，告知家属症状会自行消失，嘱其按时按量用药，保持口腔清洁；检查完 2h 内禁食禁水，2h 后方可进温流食或半流食，禁辛辣、油炸、坚硬类食物）

第二节　气管镜检查临床护理路径

时间	护理工作
检查前	□ 遵医嘱完善相关辅助检查
	□ 询问患者有无药物过敏史，是否口服抗血小板药物、抗凝药物
	□ 术前宣教：讲解目的、方法、注意事项
	□ 用物准备：中单、纸巾、CT 片、胸部 X 线片等
	□ 患者准备：无胃肠动力异常或梗阻者术前 2h 禁水；局部麻醉者术前 4h 禁食，全身麻醉者术前 8h 禁食
检查当日	术前
	□ 询问患者禁食水情况、有无义齿
	□ 建立静脉通路，备好氧气、心电监护仪
	□ 询问、查看患者有无病情变化，有异常时及时告知医生
	术中
	□ 体位：取仰卧位，抬起下颌，头部稍向后仰，头部固定
	□ 给予心电监护及氧气吸入
	□ 解开颈部衣扣，指导患者配合检查，张口呼吸
	□ 告知局部麻醉患者避免咳嗽、讲话
	□ 严密监测患者意识瞳孔、心率、心律、呼吸、血氧饱和度、血压。观察患者是否有低氧血症的发生，当脉搏氧饱和度明显下降（SpO_2 绝对值下降＞4% 或 SpO_2＜90%）并持续超过 1min，应积极提高吸氧浓度，必要时提醒操作者停止支气管镜操作，以减少低氧相关性损伤
	术后
	□ 取舒适体位
	□ 遵医嘱给予心电监护、氧气吸入，测量生命体征、血氧饱和度，判断患者有无意识障碍、呼吸困难、咯血、胸痛等，有异常时及时告知医生并记录
	□ 推荐局部麻醉者至少观察 30min，全身麻醉者至少观察 6h
	□ 局部麻醉术后 2h 或全身麻醉术后 6h 方可进食水，以免因咽喉仍处于麻醉状态而导致误吸
	□ 按等级护理要求巡视病房
	□ 给予健康指导（检查后 30min 内避免剧烈咳嗽，少说话，让声带得到充分休息）
	□ 询问患者有无其他不适
	□ 告知患者取报告时间

第三节　阴道镜检查临床护理路径

时间	护理工作
检查前	□ 遵医嘱完善相关辅助检查
	□ 了解患者基本信息、病史、月经史、治疗史、专科检查结果
	□ 术前宣教：讲解目的、方法、注意事项
	□ 用物准备：阴道镜、窥阴器、宫颈活检钳、宫颈钳、生理盐水、3% 醋酸溶液、复方碘溶液、0.25% ～ 0.5% 碘伏溶液、大棉签、无菌纱布、标本瓶、组织固定液
	□ 患者准备：检查前 24h 内避免性交及阴道、宫腔操作，48h 内禁止阴道、宫颈用药，在月经干净后 3 ～ 4d 进行（嘱患者排空膀胱）
检查当日	术前
	□ 询问患者有无行动不便，协助其躺于妇检床上
	□ 鼓励患者，缓解紧张、恐惧情绪
	□ 检查电视系统、镜头、光源是否处在正常工作状态
	术中
	□ 体位：协助患者取膀胱截石位
	□ 协助医生递送为患者进行阴道镜检查的所需物品，随时观察患者反应
	□ 检查结束前清点敷料和器械，检查结束后清洗器械
	□ 将医生取出的活检组织标本装于盛有组织固定液的标本瓶内固定，标记并及时送检
	□ 关闭光源、镜头、电视系统，观察患者反应并告知检查后注意事项
	术后
	□ 取舒适体位
	□ 观察患者有无不适，如心慌、呼吸困难等
	□ 嘱患者观察阴道出血情况，如有异常，及时告知医生
	□ 指导活检后阴道填塞纱布者 24h 后自行取出
	□ 指导患者 1 周内勿剧烈运动，2 周内禁性生活及盆浴，保持外阴清洁，预防感染
	□ 指导患者遵医嘱按时用药
	□ 1 个月后复查，效果评价

第四节 电子肛门镜检查临床护理路径

时间	护理工作
检查前	□ 遵医嘱完善相关辅助检查，如心电图及凝血酶原时间的检查等，以排除禁忌证
	□ 讲解目的、方法、注意事项
	□ 用物准备：碘伏、棉签、直肠镜、液状石蜡棉球、手套、中单、纸巾等
	□ 患者准备：检查前 3d 饮食宜清淡，前 1d 不吃富含维生素的蔬果，遵医嘱口服泻药或清洁灌肠，检查当日禁食
检查当日	术前
	□ 询问患者禁食情况以及肠道清洁效果
	□ 查看患者有无病情变化，有异常时及时告知医生
	术中
	□ 向患者或家属解释检查目的以取得合作
	□ 体位：取膝胸位或左侧卧位，嘱患者深呼吸，全身放松
	□ 及时提供医生在术中所需的用物（如液状石蜡等），行灯光调节
	□ 对于做活组织检查者，协助留取标本
	□ 注意观察患者有无不适的表现，如有异常，及时通知医生
	术后
	□ 观察患者有无不适的表现、直肠肛门有无出血
	□ 标本及时送检
	□ 适当卧床休息，避免剧烈运动，活检当天进流食，禁吃辛辣、刺激性食物

第五节 胸腔镜检查临床护理路径

时间	护理工作
检查前	□ 遵医嘱完善相关辅助检查
	□ 查看患者凝血四项、血小板、血气分析、心电图
	□ 术前宣教：讲解目的、方法、注意事项
	□ 用物准备：枕头、CT 片、胸部 X 线片等
	□ 行抗凝血治疗患者应至少在检查前 3d 停用抗凝药物，行血小板治疗患者至少在检查前 2d 停用抗血小板药物

续表

时间	护理工作
检查当日	术前
	□ 建立人工气胸
	□ 询问患者禁食水情况（禁食 4h 以上，禁饮 1h 以上），有高血压者需用药至正常
	□ 建立静脉通路（患侧输液），曲马朵 0.1g 肌内注射，地西泮 10mg 肌内注射，备好心电监护仪
	□ 询问、查看患者有无病情变化，有异常时及时告知医生
	□ 通知患者检查
	术中
	□ 取健侧卧位：健侧朝下，下肢举高，与身体呈一直角
	□ 给予心电监护及氧气吸入
	□ 指导患者配合检查
	□ 严密监测患者意识、瞳孔、心率、心律、呼吸、血氧饱和度、血压
	术后
	□ 嘱患者取平卧位，使胸腔积液聚集在胸腔下部，有利于排出
	□ 密切观察患者生命体征、病情变化，有无胸闷、喘憋及呼吸困难等症状，若出现任何不适，及时采取相应措施妥善处理
	□ 若置入胸腔闭式引流管，注意妥善固定，定时挤压引流管，防止引流口被血块堵塞
	□ 根据疼痛情况给予镇痛药物
	□ 遵医嘱予以抗生素及静脉营养，预防感染和保持电解质平衡
	□ 指导患者有效咳嗽、咳痰，必要时翻身拍背，可遵医嘱雾化吸入，稀释痰液以利于排痰，预防肺部感染
	□ 保持伤口干燥，引流口处及时换药，避免患侧肢体剧烈运动，以免牵拉伤口，导致出血
	□ 注意皮下气肿、切口感染、切口皮肤感觉异常等常见的术后并发症，如有不适，及时告知医生
	□ 告知患者取报告时间

第六节 肠镜检查临床护理路径

时间	护理工作
检查前	□ 遵医嘱完善相关辅助检查
	□ 询问患者有无药物过敏史，是否口服抗血小板药物、抗凝药物

续表

时间	护理工作
检查前	□ 术前宣教：讲解目的、方法、注意事项
	□ 用物准备：纸巾、60 岁以上患者需要心电图结果等
	□ 患者准备：术前禁食 6 ～ 8h，遵医嘱服用泻药清肠，穿宽松衣物，女患者不化妆，不穿连裤袜；保证休息和睡眠；有高血压病史的患者须常规服用降压药
	肠道准备
	□ 检查前 1d 下午 5 时：1 盒复马聚乙二醇电解质散 +1000mL 温水服下
	□ 检查当日早上 5 时：2 盒复马聚乙二醇电解质散 +2000mL 温水，先喝 1000mL，后面每隔 15min 喝 250mL，西甲硅油加入最后 250mL 泻药中一同服下
	□ 适当活动，排便达 5 ～ 6 次，大便清水样、无粪渣即可
	□ 如患者有便秘，需让医生提前开通便药，先排除宿便后，再常规服用泻药
检查当日	术前
	□ 询问患者有无药物过敏史，是否口服抗血小板药物、抗凝药物
	□ 询问患者禁食水情况、有无义齿
	□ 口服达克罗宁胶浆
	□ 询问、查看患者有无病情变化，有异常时及时告知医生
	术中
	□ 体位：左侧卧位，双膝往胸前靠，尽量放松腹部及肛门，保持正常匀速呼吸
	□ 检查过程中如感到腹痛剧烈，请及时告知医生
	术后
	□ 检查后 2h 进食水
	□ 给予健康指导（注意观察有无腹痛、腹胀、不适感等，观察大便颜色）
	□ 询问患者有无其他不适
	□ 告知患者取报告时间

第七节　胃镜检查临床护理路径

时间	护理工作
检查前	□ 遵医嘱完善相关辅助检查
	□ 询问患者有无药物过敏史，是否口服抗血小板药物、抗凝药物
	□ 术前宣教：讲解目的、方法、注意事项

续表

时间	护理工作
检查前	□ 用物准备：纸巾、60 岁以上患者需要心电图结果等
	□ 患者准备：术前禁食 6 ～ 8h，禁水 4h
检查当日	术前
	□ 询问患者有无药物过敏史，是否口服抗血小板药物、抗凝药物
	□ 询问患者禁食水情况、有无义齿
	□ 口服达克罗宁胶浆
	□ 询问、查看患者有无病情变化，有异常时及时告知医生
	术中
	□ 体位：左侧卧位
	□ 解开衣领，放松腰带，取出义齿
	□ 指导患者咬好牙垫
	□ 检查过程中固定牙垫，避免脱落
	术后
	□ 检查后 2h 进食水或待患者吞咽反射恢复止，以免食物吸入肺部
	□ 检查后可有咽部不适、疼痛或声音嘶哑，告诉患者在短时间内会好转，不必紧张，可用复方硼酸液、盐水含漱或用喉片治疗
	□ 给予健康指导（注意观察有无呕血、黑便、腹痛、不适感等）
	□ 询问患者有无其他不适
	□ 告知患者取报告时间

第八节　磁控胶囊内镜检查临床护理路径

时间	护理工作
检查前	□ 排查禁忌证，签署同意书
	□ 预约检查时间
	□ 术前宣教：讲解目的、方法、注意事项
	□ 用物准备：一次性水杯、吸管、纸巾
	□ 患者准备：胃部检查者，前 1d 晚 8 点后禁食，禁饮带颜色的液体；胃及小肠检查者，遵医嘱提前喝清肠剂清洁肠道
检查当日	术前
	□ 检查设备状态良好

续表

时间	护理工作
检查当日	□ 确认受检者按要求行胃肠道准备及禁忌证排除
	□ 服去泡剂、去黏液剂，充分饮水
	□ 去除随身金属物品，穿好检查服
	□ 信息录入，并检查胶囊有效期
	术中
	□ 体位：左侧位躺送吞服胶囊后，按检查需求变换体位
	□ 必要时饮水
	术后
	□ 仅胃部检查时，检查完毕可恢复正常进食及活动
	□ 小肠检查模式时，吞胶囊 6h 后可进食少量固体食物，少量饮水，不做剧烈运动，正常生活，避免磕碰及折叠检查服
	□ 与患者约定返回内镜室脱卸检查服的时间
	□ 导出数据，并检查数据完整性
	□ 交代注意事项：注意大便，观察胶囊排出体外情况，未排出之前不能行核磁共振检查，超过 14d 仍未观察到胶囊排出，请回检查地点进行排查
	□ 告知患者取报告时间

第九节　超声科输卵管造影临床护理路径

时间	护理工作
检查前	□ 遵医嘱完善相关辅助检查
	□ 询问患者有无药物过敏史
	□ 检查宣教：讲解目的、方法、注意事项
	□ 用物准备：造影包、造影剂、治疗车
	□ 患者准备：排空小便，提前 10min 塞止痛栓
检查当日	检查前
	□ 询问患者生育情况
	□ 查看辅助检查结果
	□ 询问、查看患者有无过敏史，有异常时及时告知医生，签同意书
	检查中

续表

时间	护理工作
检查当日	□ 体位：取仰卧位，按照无菌原则插子宫造影管
	□ 配制造影剂，现配现用
	□ 配合医生推造影剂
	□ 严密观察患者有无过敏反应
	检查后
	□ 在超声科室候诊厅休息
	□ 造影结束后至少观察 15min
	□ 询问患者有无其他不适
	□ 告知患者取报告时间
	□ 嘱患者找医生复诊

第十节　脏器声学造影临床护理路径

时间	护理工作
检查前	□ 遵医嘱完善相关辅助检查
	□ 询问患者有无药物过敏史
	□ 检查宣教：讲解目的、方法、注意事项
	□ 用物准备：造影剂、治疗车
	□ 患者准备：胆囊造影需空腹 8h，其他脏器造影无须准备
检查当日	检查前
	□ 询问患者禁食水情况
	□ 建立静脉通路（22G 留置针）
	□ 询问、查看患者有无过敏史，有异常时及时告知医生，签同意书
	检查中
	□ 体位：取仰卧位
	□ 配制造影剂，现配现用
	□ 配合医生推造影剂
	□ 严密观察患者有无过敏反应
	检查后

续表

时间	护理工作
检查当日	□ 在超声科室候诊厅休息
	□ 造影结束后至少观察 15min
	□ 询问患者有无其他不适
	□ 拔除留置针
	□ 告知患者取报告时间
	□ 遵医嘱复诊

第十一节　动脉硬化监测仪临床护理路径

时间	护理工作
检查前	□ 遵医嘱完善相关辅助检查
	□ 询问患者有无基础疾病：高血压、高血脂、高血糖、心脏病
	□ 询问患者有无吸烟史、饮酒史
	□ 术前宣教：讲解目的、方法、注意事项
	□ 用物准备：动脉硬化监测仪
	□ 患者准备：平卧休息 5min 以上，穿着宽松衣物，测量前不吸烟
检查当日	术前
	□ 评估患者四肢肢体皮肤情况、下肢功能情况
	□ 询问患者有无剧烈活动
	□ 保护患者隐私，拉床帘，设置适宜的病房温度（22 ～ 25℃）
	□ 启动动脉硬化监测仪，输入完整的患者信息（年龄、性别）
	术中
	□ 体位：取去枕平卧位，双脚外旋，双手手心向上并置于身体两侧，充分暴露四肢肢体
	□ 分别于双上臂、双侧脚踝部捆绑袖带，双手腕部连接肢体导联夹
	□ 嘱患者避免情绪波动，保持安静
	□ 嘱患者检测过程中四肢肢体切勿活动，保持体位
	术后
	□ 给予患者健康指导
	□ 询问患者有无其他不适
	□ 当即打印报告单，及时告知医生

第十二节　肝功能储备检查临床护理路径

时间	护理工作
检查前	□ 遵医嘱完善相关辅助检查（如血常规）
	□ 询问患者有无碘过敏史
	□ 术前宣教：讲解目的、方法、注意事项
	□ 用物准备：吲哚菁绿、10mL 注射器、7 号头皮针、治疗盘、皮试盒、75% 酒精等
	□ 患者准备：检查前禁食水 4h，排空大小便
检查当日	术前
	□ 询问、查看患者有无病情变化，有异常时及时告知医生
	□ 询问患者禁食水情况，测量患者身高、体重及血红蛋白
	□ 检查前嘱患者全程关闭手机等无线设备
	术中
	□ 体位：取仰卧位，平躺后需保持体位，配合制动
	□ 连接肝功能储备检测仪探头，检查患者能否进行检测
	□ 配制吲哚菁绿溶液，录入患者基本信息，建立静脉通路，再次强调检查注意事项
	□ 注射试剂，观察患者反应及检查情况
	□ 检查完毕，打印并传输数据，询问患者情况
	□ 关机，消毒
	术后
	□ 回病室观察 30min
	□ 术后即可进食水
	□ 按等级护理要求巡视病房
	□ 给予健康指导，询问患者有无其他不适
	□ 告知患者检查结果可向医生咨询

第十三节　食管测压检查临床护理路径

时间	护理工作
检查前	□ 遵医嘱完善相关辅助检查后预约检查时间
	□ 询问患者既往相关病史、症状、用药史、过敏史并签署同意书
	□ 术前宣教：讲解目的、方法、注意事项

续表

时间	护理工作
检查前	□ 用物准备：水杯、纸巾等
	□ 患者准备：禁食禁水 6h，停用促胃肠动力药 48h
检查当日	术前
	□ 将食管测压导管浸泡于温水中，提升插管舒适感
	□ 询问患者禁食水及药物服用情况、有无义齿
	术中
	□ 体位：坐直位或平卧位且头偏向一侧
	□ 解开颈部衣扣，指导患者配合检查，查看有无病情变化，及时报告医生
	术后
	□ 恢复正常饮食
	□ 告知患者取报告时间

第十四节　CT 增强检查临床护理路径

时间	护理工作
检查前	□ 核对患者信息：门诊患者（2 种或以上方式核对），住院患者（检查单、腕带核对）
	□ 询问禁忌证：有无碘过敏史、二甲双胍用药史，有无甲亢、心肾功能异常等
	□ 其他检查：检查当日有无 ECT、PCT 检查，对腹部检查患者询问近期有无钡餐检查
	□ 检查前宣教：检查时长、对比剂不良反应、注意事项
	□ 用物准备：留置针、治疗盘、注射器、高压注射筒、连接管、造影剂等
	□ 患者准备：胃部检查（空腹、备水杯）；盆腔、子宫、附件检查（憋少量尿）；CTU 检查（备水杯）
	□ 留置针注射：选择粗、直、弹性好的血管，头颈 CTA 选择右上臂，乳腺手术选择健侧上肢
检查中	□ 核对患者信息，取合适体位，告知注意事项：呼吸配合、正常反应与不良反应等
	□ 接高压注射管路，排气，连接静脉通路，试推 0.9% 盐水 10 ~ 30mL，做到“一看（静脉通路是否通畅）、二摸（穿刺部位有无渗漏）、三感觉（有无疼痛）、四询问（患者有无不适）”
	□ 高压注射时观察患者有无疼痛和其他不良反应，如有异常，立即停止注射并查看
	□ 检查完毕，分离留置针及连接管，告知检查后注意事项及取结果时间
检查后	□ 患者检查后留观 30min
	□ 合理水化：24h 内指导受检者多饮水（每小时不少于 100mL）
	□ 医护人员定时巡视留观区受检者有无不适，及时发现不良反应并处理

第十五节　MR增强检查临床护理路径

时间	护理工作
检查前	□ 核对患者信息：门诊患者（2种或以上方式核对）；住院患者（检查单、腕带核对）
	□ 安全性评估：询问有无检查禁忌证，如有钆剂过敏史、体内有金属及其他植入物（起搏器、耳蜗等）、3个月早孕
	□ 患者着装准备：带有金属物（拉链、夹子等）的衣物应脱去，必要时更换患服
	□ 患者准备：6h空腹（腹部肝脏、胆囊、胰腺、脾脏检查），不能配合的患者需镇静
	□ 检查前宣教：检查时长、钆剂不良反应、注意事项
	□ 用物准备：留置针、治疗盘、注射器、高压注射筒、连接管、钆剂等
	□ 留置针注射：选择粗、直、弹性好的血管
检查中	□ 核对患者信息，取合适体位，保持体位不动，告知注意事项、不良反应等
	□ 需手动静脉注射患者：推注时观察患者注射部位，询问患者有无不良反应
	□ 需高压静脉注射患者：接高压注射管路，排气，连接静脉通路，试推0.9%盐水10～30mL，做到“一看（静脉通路是否通畅）、二摸（穿刺部位有无渗漏）、三感觉（有无疼痛）、四询问（患者有无不适）”
	□ 高压注射时观察患者有无疼痛和其他不良反应，如有异常，立即停止注射并查看
	□ 检查完毕，分离留置针及连接管，告知检查后注意事项及取结果时间
检查后	□ 患者检查结束后留观30min
	□ 合理水化：24h内指导受检者多饮水（每小时不少于100mL）
	□ 医护人员定时巡视留观区受检者有无不适，及时发现不良反应并处理

第十六节　腰椎穿刺临床护理路径

时间	护理工作
检查前	评估
	□ 患者意识、认知功能及心理状态
	□ 询问患者有无利多卡因、碘伏过敏史
	术前宣教
	□ 告知患者及家属检查目的、方法、注意事项，患者或家属签署知情同意书

续表

时间	护理工作
检查前	用物准备
	□ 屏风或隔帘，注意保护患者隐私
	□ 一次性无菌腰椎穿刺包、利多卡因、咪达唑仑注射液、急救车
	患者准备
	□ 排空大小便，在床上静卧 15 ～ 30min
检查中	□ 指导并协助患者保持腰椎穿刺的正确体位（去枕侧卧，背齐床沿，屈颈抱膝，使脊柱尽量前屈），对烦躁不安患者遵医嘱予以咪达唑仑注射液（静脉推注或微量泵入）
	□ 穿刺过程中观察患者意识、瞳孔、呼吸、脉搏、血压及面色变化，询问有无不适感，出现脑疝征象时立即停止操作，遵医嘱快速静脉滴注 20% 甘露醇注射液，配合医生采取急救措施
	□ 协助患者摆放术中测压体位（患者双下肢慢慢伸直，全身放松）
	□ 协助医生留取脑脊液标本，并送检
检查后	□ 患者去枕平卧 4 ～ 6h，24h 内勿下床活动，去枕平卧期间不可抬高头部，可适当翻身
	□ 观察患者有无头痛、腰背痛、脑疝及感染等穿刺后并发症，穿刺后头痛最常见，也可有头晕、恶心或呕吐症状，直立和行走后加重，多发生在穿刺后 1 ～ 7d
	□ 无禁忌者多饮水，颅内压高者不宜多饮水，严格卧床，密切观察意识、瞳孔及生命体征变化
	□ 保持穿刺部位纱布干燥，观察有无渗血、渗液，24h 内不宜淋浴

第十七节　高压氧舱治疗临床护理路径

时间	护理工作
入舱前	□ 核对患者信息，询问病情，评估患者基础情况，包括体温、血压、是否需要陪护、有无引流管、治疗时体位要求等
	□ 介绍治疗过程和环境，告知可能出现的不适，告知向舱外工作人员呼救的方式方法
	□ 入舱前宣教：勿饱食、饥饿和酗酒，不宜进食产气的食物和饮料；进舱患者及家属需排空大小便；告知患者及家属不能携带易燃易爆物品（如火柴、打火机、含酒精和挥发油制品、电动玩具等）进入舱内；不将手表、钢笔、保温杯等带入舱，以防损坏；进舱人员需穿棉质衣物
	□ 指导患者了解预防气压伤的基本知识，告知调节中耳气压的具体方法及要领，必要时入舱前可用 1% 麻黄碱滴鼻
	□ 指导患者正确使用吸氧面罩，掌握吸氧方法
	□ 指导患者不可随意搬弄或扭转舱内仪表、阀门等设备
	□ 遵医嘱执行治疗方案

续表

时间	护理工作
治疗中	升压
	□ 加压开始，通知舱内人员做好准备，注意询问舱内人员有无耳痛及其他不适，如耳痛明显需减慢加压或暂停，指导患者做好调压动作，必要时中断治疗，减压出舱
	□ 对有引流管的患者，指导其开放 / 关闭各引流管
	□ 调节舱内温度，夏季 24 ～ 28℃，冬季 18 ～ 22℃
	□ 危重患者要有医护人员陪护，密切观察病情变化
	稳压
	□ 指导患者戴好面罩吸氧，观察患者佩戴面罩及吸氧的方法是否正确
	□ 舱内氧浓度控制在 23% 以下，必要时通风换气
	减压
	□ 减压时要通知舱内人员做好准备，指导患者自主呼吸，不要屏气
	□ 减压时引流管要开放，有气管插管的患者应在减压前打开，以免气囊膨胀压迫黏膜
	□ 减压过程中温度会降低，提醒患者做好保暖
出舱后	□ 询问患者有无其他不适，有无耳痛或鼻出血等情况
	□ 告知患者下次治疗时间及相关事项

第十八节　肾穿刺造瘘术临床护理路径

时间	护理工作
检查前	□ 根据医嘱完善相关辅助检查
	□ 询问患者有无药物过敏史，是否口服抗血小板药物、抗凝药物等
	□ 术前宣教：讲解目的、方法、注意事项，指导患者进行憋气训练、床上大小便
	□ 备齐术中用物（中单、穿刺包、利多卡因、生理盐水、彩超仪、CT 片等）
检查当日	术前
	□ 询问患者对疼痛的耐受情况、是否有家属陪伴
	□ 必要时建立静脉通路，备好心电监护仪
	□ 询问、查看患者有无病情变化，有异常时及时告知医生
	术中
	□ 协助患者取俯卧位或侧卧位，摆好体位后，告知患者勿随意活动
	□ 协助医生在超声下定位，进行局部麻醉

续表

时间	护理工作
检查当日	□ 指导患者配合医生，穿刺时憋气
	□ 术中严密监测患者心率、心律、呼吸频率、血氧饱和度、血压、意识
	术后
	□ 取舒适体位，操作成功后即可进食、饮水
	□ 观察患者生命体征、血氧饱和度，注意有无寒战、高热、呼吸急促、心率快、低血压等情况
	□ 必要时吸氧
	□ 妥善固定肾造瘘管，防止意外脱管，保持引流通畅，观察引流液的量、性质、颜色，必要时记录 24h 尿量
	□ 观察造瘘口有无渗血渗液、敷料是否干燥，有异常时告知医生并记录
	□ 给予健康指导（造瘘后避免剧烈运动，肾功能正常者每日饮水量在 2000mL 以上）
备注	□ 询问患者是否有其他不适
	□ 告知患者留置造瘘管期间，要防止造瘘管扭曲、打折、堵塞、滑脱以及更换时间、拔管时间

参 考 文 献

[1] 中华医学会呼吸病学分会哮喘学组 . 支气管哮喘防治指南 (2020 年版)[J]. 中华结核和呼吸杂志 ,2020,43(12):1023–1048.

[2] 支气管扩张症专家共识撰写协作组 , 中华医学会呼吸病学分会感染学组 . 中国成人支气管扩张症诊断与治疗专家共识 [J]. 中华结核和呼吸杂志 ,2021,44(4):311–321.

[3] 中华医学会心血管病学分会，中国医师协会心血管内科医师分会肺血管疾病学组，中国肺栓塞救治团队联盟 . 急性肺栓塞多学科团队救治中国专家共识 [J]. 中华心血管病杂志 , 2022, 50(1):11.

[4] 刘子嘉 , 张路 , 刘洪生 , 等 . 基于加速术后康复的胸外科手术预康复管理专家共识 (2022)[J]. 协和医学杂志 ,2022,13(3):387–401.

[5] 中国微循环学会 . 原发性下肢浅静脉曲张诊治专家共识 [J]. 血管与腔内血管外科杂志，2021， 7(7):762–772.

[6] 张亚男，斯日古楞，杨宏昕，等 . 2023 欧洲心脏病学会心力衰竭协会《临床共识声明：慢性心力衰竭恶化的定义、流行病学、管理和预防》解读 [J]. 世界临床药物 , 2023, 44 (10): 1017–1021.

[7] 李孟娟 , 李真 , 张秀杰 , 等 .《心力衰竭患者的心脏康复 :JACC 专家共识》解读 [J]. 心血管病学进展 , 2022, 43 (8): 747–752.

[8] 郭颖 , 张瑞生 . 中国成人心脏瓣膜病超声心动图规范化检查专家共识 [J]. 中国循环杂志 , 2021,36 (2): 109–125.

[9] 中国静脉介入联盟 , 中国医师协会介入医师分会外周血管介入专业委员会 . 下肢深静脉血栓形成介入治疗护理规范专家共识 [J]. 介入放射学杂志 , 2020,29(6):10.

[10] 中华人民共和国国家卫生健康委员会医政医管局 . 胃癌诊疗指南（2022 年版）[J]. 中华消化外科杂志 ,2022,21(9):1137–1164.

[11] 朱秀琴，张素，王霞，等 . 成人活动期炎症性肠病护理专家共识 [J] . 护理学杂志，2022,37(8): 1–6.

[12] 张通 , 赵军 , 李雪萍，等 . 中国脑血管病临床管理指南（第 2 版）（节选）：第 8 章脑血管病康复管理 [J]. 中国卒中杂志 ,2023,18(9):1036–1048.

[13] 徐跃峤 , 石广志 , 魏俊吉，等 . 重症动脉瘤性蛛网膜下腔出血管理专家共识 (2023)[J]. 中国脑血管病杂志 ,2023,20(2):126–145.

[14] 张鸿祺，杨新健，屈延，等．中国颅内未破裂动脉瘤诊疗指南 2021[J]. 中国脑血管病杂志，2021,18(9):31.

[15] 颅内动脉瘤抗血小板治疗中国专家共识编写组．颅内动脉瘤抗血小板治疗中国专家共识 [J]. 国际脑血管病杂志，2021,29(9):8.

[16] 李乐之，路潜．外科护理学 [M].7 版．北京：人民卫生出版社，2021.

[17] 尤黎明，吴瑛．内科护理学 [M].7 版．北京：人民卫生出版社，2022.

[18] 王海燕，赵明辉．肾脏病学 [M].4 版．北京：人民卫生出版社，2021.

[19] 姜安丽，曹梅娟，王袁芳．新编护理学基础 [M].4 版．北京：人民卫生出版社，2022.

[20] 中华护理学会内科专业委员会．多发性骨髓瘤护理实践指南 [J]. 中华护理学杂志，2022.55（5）:1–8.

[21] 高天晓，李志铭．外周 T 细胞淋巴瘤和 NK/T 细胞淋巴瘤指南的更新解读 [J]. 中国肿瘤临床，2020, 47(20):5.

[22] 王斌全，杨辉．皮肤性病学护理工作手册 [M]. 北京：人民卫生出版社，2020.

[23] 中华医学会糖尿病学分会．中国 2 型糖尿病防治指南 (2020 年版)[J]. 中华糖尿病杂志，2021,13(4):95.

[24] 赵静，王欣，徐晓霞，等．甲状腺癌加速康复外科围术期护理专家共识 [J]. 护理研究，2022,36(1):1–7.

[25] 中华医学会骨科学分会创伤骨科学组，中华医学会骨科学分会外固定与肢体重建学组．中国下肢骨折术后负重专家共识 (2023)[J]. 中华创伤骨科杂志，2023, 25(2):8.

[26] 杨琳，杨志英 .ERAS 协会髋 / 膝关节置换术围术期加速康复护理共识解读 [J]. 护理研究，2021, 35(11):5.

[27] 中国康复医学会脊柱脊髓专业委员会基础研究与转化学组．腰椎间盘突出症诊治与康复管理指南 [J]. 中华外科杂志，2022,60(5):8.

[28] 席淑新，肖惠明．眼耳鼻咽喉科护理学 [M]. 北京：人民卫生出版社，2021.

[29] 吴欣娟，耿小凤，田梓蓉．耳鼻咽喉头颈外科专科护理 [M]. 北京：人民卫生出版社，2021.

[30] 李云鹏，石冰，张浚睿，等，口腔颌面间隙感染诊疗专家共识 [J]. 中华口腔医学杂志，2021，56（2）:136–144.

[31] 中国新生儿复苏项目专家组，中华医学会围产医学分会新生儿复苏学组．中国新生儿复苏指南（2021 年修订）[J]. 中华围产医学杂志，2022,25(1):4–12.

[32] 崔焱，张玉侠．儿科护理学 [M].7 版．北京：人民卫生出版社，2021.

[33] 邵肖梅，叶鸿瑁，邱小汕．实用新生儿学 [M]. 北京：人民卫生出版社，2019.

[34] 茹喜芳，冯琪．新生儿呼吸窘迫综合征的防治：欧洲共识指南 2022 版 [J]. 中华新生儿科杂志（中英文），2023，38（3）：191–192.

[35] 中国抗癌协会小儿肿瘤专业委员会 . 中国儿童急性早幼粒细胞白血病诊疗指南 [J]. 中国实用儿科临床杂志，2022，37(2)：81–88.

[36] 中国中西医结合学会大肠肛门病专业委员会 . 中国痔病诊疗指南 (2020)[J]. 结直肠肛门外科 , 2020, 26(5): 519–533.

[37] 中华预防医学会感染性疾病防控分会 . 肾综合征出血热防治专家共识 [J]. 传染病信息 ,2021,34(3):193–201,212.

[38] 国家传染病医学中心撰写组 . 疟疾诊疗指南 [J]. 中国寄生虫学与寄生虫病杂志 ,2022, 40(4):419–427.

[39] 中国医师协会急诊医师分会 . 中国急诊感染性休克临床实践指南 [J]. 中国急救医学，2016，36(3):193–203.

[40] 朱庆棠 , 李文军 , 朱磊 , 等 . 严重开放性肢体创伤早期救治专家共识 [J]. 中华显微外科杂志 ,2023,46(1):7–24.

[41] 中国医师协会急诊医师分会 . 创伤失血性休克中国急诊专家共识(2023)[J] . 中华急诊医学杂志，2023，32(11)：1451–1463.

[42] 曹烈虎 , 牛丰 , 张文财 , 等 . 创伤性脊柱脊髓损伤康复治疗专家共识 (2020 版)[J]. 中华创伤杂志，2020，36(5)：385–392.

[43] 中华医学会重症医学分会重症呼吸学组 . 急性呼吸窘迫综合征患者俯卧位通气治疗规范化流程 [J]. 中华内科杂志，2020，59(10)：781–787.

[44] 赵举，金振晓 . 体外膜肺氧合培训手册 [M].3 版 . 北京，人民卫生出版社，2015.

[45] 陈香美 . 血液净化标准操作规程(2021 年版)[M]. 北京：人民军医出版社，2021.

[46] 国外骨科相关专家小组 . 中国创伤骨科患者围手术期静脉血栓栓塞症预防指南 [J]. 中华创伤骨科杂志，2021，23(3):185–192.

[47] 郑彩娥，李秀云 . 康复护理技术操作规程 [M]. 北京：人民卫生出版社 ,2021.

[48] 马力 , 刘运江 , 刘荫华 . 中国乳腺癌中心静脉血管通路临床实践指南(2022 版)[J]. 中国实用外科杂志 ,2022,42(2):151–158.

[49] 中国妇幼保健协会 , 中国医药教育协会围产医学教育专业委员会 . 产前和产时电子胎心监护临床实践专家共识 [J]. 中国实用妇科与产科杂志 ,2022,38(7):12.

[50] 中国新生儿复苏项目专家组 , 中华医学会围产医学分会新生儿复苏学组 . 中国新生儿复苏指南(2021 年修订)[J]. 中华围产医学杂志 ,2022,25(1):4–12.

[51] 周艳 , 潘玲丽 , 朱小石 , 等 . 危重儿童 5G 救护车院际转运建设技术规范 [J]. 华西医学 , 2022,37(11):6.

[52] 安力彬，陆虹 . 妇产科护理学 [M].7 版 . 北京：人民卫生出版社，2022.

[53] 中国医师协会消化医师分会胃食管反流病专业委员会 . 中国高分辨率食管测压临床操作指南 (成人)[J]. 中华消化杂志 , 2020, 40(1):6.